Gesundheit – Vom (bio)technologischen, (eigen)verantwortlichen, fairen und realistischen Umgang

Günter Alwin Müller

Gesundheit – Vom (bio)technologischen, (eigen)verantwortlichen, fairen und realistischen Umgang

PL ACADEMIC RESEARCH

Bibliografische Information der Deutschen Nationalbibliothek
Die Deutsche Nationalbibliothek verzeichnet diese Publikation in der Deutschen Nationalbibliografie; detaillierte bibliografische Daten sind im Internet über http://dnb.d-nb.de abrufbar.

ISBN 978-3-631-71846-9 (Print)
E-ISBN 978-3-631-71847-6 (E-PDF)
E-ISBN 978-3-631-71848-3 (EPUB)
E-ISBN 978-3-631-71849-0 (MOBI)
DOI 10.3726/b10880

PL Academic Research ist ein Imprint der Peter Lang GmbH.

Peter Lang – Frankfurt am Main · Bern · Bruxelles · New York · Oxford · Warszawa · Wien

Diese Publikation wurde begutachtet.

www.peterlang.com

Das Herz

Das Herz, das ich meine,
ist die Luftwurzel im Auge,
durch die ich die Welt einlasse,
es ist die Luftwurzel im Auge,
aus der die Welt mich nimmt.

Anita Pichler[1]

1 Pichler, Anita: *Beider Augen Blick. Neun Variationen über das Sehen.* Haymon: Innsbruck 1995.

Inhaltsverzeichnis

„Wer heute über Leben philosophiert, betreibt Medizin- oder Bioethik, diskutiert die Frage, ob das Hirntodkriterium angemessen ist, um das Lebensende zu bestimmen, oder erörtert, welche Formen der genetischen Manipulation moralisch zu verdammen sind und welche nicht. Kurz, unser Begriff des Lebens ist im festen Griff der modernen Biowissenschaften. Der Lebensphilosophie wäre dies ein Graus gewesen.....“

Martin Hartmann[2]

1. Eingangsbetrachtungen – Zuerst die Gesundheit, dann die Moral

Zu den Grundphänomenen des menschlichen Lebens gehört zweifellos Gesundheit und Krankheit. Dabei ist offenbar im Laufe der Menschheitsgeschichte die folgenschwere Auffassung entwickelt worden, dass Krankheiten Defekte des Organismus darstellen, die ausschließlich in das Aufgabengebiet der Medizin fallen. So heißt es etwa in einem weit verbreiteten aktuellen Lehrbuch der Pathologie[3]: *„Krankheit ist eine Störung der Lebensvorgänge, die den Organismus oder seine Teile so verändert, dass das betroffene Individuum subjektiv, klinisch oder sozial hilfsbedürftig wird.“* Im Unterschied hierzu war der deutsche Herzphysiologe und Medizinhistoriker Karl E. Rothschuh noch im Jahr 1976 der Meinung, dass Krankheit bis heute[4] *„ein alltägliches, aber rätselhaftes und oft folgenschweres Ereignis, dem sich ebenso das Denken der Magier, der Priester, der Philosophen wie der Forscher zugewendet hat“* darstellt. Aus der Sehweise der modernen Medizin tragen jedoch die Aussagen und Erkenntnisse der Priester, Heilkundigen, Philosophen und anderen medizinischen „Laien“ nichts wirklich Nutzbringendes zu einem Verständnis oder gar zur Prävention, Diagnose und Therapie von Krankheiten bei. Denn diese seien ja ausschließlich als biologische Funktionsstörungen des Organismus zu begreifen, die durch die modernen Lebenswissenschaften und die biomedizinische Forschung prinzipiell – früher oder später – erklärt werden können. Damit werden Krankheiten in den gegenwärtigen westlichen Wissensgesellschaften nicht mehr als geheimnisvoll und rätselhaft angesehen, wie das über Jahrtausende auch in der westlichen Kultur und in anderen Zivilisationen der Fall war. Selbst bis heute schwer erklärbare und kaum therapiebare seltene Krankheiten, wie Multiple Sklerose oder sehr gut erforschte, aber dennoch mit einer beträchtlichen Verminderung der Lebensqualität und Lebenserwartung einhergehende Zivilisationskrankheiten, wie Diabetes Mellitus Typ II, der sogenannte Altersdiabetes, erschüttern kaum den Glauben an

2 Hartmann, Martin: „Auf einem Meer dunkler Triebe“. *Die Zeit, ZeitGeschichte Anders Leben*, Hamburg 2013, S. 68.
3 Böcker, Werner: *Pathologie.* München 2008.
4 Rothschuh, Karl E.: „Krankheit“. In: Ritter J. / Gründer K. (Hrsg.): *Historisches Wörterbuch der Philosophie.* Basel 1976, S. 1184.

den Fortschritt der biomedizinischen Forschung der westlichen Kultur als alleinige Quelle der Auffindung von kausalen Erklärungen, Ursachen, zuverlässigen Vorhersagen, eindeutigen Diagnosen und effizienten präventiven Maßnahmen und Therapien für „wirkliche" Krankheiten (für eine ausführliche Darstellung des modernen Konzepts der Zivilisationskrankheit siehe Müller 2016[5]). Andernfalls handele es sich eben um keine „wirklichen" Krankheiten. Dieser Anspruch geht mittlerweile soweit, dass es einen natürlichen Tod, der nicht durch einen durch die biomedizinische Forschung nachweisbaren, wenngleich zugegebenermaßen oder lediglich nur gegenwärtig nicht immer diagnostizierbaren Krankheitsprozess verursacht worden ist, eigentlich nicht geben könne. Damit ersetzt die moderne biomedizinische Forschung ein Weltbild voller magischer Mächte und unerklärbarer Rätsel durch ein Weltmodell exakt zu vermessender und beschreibbarer Kräfte und liefert dadurch ihrem naturalistischen Selbstverständnis entsprechend kausalmechanistische Erklärungen, *„wo früher Magier oder Scharlatane den Mitgliedern einer Gesellschaft Märchen auftischten und Priester angesichts menschlichen Leidens kaum mehr tun konnten, als den Gläubigen Trost zu spenden."*[6] Aber es darf nicht außer Acht gelassen werden, dass sich auch diese Vorgehensweisen mit menschlichen Bedürfnissen beschäftig(t)en und sie in der Vergangenheit als nützlich empfunden worden sind. Und eben dies scheint durchaus von Bedeutung zu sein, wird der modernen Medizin doch immer wieder vorgeworfen, dass sie ihre Kompetenz für einen tröstenden Umgang mit menschlichem Leid zugunsten des nachweisbaren und quantifizierbaren Therapieerfolgs, gestützt auf biomedizinischen Erklärungen aufgegeben habe.

Die Soziologin Regina Brunnett konstatierte in ihrer Studie *Die Hegemonie symbolischer Gesundheit*, dass sich die gegenwärtige *„Kultur der Gesundheit"* weniger auf das Medizinsystem rekurriere, sondern auf Eigenverantwortung abziele und untersuchte darin, wie dies mit dem gesellschaftlichen Wandel zusammenhängt[7]. Weiterhin stellte sie fest, dass Gesundheit in den letzten Jahrzehnten zu einem gesellschaftlich außerordentlich bedeutsamen Thema avanciert sei. Gesundheit sei im Alltag nahezu omnipräsent, man begegne ihr ständig in den Medien, in der Werbung, in Ratgebern, im Sport oder in Supermarktregalen. Bereits seit vielen Jahren gehöre Gesundheit zu den am höchsten geschätzten Werten in der Bevölkerung der Bundesrepublik. Dies zeige sich auch daran, dass Gesundheit schon seit mehr als einem Jahrzehnt in Meinungsumfragen in der Bevölkerung der Bundesrepublik

5 Müller, Günter A.: *Zivilisationskrankheiten – Für eine gesamtwissenschaftliche Prädiktion und Prävention. Molekulare, phänomenologische, systemische und gestalttheoretische Analyse von Altersdiabetes.* PL Academic Research: Frankfurt a.M. 2016, S. 71–106.

6 Borck, Cornelius: *Medizinphilosophie zur Einführung.* Junius: Hamburg 2016.

7 Brunnett, Regina: *Die Hegemonie symbolischer Gesundheit – Eine Studie zum Mehrwert von Gesundheit im Postfordismus.* transcript: Bielefeld 2009.

unangefochten auf Platz 1 der Werteskala stehe[8]. Ein Blick in die gesundheits- und kulturwissenschaftliche Forschung zeige auch, dass sich das soziale und kulturelle Verständnis von Gesundheit in den 1980er Jahren grundlegend gewandelt habe[9] [10] [11]. Noch in den 1970er Jahren habe Gesundheit dem medizinischen Paradigma gemäß als *„Schweigen der Organe*"[12], als das nicht spürbare und unauffällige Leben ohne Krankheiten gegolten. Zu dieser Zeit sei aus sozialwissenschaftlicher Sicht kritisiert worden, dass die Biomedizin die soziale und kulturelle Definitionsmacht über Gesundheit innehabe und sie das Phantasma erzeuge, dass Gesundheit medizinisch „machbar sei".

Gemäß Brunnett[13] verweise der Begriff der Biomedizin darauf, dass die Medizin als Wissenschaft und als ärztliches Handeln sich an den Naturwissenschaften orientiere. Historisch betrachtet sei diese Orientierung in einem Prozess der „Vernaturwissenschaftlichung" hervorgebracht worden, der bereits im 19. Jahrhundert weitgehend seinen Anschluss gefunden habe[14]. Studien zum Thema Gesundheit seien übereinstimmend zum Schluss gekommen, dass in den vergangenen Jahrzehnten das biomedizinische Verständnis von Gesundheit gegenüber einem ganzheitlich-psychosomatischen Verständnis an Bedeutung verloren habe. Letzteres zeichne sich dadurch aus, dass es von „bloßer" Krankheit und Medizin abgelöst und stärker in den alltäglichen Lebensstil und die Lebensweise integriert sei[15] [16] [17] [18]. Diese Einschätzung stütze sich auf verschiedene Indikatoren. So seien die meisten

8 Faltermaier, Toni: *Gesundheitsbewusstsein und Gesundheitshandeln. Über den Umgang mit Gesundheit im Alltag.* Beltz: Weinheim 1994, S. 11.

9 Kickbusch, Ilona: *Die Gesundheitsgesellschaft. Megatrends der Gesundheit und deren Konsequenzen für Politik und Gesellschaft.* Verlag für Gesundheitsförderung: Gamburg 2006.

10 Martin, Emily: „Flexible Körper. Wissenschaft und Industrie im Zeitalter des flexiblen Kapitalismus". In: Duden B. / Noeres D. (Hrsg.): *Auf den Spuren des Körpers in einer technogenen Welt.* Leske + Budrich: Opladen 2002, S. 32–54.

11 Herzlich, Claudine: „Soziale Repräsentationen von Gesundheit und Krankheit und ihre Dynamik im sozialen Feld". In: Flick U. (Hrsg.): *Wann fühlen wir uns gesund? Subjektive Vorstellungen von Gesundheit und Krankheit.* Juventa: Weinheim / München 1998, S. 171–180.

12 Canguilhem, Georges: *Das Normale und das Pathologische.* C.H. Beck: München 1974.

13 Brunnett 2009.

14 Foucault, Michel: *Die Geburt der Klinik. Eine Archäologie des ärztlichen Blicks.* Fischer: Frankfurt a.M. 1993.

15 Kickbusch 2006.

16 Labisch, Alfons: *Homo Hygienicus. Gesundheit und Medizin in der Neuzeit.* Campus: Frankfurt a.M. / New York 1992.

17 Mazdumar, Pravu: „Der Gesundheitsimerpativ". *Widerspruch. Münchner Zeitschrift für Philosophie* 42, 2004, S. 11–24.

18 Kühn, Joseph: „Betriebliche Gesundheitsförderung im neuen Kapitalismus". In: Kühn J. / Göbel E. (Hrsg.): *Gesundheit als Preis der Arbeit? Gesundheitliche und wirtschaftliche Interessen im historischen Wandel.* Mabuse: Frankfurt a.M. 2003, S. 163–170.

in der Bundesrepublik lebenden Menschen darüber informiert, dass Ernährung, Bewegung, Verzicht auf Rauchen und maßvoller Alkoholkonsum zur Prävention zahlreicher Zivilisationskrankheiten beitrage. Damit sei der Umstand adressiert, dass diese Faktoren in Bevölkerungsumfragen regelmäßig genannt würden, also *quasi* als soziokulturelles Wissen über Prävention abgefragt werden könnten. Die Fähigkeit zur Reproduktion des präventiven Wissens lasse jedoch keine Rückschlüsse darauf zu, ob es tatsächlich das individuelle Wissen anleite. Aus den Gesundheitswissenschaften sei bekannt, dass Präventionsbotschaften und -angebote verstärkt von denjenigen Bevölkerungsschichten aufgegriffen würden, die eine gesundheitsbewusste Einstellung hätten und deren Krankheitslast statistisch gesehen ohnehin niedrig sei[19]. Demnach würden qualitative Studien belegen, dass viele Menschen sich im Alltag an einem ganzheitlichen, psychosomatischen Zugang zu ihrer Gesundheit orientierten und sich eine Gesundheitsversorgung wünschten, die stärker als die schulmedizinische Behandlung die individuellen Bedürfnisse und psychologischen Bedürfnisse berücksichtigen würden[20] [21]. Alternative Gesundheitsverfahren verschiedener Richtungen würden sich also steigender Nachfrage erfreuen[22] und der hohe Umsatz an „Gesundheitsgütern" weise darauf hin, dass viele Menschen über die finanziellen Mittel verfügten und das Bedürfnis hätten, auch jenseits der medizinischen Gesundheitsversorgung etwas für „ihre" Gesundheit zu tun[23]. Die Gesundheitswissenschaftlerin Ilona Kickbusch will in diesen Veränderungen einen Megatrend erkennen, der dazu beitrage, dass die Praktiken zur „*Machbarkeit von Gesundheit*" expandieren und sie in einem bis dato unbekannten Ausmaß die Grenzen der Medizin überschreiten würden[24].

Für Regina Brunnett[25] bestätigt ein Blick in historische, kultursoziologische und kulturanthropologische Studien, dass die Wandlungsfähigkeit der kulturellen

---

19 Robert Koch Institut / Statistisches Bundesamt: *Gesundheitsberichterstattung des Bundes. Gesundheit in Deutschland.* Robert Koch Institut: Berlin 2006, S. 129–135.

20 Schulz, Thomas: *Orientierungswandel bei Gesundheit und Krankheit. Prozesse der Selbstkontextuierung im Gesundheitssystem.* Wirtschaftsverlag NW, Verlag für neue Wissenschaften: Bremerhaven 2001.

21 Veghte, Ben: „Dissonanz zwischen psycho-sozialen Bedürfnissen von Versicherten und dem Medizinsystem. Ergebnisse einer quantitativen Befragung." In: Marstedt G. / Milles D. / Müller R. (Hrsg.): *Gesundheitskonzepte im Umbruch. Lebenslaufpolitik der Unfall- und Krankenkasse.* Wirtschaftsverlag NW, Verlag für neue Wissenschaften: Bremerhaven 1999, S. 99–132.

22 Borck, Cornelius: „Anatomien menschlicher Erkenntnis. Der Aktionsradius der Medizin zwischen Vermittlungskrise und Biopolitik". In: Borck C. (Hrsg.): *Anatomien menschlichen Wissens. Medizin, Macht, Moleküle.* S. Fischer: Frankfurt a.M. 1996, S. 9–52.

23 Kickbusch 2006.

24 Kickbusch 2006, S. 34.

25 Brunnett 2009.

Konzepte von Gesundheit zu ihren hervorstechendsten Merkmalen gehört[26] [27] [28]. Insbesondere historische und kulturvergleichende Studien kämen zu dem Schluss, dass Gesundheit sich durch auffallende Variabilität, Kontingenz und Unbestimmtheit auszeichne. So würden bedeutende Gesundheitswissenschaftler/Innen wie Engelhardt[29], Labisch[30] und Schaefer[31] darauf hinweisen, dass sich von der Antike bis heute in keiner Gesellschaft ein systematisches und wissenschaftlich überprüfbares Wissen über das Vorliegen von Gesundheit oder Krankheit, sowie ein verbindlicher sozialer Konsens im Hinblick auf ein Konzept von Gesundheit und Krankheit konsolidiert habe. Konsequenterweise habe etwa Alfons Labisch Gesundheit in seiner Untersuchung über *Gesundheit und Medizin in der Neuzeit* als eine *„inhaltsleere Worthülse, die sich aus vorgegebenen Blickrichtungen jeweils neu füllt“*, bezeichnet[32].

Diese an sich unbefriedigende Perspektive auf Gesundheit findet für Brunnett eine stärker analytische Fundierung in dem Theorem der sozialen Konstruktion. Sie verortet diese im engeren Sinne in „poststrukturalistischen-konstruktivistischen“ Denkweisen und folgt ihr darin, dass sie den Fokus auf Zeichensysteme und Sprache legt, sich an Differenz und Pluralität orientiert und von einem dezentrierten Subjekt ausgeht. Im Anschluss an Münker und Roesler[33] versteht Brunnett postmoderne und poststrukturalistische Ansätze als Denkweisen, die kein Theorieprogramm im engeren Sinn vereint, wodurch das von Tepe[34] in dieser Weise gefasste Verständnis der Postmoderne somit auf den Poststrukturalismus ausgedehnt wird. Aus dieser Sicht wird für Regina Brunnett die nachweisbare Evidenz der hohen Wertschätzung von Gesundheit und des psychosomatisch-ganzheitlichen Gesundheitsverständnisses mit der Frage konfrontiert, auf welche Weise diese sozialen Bedeutungen von Gesundheit „diskursiv-symbolisch“ produziert werden.

Die Frage nach den strukturellen Bedingungen des Wandels der sozialen Bedeutungen von Gesundheit führte Brunnett schließlich zur Gesundheits- und Sozialpolitik, insofern diese den Rahmen der sozialen Sicherung abstecken würde und das vergleichsweise hohe Gesundheitsniveau in der Bevölkerung der Bundesrepublik verdingt habe.[35] So hätten historische Untersuchungen gezeigt, dass nicht

---

26 Engelhardt, Dietrich von: „Der Gesundheitsbegriff im Wandel der Geschichte“. *Widerspruch. Münchner Zeitschrift für Philosophie* 42, 2004, S. 25–36.

27 Herzlich 1998.

28 Labisch 1992.

29 Engelhardt 2004, S. 35–37.

30 Labisch 1992.

31 Schaefer, Gerhard: „Der Gesundheitsbegriff bei verschiedenen Völkern – Eine internationale Vergleichsstudie“. In: Trojan A. / Stumm B. (Hrsg.): *Gesundheit fördern statt kontrollieren. Eine Absage an den Mustermenschen.* S. Fischer: Frankfurt a.M. 1992, S. 50–71.

32 Labisch 1992, S. 17.

33 Münker, Stefan /Roesler, Alexander: *Poststrukturalismus.* Metzler: Stuttgart 2000.

34 Tepe, Peter: *Postmoderne, Poststrukturalismus.* Passagen: Wien 1992.

35 Brunnett 2009.

der Fortschritt der (Bio-)Medizin, sondern in erster Linie staatliche Programme zur Verbesserung der Wohn-, Arbeits- und Lebensverhältnisse den Rückgang der Infektionskrankheiten und Sterblichkeit beeinflusst haben[36 37]. Das habe dazu geführt, dass das Krankheitsspektrum in der Bundesrepublik seit einigen Jahrzehnten von chronisch-degenerativen Zivilisationskrankheiten, wie Diabetes Mellitus Typ II, Herz-Kreislauferkrankungen oder Erkrankungen des Bewegungsapparates dominiert werde. Für Brunnett ist davon auszugehen, dass dies ebenso wie die soziale Sicherung der Gesundheitsversorgung die sozialen Bedeutungen von Gesundheit (mit)bedingt.

Obwohl Philosophie, Religion, Lebenswissenschaft und Biomedizin unterschiedliche Perspektiven von Gesundheit und Krankheit zum Ausgangspunkt ihrer jeweils spezifischen Vorgehensweise haben, werden sie in modernen Wissensgesellschaften typischerweise nicht als gleichberechtigt angesehen. In diesem Sinn gelte es, unzureichende und unwissenschaftliche Deutungsmuster, etwa der Philosophie, des inadäquaten Sachbezugs, Irrtums oder Aberglaubens, in jedem Fall aber eines der Natur des Gegenstandes nicht angemessenen Krankheitsverständnisses zu überführen. Eine solche einseitige Perspektive von Krankheit als biomedizinisches und rational prinzipiell lösbares Rätsel lässt kaum Raum für andere Sichtweisen auf und Erfahrungen über Krankheit zu. Die Konsequenzen, die aus dieser Ausschließlichkeit der biomedizinischen Perspektive für die westliche Kultur resultieren und von dieser ausgehend nur schwer voraus zu sehen und denken sind, sind allerdings von weitreichender Bedeutung. Denn das kausal-mechanistische Denken befreit die Patienten, die von dem modernen naturalistischen Krankheitsverständnis ausgehen, scheinbar von einer Eigenverantwortung für ihre Erkrankung. Diese ist nicht mehr länger als Ergebnis gewisser Verfehlungen oder als Strafe für bestimmte Vergehen zu brandmarken, sondern wird als die unvermeidbare Konsequenz von bestimmten molekularen Defekten der „Körpermaschine" oder des „Gehirncomputers" begriffen. Die Warum-Frage wird durch die moderne Biomedizin nicht mit einem – zumindest bei Zivilisationskrankheiten möglicherweise vorliegenden – schuldhaften Verhalten beantwortet, sondern mit wissenschaftlichen Erklärungen über anonyme pathogenetische molekulare Mechanismen. Durch die Identifikation von kausalmechanistischen Faktoren, wie etwa infektiösen Agenzien, abweichenden Regulationsprozessen von Genen oder defekten Produktionsvorgänge für Enzyme und andere Eiweiße, werden wissenschaftliche Erklärungen produziert, die ausschließlich außerhalb personaler Verantwortlichkeit zu verorten sind. Als kompatibel mit dieser Verschiebung und diese unterstützend mag die gesetzliche Krankenkasse als solidarisch finanzierte Freistellung von den Anforderungen des Alltags an die eigene Gesunderhaltung betrachtet werden.

36 Foucault, Michel: *Die Geburt der Sozialmedizin.* Suhrkamp: Frankfurt a.M. 2003, S. 272–298.

37 McKeown, Thomas: *Die Macht der Medizin.* Suhrkamp: Frankfurt a.M. 1982.

Allerdings erhielt dieses Konzept der scheinbaren Verschiebung der Verantwortlichkeit für die eigene Gesunderhaltung einen empfindlichen Dämpfer durch die Identifikation von Risikofaktoren für – vor allem, wenngleich nicht nur – Zivilisationskrankheiten. Dadurch kam es zu einer Wiedererstarkung der Forderung nach Eigenverantwortung und adäquaten individuellen Verhaltensweisen für Gesundheit. Demnach darf Krankheit zwar nicht mehr als Strafe für eine moralisch fehlerhafte Handlungsweise verurteilt, aber muss als natürliche und absehbare biologische Konsequenz eines inadäquaten Lebensstils beurteilt werden. Somit seien als Paradebeispiele Adipositas, Rauchen, Alkoholkonsum und Arthrose nicht aus moralischer Argumentation heraus bedenklich, sondern wegen der biomedizinischen Erkenntnis, dass diese Verhaltensweisen früher oder später zu gesundheitlichen Problemen führen. Diese müssten aber auch wiederum nicht als individuelle Strafe, sondern vielmehr als der zu bezahlende Preis gewertet werden. Und dieser Preis wird – rein finanziell betrachtet – in Gesellschaften mit einer gesetzlich geregelten Krankenversicherungspflicht von der Solidargemeinschaft übernommen, die dafür garantiert, dass dem Patienten trotz seiner – zumindest in der Vergangenheit – inadäquaten Lebensweise jegliche medizinisch notwendige Maßnahme zuteil werden wird.

Die im 20. Jahrhundert selbstverständlich gewordene Naturbeherrschung lässt leicht vergessen, dass naturwissenschaftliche Erklärungen eine enorme Bedeutung als Ausweg aus der Bedrohung und Ohnmacht gegenüber einer als übermächtig, unkalkulierbar und unvorhersehbaren Natur gewinnen können. Sie erleichtern nicht nur einen verständlichen und entzaubernden Zugang zu den Lebens- und Krankheitsphänomenen, sondern ermöglichen immer häufiger effiziente Interventionen in die Kausalabläufe der Natur mit dem Ziel der erfolgreichen Prädiktion, Prävention, Diagnose und Therapie (für eine ausführliche Darstellung des modernen Konzepts der Prädiktion und Prävention von Zivilisationskrankheiten siehe Müller 2016[38]). Diese am eigenen Leib erfahrbaren medizinischen Fortschritte machen den Nutzen biomedizinischer Erklärung faktisch unantastbar. Die Selbstverständlichkeit der biomedizinischen Perspektive in den westlichen Gesellschaften dokumentiert sich – selbst oder gerade auf der Basis einer nur bescheiden entwickelten naturwissenschaftlichen Allgemeinbildung – am besten in der Akzeptanz der Autorität von biomedizinischen Erklärungen, die nur von professionellen Biomedizinern kritisiert werden darf. Und trotz der scheinbar häufigen und intensiven Kritik an der modernen und so erfolgreichen westlichen Medizin, etwa im Rahmen der Alternativmedizin, darf nicht übersehen werden, dass diese eben nicht die Kompetenz der Biomedizin für Krankheiten *per se* in Frage stellt, sondern lediglich Verschiebungen

---

38 Müller 2016, S. 93–110.

in den Schwerpunktsetzungen einfordert[39] [40]. Zwar sind selbst im 21. Jahrhundert nach einer langen Erfolgsgeschichte der molekularen biomedizinischen Forschung alternative Heilverfahren bei westlichen Bevölkerungen zumindest in weiten Teilen durchaus angesehen und akzeptiert. Doch stehen diese selbst fest auf einem (vermeintlich) nicht hinterfragbaren naturwissenschaftlich-biomedizinischen Fundament und zwar oftmals im Bann von besonders autoritären Theorien. Der westliche Zauberstab für Gesundheit und Krankheit scheint also unabdingbar in der naturwissenschaftlichen Biomedizin zu liegen.

Die Unterordnung der so zentralen Lebensphänomene Gesundheit und Krankheit unter das westliche biomedizinische Fortschrittsdenken bringt für die jeweiligen Gesellschaften eminente Auswirkungen mit sich. Dies ist auch deshalb so bemerkenswert, da die naturwissenschaftliche Biomedizin erst im Laufe des 20. Jahrhunderts in diese zentrale gesellschaftliche Position gerückt ist und es sich somit nicht nur um eine neue (wissenschafts-)historische, sondern auch um eine veränderte gesamtkulturelle Situation für Gesundheits- und Krankheitsprobleme handelt. Dazu zählt auch die Dominanz der naturwissenschaftlichen Biomedizin über vormals gleichberechtigte Theorien und Praktiken für den Umgang mit Gesundheit und Krankheit in der westlichen Kultur mit ihrer typischen Perspektive einer alleinigen Erklärungsberechtigung für diese Phänomene[41]. Tatsächlich kann darin ein radikaler Bruch in der menschlichen Kulturgeschichte ausgemacht werden, wie der ehemalige Priester und überaus engagierte Kulturkritiker Ivan Illich das bereits im Jahr 1975 in seiner Streitschrift *Die Enteignung der Gesundheit* ausgeführt hat. Illich erkannte darin einen Ersatz des persönlichen „gesunden" Selbstverhältnisses zur eigenen Gesundheit als Achtsamkeit gegenüber und Rücksicht auf den eigenen Körper durch die *„medizinische Kolonisierung des Menschen"*, die längst *„gesundheitsschädigende Ausmaße"* angenommen habe. Dabei leugnet Illich nicht die großartigen historischen Erfolge in der Prävention und Therapie von akuten Krankheiten, wodurch in den westlichen Gesellschaften Infektionskrankheiten und Seuchen ihren Schrecken und ihre tödliche Macht weitgehend verloren hätten und an ihre Stelle nun altersabhängige Erkrankungen, also die typischen Zivilisationskrankheiten und Unfallgeschehen getreten seien. Diese Erfolge sind aber Illich zufolge nicht der Biomedizin und den naturwissenschaftlich forschenden Ärzten geschuldet[42]:

---

39 Jütte, Robert: *Geschichte der alternativen Medizin. Von der Volksmedizin zu den unkonventionellen Therapien von heute.* München 1996.

40 Unschuld, Paul U.: *Was ist Medizin? Westliche und östliche Wege der Heilkunst.* München 2003.

41 Rosenberg, Charles E.: "Framing disease. Illness, society, and history". In: Golden J. (Hrsg.): *Framing Disease. Studies in Cultural History.* New Brunswick (New Jersey) 1992.

42 Illich, Ivan: *Die Enteignung der Gesundheit, Medical Nemesis.* Rowohlt: Reinbek bei Hamburg 1975, S. 16.

> Der Umstand, dass es dort, wo gewisse Krankheiten selten geworden sind, mehr Ärzte gibt,.....besagt lediglich, dass Ärzte, mehr noch als andere akademische Berufe, sich ihr Arbeitsgebiet nach Belieben aussuchen und dass sie sich meist dort versammeln, wo ein gesundes Klima herrscht, wo das Wasser sauber ist und wo die Leute Arbeit haben und ihre Dienste bezahlen können.

Die Basis für diese radikalen Thesen von Ivan Illich wurde dabei von der epochalen Studie des Epistemiologen und Sozialmediziners Thomas McKeown aus den 1960er Jahren gebildet. Demnach sei die eindrucksvolle und unbestreitbare Verbesserung des Gesundheitsniveaus in den westlichen Gesellschaften im wesentlichen auf die allgemeine Anhebung des Lebensstandards, ausgelöst durch eine zuverlässigere Ernährungssituation, im Allgemeinen und gesündere Nahrungsmittel, im Besonderen, sowie auf die wesentlich besseren hygienischen Verhältnisse zurückzuführen, aber eben kaum auf Fortschritte in der naturwissenschaftlichen Biomedizin. Denn bei allen großen Seuchen sei die Sterblichkeitsrate bereits zu einem Zeitpunkt zurückgegangen, zu dem effiziente prognostische, präventive, diagnostische und therapeutische Maßnahmen durch die biomedizinische Wissenschaft der jeweiligen Zeit, wie etwa Impfungen, Verhaltensregeln zur Vermeidung von Ansteckung oder Regeln der allgemeinen Hygiene, mangels Kenntnis der infektiösen Prinzipien und Agenzien, nicht zur Verfügung gestellt, aber auch wegen – oftmals bildungsbedingt – fehlender Akzeptanz durch die relevanten Gesellschaftsschichten (noch) nicht durchgesetzt werden konnten[43]. Allerdings lässt sich die Frage nach den wirklichen Ursachen und entscheidenden Faktoren für die Verbesserung der gesundheitlichen Situation im 19. und 20. Jahrhundert bis heute nicht abschließend beantworten, vor allem wohl wegen der Unmöglichkeit, den positiven Beitrag der Biomedizin von demjenigen der allgemeinen Lebensbedingungen zu entkoppeln. Und es bleibt ebenso unklar, ob die in den westlichen Ländern in der zweiten Hälfte des 20. Jahrhunderts erfolgte Steigerung der Lebenserwartung ausschließlich oder zumindest überwiegend mit den Erfolgen der Biomedizin in diesem Zeitraum in einen kausalen Zusammenhang gebracht werden darf. Denn obwohl nach dem Ende des zweiten Weltkriegs mangelnde allgemeine Hygiene oder die verheerenden Auswirkungen von Kriegen gottlob keinen bedeutenden Einfluss auf die Sterblichkeit mehr ausgeübt haben, können positive Effekte einer allgemeinen Verbesserung der Situation in der Arbeitswelt, etwa kürzere Arbeitszeit und geringere körperliche Belastung, sowie in der Umwelt, etwa geringere Luftverschmutzung und höhere Wasserqualität, *per se* nicht ausgeschlossen und damit der Biomedizin eine Priorität in der Bedeutung für die bis in die Gegenwart andauernde Steigerung der Lebenserwartung nicht automatisch eingeräumt werden.

Dagegen hat in den letzten etwa 150 Jahren in der westlichen Welt zweifelsohne eine epidemiologische Transformation von akuten Krankheiten, etwa bakteriellen Infektionen zu chronischen Erkrankungen, oftmals Zivilisationskrankheiten

---

43 McKeown, Thomas: *Die Bedeutung der Medizin. Traum, Trugbild oder Nemesis?* Suhrkamp: Frankfurt a.M. 1982.

stattgefunden. Dabei maskieren die enormen Erfolge und das technische Leistungsvermögen der modernen Biomedizin bei der Prädiktion, Diagnose, Prävention und Therapie von akuten Störungen die Probleme und Misserfolge in der Auseinandersetzung mit chronischen Erkrankungen und Zivilisationskrankheiten. Auf dem Boden der so erfolgreichen Behandlungsmöglichkeiten bei Infektionskrankheiten, von denen einige gegenwärtig sogar als ausgerottet gelten, konnte die Saat der Vorstellung von der prinzipiell völligen Beherrschbarkeit einer jeglichen Krankheit durch die Biomedizin gedeihen. Damit einhergehend verfestigte sich auch die Auffassung vom Wirken äußerer schädlicher Faktoren, die – neben oder zusammen mit inneren, oft angeborenen Defekten – jegliche krankhafte Abweichung in der körperlichen Maschinerie kausal hervorrufen. Demnach kommt der modernen Biomedizin eine zweifache Aufgabe zu, nämlich einerseits in der Abwendung krankmachender Umwelteinflüsse, bei Infektionskrankheiten durch Hygiene- und Verhaltensmaßnahmen und andererseits in der Reparatur der defekten Körperteile bzw. der Rückführung der pathologischen in physiologische Prozesse, bei Infektionskrankheiten durch Antibiotika und aseptische Maßnahmen.

Eine besondere Bedeutung haben diese Auffassungen für den kulturellen Umgang mit Zivilisationskrankheiten, etwa Herzkreislauferkrankungen und Altersdiabetes, insofern deren Spätfolgen, etwa Herzinfarkt und Schlaganfall bzw. Erblindung, Nierenversagen und Beinamputation, solange als alltägliche und altersbedingte Erfahrungen akzeptiert worden waren, wie effiziente Medikamente zur Blutdrucksenkung bzw. Blutzuckersenkung noch nicht zur Verfügung standen. Mit deren Einführung in das therapeutische Programm für Zivilisationskrankheiten wurde schlagartig der scheinbar selbstverständliche Anspruch gestellt, dass sich diese mittels biomedizinischer Methoden und Mittel mit vergleichbarer Effizienz aus den menschlichen Körpern verbannen lassen wie die akuten (Infektions-)Krankheiten. Groß war deshalb die Enttäuschung und Empörung, dass trotz akut hochwirksamer Therapien zur Blutdruck- und Blutzuckersenkung ein von ihnen ausgehender positiver Effekt auf die Häufigkeit und den Schweregrad der Spätfolgen von Herzkreislauf- und Stoffwechselstörungen bisher scheinbar kaum auszumachen ist oder möglicherweise durch die demographische Entwicklung und Altersstruktur in den westlichen Gesellschaften überkompensiert wird. Damit sind Zivilisationskrankheiten gesellschaftlich längst zu einem massiven Gesundheitsproblem geworden. Dabei kann nicht ausgeschlossen werden, dass diese Situation gerade noch dadurch verschärft wurde und wird, dass gemäß des Selbstverständnisses und Anspruchs der modernen Biomedizin das Problem der Zivilisationskrankheiten ausschließlich durch deren Beseitigung statt durch deren Bewältigung zu lösen seien. Natürlich funktioniert die akute Senkung des Blutdrucks bzw. Blutzuckers durch die im Laufe der letzten drei Jahrzehnte eingeführten Therapieformen und Medikamente sehr gut. Aber daraus lässt sich noch kein Argument für einen Zustand gelingender kultureller Bewältigung von Zivilisationskrankheiten ableiten, denn der Leidensdruck wird für immer größere Teile der westlichen Gesellschaft immer größer. Die akute Beseitigung von Bluthochdruck und zu hohem Blutzucker stellt also offenkundig keine adäquate Lösung für Herzkreislauferkrankungen und Altersdiabetes dar. Der modernen Biomedizin ist es bisher kaum gelungen, den (zukünftigen) Patienten in den westlichen Gesellschaften hinreichende Bewältigungsstrategien zur Verfügung zu stellen. Ein Grund hierfür mag eben im Fokus auf die instrumentell-technische Beseitigung des Problems zu suchen sein, die als selbstverständlich vorausgesetzt wird. Dann aber hätte sich der Erfolg der modernen Biomedizin gewissermaßen gegen sich selbst gewendet und damit entscheidend in die westliche Vorstellung von Krankheit und Gesundheit eingegriffen: Die Bereitstellung einer präventiven oder therapeutischen Maßnahme durch die moderne Biomedizin führt automatisch zur Beseitigung von Krankheit, sei diese nun von akuter oder chronischer Art, eine Infektions- oder Zivilisationskrankheit.

Interessanterweise haben trotz dieses Vertrauens in das biomedizinische Potenzial individuelle Gesundheitsbemühungen ihre Bedeutung nicht verloren. Ja im Gegenteil, in den letzten drei Jahrzehnten ist die persönliche Fitness als Resultat einer gesunden Ernährung und regelmäßigen Sportausübung eine selbstverständliche Komponente der modernen Selbstoptimierung und neoliberalen Eigenverantwortung geworden. Dabei basieren die meisten dieser Maßnahmen, wie Nahrungsergänzungsstoffe, Entspannungstechniken und „Wellness", auf allgemeinen und kommerziellen Gesundheitsempfehlungen außerhalb der biomedizinischen Theorie und ärztlichen Praxis, für die der Nachweis der Wirksamkeit durch kontrollierte klinische Studien gemäß den Regeln der Evidenz-basierten Medizin (EbM) bisher nicht erbracht worden ist. Somit kann die weite Verbreitung der „Fitnessbewegung" als Versuch des westlichen Individuums zur Wiederaneignung der Macht über die eigene Gesundheit interpretiert werden, hervorgerufen durch den Eindruck zu geringer Effizienz oder zu großer Macht der modernen Biomedizin. Dieses individuelle „Gesundheitshandeln" findet nicht nur als allgemeines Streben nach Gesunderhaltung oder bei kleineren Störungen des Wohlbefindens noch vor der Inanspruchnahme ärztlicher Leistungen statt, sondern dient auch häufig dem täglichen Versuch der Abmilderung der Spätfolgen von Zivilisationskrankheiten, da die Patienten oftmals selbst am besten wissen, was ihnen in welcher Situation am besten helfen würde. Somit kann das individuelle „Gesundheitshandeln" als Indiz dafür betrachtet werden, dass beim wissenschaftlich perfekten Umgang der modernen Biomedizin mit den Zivilisationskrankheiten das Problem des chronischen Krankseins in seiner individuellen und zeitlichen Variation zu kurz kommt.

Der gewaltige Bedeutungszuwachs, den die Biomedizin als die alleinige wissenschaftliche Institution für die Auseinandersetzung mit Erkrankungen, im Allgemeinen und mit Zivilisationskrankheiten, im Besonderen, im Laufe der letzten 150 Jahre erfahren durfte, brachte für die früheren umfangreichen und elaborierten kulturellen Techniken der Gesunderhaltung einen steilen Abstieg mit sich[44] [45]. Denn

---

44 Bergdolt, Klaus: *Leib und Seele. Eine Kulturgeschichte des gesunden Lebens.* München 1999.

45 Sarasin, Philipp: *Reizbare Maschinen. Eine Geschichte des Körpers 1765–1914.* Suhrkamp: Frankfurt a.M. 2001.

zunächst blieb das medizinische Wissen und Können im Selbstverständnis der es Beherrschenden auf das günstige Einwirken auf den defekten Körper beschränkt und konnte und sollte nicht zur Prävention und Beherrschung von Krankheit eingesetzt werden. Damit gerät aber die Gesundheiterhaltung in das Pflichtenprogramm des Individuums, das sie als Lohn für seine täglichen Anstrengungen zur gesunden Lebensführung und Prävention von Krankheit erwartet, ja einfordert. Die persönliche Gesundheitsvorsorge ist heute wieder aktuelles Thema, vor allem von Gesundheitspolitikern, aber meistens nur als eine an der Feststellung und Verminderung von fein abgestuften Risikofaktoren aufgehängte Prädiktion und Prävention, wofür hochspezialisierte Technologien und präzise Handlungsvorschriften zum Einsatz kommen. Die ursprüngliche persönliche Gesundheitsvorsorge, auch Diätetik genannt, war dagegen wesentlich umfassender angelegt und beinhaltete die Kunst der Lebensführung als Selbstsorge und Selbsttechnik, wie sie lange Zeit später Michel Foucault als Kritik der institutionalisierten Macht der modernen Medizin verstand[46] [47]. Das Fundament der *Diätetik als die Kunst der positiven Einflussnahme auf Körper und Geist* bildete ein aktives Gesundheitsverständnis, welches nicht auf die Abwesenheit oder Beseitigung von Krankheit abzielte, sondern zur Planung und kontinuierlichen Durchführung eines dynamischen Prozesses der gelungenen Lebensführung und erfolgreichen Gesunderhaltung.

Interessanterweise kam es mit der Aufgabe einer so verstandenen Diätetik und der Transformation der Medizin in die Prädiktion, Diagnose und Therapie von körperlichen Defekten für die Gesundheitsvorsorge und Gesunderhaltung im Hinblick auf Zivilisationskrankheiten zu einem – scheinbar unbedeutenden – Wandel in der Bedeutung des Begriffs Therapeut. Solange die Medizin nicht den Anspruch der Beherrschung von Krankheiten erhoben, sondern sich auf die günstige Einwirkung auf die im Körper operierenden Naturkräfte beschränkt hatte, agierten die Ärzte als Therapeuten, die überwiegend über den konstruktiven Diskurs, d.h. die einfühlende Aussprache und Anteilnahme, sowie die unterstützende Beratung und Anleitung, Einfluss nahmen. Die mit der Transformation einhergehende Zentralstellung der Biomedizin für den Gesamtbereich der Gesunderhaltung und Krankheitsbeseitigung und die damit verbundene Ausweitung des ärztlichen Tätigkeitsbereichs manifestierte sich auch in der Verwendung des Wortes „Therapeut" nunmehr fast ausschließlich für nicht-ärztliche Heilberufe, wie etwa für den Physio- und Psychotherapeuten. Gerade in diesem sprachlichen Detail zeigt sich die Wirkmächtigkeit der modernen Biomedizin, die eben in diesem Sinn nicht mehr therapeutisch als Hilfsmittel über Anleitung, Empfehlung und Training wirken muss, und damit auf die Problematik der Transformation der hippokratischen Medizin in die moderne Biomedizin hindeutet.

---

46 Foucault, Michel: *Die Geburt der Klinik. Eine Archäologie des ärztlichen Blicks.* München 1973.

47 Foucault, Michel: *Geschichte der Gouvernementalität 2, Die Geburt der Biopolitik. Vorlesung am Collége de France 1978–1979.* Suhrkamp: Frankfurt a.M. 2004.

Noch ein weiterer mit diesem historischen Transformationsprozess eng verknüpfter Aspekt soll abschließend angesprochen werden. Die Kunst der gesunden und gelungenen Lebensführung setzt wesentlich die Einsicht in die natürlichen Grenzen des Lebens und deren Akzeptanz voraus. Genau dies versucht die moderne Biomedizin zu unterlaufen, indem sie die Existenz von Grenzen für das menschliche Leben entweder negiert oder diese als zu überwindende Herausforderung betrachtet. Für die hippokratische Medizin war der Erwerb und die Anwendung wissenschaftlicher Erkenntnis ausschließlich über die Einsicht und den Respekt vor den das Leben steuernden Kräften, einschließlich der natürlichen Selbstheilungskraft, der *vis medicatrix naturae* zu rechtfertigen, denen jegliche ärztliche Tätigkeit zu unterstellen sei, damit diese entscheidend stimuliert und gebahnt, aber eben nicht übergangen, ausgetrickst oder übertrumpft werden würden. Die Transformation beginnt dann mit der Aufklärung als Konsequenz der Wirkmächtigkeit der modernen Naturwissenschaften mit ihrem Ideal der völligen Naturbeherrschung und Streben nach absoluter Sicherheit sowohl gegenüber den Unbilden der Natur, wie auch des Wissens über die Beschaffenheit der Natur. Damit einher ging auch der Wunsch nach (politischem) Zugriff auf den individuellen und kollektiven Körper und der damit begründeten Ablösung der ursprünglichen Diätetik, die sich immer als umfassende Gesundheitslehre (und nicht bloß als Anleitung zur Optimierung der persönlichen Fitness und Ernährung) verstand. Somit geriet Gesundheit und Gesunderhaltung zum öffentlichen und politisch verhandelbaren Gut[48].

Die Wirksamkeit einer solchen, auf die scheinbare individuelle Handlungsfreiheit gründenden Biomedizin wird im prägnanten Rückgang der Geburten von Kindern mit Down-Syndrom (Trisomie-21) beeindruckend manifest, obgleich mit dem steigenden Alter der Mütter eigentlich von einer Zunahme der Häufigkeit auszugehen wäre. Trotz der eindrucksvollen Bildungserfolge von Kindern mit Trisomie-21 (auszumachen etwa an den zahlreichen erfolgreichen Theatergruppen mit Betroffenen) hat die bundesweite Etablierung des pränatalen Screenings und der Intensivierung der vorgeburtlichen Diagnostik (ohne jede eugenische Zielsetzung) zum Abbruch von mehr als 90% der betroffenen Schwangerschaften geführt[49] und damit einhergehend zu einer grundsätzlichen Veränderung der Einstellung der Gesellschaft gegenüber dieser Behinderung: Diese wird nun als weitgehend vorhersehbar und vermeidbar angesehen. Und verantwortlich für diese Art der Normsetzung für die Mitglieder einer Gesellschaft ist nicht staatlich verordneter „Common Sense“ oder eine veränderte politische Leitkultur, sondern neue apparativ-instrumentelle Möglichkeiten der modernen Biomedizin und Pharmaindustrie mit ihrem Versprechen der Überwindung bisheriger Grenzen der Prädiktion, Prävention und Diagnose,

48 Labisch, Alfons: *Homo hygienicus. Gesundheit und Medizin in der Neuzeit.* Suhrkamp: Frankfurt a.M. 1992.

49 Binkert, Franz / Mutter, Michael / Schinzel, Albert: “Impact of prenatal diagnosis on the prevalence of live births with down syndrome in the eastern half of Switzerland 1980–1996”. *Swiss Medical Weekly* 132, 2002, S. 478–484.

sowie der prinzipiellen Beherrschbarkeit der individuellen Gesundheits- und Krankheitszustände, einschließlich der Zivilisationskrankheiten.

Aber gerade durch die Möglichkeit der biomedizinischen Intervention gelingt Menschen mit ausgeprägten Einschränkungen in ihrer Gesundheit die Realisierung von Lebensformen, die weit außerhalb des Normalkonzepts von Gesundheit der jeweiligen Gesellschaft zu verorten sind. Trotzdem gelingt es den westlichen Kulturen bisher offenbar nicht, sich in ihrem Verständnis von Gesundheit von einengenden Definitionen, starren Körperidealen und quantifizierbaren Leistungsparametern zu trennen und stattdessen Gesundheit als ein flexibles Herangehen an die Lebensanforderungen und deren Bewältigung zu begreifen. Ganz im Gegensatz hierzu herrscht immer noch und immer ausgeprägter die Auffassung von der Selbstverständlichkeit der Realisierbarkeit von Normalität und Gesundheit durch die moderne Biomedizin vor und zwar nach Belieben der sie fordernden und unterstützenden Gesellschaft. Von hier aus als dem bereits heute Möglichen ist es nur noch eine verhältnismäßig kleine Wegstrecke zu transhumanistischen Projekten zur Verbesserung oder Verstärkung der menschlichen Natur, wie sie etwa dem in Cambridge lebenden britischen Bioinformatiker und theoretischen Biogerontologen Aubrey de Grey in der medizintechnischen und apparativen Lebensverlängerung über einen kontinuierlichen „TÜV" und die Generalüberholung des menschlichen Körpers vorschwebt[50]. Dabei soll die regelmäßige Entsorgung von im Körper akkumulierten Abfallprodukten des Zellstoffwechsels und der Austausch von verschlissenen Organen und anderen Körperteilen eine effiziente Verhinderung von Alterungsprozessen garantieren, ganz in Analogie zur Restaurierung von historischen Instrumenten und betriebsfähigen Aufarbeitung von historischen Schienenfahrzeugen, die damit auch unbegrenzt „am Leben" gehalten werden.

Dabei haben die zeitgenössischen *Transhumanisten*, wie Aubrey de Grey, aber auch schon die ursprünglichen zu Anfang des 20. Jahrhunderts keine Schwierigkeit, für die Beseitigung des natürlichen Todes oder andere Verbesserungen des Mensch-Seins, wie die Potenzierung der menschlichen Intelligenz, ausreichende finanzielle Unterstützung einzuwerben. Und dies obgleich De Grey auf einen Diskurs der sozialpolitischen und kulturellen Konsequenzen der Realisierung dieses biotechnischen Wunschdenkens völlig verzichtet hat und die traditionellen Transhumanisten diesen mit wenig Tiefgang und Weitblick, dafür aber mit umso mehr Technikverliebtheit und messianischer Verheißung einer goldenen Zukunft geführt haben. Das Beängstigende des transhumanistischen Denkens liegt vor allem in der Beschränkung auf die bloße technische Realisierbarkeit einer permanenten Lebensverlängerung bzw. einer extrem hohen Intelligenz für alle Mitglieder einer Gesellschaft, wiewohl ein Leben ohne Tod, eine Superintelligenz ohne Dummheit nicht einmal vorstellbar und noch weniger aushaltbar wäre.

---

50 De Grey, Aubrey / Rae, Michael: *Niemals alt!: So lässt sich das Altern umkehren. Fortschritte der Verjüngungsforschung*. transcript: Bielefeld 2010.

Der für die gegenwärtigen Technowissenschaften im Allgemeinen so charakteristische Machbarkeitswahn hat den Aufstieg der modernen Biomedizin mit vergleichbarer Intimität und Intensität begleitet[51]. Während die Aufklärung das Wesen der Naturwissenschaft und biomedizinischen Forschung im Aufstellen und Prüfen von Theorien und Hypothesen mit dem Ziel ihrer Bestätigung oder Widerlegung erblickte und die rationalistische und positivistische Wissenschaftstheorie des beginnenden 20. Jahrhunderts auf der unhintergehbaren Einsicht und nicht verhandelbaren Akzeptanz der Grenzen jeglicher wissenschaftlicher Erkenntnis bestand, stellt die zeitgenössische Biomedizin die Schaffung von technisch-apparativen Möglichkeiten zur Interferenz mit physiologischen und pathologischen Prozessen und damit zur Überwindung der durch diese – nur scheinbar – auferlegten natürlichen Grenzen in den Mittelpunkt ihres Interesses.

In den nachfolgenden Kapiteln werden ausgehend von den jeweiligen Extrempositionen der Beseitigung oder der Bewältigung von Gesundheitsproblemen, der Herrschaft über oder des Respekts vor der menschlichen Natur, der transhumanistischen Verbesserung des Menschen oder der gelungenen Lebensführung, der Enteignung der Gesundheit oder der fürsorgenden Gesunderhaltung ausgewählte Aspekte der Verantwortung, Gleichheit, Fairness und Gerechtigkeit im materiell-diskursiven Umgang mit Zivilisationskrankheiten vorgestellt. Trotz der immanenten Zusammenhänge zwischen den einzelnen Kapiteln können diese voneinander unabhängig gelesen werden. Insgesamt stellt dieser – für sich eigenständige – Band eine konsequente und notwendige Ergänzung der wissenschaftshistorischen, -theoretischen und –soziologischen Ausführungen des Bandes *Zivilisationskrankheiten – Für eine gesamtwissenschaftliche Prädiktion und Prävention – Molekulare, phänomenologische, systemische und gestalttheoretische Analyse von Altersdiabetes* um Überlegungen zu ausgewählten ethischen Problemen von großer theoretischer und praktischer Bedeutung dar, die sich aus der biomedizinisch-naturwissenschaftlichen Erforschung, Prädiktion, Diagnose und Therapie von Zivilisationskrankheiten im 21. Jahrhundert *quasi* „automatisch" einstellen.

---

51 Nordmann, Alfred: „Was ist TechnoWissenschaft? Zum Wandel der Wissenschaftskultur am Beispiel von Nanoforschung und Bionik". In: Rossmann T. / Tropea C. (Hrsg.): *Bionik. Aktuelle Forschungsergebnisse in Natur-, Ingenieur- und Geisteswissenschaft.* Springer: Berlin 2005, S. 209–218.

„Es gibt nur zwei Arten,
sein Leben zu leben:
Entweder so,
als gäbe es keine Wunder,
oder so,
als wäre alles ein Wunder."

Albert Einstein[52]

2. Vom (bio)technologischen Umgang I – *Human Enhancement*

2.1 Das Erkennen von Gemeinsamkeiten und Differenzen

Zweifellos muss man Androide und Roboter als Maschinen klassifizieren und darf diese nicht unbesehen mit Menschen vergleichen. Damit wird automatisch ein kategorialer Unterschied zwischen Mensch und Maschine eingeführt, der auf den tief im abendländischen Denken gründenden Dualismus zwischen Geist und Materie zurückzuführen ist und seit über 2000 Jahren heftig diskutiert wird. Denn bereits unter den Vorsokratikern als den ersten (vor)wissenschaftlich denkenden Menschen des Abendlands befanden sich solche, die die Welt unter einer vollständig materialistischen „Brille" betrachteten und daraufhin die Welt als ein aus Derivaten eines einzigen Urelements zusammengesetztes Kompositum erklärten. Dieses Urelement ist für Anaximander und Thales das Wasser, für Heraklit das Feuer, für Anaximenes die Luft, für Empedokles Feuer, Wasser, Luft und Erde. Radikal erscheint aus heutiger Sicht dabei insbesondere die materialistische Vorstellung des Aufbaus aller Dinge des Kosmos aus kleinsten unteilbaren und nur durch ihre Geometrie determinierten Teilchen, den Atomen, wie sie vor allem von Demokrit und Leukipp zuerst vertreten wurde. Gemäß Demokrit gilt dies auch für die menschliche Seele – auch wenn deren Atome als besonders kleine, feine und ideale Kugel geformt sind. Aber diese „Seelenatome" – und nur diese – machen für Demokrit den Unterschied zwischen dem Menschen und allen anderen Dingen des Kosmos aus, wodurch ein konsequenter materialistischer Monismus begründet wurde. Dieser schließt aber *per se* nicht aus, dass „Seelenatome" neben der Seele – als ihr „Hauptwohnort" – auch in anderen Dingen des Kosmos existieren und funktionieren können und diese dadurch mit Vernunft und Verstand ausgestattet werden würden. Möglicherweise würde Demokrit auf der Basis seiner radikal materialistisch-monistischen Denkweise die Existenz eines kategorialen Unterschiedes zwischen Mensch und Maschine verneinen.

---

52 Einstein, Albert: In: Calaprice A. (Hrsg.): *Einstein sagt. Zitate, Einfälle, Gedanken.* Piper: München 2004.

Doch wurde diese Denkweise kurze Zeit später von Platon und insbesondere von Aristoteles durch den für die antike griechische Denktradition dann typischen Dualismus zwischen Geist als Reich der Ideen und Materie als Reich des Körperlichen ersetzt. Dieser blieb dann auch für das gesamte Mittelalter bis in die Neuzeit – wahrscheinlich auch aufgrund des Einflusses des Christen- und Judentums – dominierend. Demnach ist der Kosmos aus zwei fundamental unterschiedlichen, ja hinsichtlich ihrer Eigenschaften gegensätzlichen Komponenten aufgebaut, nämlich der Materie, die alle physikalischen Gegenstände – unbelebte wie belebte – konstituiert und dem Geist, der nur belebten Objekten zukommt und beim Menschen seinen Verstand, sein Seelenleben und seinen Charakter determiniert. Tatsächlich bleibt für Platon der Geist nach seiner Vertreibung aus dem Reich der Ideen im Gefängnis der materiellen körperlichen Welt eingesperrt. Seine Befreiung gelingt nur im Laufe eines moralisch einwandfrei geführten Lebens und ist höchst erstrebenswert. Denn gemäß dieser „sokratischen" Sehweise herrscht im Reich der Materie der stete Wandel, der bloße Schein und die unvermeidbare Vergänglichkeit und somit die völlige Wertlosigkeit, während das Reich der Ideen Konstanz, Stabilität, Unsterblichkeit und somit die Wahrheit als alleingültigen Wert garantiert. Mit dieser dualistischen Auffassung, die nachfolgend etwa auch von den Stoikern geteilt wurde, ist also eine eindeutige Wertung verbunden, die zu weitreichenden Konsequenzen für moralisch richtiges Handeln führt. Denn menschliche Freiheit wird ausschließlich im Reich der Ideen verortet.

Rene Descartes hat dem Dualismus dann mit seiner Unterscheidung zwischen *res extensa* – den ausgedehnten Dingen – und *res cogitans* – den denkenden Dingen – seine bis heute wirkungsmächtigste Interpretation verliehen. Allerdings bringt die damit verbundene Zuweisung einander diametral gegenüberstehender materieller und geistiger Eigenschaften die eigentlich unangenehme Konsequenz mit sich, dass die beiden Pole des Dualismus nicht mehr miteinander interagieren können und seltsam beziehungslos nebeneinander existieren müssen. An Vorschlägen für einen Ausweg aus diesem Dilemma hat es bis in die Gegenwart hinein nicht gemangelt. So unterscheidet der sogenannte Funktionalismus am Beispiel des Computers das Reich der Materie als dessen Chips, Tastatur und Bildschirm vom Reich der Ideen als das Programm des Computers, welches bestimmte physikalische Zustände im Computer auslöst. Die materielle Basis dieser programmierbaren und programmierten physikalischen Zustände kann von den unterschiedlichsten Teilchen und Mechanismen gebildet werden, so von mechanisch gekoppelten Zahnrädern im Analogcomputer, von Elektronenverschiebungen in Leiterbahnen im Digitalcomputer oder vom Transport von Neurotransmittern zwischen Nervenzellen im Gehirn von höheren Lebewesen. Gemäß dieser funktionalistischen Sehweise ist somit die Annahme eines kategorialen Unterschieds zwischen den kognitiven Abläufen bei Maschinen und Menschen obsolet. In Fortführung der Theorie des Funktionalismus sprechen sich einige Anhänger von *Human Enhancement* sogar für das Ziel des „Downloading" des menschlichen Bewusstseins auf einen Computer aus, um somit eine Art Unsterblichkeit für den ursprünglichen materiellen Träger dieses Bewusstseins zu erreichen.

Während beim Funktionalismus der Dualismus zwischen dem physikalischen Zustand und seinem materiellen Träger bestehen bleibt, Zustand und Träger aber in einer eindeutigen Relation zueinander stehen, lässt sich die Notwendigkeit der Interaktion zwischen den beiden Substanzreichen mit völlig unterschiedlichen Eigenschaften auch über die Wiedereinführung einer monistischen Auffassung erreichen. So ging der französische Arzt und Physiologe Julien Offray de La Mettrie vor, der die dualistische Auffassung von Descartes, wonach zwar in allen Lebewesen Maschinen, aber nur im Menschen sowohl Materie wie auch Geist wirken, in eine monistische Lehre überführte. Für ihn stellen alle Lebewesen gleichfalls Maschinen dar, die jedoch – wie alle anderen Dinge des Kosmos auch – aus Teilchen oder einer Substanz aufgebaut sind, die sowohl dem Reich der Materie wie auch dem Reich der Ideen und des Geistigen zuzuordnen sind[53]. Mensch und andere Lebewesen und Dinge unterscheiden sich demnach nicht in qualitativer Hinsicht im Besitz oder Nicht-Besitz dieser Teilchen und damit auch nicht in ihren seelischen und kognitiven Fähigkeiten, sondern lediglich quantitativ in der jeweiligen Menge dieser Teilchen. Damit wird eine Vermittlung der stufenlosen Verteilung der seelischen und kognitiven Fähigkeiten zwischen Mensch, Lebewesen und leblosen Dingen erreicht. Eine wahrlich radikale Einstellung von Offray de La Mettrie, einem Stein prinzipiell einen Geist oder eine Seele zuzugestehen, genauso wie einer Schildkröte oder einem Menschen.

Diese Radikalität manifestiert sich auch in der Übertragung der Denkweise von Offray de La Mettrie auf Maschinen, Roboter und Androide, die demnach gleichfalls über kognitive und seelische Fähigkeiten verfügen, wodurch eine kategoriale Unterscheidung zwischen Mensch und Maschine/Roboter auf der Basis des griechisch-antiken Dualismus zwischen Geist/Seele und Materie/Körperlichkeit hinfällig wird. Kurioserweise legen viele Menschen der Gegenwart, darunter auch (popkulturelle) Künstler, Politiker und Philosophen größten Wert auf die uneingeschränkte Aufrechterhaltung des Dualismus zwischen Idee und Materie, Geist und Körper, wahrscheinlich motiviert vom Ziel des Nachweises der Unterlegenheit von Maschinen und Robotern gegenüber dem Menschen und das v.a. in moralischer Hinsicht[54].

2.2 Der Begriff *Human Enhancement*

Handlungen, die darauf abzielen, bestimmte Eigenschaften oder Fähigkeiten des Menschen über ihr „natürliches“ Maß hinaus zu verbessern oder ihm bisher nicht vorhandene Eigenschaften oder Fähigkeiten zu verleihen, werden unter dem Begriff *Human Enhancement* zusammengefasst. Die theoretische Basis für *Human*

53 Offray de La Mettrie, Julien: *L'homme machine / Die Maschine Mensch.* Meiner: Hamburg 1748 / 2009.

54 Holland, Samantha: Descartes goes to Hollywood: Mind, body and gender in contemporary cyborg cinema. *Body & Society* 1, 1995, S. 157–174.

Enhancement wurde bis Ende der 1920er Jahre von Julian Sorell Huxley (1887–1975), John Burdon Sanderson Haldane (1892–1964) und John Desmond Bernal (1901–1971) gelegt. Dies gilt selbst für die von gegenwärtigen prominenten Vertretern des *Human Enhancement* – etwa Nick Bostrom und Rebecca Roache – propagierten Hauptziele, nämlich die Erhöhung der physischen und kognitiven Leistungsfähigkeit, die Ausdehnung der Lebensspanne, die Verbesserung des genetischen „Pools" durch Selektion, die Verhinderung von depressiven Stimmungslagen und die Optimierung der charakterlichen und persönlichen Eigenschaften[55]. Dass die Hoffnung oder gar der Anspruch auf Realisierung dieser Wunschliste überhaupt entstehen konnte, hängt zweifellos mit der rasanten Entwicklung der Biologie, insbesondere der Genetik, Evolutionstheorie und Molekularbiologie vom Beginn des 20. Jahrhunderts bis in die 1940er Jahre zusammen. Von epochaler Bedeutung waren hierbei u.a. die Formulierung einer „Synthetischen Theorie der Evolution" und deren Integration in die Vererbungslehre, wie auch die systematische Erforschung des Stoffwechsels und seiner Regulation durch Hormone und andere Botenstoffe, einschließlich der zugrundeliegenden molekularen Mechanismen. Aus diesen Erkenntnissen ergab sich *quasi* „zwangsläufig" die Bewusstwerdung der prinzipiellen Möglichkeit der Veränderung der menschlichen – physischen und psychischen – Konstitution mit Hilfe von genetischen, molekularbiologischen und biochemischen Verfahren.

Interessanterweise ist der Wunsch, den Menschen neu zu kreieren oder doch wenigsten entscheidend umzugestalten, bedeutend älter, insofern sich entsprechende Motive bereits im Jahre 1626 in der so bedeutenden und radikalen Konzeption für eine zukünftige Wissenschaft und Gesellschaft *The New Atlantis* von Francis Bacon finden lassen. Nichtsdestotrotz stellt die Betonung, ja das Beharren auf Realisation des *Human Enhancement* ausschließlich mit Hilfe des naturwissenschaftlich und technisch Denk- und Machbaren den entscheidenden Unterschied dar zwischen diesem neuen *Scientific Human Enhancement* und vorausgegangenen „Verbesserungen" des Menschen, etwa der Aufklärung, mit ihrer Beschränkung auf Förderung und Weiterentwicklung bereits – mehr oder weniger gut – entwickelter Eigenschaften und Fähigkeiten des Menschen. Damit einher geht der unstillbare Wunschtraum der oben aufgeführten Gründer des *Human Enhancement* nach autonomer Steuerung und Kontrolle der eigenen Evolution. Erst dann könne von einer Befreiung des Menschen von seiner – unzulänglichen – „natürlichen" Konstitution und damit von einer Emanzipation zwischen der Natur des Menschen und der von ihm geschaffenen Kultur gesprochen werden. Ähnliche Konzepte sind etwa zeitgleich in Russland von den sogenannten „Biokosmisten" entwickelt worden mit der – durchaus vagen – Hoffnung auf die selbstverantwortete Schaffung eines „idealen" oder „neuen" Menschen.

---

55 Bostrom, Nick / Roache, Rebecca: *Ethical issues in human enhancement.* Available online: http://www.tinyurl.com/ethenh. 2007, S. 3f.

Unter *Human Enhancement* wird jedoch nicht nur eine bloße Verstärkung oder Verbesserung gewisser körperlicher oder geistiger Eigenschaften und Fähigkeiten des Menschen mit Hilfe von Pädagogik, Training, Ausbildung oder praktischer Tätigkeit verstanden. Es geht vielmehr um grundlegende technische Veränderungen im menschlichen Körper, um dadurch beabsichtigt und gezielt die Physiologie oder Psychologie des Menschen im Sinne der Beteiligten zu optimieren. Die Festlegung und Bewertung dieser Optimierung erweist sich naturgemäß als außerordentlich schwierig, gerade weil durch *Human Enhancement* bestehende und scheinbar bewährte Kriterien und Maßstäbe bewusst umgangen bzw. überschritten werden (sollen). Darin liegt eben das Neuartige und Reizvolle, aber auch Verstörende der im Rahmen von *Human Enhancement* eingesetzten Technologien, das in jedem Fall herausgearbeitet und auf Auswirkungen und Folgen hinsichtlich unterschiedlichster Ebenen analysiert werden muss.

Oft wird hingegen unterlassen, das qualitativ Neue und die theoretische Fundierung von *Human Enhancement* herauszustellen und eine klare Differenz zu traditionellen Ansätzen der Kompensation von oder Substitution für körperliche Defizite anzuerkennen und *Human Enhancement* lediglich als Optimierung der individuellen Teilsysteme des Menschen begriffen[56]. Dann kommt es zur Aufhebung der notwendigen – wenn auch sicherlich diskussionswürdigen – Differenzierung zwischen einem *Enhancement* als technologische Ausdehnung der vorgegebenen, natürlichen und spezifisch menschlichen Konstitution (z.B. hinsichtlich Intelligenz, Lebensspanne oder Stressresistenz des gesunden Menschen) und einer Therapie als Reparatur von zufälligen, einmaligen und individuellen (krankheits- oder unfallbedingten) Defekten des menschlichen Körpers oder Geistes, wie sie in der Medizin seit Jahrtausenden – durchaus erfolgreich – durchgeführt wird[57]. Tatsächlich negieren zahlreiche Anhänger von *Human Enhancement* die offensichtlichen und prinzipiellen Unterschiede zwischen den verschiedenen bisher bekannten Strategien von *Enhancement* und argumentieren für ein kontinuierliches Spektrum an unterschiedlichsten Technologien der Selbstverbesserung – von der einfachen Reparatur bis hin zur Erlangung neuer Bewusstseinsformen -, welches in Abhängigkeit vom jeweils vorliegenden wissenschaftlich-technologischen Stand und von der gesellschaftspolitischen Akzeptanz realisiert wird[58]:

56 Bostrom, Nick: "Dignity und Enhancement", In: *Human dignity and bioethics: Essays commissioned by the president's council on bioethics.* President's Council on Bioethics: Washington DC 2008, S. 7.

57 Bostrom / Roache 2007, S. 1f.

58 Ranisch, Robert / Savulescu, Julian: „Ethik und Enhancement". In: Knoepffler N. / Savulescu J. (Hrsg.): *Der neuen Mensch? Enhancement und Genetik.* Karl Alber: Freiburg / München 2009, S. 48f.

> Enhancement begegnet uns in allen Lebensbereichen. Im Alltag, Beruf und Sport versuchen wir unsere kognitiven und körperlichen Fähigkeiten zu verbessern.....Viele Maßnahmen erscheinen uns dabei allzu vertraut und selbstverständlich, andere dagegen als neuartig. Ihnen liegt aber dasselbe Motiv zugrunde: der menschliche Drang zur Selbstgestaltung.

Doch es ist nur zu offensichtlich, dass diese Nivellierung des Unterschieds zwischen *Enhancement* und Therapie dem Erstellen von Kriterien zu einer angemessenen Bewertung der verschiedenen „optimierenden" Technologien eher entgegenwirkt als diese konstruktiv fördert.

Natürlich umfassen Technologien des *Enhancement* den „ganzen" Menschen und lassen sich nicht auf seinen Körper und seine Biologe beschränken, ohne dass es dabei zu einer unzulässigen Reduktion auf ein naturalistisches Menschenbild käme. Die technologischen Prozeduren des *Enhancement* erstrecken sich vielmehr grundsätzlich über alle menschlichen Eigenschaften, ausgehend von der Verhinderung altersbedingter Krankheiten und der dadurch bedingten Erweiterung der Lebensspanne über die Inkorporation von zusätzlichen Sinnesorganen mit dem Ziel einer Ausdehnung der Fähigkeiten zur sinnlichen Wahrnehmung, etwa von infrarotem oder ultraviolettem Licht bis hin zur Anhebung der kognitiven Leistungen, etwa der Kreativität und Intelligenz und der Förderung der sozialen Kompetenzen, etwa der Empathie und des Gemeinschaftsinns. Für extreme Vertreter von *Human Enhancement*, wie etwa Nick Bostrom und Rebecca Roache, bestehen deshalb die herausragenden Aufgaben und Verpflichtungen in der Verlängerung der Lebenszeit, der Erhöhung der physischen Leistungsfähigkeit, der Aufhellung der Gemütslage und Vermeidung von depressiven Stimmungen, der Optimierung von charakterlichen Eigenschaften und persönlichen Merkmalen, der Anhebung der kognitiven Leistungen und schließlich in der Selektion der Nachkommen von bereits optimierten Eltern über mehrere Runden von *Enhancement*[59], um dadurch eine kontinuierliche Verbesserung des genetischen „Pools" zu erreichen.

2.3 Positionen und Varianten

Es lassen sich vier prinzipielle Auffassungen und Bewertungen von *Human Enhancement* voneinander unterscheiden, die letztlich jeweils in bestimmten Menschenbildern, Vorstellungen von der Art und vom Wert der „Natur" und den gesellschaftspolitischen Vorgaben wurzeln und nicht zuletzt vom jeweils vorherrschenden Zeitgeist beeinflusst werden. Anschließend werden einige kritische Bemerkungen zum Verständnis der ursprünglichen und modernen Formen von *Human Enhancement* vor allem bezüglich ihrer Interpretationen der menschlichen Natur und Gemeinschaft getroffen.

---

59 Bostrom / Roache 2007, S. 3f.

2.3.1 Der *Transhumanist*

Der *Transhumanist* besteht uneingeschränkt und unnachgiebig auf der Rechtmäßigkeit von *Human Enhancement* und erkennt darin ausschließlich Vorteile für das Individuum wie auch die Gesellschaft. Seiner Argumentation liegt eine Anthropologie zugrunde, die eines der Hauptmerkmale des Menschen in seinem Drang zu kontinuierlicher und möglichst kompromissloser Überwindung seiner gegenwärtigen physischen und psychischen Konstitution aus eigener Kraft erkennt und deren Beschränkung aufgrund der Annahme einer für alle Menschen zu allen Zeiten geltenden und zu bewahrenden „Natur" und „Kultur" vehement ablehnt.

Der *Transhumanist* akzeptiert somit keine grundsätzlichen Einwände gegen die verschiedenen moderaten bis extremen Formen von *Human Enhancement*, sondern betont vielmehr, dass die Verabreichung leistungsfördernder Pillen, die Implantation von synthetischen leistungsstarken Organen, die gentechnologische Um- und Neuprogrammierung von Zellen zur Leistungssteigerung oder Resistenz gegenüber Krankheit etc. das Leben der „optimierten" Personen nachhaltig qualitativ verbessert. Darüberhinaus stuft er die potentiellen Risiken von (Bio)Technologien des *Human Enhancement* – nach Erfüllung bestimmter Kriterien – als vernachlässigbar bis beherrschbar ein und gerade deshalb hält er deren Einsatz und weitere Entwicklung nicht nur für zulässig, sondern hinsichtlich unserer Verantwortung für künftige Generationen vielmehr für geboten. Damit lehnt er auch das von *konservativen Ethikern* „gefühlte" Unwohlsein angesichts der Vorstellung von fundamental veränderten Körpern und deren physischen und psychischen Eigenschaften[60] als nicht nachvollziehbar, spekulativ und mystisch ab. Natürlich sind für den *Transhumanisten* derartige intuitive „Eingebungen" bei einem beträchtlichen Teil der Menschen gerade des westlichen Kulturkreises wirksam, aber er ist der Überzeugung, dass mit zunehmender Verbreitung und gesellschaftlicher Akzeptanz die „Vorurteile" und die „intuitive" Opposition gegenüber konkreten, die Menschheit optimierenden Technologien kontinuierlich abnehmen und schließlich ganz verschwinden werden. Voraussetzung hierfür ist natürlich die Negation einer von der Schöpfung hervorgebrachten und beabsichtigten Ordnung der Dinge, in der die Natur und Kultur des Menschen ihren festen und unabdingbaren Platz finden und gleichzeitig die Fokussierung auf die Möglichkeit und das Recht, wenn nicht sogar die Pflicht zur Selbstentfaltung des Menschen, die sich mit Hilfe des (bio)technologischen Fortschritts immer effizienter realisieren lässt[61].

---

60 Kass, Leon R.: "The wisdom of repugnance". In: Kass L.R. / Wilson J.Q. (Hrsg.): *The ethics of human cloning*. Washington 1998, S. 3–59.

61 Bostrom, Nick: "The Transhumanist FAQ. A General Introduction". In: Mercer D. / Maher D.F. (Hrsg.): *Transhumanism and the* body. Springer: Heidelberg / Berlin / New York 2014, S. 1–17.

Dabei bleibt die von den *Transhumanisten* eingeforderte, von der „Natur" und „Kultur" des Menschen unabhängige Selbstentfaltung und -entwicklung in ihrer mannigfachen Ausprägung merkwürdig diffus bis unbestimmt. Kritiker der *transhumanistischen* Form des *Human Enhancement* betrachten diese deshalb eher als spezielle Ausprägung einer Ideologie, so etwa Reinhard Heil[62] oder einer Religion[63]. Hierbei liegt aber möglicherweise ein zu weites Verständnis von „Ideologie" und ein zu enges von „Religion" vor. Denn einerseits ist für Ideologien die Pluralität der Sinn-stiftenden Motive (hier in Form der Selbstentfaltung) kaum charakteristisch, vielmehr schon eher die Verabsolutierung von – oftmals eindimensionalen – abstrakten Weltbildern und deren – oftmals simplifizierende – Verknüpfung mit konkreten moralischen Regeln unter dem – oftmals nicht offengelegten – Einfluss von individuellen oder gesellschaftlichen Interessen. Andererseits lässt sich „Religion" nicht auf das Ziel einer bloßen Transzendenz (hier in Form der Überschreitung bisher geltender Grenzen physischer und psychischer Leistungsfähigkeit) reduzieren, sondern umfasst in einem generalisierenden Sinn all diejenigen Weltbilder und -erklärungen, welche die Menschen mit historisch entwickelten und über Traditionen hinweg gefestigten Versprechungen auf Befreiung und Erlösung von allen Makeln und Schrecken des irdischen Seins an sich binden wollen. Auf Basis dieser begrifflichen Klärungen wäre es nicht übertrieben, den *Transhumanismus* als „pseudoreligiöse Ideologie" zu klassifizieren, zumal offenkundig zwischen naivem Fortschrittsglauben, unrealistischen Technikfiktionen und mystischen Erlösungsvisionen oftmals eine merkwürdige Beziehung besteht, wie einschlägige Beispiele aus den USA nahelegen.

Der Begriff *Transhumanism* wurde von dem englischen Evolutionsbiologen Julian Sorell Huxley im Jahr 1957 eingeführt. In einem kurzen Essay schreibt er[64]:

> The human species can, if it wishes, transcend itself – not just sporadically, an individual here in one way, an individual there in another way, but in its entirety, as humanity. We need a name for this new belief. Perhaps transhumanism will serve: man remaining man, but transcending himself, by realizing new possibilities of and for his human nature.

Diese frühe Formulierung enthält bereits den Kern des *Transhumanismus*, welcher im Wunsch und in der Machbarkeit einer selbstbestimmten Evolution oder eines

---

62 Heil, Reinhard: „Transhumanismus, Nanotechnologie und der Traum von Unsterblichkeit" in: Ferrari A. / Gammel S. (Hrsg.): *Visionen der Nanotechnologie*. AKA: Berlin 2009, S. 25–49.

63 Schummer, Joachim: „Nano-Erlösung oder Nano-Armageddon? Technikethik im christlichen Fundamentalismus" in: Nordmann A. / Schummer J. / Schwarz A. (Hrsg.): *Nanotechnologien im Kontext. Philosophische, ethische und gesellschaftliche Perspektiven*. AKA: Berlin 2006, S. 263–276.

64 Huxley, Julian: *Transhumanism. New bottles for new wine. Essays by Julian Huxley*. Chatto & Windus: London 1957.

über die Menschheit in seiner gegenwärtigen Form oder Natur Hinausgehens[65] [66]. Der Philosoph Max More hat eine prägnante Definition geliefert[67]:

> Transhumanism is both a reason-based philosophy and a cultural movement that affirms the possibility and desirability of fundamentally improving the human condition by means of science and technology. Transhumanists seek the continuation and acceleration of the evolution of intelligent life beyond its currently human form and human limitations by means of science and technology, guided by life-promoting principles and values.

Die beiden Deutungen zeigen, dass sich der Begriff *Transhumanismus* im Fluss befindet und mehrdeutig ist. Deshalb fällt es schwer, eine halbwegs verbindliche Definition und Abgrenzung, etwa zum „bloßen" *Human Enhancement* zu geben, die etwa lauten könnte: Unter dem Begriff *Transhumanismus* werden Bestrebungen zusammengefasst, menschliche Fähigkeiten und Verhaltensmöglichkeiten über ihr „natürliches" Maß hinaus zu erhöhen oder Menschen mit neuen Fähigkeiten und Verhaltensmöglichkeiten auszustatten. *Transhumanismus* kennzeichnet also den evolutionären Übergang zu einem „post-menschlichen" Zustand, welcher auf dem Transfer der Triebkraft von der zufälligen natürlichen Selektion zur bewussten und gezielten menschlichen Steuerung beruht und überwiegend oder gar ausschließlich durch fortgeschrittene technologische Mittel bewerkstelligt werden soll. *Transhumanisten* wollen neue und sich entwickelnde (molekular)biologische und ingenieurwissenschaftliche Technologien nutzen, wie Genetik, Zellbiologie, Neurophysiologie, Robotik, künstliche Intelligenz und Nanotechnologie, um ehrgeizige Ziele mit moralischem Anspruch zu erreichen, wie die Stärkung der körperlichen Leistungsfähigkeit, die Ausmerzung von Krankheiten, die radikale Verlängerung des Lebens (bis hin zur Unsterblichkeit), die Herbeiführung von qualitativ neuen und von biologischem Substrat unabhängigen intellektuellen, ästhetischen und sogar ethischen Fähigkeiten (die von nicht-biologischen Systemen unterstützt werden können) und die Konstruktion virtueller Realitäten. Einige *Transhumanisten* zielen sogar auf die Abschaffung aller – nicht nur krankheitsbedingter – Formen von Leiden für das zukünftige Leben. Über die möglichen negativen Folgen der erforderlichen Technologieentwicklung machten und machen sich viele *Transhumanisten* dabei durchaus Gedanken, zogen aber ein offensives proaktives Prinzip für die rationale Risikoabschätzung im Unterschied zu einem defensiven Vorsichtsprinzip – etwa gemäß des *Prinzips Verantwortung* von Hans Jonas (s. Kapitel 4) – für deren tiefgreifende Überwachung und eventuelle Beschränkung vor[68].

---

65 Huxley, Julian: *What dare I think?* Chatto & Windus: London 1931.

66 Huxley, Julian: *Der evolutionäre Humanismus. Zehn Essays über die Leitgedanken und Probleme.* C.H. Beck: München 1964.

67 More, Max: "True transhumanism". *Global Spiral* 9, 2009, S. 88–96.

68 More, Max: The proactionary principle. Available online: http://www.maxmore.com/proactionary.html.

2.3.1.1 *Die „klassischen" Vertreter*

Nachfolgend wird anhand der drei Begründer des *Transhumanismus*, John Desmond Bernal (J.D.B. 1901–1971), John Burdon Sanderson Haldane (J.B.S.H. 1892–1964) und Julian Sorell Huxley (J.S.H. 1887–1975), sowie jüngerer Vertreter aufgezeigt, dass die meisten der von J.D.B., J.B.S.H. und J.S.H. im Rahmen von *Transhumanismus* geäußerten Hoffnungen und auch die Art und Weise, wie diese ihrer Meinung nach verwirklicht werden sollten, bis auf den heutigen Tag die Diskussionen um *Human Enhancement* und die Zukunft der menschlichen Gattung entscheidend bestimmen oder zumindest deutlich beeinflussen.

Im Zentrum der Überlegungen steht die Veränderbarkeit der menschlichen Natur und des menschlichen Verhaltens mittels wissenschaftlich-technologischer Eingriffe, die in engem Zusammenhang mit den Fortschritten der Biologie in den ersten Jahrzehnten des 20. Jahrhunderts stehen, v.a. mit der Entwicklung der *Synthetischen Theorie der Evolution*, also der Zusammenführung der Darwin'schen Evolutionstheorie und der Vererbungslehre, sowie mit der Erforschung des menschlichen Hormonsystems. Bereits zu diesem Zeitpunkt meinten die *Transhumanisten* die Möglichkeit zu erkennen, die physiologischen Hindernisse zu überwinden, die den Menschen an der Entfaltung seiner geistigen Fähigkeiten und moralischen Handlungsweisen hindern. Man wisse jetzt, dass bestimmte geistige Fähigkeiten und bestimmtes moralisches Handeln von der richtigen Funktion gewisser Drüsen abhängen und dass schon geringfügige Änderungen ihrer Funktion große Auswirkungen haben können.

Zwar ist die Idee, einen neuen Menschen zu schaffen, wesentlich älter. So finden sich die Motive, die nachfolgend dargestellt werden, teilweise bereits deutlich früher, beispielsweise in der wohl wirkmächtigsten Wissenschafts- und Gesellschaftsutopie *The New Atlantis* von Francis Bacon aus dem Jahre 1626[69]. Aber die Konzentration auf das technisch und naturwissenschaftlich Machbare bzw. Denkbare war, soweit es aus heutiger Perspektive beurteilt werden kann, neu und unterscheidet den entstehenden *Transhumanismus (*auch *wissenschaftlicher Humanismus* genannt) von allen anderen Humanismen, in deren Mittelpunkt die Entfaltung und Exposition bestehender oder zumindest bereits grundsätzlich angelegter menschlicher Fähigkeiten und Verhaltensweisen steht. Die große Vision der erwähnten Autoren bestand darin, dass es dem Menschen gelingen könnte, seine eigene Evolution – positiv in seinem Sinne – zu gestalten und damit seine Emanzipation von der Natur weiter voranzutreiben.

2.3.1.1.1 *J.B.S.H.*

Mit steigendem Wissen sollte es gemäß J.B.S.H. möglich sein, beispielsweise menschliche Emotionen auf direkte Art und Weise zu kontrollieren, die menschliche Einbildungskraft mit Mitteln zu steigern, die weniger Nachwirkungen haben

69 Bacon, Francis: "The new atlantis". In: Spedding J. / Ellis R.L. / Heath D.D. (Hrsg.): *The worlds of Francis Bacon.* Houghton Mifflin: Boston 1900f.

als Alkohol und Menschen mit anomalen Instinkten physiologisch zu behandeln, anstatt sie einzusperren. Die Abschaffung aller Krankheiten würde dazu führen, dass der Tod eher wie ein Schlaf wahrgenommen würde und seinen Schrecken verlöre[70]. J.B.S.H. setzte auch große Hoffnungen in die sich gerade etablierende Psychologie. Diese sei zwar noch keine echte Wissenschaft, aber die Möglichkeiten, mittels Hypnose und Suggestion auf das Unbewusste Einfluss zu nehmen, Krankheiten des Gemüts, wie die bipolare Krankheit, erfolgreich zu therapieren oder gar in spirituellen Kontakt mit (Lebe-)Wesen aus einer anderen Welt zu treten, seien von großer Relevanz.

Für J.B.S.H. ist der Biologe die romantischste und damit auch die tragischste Figur, die es zu seiner Zeit gab. Die Arbeit eines ganzen Biologen-Lebens könne durch neue Erkenntnis über Nacht vernichtet werden. Er warnte die Konservativen vor denjenigen Wissenschaftlern, die nicht mehr als Sklaven ihrer Leidenschaften agierten, sondern deren größte Leidenschaft der Verstand sei: „*These are the wreckers of outworn empires and civilisations, doubters, disintegrators, deicides.*“ Wissenschaftler sähen sich zwar nicht als Revolutionäre, aber einige von ihnen hätten doch weitreichende Träume. J.B.S.H. zählte sich sicherlich zu diesen und merkte an, dass seine Träume vielleicht schlechte Träume sein mögen und es schwer sei, sichere Vorhersagen zu treffen. Aber dass die Wissenschaften das menschliche Leben grundlegend verändern werden, stand für ihn außer Frage. Er hoffte allerdings, dass einige durchaus ethische Aspekte der menschlichen Existenz von den Veränderungen verschont bleiben würden, wie beispielsweise das Familienleben[71].

Wissenschaft hat für J.B.S.H. im wesentlichen vier Bedeutungen, (i) als freie Aktivität des menschlichen Verstandes und der menschlichen Einbildungskraft, (ii) als Antwort auf das allgemeine Verlangen nach Wohlstand und Komfort, (iii) als allmähliche Eroberung von Raum und Zeit, der Materie und des Lebens und (iv) als Unterwerfung der dunklen und bösen Elemente der Seele. J.B.S.H. machte auch auf das Gefahrenpotenzial aufmerksam, das mit dem wissenschaftlichen Fortschritt potentiell verbunden sei. Die Frage, wie und für was die Erkenntnisse verwertet werden sollen, fällt für ihn allerdings nicht mehr in den Bereich der Wissenschaft, sondern in die Bereiche der Religion, Ethik und Ästhetik. Die Wissenschaften steckten noch in den Kinderschuhen, ihre weitere Entwicklung ließe sich nicht wirklich vorhersagen. Aber für J.B.S.H. stand fest: „*That no beliefs, no values, no institutions are safe.*“[72] Überkommene Moralvorstellungen dürften deshalb seines Erachtens nicht zu ernst genommen werden. Es sei notwendig, die menschliche Moral und die menschlichen Fähigkeiten aufeinander abzustimmen. Da aber jede Religion an irgendwelchen unveränderbaren Dogmen festhalte, blieben Wissenschaft und Religion unversöhnbar.

---

70 Haldane, John Burdon Sanderson: *Daedalus or science and the future.* Paul Keegan, Trench, Trubner & Co: London 1924.

71 Haldane 1924.

72 Haldane 1924.

2.3.1.1.2 J.D.B.

In den Augen von J.D.B. ist der Mensch der neue Gott. Bisher, so J.D.B., sei die Entwicklung des Menschen an einen zufälligen und blinden Prozess gebunden gewesen. In diesen könne er nun auf intelligente und geplante Art eingreifen und ihm so eine Richtung geben. Damit begonnen hätten bereits die affenähnlichen Ahnen des Menschen. Sie hätten, als sie zum ersten Mal Werkzeuge gebrauchten, bereits die Struktur ihres Körpers erweitert[73]. Solche Erweiterungen beträfen aber nicht die Ebene der Zellen des Körpers, sondern wären „äußerlich" geblieben. Mit der Entwicklung der Chirurgie und einem verbesserten Verständnis der menschlichen Physiologie werde es zum ersten Mal möglich werden, den menschlichen Körper auch „innerlich" radikal zu verändern. Die natürliche Evolution, wie effektiv sie bisher auch gewesen sein mag, sei in der Vergangenheit darauf beschränkt gewesen, bestehende Strukturen zu verändern und sie bliebe es auch in der Zukunft. Auch der Mensch werde sich gemäß J.D.B. auf die Veränderung und Anpassung bestehender Strukturen konzentrieren, aber er sei dabei eben nicht mehr auf die Mittel der Natur zu ihrer Hervorbringung beschränkt. Für J.D.B. sind beispielsweise die Gliedmaßen des Menschen über weite Strecken bloße Parasiten, da sie viel Energie verbrauchten und den gesteigerten Anforderungen nicht mehr gerecht werden würden. Der Mensch benötige, um sich den verändernden Bedingungen optimal anpassen zu können, motorische und sensorische Fähigkeiten von höherer Komplexität als bisher. Wichtiger noch sei die Verbesserung der kognitiven Eigenschaften und der diesen zugrunde liegenden physikalischen Mechanismen. Entweder müsse der Mensch in der Zukunft den offenbar nutzlosen oder nutzlos gewordenen Teilen seines Körpers neue Funktionen zuweisen oder sich gänzlich von ihnen trennen, bzw. sie durch effektivere Systeme ersetzen[74].

J.D.B. identifizierte drei Feinde der Rationalität und Vernunft und damit einhergehend der Entwicklung eines besseren humanen Lebens, (i) die Welt (die Natur), (ii) das Fleisch (die Physis) und (iii) den Teufel (die Psyche). An diesen drei Fronten würde der Mensch seit seiner Entstehung – mit beschränktem Erfolg – kämpfen, (i) mit den Kräften der Natur (z.B. Hitze, Kälte, Wind, Flüsse, Materie, Energie), (ii) mit Tieren, Pflanzen, Krankheiten, Seuchen und seinem Körper und (iii) mit seinen Wünschen, Ängsten, Vorstellungen und Beschränkungen.

Der Mensch, so J.D.B., werde sich selbst in größerem Umfang verändern, als er dies mit seiner materiellen Umwelt bisher getan habe. Sich diese Ansicht bewusst zu machen, sei von großer Bedeutung. Sei es bisher darum gegangen, die „äußere" Natur dem Menschen untertan zu machen, sie dem Menschen anzupassen, sollte der Mensch nun seiner Umgebung angepasst werden. Bereits 1924 trat J.D.B., ähnlich wie J.S.H. und J.B.S.H., für den Übergang vom *„engineering for the body and for*

---

73 Bernal, John Desmond: *The world, the flesh & the devil.* Indiana University Press: Bloomington / London 1929.

74 Bernal 1929.

the mind" zum „*engineering of the body and of the mind*" ein[75]. Wissenschaftlicher Ansatzpunkt hierfür war unter anderem das „Keimplasma" oder Erbgut. Gelänge es, die Kontrolle über das Erbgut zu erhalten, so könne man eine ähnliche Variationsbreite der Spezies Mensch erreichen, wie es beispielweise die Spezies Hund aufweise. J.D.B. hielt sogar die Entstehung neuer menschlicher Arten für möglich. Im Unterschied zu J.S.H. setzte J.D.B. wesentlich stärker auf eine zunehmende Technisierung des menschlichen Körpers bzw. auf die Umformung des biologischen Körpers hin zu einer „*Cyborg*-Existenz", auf die sogenannte *Cyborgisierung*. Ähnlich wie heutige Technovisionäre[76] ging J.D.B. von der prinzipiellen Realisierbarkeit von allem aus, was nicht gegen die Gesetze der Physik verstößt. Zwar beginnt er seinen Text mit Hinweisen auf die mit weitreichenden Prognosen zwangsläufig verbundenen Schwierigkeiten. Er löst sich aber bald von diesen Einschränkungen und beginnt, wie er selbst schrieb, eine Fabel zu erzählen.

Ausgangspunkt seiner Fabel ist der perfekte Mensch, wie ihn sich die Eugeniker und Ärzte seiner Zeit vorstellten, ein Mensch, der zwar bis zu 120 Jahre alt werden kann, aber grundsätzlich sterblich bleibt und die Bürde seiner Sterblichkeit fühlt. Für J.D.B. ist das entscheidende Organ des menschlichen Körpers und letztendlich das einzige, welches wirklich zählt, das Gehirn. Alle anderen Organe könnten letztlich ersetzt oder angepasst werden, oder es könnte, falls sie keine Funktion mehr erfüllen, völlig auf sie verzichtet werden. Beispielsweise bedürfe der menschliche Sinnesapparat dringend der Erweiterung um Fähigkeiten zur Wahrnehmung von elektromagnetischen Wellen jenseits des sichtbaren Lichtes, wie Infrarot-, Ultraviolett- und Röntgenstrahlen, sowie zur Wahrnehmung von Ultraschallwellen. Nach Ansicht von J.D.B. wären auch geeignete Sensoren für hohe und niedrige Temperaturen, für elektrische Potenziale und für andere physikalische Größen von großer Bedeutung[77]. Der „neue" Mensch würde eine physische Plastizität aufweisen, die über diejenige von unveränderten „alten" Menschen weit hinausginge. Er würde dadurch in der Lage sein, seine Wahrnehmungen und seine Handlungsfähigkeiten unendlich zu erweitern, indem er sich mit unterschiedlichsten Organen verbindet. Dieser letzte Zustand lasse sich nur schlecht beschreiben, da er ständig im Fluss sei und es keinen vernünftigen Grund dafür gäbe, dass sich alle Menschen auf dieselbe Art und Weise verändern sollten. J.D.B. versuchte sich aber trotzdem an einer Beschreibung[78]. Demnach könnte sich das Gehirn in einem gegen Stöße gesicherten Zylinder oder Tank befinden, umgeben von der Zerebrospinal-Flüssigkeit. Ständig bei Bewusstsein wäre es über Nervenbahnen mit verschiedenen Sensoren an der Außenseite des Tanks verbunden. Die Wahrnehmungen würden dadurch bewusster und weniger emotional sein als in der bis zum gegenwärtigen Zeitpunkt

75 Bernal 1929.

76 Nordmann, Alfred: "If and then: A critique of speculative nanoethics". *NanoEthics* 1, 2007, S. 31–46.

77 Bernal 1929.

78 Bernal 1929.

realisierten Konfiguration. Zwar werde der Tank auch Bewegungsmöglichkeiten bieten, diese würden aber wohl nur selten genutzt werden, da die fundamentale Erweiterung der Sinnesorgane sie als eher nutzlos erscheinen lasse. Man ist versucht zu argumentieren, dass die westliche Zivilisation mittlerweile einen ähnlichen Zustand durch das Fernsehen und v.a. durch das Internet erreicht habe. Nicht mehr Körper, sondern Informationen werden bewegt.

Der „neue" Mensch müsse, so J.D.B., dem zeitgenössischen „alten" Menschen wie eine fremde, monströse und unmenschliche Kreatur erscheinen, er sei aber nur das logische Ergebnis der Fortentwicklung der heutigen Menschheit. Der „normale alte" Mensch sei eine evolutionäre Sackgasse, der „mechanische neue" Mensch bräche mit der biologischen Evolution und führe sie in eigener Regie über die technologische Evolution weiter. Entscheidender noch als die Mechanisierung des Menschen waren für J.D.B. aber die Folgen, die sich ergeben würden, wenn man Nervenbahnen nicht nur mit elektronischen Geräten verbinden könnte, sondern auch die Nervensysteme zweier oder mehrerer Menschen untereinander. Anfangs würde dies wohl nur eine schnellere und bessere Möglichkeit des Gedankenaustausches bedeuten, die für das kooperative Denken in der Zukunft zwingend nötig sein werde[79]. Dauerhafte Verbindungen dieser Art würden dann idealerweise dazu führen, dass die miteinander Vernetzten wie ein dualer oder multipler Organismus funktionieren würden. Die miteinander verbundenen Gehirne behielten zwar eine eigene Individualität, da die Vernetzung innerhalb eines Gehirns immer noch enger wäre als die zwischen den Gehirnen. Aber durch die enge Verbindung der Gehirne würden doch zwei Beschränkungen der bisherigen menschlichen Existenz beseitigt oder zumindest abgeschwächt oder verschoben werden: (i) Dem Tod würde sein Stachel genommen. Bereits der mechanische Mensch bzw. das Gehirn im Tank könnte nach Ansicht von J.D.B. bis zu 300 oder 400 Jahre alt werden. Er bliebe aber letztlich sterblich. Bedingt dadurch, dass vernetzte Gehirne Gedanken, Emotionen und Erinnerungen miteinander teilten und zu einer multiplen Individualität würden, könne man das gesamte Netz – sieht man von der vollständigen physischen Vernetzung ab – als unsterblich betrachten. Einzelne Komponenten (z.B. die Gehirne) der multiplen Individualität, die versagten, könnten vor ihrem Tod ihre Erinnerungen und Gefühle fast vollständig in den gemeinsamen Pool übertragen. Das einzelne Gehirn würde so intensiv in die Gesamteinheit eingebettet, wie man es sich heute schlichtweg nicht vorstellen könne. Diese Einbettung würde auch die zweite Beschränkung überwinden, die Barriere der Individualität. (ii) Diese mache es beispielsweise unmöglich, unsere Gefühle direkt zu vermitteln. In einem Gemeinschaftsgehirn gäbe es eine solche Barriere nicht. Gefühle würden genau wie Erinnerungen geteilt, aber ohne Verlust der Identität und Kontinuität der individuellen Entwicklung. Die Gesamtheit der Gehirne wäre in der Lage, auf eine Art wahrzunehmen, zu verstehen und zu handeln, die jenseits all dessen liegt, was einem Individuum möglich sei. Aber auch die Art und Weise, wie die einzelnen Gehirne entlang der

79 Bernal 1929.

natürlichen Evolution selbst aufgebaut worden sind und bis heute operieren, sei verbesserungsfähig. J.D.B. stellte sich ein Gehirn vor, dessen einzelne funktionale Teile voneinander getrennt sind und das einen größeren Raum einnimmt. Die bessere Separierung würde es erlauben, einzelne Teile des Gehirns zu ersetzen oder zu reparieren, und dies würde wiederum dazu führen, dass das Gehirn gewissermaßen ewig existieren könnte. Selbst die Ersetzung der organischen Gehirnzellen durch synthetische würde die Kontinuität des Bewusstseins nicht zerstören[80]. Wieder aufgegriffen wurde diese Idee in jüngster Zeit von Hans Moravec[81]. Die Verbindung zwischen den oben beschriebenen multiplen Organismen und dem biologischen Leben, aus dem sie sich entwickelt haben, würde zusehends dünner werden und irgendwann vollständig verloren gehen.

Für J.D.B. hatte das „neue" Leben zwar mit der Substanz des „alten" nichts mehr zu tun, es trägt und entwickelt aber dessen „Geist" weiter. Die Entstehung dieser „neuen" Form ist somit genauso folgenschwer wie die ursprüngliche Entstehung des Lebens. Eventuell, so J.D.B., könnte am Ende der Entwicklung eine „ätherisierte" Menschheit stehen, die den engen Zusammenhang eines Organismus zugunsten einer Menge von miteinander kommunizierenden Atomen aufgibt, und sich vielleicht am Ende sogar ganz in „Licht" auflöst. Dies könnte ein Ende oder Anfang sein, doch seine Imaginationskraft reiche, wie J.D.B. schrieb, nicht aus, um das zu entscheiden.

J.D.B. geht sehr wohl davon aus, dass die von ihm vorgeschlagenen körperlichen Veränderungen die meisten seiner Leser wohl mit Ekel und Abwehr erfüllen dürften. Ihm selbst erginge es ähnlich. Zwar würden die genannten Veränderungen nicht alle auf einmal eintreten, aber es lasse sich doch feststellen, dass sich die Geschwindigkeit, in der Veränderungen auftreten, in Zukunft immer weiter erhöhen werde. Je schneller sich aber die Technologie entwickele, desto schwieriger würde es, sich diesen Veränderungen noch anzupassen und desto heftiger würden die emotionalen Reaktionen ausfallen. J.D.B. beschrieb hier eine Reaktion auf die sich beschleunigende technologische Entwicklung. Diejenigen hingegen, die an den Entwicklungen direkt beteiligt seien bzw. in der Lage wären, sich Ihnen anzupassen, erhielten zunehmend größeren Einfluss. J.D.B. sah diese technologische Entwicklung nur dann gefährdet, falls versäumt werden sollte, diese Entwicklungen mit entsprechenden gesellschaftlichen Veränderungen zu begleiten[82]. Dies könnte letztendlich zumindest zu einer Unterbrechung der *transhumanistischen* Entwicklung führen oder sogar zu einer Aufspaltung der Menschheit in „Humanizers" und „Mechanizers", welche unterschiedlichen Entwicklungspfaden folgen.

Im Verständnis von J.D.B. ist das Hauptziel des *transhumanistischen* Fortschritts das Ersetzen der uns mehr oder weniger zufällig gegebenen Außen-/Umwelt, die man nach John Rawls auch als „Lotterie des Lebens" bezeichnen könnte (s. Kapitel 8),

80 Bernal 1929.
81 Moravec, Hans: *Mind children*. Hoffmann & Campe: Hamburg 1990.
82 Bernal 1929.

durch eine frei geschaffene und von uns kontrollierte. Dieser Prozess werde sich fortsetzen, und die Akzeptanz und Wertschätzung und, wie J.D.B. schrieb, sogar das Verstehen von Natur, d.h. weitere naturwissenschaftliche Erkenntnisse, würden immer weniger relevant sein oder ihre Bedeutung in der Zukunft verlieren. Wichtiger werde es sein zu entscheiden, was die wünschenswerte Form einer völlig vom Menschen kontrollierten Außen-/Umwelt sei. Hierfür sieht J.D.B. die Notwendigkeit einer Veränderung der Emotionalität voraus, indem diese der rationalen Kontrolle unterworfen werden müsse. Die Fähigkeit, die eigenen Emotionen zu kontrollieren, wäre jedoch für den zeitgenössischen „alten" Menschen gefährlich. Eine Mehrheit von diesen würde sich, wie J.D.B. vermutete, wohl dafür entscheiden, in einem Zustand ekstatischer Freude („happiness") zu verweilen. Die zukünftigen Menschen, so die Hoffnung von J.D.B., dürften jedoch erkennen, dass Freude und Glück keinen Lebenszweck *per se* darstellen[83]. Die einzelnen Veränderungen, die der zukünftigen Menschheit bevorstünden, würden jeweils für sich genommen durchaus plausibel erscheinen, wie J.D.B. betonte, das Ergebnis ihres Zusammenspiels dagegen höchst unplausibel. Dies läge daran, dass es letztendlich nicht darum ginge, dass die Menschheit nur ihre bereits vorliegenden Potenziale verwirkliche, sondern dass sie sich transformieren und damit zu einer oder mehreren neuen Spezies werden sollte. Sobald ernsthaft mit der Mechanisierung des menschlichen Körpers begonnen werde, drohe eine Spaltung zwischen den veränderten und den unveränderten Menschen. Es könnte zur Herausbildung einer Klasse von Technikern, Experten und solchen Menschen kommen, die im Sinne des *Transhumanismus* denken und die gemäß J.D.B. etwa zehn Prozent der Weltbevölkerung umfassen dürften. Möglicherweise, so fährt er fort, werde die Menschheit, hat sie erst einmal Frieden, Prosperität und Freiheit erlangt, diese Klasse von Menschen, die ihre Körper entstellen oder sich selbst ins All schießen, einfach tolerieren und sie ungehindert ihren Bedürfnissen nachgehen lassen. Sobald sich diese beiden Klassen weit genug auseinander entwickelt hätten, würde dies wohl allerdings keine Rolle mehr spielen. Wenn der unveränderte Teil der Menschheit sich irgendwann entschlösse, die Welt von der Häresie der Wissenschaft und Technik zu befreien, sei der andere Teil vielleicht und hoffentlich schon außer Reichweite[84]: *„Science would already be on its way to the stars."* Dieser apparente Dimorphismus sei aber keine Notwendigkeit, sondern nur eine von vielen möglichen Folgen. Vor allem werde in dieser negativen Zukunftsvision nicht ausreichend berücksichtigt, dass das System Wissenschaft in die Gesamtgesellschaft eingebettet und auch von dieser abhängig sei.

Die Zukunft der Menschheit hängt für die Urväter des *Transhumanismus*, also J.D.B., J.B.S.H. und J.S.H., entscheidend davon ab, ob und inwieweit der Mensch Kontrolle über seine eigene Weiter- und Fortentwicklung ausüben kann und will. Diese sei notwendig, da die Menschheit, bedingt durch ihre kulturellen und technologischen Leistungen, die natürliche Selektion außer Kraft gesetzt habe. Durch den

83 Bernal 1929.
84 Bernal 1929.

zukünftigen technologischen Fortschritt werde es möglich sein, die menschliche Physis und Psyche direkt und gezielt zu manipulieren, um zum einen die durch das Aussetzen der natürlichen Selektion akkumulierenden genetischen Schäden korrigieren zu können und zum anderen um grundsätzliche Mängel der menschlichen Natur abzumildern oder gar zu beseitigen. Je nach Autor sollten diese Manipulationen in unterschiedlichem Umfang dazu beitragen, den Menschen besser an seine natürliche und kulturelle Umgebung anzupassen. Entscheidend seien hierfür insbesondere die anvisierten Möglichkeiten, direkt das menschliche Erbgut zu manipulieren und den gesamten Entwicklungsprozess des Menschen *in vitro* ablaufen zu lassen. Während für J.B.S.H. und J.S.H. eine mögliche *Cyborgisierung* des Menschen keine Rolle spielt, ist diese für J.D.B. von großer Bedeutung. Einig sind sie sich alle drei *Transhumanisten* allerdings darüber, dass der Mensch der Zukunft in einem höheren Grade zur emotionalen Selbstkontrolle fähig sein und insgesamt rationaler handeln solle, müsse und werde. Prinzipiell positiv stehen die drei Autoren auch der Verlängerung der menschlichen Lebensspanne bis hin zur Unsterblichkeit gegenüber. Mögliche Gefahren[85] für die menschliche Zivilisation werden dabei durchaus antizipiert, etwa die Möglichkeit der Aufspaltung der menschlichen Gattung in genetisch unterschiedliche Arten. Aber diese Gefahren sind ihres Erachtens gegenüber den zu erwartenden überaus positiven Folgen zu vernachlässigen.

2.3.1.2 Die „klassische" Kritik

Die Texte der drei *Transhumanisten* sind von einem prinzipiellen Fortschrittsoptimismus bzw. Freiheitsdeterminismus erfüllt und entscheidend von dem Paradigma geprägt, dass sich der wissenschaftliche Fortschritt nicht aufhalten lassen werde. J.B.S.H., J.S.H. und J.D.B. gingen davon aus, dass die von ihnen antizipierte Zukunft der Menschheit für viele (unwissende) Menschen eher abschreckend wirke. Diese Motive lassen sich in den heutigen Diskussionen über *Human Enhancement* und insbesondere im zeitgenössischen *Transhumanismus* zwanglos auffinden.

J.B.S.H., J.S.H. und J.D.B., sowie ihre heutigen modernen Nachfolger, bewegen sich in der von Francis Bacon wohl gebahnten Spur[86]. Dieser führte eine Liste von wissenschaftlichen Zielsetzungen bzw. Aufgaben an, die unter anderem die folgende Einträge enthält: Verlängerung des Lebens, teilweise Wiederherstellung der Jugend, Verlangsamung des Alterns, Heilung bisher unheilbarer Krankheiten, Linderung von Schmerzen, Steigerung von Kraft und Leistung, Steigerung der Fähigkeit, Schmerzen zu ertragen, Änderung des Aussehens, der Statur und physischer Eigenschaften, Erhöhung der intellektuellen Fähigkeiten, Schaffung neuer Spezies, Umwandlung einer Spezies in eine andere, Erzeugung von Nahrungsmitteln aus bisher ungenutzten Substanzen und Bereitung größerer Sinnesvergnügungen. Damit enthält Bacons

85 Haldane 1924, S. 87.
86 Bacon, Francis: "Magnalia Naturae". In: Spedding J. / Ellis R.L. / Heath D.D. (Hrsg.): *The worlds of Francis Bacon*. Houghton Mifflin: Boston 1900f, Vol. 5, S. 415–416.

Liste bereits alle Motive, die auch heute noch auf den Agenden vieler bewusst oder unbewusst *transhumanistisch* agierender Wissenschaftler zu finden sind. Was sich dagegen in dramatischem Umfang verändert hat, sind das gesellschaftliche Umfeld und die zu ihrer Realisierung zur Verfügung stehenden Technologien.

Die Zukunftsvisionen von J.S.B.H. und J.D.B. sind von ihrer Grundanlage her technokratisch: Der Verstand sei es, der den Menschen auszeichne, und die Zukunft der Menschheit sei nur gesichert, wenn rational denkende Menschen, also Wissenschaftler, größeren Einfluss auf Politik und Gesellschaft nähmen[87]. Der Mensch der Zukunft werde seine eigene Emotionalität kontrollieren können, er werde die Grenzen seines biologischen Körpers überwinden und damit dem Altern und dem Tod ihren Stachel nehmen. Die von J.D.B. geschilderte Entwicklung des Menschen vom individuellen Gehirn zum Gruppengehirn würde sogar *quasi* Unsterblichkeit bedeuten. Allgemein setzten J.S.B.H. und J.D.B. über weite Strecken Fortschritt für die Menschheit ausschließlich mit naturwissenschaftlich-technischem Fortschritt und diesen wiederum mit erweiterten Kontrollmöglichkeiten gleich. Ein weiteres wichtiges Element der Zukunftsvision von J.D.B. war die Idee der Transformation des Menschen. Nicht die Entfaltung der natürlichen Potenziale des Menschen stand im Vordergrund seiner Überlegungen, sondern die Transformation der gesamten Gattung[88]. Dabei befürchten Kritiker einer solchen möglichen Entwicklung eine Aufspaltung der Menschheit in „gene-rich" und „gene-poor", also eine weitere Vertiefung der schon heute gewaltigen sozialen Unterschiede bzw. sogar eine biologische Festschreibung derselben[89] [90] [91].

Die meisten gegenwärtigen *Transhumanisten* verstehen sich als (säkulare/atheistische) Materialisten. Sogar die nicht-säkularen *Transhumanisten* sind der Meinung, dass Änderungen in den materiellen Bedingungen der Welt Voraussetzung für das Erreichen der *transhumanistischen* Revolution ist. So behauptet die *Mormon Transhumanist Association (MTA)*, dass die Macht der Menschheit über das Material der Welt die entscheidende Voraussetzung zur Verwirklichung der Ziele der traditionellen spirituellen Sehnsucht der Menschen darstellt[92]:

---

87 Bernal, John Desmond: *The social function of science.* Routledge: London 1939.

88 Aprahamian, Francis / Swann, Brends: *J.D. Bernal – A life in science and politics.* Verso: London / New York 1999.

89 Anders, Günther: *Die Antiquiertheit des Menschen. 1. Über die Seele im Zeitalter der zweiten industriellen Revolution.* C.H. Beck: München 1994.

90 Brown, Andrew: *J.D. Bernal. The sage of science.* Oxford University Press: Oxford 2007.

91 Green, Jens-Peter: *Krise und Hoffnung. Der Evolutionshumanismus Julian Huxleys.* Carl Winter: Heidelberg 1980.

92 Mormon transhumanist association (MTA) website: http://www.transfigurism.org.

> We believe that scientific knowledge and technological power are among the means ordained of God to enable [the spiritual and physical] exaltation [of individuals and their anatomics, as well as their communities and environments] including realization of diverse prophetic visions of transfiguration, immortality, resurrection, renewal of this world, and the discovery and creation of worlds without end.

Damit haben die meisten *Transhumanisten* den technologischen und materiell-diskursiven Fortschritt als die notwendige und entscheidende Voraussetzung für ihre Auffassung von der Sinnhaftigkeit der *transhumanistischen* Revolution eingestuft, welche in der Transformation des humanen in einen posthumanen Zustand besteht. Gemäß einer populären Interpretation wird dieser revolutionäre technologische Fortschritt in den künftig vorgesehenen und planbaren Aktivitäten prinzipiell realisierbar, sobald die künstliche Intelligenz die Fähigkeiten des heutigen Menschen zumindest erreicht oder übertroffen hat.

2.3.2 Der *liberale Ethiker*

Der *liberale Ethiker* ist grundsätzlich offen für neuartige (bio)technologische Verfahren mit dem Ziel eines *Human Enhancement* unter der Voraussetzung einer adäquaten und kritischen, aber fairen Beurteilung der potentiellen positiven und negativen Auswirkungen. Dabei sind möglichst unterschiedliche Klassen von *Human Enhancement* auf Basis einer Anthropologie zu bewerten, die von der Pluralität der Menschenbilder und deren kontinuierlicher Anpassung oder dem Auftreten von revolutionären Brüchen zwischen diesen ausgeht. Die Prozesse des *Human Enhancement* sind deshalb unter Verzicht auf starre Vorgaben zur „Natur“ und „Kultur“ des Menschen zugunsten utilitaristischer Entscheidungsfindungen auf individueller und gesellschaftlicher Ebene zu planen und zu bewerten.

2.3.3 Der *konservative Ethiker*

Der *konservative Ethiker* steht *Human Enhancement* grundsätzlich sehr kritisch bis ablehnend gegenüber. Grundlage hierfür ist eine Anthropologie, die die „Natur“ und „Kultur“ des Menschen als Ergebnis eines Schöpfungsprozesses und der Ordnung des Kosmos begreift, das vom Menschen nicht angetastet werden darf. Deshalb muss jeglicher Versuch einer Erweiterung des individuellen Handlungsrahmens des Menschen durch von der Gesellschaft zu verantwortende (bio)technologische Verfahren strikt unterbleiben. Es ist gerade die Unvollkommenheit und Endlichkeit des menschlichen Lebens, die es für den *konservativen Ethiker* auf einem Fundament theologischer und philosophischer Argumentation zu bewahren gilt. Hans Jonas (s. Kapitel 4) könnte als Prototyp des hinsichtlich *Human Enhancement konservativen Ethikers* bezeichnet werden, indem er immer wieder auf die fundamentale normative Bedeutung der Unvollkommenheit, Fehlerhaftigkeit und Bescheidenheit hingewiesen und sich vehement für eine „Abkehr von der Ethik der Perfektibilität" und für eine „Ethik der Bescheidung" einsetzt hat[93]:

> Es muss dabei im Innersten verstanden werden, dass es sich **um den Menschen lohnt**, so wie er ist, nicht wie er gemäß einer schlackenlosen Idealvorstellung sein könnte.

Hans Jonas lehnt also die (bio)technologische und scheinbar liberale Anpassung der physischen und psychischen Konstitution des Menschen im Sinne der verschiedenen Formen von *Human Enhancement* einschließlich der drastischen des *Transhumanismus* entschieden ab. Dabei unterstützt ihn ohne Zweifel die von ihm gewählte Anthropologie, die auf religiöse Menschenbilder zurückgreift. Aber nicht nur Religionen, sondern alle bedeutenden Anthropologien des Menschen von den Vorsokratikern bis zu den Existentialisten befassen sich nachdrücklich mit seiner Fragilität und Sterblichkeit und tragen seiner Abhängigkeit von historisch gewachsenen Strukturen und Ordnungen göttlicher, kosmischer und soziokultureller Gegebenheiten Rechnung, die gerade die Besonderheit der menschlichen Existenz ausmacht. Dazu zählen die antiken Vorstellungen von der „Anähnlichung" des Menschen an die göttliche Schöpfung über die Verknüpfung des menschlichen und göttlichen Schöpfergeistes im Mittelalter und der Renaissance bis hin zur „nachmetaphysischen" Fundierung des Selbstverständnisses des Menschen im rationalen Diskurs zwischen gleichberechtigten und sich gegenseitig anerkennenden Mitgliedern einer Gesellschaft bei Jürgen Habermas[94].

Dabei würden weder Hans Jonas noch Jürgen Habermas den Menschen ein Recht auf Selbstverwirklichung und Gestaltung der Welt auf Basis der ihnen gegebenen oder erworbenen Kreativität absprechen wollen. Aber für sie bleibt wesentlich, ja unhintergehbar, diese Motivation strikt an das vorgegebene Natürliche, also an die Naturgeschichte, sowie an das gewachsene Kulturelle, also an die Tradition zu koppeln und diese – durchaus auch mit Hilfe moderner (bio)technologischer Methoden – aufblühen lassen zu wollen. Dies schließt jegliches Handeln – einschließlich der Prozesse des *Human Enhancement* – aus, welches unter Annahme vollständiger Autonomie und bei radikaler Nichtberücksichtigung jeglicher Beziehungen zu und Abhängigkeiten von Natur- und Kulturgeschichte eine Selbsttranszendierung des Menschen anstrebt. Gleichwohl gestehen *konservative Ethiker* dem Individuum auf vielen Ebenen ein hohes Maß an Handlungsfreiheit zu, welches in typischen westlichen Demokratien auch garantiert wird. Allerdings gilt dies nur bei adäquater Berücksichtigung des Wohlergehens der gesamten Gesellschaft in der Gegenwart und Zukunft. Gerade die Generationen übergreifende Bewertung der möglichen Auswirkungen exzessiver Handlungsfreiheit verhindert unbegrenztes Vertrauen in Liberalisierungen für fundamentale Eingriffe in die individuelle

---

93 Jonas, Hans: *Technik, Medizin und Ethik. Praxis des Prinzips Verantwortung*. Suhrkamp: Frankfurt a.M. 2003, S. 299.

94 Habermas, Jürgen: *Die Zukunft der menschlichen Natur. Auf dem Weg zu einer liberalen Eugenik?* Suhrkamp: Frankfurt a.M. 2007, S. 25.

physische und psychische Konstitution der eigenen Nachkommen, um diese gemäß eines autonom ausgewählten genetischen oder anderen biotechnologischen Designs zu perfektionieren. Gerade die von Hans Jonas herausgearbeitete asymmetrische Beziehung zwischen Kindern und Eltern, Regierten und Regierenden, Beherrschten und Herrschern im Hinblick auf Verantwortung und Sorge[95] weist nachdrücklich auf die Nutzlosigkeit, ja Schädlichkeit eines apparenten Dualismus zwischen Liberalismus und Paternalismus. Für *konservative Ethiker* gilt es, diesen unter Einbeziehung der Kriterien der Zukunftssicherung und Nachhaltigkeit aufzulösen, damit den Individuen der künftigen Generationen ein vollwertiges Leben garantiert werden kann, welches das Adjektiv „menschlich" – da nicht auf Basis von abstrakten Wunschvorstellungen und konkreten Bauplänen fremdgesteuert und manipuliert – uneingeschränkt verdient.

Allerdings darf nicht unerwähnt bleiben, dass sowohl die *Transhumanisten* wie auch die *konservativen Ethiker* ihre Argumentation jeweils unter der Voraussetzung der Realisierung einer bestimmten – gegensätzlichen – Natur des Menschen entwickeln. Deshalb plädiert Ronald Sandler[96] dafür, den Begriff der „human nature" durch den des „human flourishing" zu ersetzen, da es weniger um eine intrinsische Eigenschaft des Menschen gehe als vielmehr um all diejenigen Faktoren, die das menschliche Leben positiv oder negativ beeinflussen. Unglücklicherweise greift Sandler dabei selbst auf eine recht eindimensionale Vorstellung von der „Natur des Menschen" zurück. Er charakterisiert diese mit den einschlägigen, aus der Anthropologie wohlbekannten Eigenschaften, anstatt eine umfassende und fein verästelte Phänomenologie des Menschen zu entwickeln. Deren Ziel ist im Wesentlichen in der Aufrechterhaltung und Förderung eines holistischen Menschenbildes zu verorten, welches die Voraussetzung für ein „echtes Menschsein" mit allen Facetten der natürlichen und kulturellen Lebenswelt auf individueller und kollektiver Ebene darstellt. Zu diesen Facetten muss ohne Zweifel und mit Nachdruck die Erfahrung und die Akzeptanz gezählt werden, dass Unvollkommenheit, Fehler, Krankheit, Endlichkeit und Sterblichkeit intrinsisch mit dem „ganzen" Menschsein verknüpft sind.

2.3.4 Der *Skeptiker*

Der *Skeptiker* kritisiert die gängigen Konzepte von *Human Enhancement* nicht aufgrund eines radikalen erkenntnistheoretischen Relativismus oder von Positionen der *liberalen* oder *konservativen Ethiker*, denen er unzeitgemäße bis irrationale Argumentation vorwirft bei gleichzeitiger Übereinstimmung in einer Reihe von konservativen Positionen. Er bemängelt vielmehr die ungenügende geistige

95 Jonas, Hans: *Das Prinzip Verantwortung. Versuch einer Ethik für die technologische Zivilisation.* Suhrkamp: Frankfurt a.M. 1979, S. 184f.

96 Sandler, Ronald: "Nanotechnology and Human Flourishing: Toward a Framework for Assessing Radical Human Enhancements". In: Jotterand F. (Hrsg.): *Emerging Conceptual, Ethical and Policy Issues in Bionanotechnology.* Springer: New York 2008, S. 239–254.

Durchdringung und eindimensionale bis grob vereinfachende Bewertung des wissenschaftlich-technischen Fortschritts durch die Verfechter des *Human Enhancement*. Diese lassen zudem eine adäquate Reflexion über das ganze „Menschsein" in allen seinen – eben durchaus bewahrungswürdigen – historischen, kulturellen und natürlichen Facetten einschließlich der zugrundeliegenden relevanten Menschen-, Gesellschafts- und Weltbilder schmerzlich vermissen. Darüberhinaus sieht er eine beträchtliche Diskrepanz zwischen Theorie und Praxis, also dem Wunsch nach (bio)technologischer Optimierung der physischen und psychischen Konstitution des Menschen und der praktischen Realisierbarkeit der verschiedenen Formen des *Human Enhancement*.

Es ist bemerkenswert, dass die *Skeptiker* und die *konservativen Ethiker* viele grundlegende Positionen teilen. So halten beide die Ziele der *Transhumanisten* einer möglichst kompletten Eliminierung von Fehlerquellen aus dem menschlichen Körper und Geist als geschmacklos, wenig durchdacht und hinsichtlich der menschlichen Natur und Kultur arrogant bis ignorant. Aber die *Skeptiker* gehen dabei in ihrer Argumentation flexibler, weniger ausgeprägt weltanschaulich oder religiös motiviert und stärker auf generalisierbare Schlussfolgerungen bedacht vor als die *konservativen Ethiker*. So wirft der *Skeptiker* Michael Hauskeller den *Transhumanisten* eine außerordentlich dürftige geistige Durchdringung des Begriffs von *Enhancement* oder „Optimierung" vor, sowie eine grobe Unterschätzung der Multidimensionalität und Zweckhaftigkeit der physischen und psychischen Konstitution des Menschen, die sich während der biologischen und kulturellen Evolution herausgebildet und bewährt hat[97]:

> Wenn wir.....etwas anderes werden wollen, mit Fähigkeiten, die uns normalerweise nicht zur Verfügung stehen, dann kann alles mögliche passieren. Wir wissen ganz einfach nicht, was geschehen wird und ob wir tatsächlich davon profitieren werden. Mit anderen Worten wissen wir nicht einmal, ob Verbesserung überhaupt möglich ist.

Für die *Skeptiker* stellen die Vorhersagen der *Transhumanisten* Fiktionen hinsichtlich der weiteren Entwicklung des – zugegeben rasanten – (bio)technologischen Fortschritts dar, oft übertrieben und marktschreierisch präsentiert. Von differenzierter Analyse der möglichen Auswirkungen auf die verschiedenen gesellschaftspolitischen Gruppen und Interferenzen mit deren Interessen lässt sich oftmals keine Spur finden. Offenbar gehen die *Transhumanisten* von der Fähigkeit zur raschen Konsensfindung zwischen den Meinungsbildnern und Entscheidungsträgern in der Zukunft aus. Diese Hoffnung hält der *Skeptiker* für hochgradig unrealistisch, wie die bisherige Erfahrung hinsichtlich des gesellschaftlichen Diskurses über metaphysische Spekulationen und die fehlende Universalisierbarkeit hinreichend gezeigt habe. Nichtsdestotrotz spielen philosophische Thesen und religiöse Überzeugungen in den

---

97 Hauskeller, Michael: „Die moralische Pflicht, nicht zu verbessern". In: Knoepffler N. / Savulescu J. (Hrsg.): *Der neue Mensch? Enhancement und Genetik*. Karl Alber: Freiburg / München 2009, S. 161–176.

Augen der *Skeptiker* eine wichtige Rolle für einen fairen und adäquat bewertenden Diskurs des (bio)technologischen Fortschritts. Diese etwas zwiespältige Position zur metaphysischen Argumentation findet sich etwa bei Jürgen Habermas, der einerseits dem „nachmetaphysischem Denken" eine kritische Funktion für die wünschenswerte weltanschauliche Neutralität des Staates zuspricht. Andererseits greift Habermas aber häufig auf metaphysische Argumentationslinien von Hans Jonas und Hannah Arendt zurück. Auch Ludwig Siep argumentiert zweischneidig, indem er zwar den von Hans Jonas vehement eingeforderten metaphysisch fundierten Eigenwert der Natur dem Zeitgeist der 70er und 80er Jahre des letzten Jahrhunderts geschuldet sieht. Aber letztlich weist er dann doch dem Begriff der „Natürlichkeit" die Bedeutung eines entscheidenden Kriteriums für eine utilitaristische Ethik zu, deren Ziel die Beibehaltung oder Herstellung des Wohlergehens für eine möglichst große Zahl der Gesellschaftsmitglieder ist[98].

2.4 Die Rezeption von *Human Enhancement*

2.4.1 Ethische Überlegungen

Skeptiker und *konservative Ethiker* treffen sich in ihrer Kritik an den Anhängern von *Human Enhancement*, allen voran an den *Transhumanisten*, indem sie die Bedeutung von gewissen, von den Gesellschaftsmitgliedern geteilten anthropologischer Standpunkten, sowie die Verankerung des Menschenbildes und der menschlichen Lebenswelt in einen bestimmten traditionellen, ontologischen, gesellschaftspolitischen und soziokulturellen Kontext herausstellen.

Für Hans Jonas bildet ein gültiges – aber nicht nur ein gerade geltendes – Menschenbild, welches sich auf „inhaltliche Metaphysik" stützt, das Fundament für eine adäquate Bewertung von „Fragen der Humantechnologie", als deren Ergebnis auch eine Beschränkung oder gar Aufhebung der Forschungsfreiheit folgen könnte[99]. Als Philosoph, der die Argumentationslinien der *Skeptiker* und *konservativen Ethiker* aufgegriffen und vereinigt hat, legt Jonas großen Wert auf die Universalisierung der daraus ableitbaren Schlussfolgerungen, insbesondere im Hinblick auf ihren Beitrag zu einer praktischen Ethik. Dabei vermeidet er eine Fundierung über gewisse, nach persönlichen oder gesellschaftlichen Vorgaben und Vorlieben ausgewählte Menschenbilder, etwa diejenigen der Religionen, metaphysischen Philosophien oder Anthropologien, die in direktem Konflikt zu einer (bio) technologischen Modifikation oder gar Neugestaltung der menschlichen physischen oder psychischen Konstitution stehen. Aber Hans Jonas greift auch keineswegs zurück auf einschlägige und oftmals von Individuen und gesellschaftlichen Gruppen unkritisch übernommene Vorstellungen vom Wert der Beibehaltung

---

98 Siep, Ludwig: *Konkrete Ethik. Grundlagen der Natur- und Kulturethik*. Suhrkamp: Frankfurt a.M. 2003, S. 243f.

99 Jonas, Hans: *Philosophische Untersuchungen und metaphysische Vermutungen*. Suhrkamp: Frankfurt a.M. 1992, S. 144.

oder Veränderung von natürlichen, kulturellen und technologischen Entitäten. Im Gegensatz hierzu benutzen Anhänger wie auch Gegner von *Human Enhancement* häufig Welt- und Menschenbilder, die bereits intrinsisch ein bestimmtes normatives Denken fundieren, auf welches dann – scheinbar „logisch" und häufig unbemerkt – zurückgegriffen wird. Statt sich in unergiebigen Diskussionen über Normen im Umgang mit neuartigen (bio)technologischen Verfahren zu ergehen, rät Hans Jonas vehement zu einem öffentlichen Diskurs über deren Auswirkungen auf das (Über)Leben und die Lebenswelt der künftigen Generationen. Im Hinblick auf *Human Enhancement* stellt sich somit für den *Skeptiker* und *konservativen Ethiker* die Frage, welche Art der Modifikation und Umgestaltung des Menschen unter Berücksichtigung von allen wesentlichen Facetten des Menschseins das Wohlergehen der Nachkommen am besten gewährleisten wird. Gegenüber den Visionen und Spekulationen der *Transhumanisten* sowie der Oberflächlichkeit und dem letztlich nicht ernst gemeinten Aufklärertum der *liberalen Ethiker* mag diese Vorgehensweise die „vernünftigere", „sicherere" und „gerechtere" sein[100]:

> Statt unsere neuen genetischen Fähigkeiten dafür einzusetzen, „das krumme Holz der Menschheit" zu begradigen, sollten wir tun, was wir können, soziale und politische Verhältnisse zu schaffen, die für die Gaben und Beschränkungen unvollkommener menschlicher Wesen möglichst günstig sind.

Gerade das Bekenntnis zur Moderne und Rationalität rechtfertigt für den *Skeptiker* die Forderung nach einem Weltverständnis, welches eine „Revision" der zugrundeliegenden Metaphysik zulässt oder für Jürgen Habermas die Forderung nach „postmetaphysischem Denken". Sowohl *Skeptiker* wie auch *konservative Ethiker* mit den Exegeten Jürgen Habermas und Hans Jonas legen großen Wert auf die Erarbeitung einer kultur- und geschichtsbezogenen Phänomenologie des Menschen, seiner Lebenswelt und seiner Verknüpfung mit all denjenigen Faktoren und Zusammenhängen, die seinem Leben Sinn verleihen. Zusammenfassend lässt sich konstatieren, dass eine adäquate phänomenologische Beschreibung des multidimensionalen Menschseins und der dabei jeweils realisierten vielfältigen Relationen zur Lebenswelt unter Vermeidung eindimensionaler Bevorzugung von bestimmten Menschen-, Gesellschafts- und Weltbildern die Verengung einer Interpretation von *Human Enhancement* im Sinne der *Transhumanisten* und *liberalen Ethiker* nachdrücklich vor Augen führt. Für den *Skeptiker* lässt sich aus dieser phänomenologischen Beschreibung mittelbar die Forderung nach einer gesetzlichen Kontrolle und Beschränkung von bestimmten Formen von *Human Enhancement* ableiten, die allerdings nicht in der von *konservativen und liberalen Ethikern* gewünschten Rigorosität bzw. Großzügigkeit durchgeführt werden sollte. Der *Skeptiker* setzt auf die Überzeugungskraft rationaler Argumentation bei der Etablierung sinnvoller Vorschriften und Kontrollgremien. Aber er ist sich auch sehr wohl der ungelösten Probleme

---

100 Sandel, Michael J.: *Plädoyer gegen die Perfektion. Ethik im Zeitalter der genetischen Technik.* Berlin University Press: Berlin 2008, S. 118.

und Widersprüche in den Lebenswelten und -orientierungen des Menschen in der Spätmoderne bewusst. Als Konsequenz plädiert er *Human Enhancement* betreffend für einen von Augenmaß und Voraussicht geleiteten limitierten Paternalismus. Dies bedeutet nicht, dass die Abwesenheit metaphysisch oder religiös fundierter Menschen- und Weltbilder bei gleichzeitigem Vorherrschen von pluralistischen Weltanschauungen in der Spät- oder Postmoderne „automatisch" zu relativistischen bis beliebigen Theorien und Praktiken der Bioethik führen muss[101]:

> Wir haben die Praktiken der Lebenswelt und der politischen Gemeinschaft auf Prämissen der Vernunftmoral und der Menschenrechte umgestellt, weil diese eine gemeinsame Basis für ein menschenwürdiges Dasein über weltanschauliche Differenzen hinweg bieten.

Selbstverständlich ist keine der vier Grundtypen einer Haltung gegenüber *Human Enhancement* gegen Kritik gefeit und in der Lage, finale Argumentationslinien oder gar konkrete Handlungsanweisungen anbieten zu können. Man könnte versucht sein, die einander diametral gegenüber stehenden Überzeugungen der *Transhumanisten* und *radikal-konservativen Ethiker* – da zu sehr auf eine Ideologie bzw. ein Dogma fokussiert – auszublenden und nur die Positionen der *moderat-konservativen und liberalen Ethiker* und *Skeptiker* zu zulassen. Zwar scheint auch zwischen diesen eine Konsensbildung aufgrund der von ihnen eingesetzten deutlich divergierenden bis komplett konträren Menschen- und Weltbilder schwierig bis ausgeschlossen zu sein[102]. Trotzdem bieten diese – einander etwas näher stehenden Positionen – eine erhöhte Wahrscheinlichkeit für das Zustandekommen einer übereinstimmenden Differenzierung auf Basis der Kriterien der „Authentizität" und Verbesserung des Wohlergehens der (gegenwärtigen und zukünftigen) Generationen. Dies gilt darüberhinaus auch für die adäquate Bewertung der Auswirkungen von neuartigen Möglichkeiten für *Human Enhancement*, während im Falle des direkten Aufeinanderprallens von *Transhumanismus* und *radikal-konservativen Ethikern* lediglich die bloße Darlegung der unversöhnlichen Positionen möglich sein dürfte[103].

2.4.2 Praktische Realisierungen

Man könnte versucht sein, der rein äußerlichen Anbringung von Gliedmaßen-Prothesen – im Gegensatz zur Implantation von Hilfsmitteln oder Inkorporation von Drogen – die entscheidenden Attribute für *Human Enhancement* oder

101 Habermas, Jürgen: *Die Zukunft der menschlichen Natur. Auf dem Weg zu einer liberalen Eugenik?* Suhrkamp: Frankfurt a.M. 2001, S. 125.

102 Hauskeller, Michael: „Die moralische Pflicht, nicht zu verbessern". In: Knoepffler N. / Savulescu J. (Hrsg.): *Der neue Mensch? Enhancement und Genetik.* Karl Alber: Freiburg / München 2009, S. 170f.

103 Parens, Erik: "Toward a more fruitful debate about enhancement". In: Savulescu J. / Bostrom N. (Hrsg.): *Human Enhancement.* Oxford University Press: Oxford / New York 2009, S. 196f.

Cyborgisierung abzusprechen, obgleich es Brillenträger oder Träger eines künstlichen Hüftgelenks gibt, die sich selbst als *Cyborgs* betrachten. Auch werten manche Personen die Benutzung von Smartphones rund um die Uhr in allen Lebensbereichen als deutliches Zeichen für deren enorme Bedeutung als mit dem Nutzer faktisch untrennbar verknüpftes Artefakt, das den ursprünglichen Zweck des reinen Kommunikationsmittels weit hinter sich gelassen hat und den Nutzer in einen *Cyborg* transformiert. Weiterhin wird die Unterscheidung zwischen extrinsischer und intrinsischer Anwendung von technischen Hilfsmitteln zunehmend komplizierter. Aus medizinisch-technischer Sicht ist es oftmals geboten, das Hilfsmittel in Gänze oder in Teilen von der Außenwelt in die Innenwelt des Körpers zu verlagern, wie etwa bei einer Insulinpumpe oder Handprothese, da nur die sehr enge Verknüpfung von Steuerelektronik, Mechanik und Physiologie zu befriedigenden funktionellen Ergebnissen führen kann.

So erfordern die äußerst komplexen und schier unzähligen Möglichkeiten der Interaktion der gesunden Bauchspeicheldrüse oder Hand mit dem „Rest" des Körpers deren präzise Steuerung und eine Rückmeldung von ihnen an den „Rest" des Körpers. Nur so kann die erforderliche Stärke der Insulinsekretion in Relation zur vorliegenden Blutzuckerkonzentration bzw. der zum Ergreifen eines Gegenstandes nötige Händedruck unter Berücksichtigung der Oberflächenbeschaffenheit des Gegenstandes ermittelt werden. Im Idealfall hat der Träger einer artifiziellen Bauchspeicheldrüse oder eines künstlichen Hüftgelenks mindestens einen ähnlich gut eingestellten Blutzuckerspiegel bzw. eine vergleichbare Bewegungsfreiheit wie „natürliche" Menschen mit eigener Bauchspeicheldrüse und gesunder Hand[104]. Dies kann (nur) mit Hilfe von Sensoren in der Bauchspeicheldrüse bzw. Hand erreicht werden, die ihre Signale direkt an die sensorischen und motorischen Nerven weiterleiten, in Kombination mit Effektoren, die ihre Befehle von den entsprechenden motorischen und sensorischen Nerven erhalten, so dass es sich für die artifizielle Bauchspeicheldrüse bzw. Hand genauso „anfühlt" wie für das „natürliche" Gegenüber. Das hierfür erforderliche Ausmaß der Integration der Technik in den Körper bleibt noch überschaubar. Jedoch ist bereits dieses Ausmaß an Kopplung von Mensch und Maschine mit einer neuen Qualität auf der Ebene der medizinischen Herausforderungen wie auch gesellschafts- und sozialpolitischer Problemstellungen verbunden.

Dies lässt sich sehr gut an dem scheinbar harmlosen Beispiel des Cochlea-Implantats nachvollziehen, mit dem gehörlose Patienten mit funktionellem Hörnerv, aber defektem Hörapparat ein hohes Maß an Hörfähigkeit wiedererlangen können. Diese für die meisten (gesunden) Personen an sich positive Konsequenz der Implantation eines technischen Hilfsmittels wird von vielen gehörlosen Patienten konträr bewertet, indem die bloße Verfügbarkeit solcher Hilfsmittel für sie mit einem gravierenden Druck auf normativer Ebene verbunden ist, diese auch konsequent

---

104 Clement, R.G.E. / Bugler, K.E. / Oliver, C.W.: "Bionic prosthetic hands: A review of present technology and future aspirations". *The Surgeon* 9 (6), 2011, S. 336–340.

zu nutzen[105]. Für sie bedeutet Gehörlosigkeit eben keine Behinderung, sondern (lediglich) eine alternative und gleichwertige Form der menschlichen Existenz auf einem speziellen und (möglicherweise) kulturell interessanten und wertvollen Hintergrund. Die Benutzung von Cochlea-Implantaten würde demnach den Bestand und die Weiterentwicklung dieser alternativen Existenzformen und Lebensweisen in Frage stellen oder zumindest deutlich einschränken. In einer verschärften *transhumanistischen* Version liest sich diese Argumentationslinie wie folgt[106]:

> The transhumanists consider it to be a parental responsibility to use genetic screening and therapeutic enhancements to ensure as healthy a child as possible. Under such a model, would it be child abuse if parents refused to give their children cochlear implants, if they felt there was nothing wrong with their child using sign language, lip reading or other alternative modes of communication?

Diese Problematik ist keineswegs auf das Cochlea-Implantat zu beschränken, sondern trifft auf alle Prothesen mit der Funktion der Erbringung bestimmter physiologischer Leistungen, wie Fortbewegung und Wahrnehmung zu und ist jeweils mit vergleichbaren und weitreichenden Implikationen auf normativer Ebene verbunden. Denn in diesen Fällen kann es immer zu einem Konflikt kommen zwischen der behinderten Person einerseits, die diese Situation eher als Chance denn als Defizit interpretiert und der Gemeinschaft der Versicherten oder Gesellschaft andererseits, die für die Kompensation des Defizits bzw. der Chance in die Verantwortung genommen wird.

2.5 Das Aufheben von Gemeinsamkeiten und Differenzen

Wie Karsten Weber eindrucksvoll herausgearbeitet hat, bringt die Existenz und Akzeptanz von *Cyborgs* mit sich, dass auf theoretischer wie praktischer Ebene nicht länger in den einander entgegengesetzten Polen der Maschine und des Menschen gedacht werden darf, sondern vielmehr der kontinuierliche Übergang zwischen beiden akzeptiert werden muss, wie er sich etwa in Personen mit einer Gliedmaßenprothese, einem künstlichen Gelenk, einer implantierten Insulinpumpe oder einem Cochlea-Implantat manifestiert[107]. Für die Anhänger von *Human Enhancement* sind diese nicht mehr lediglich mit mehr oder weniger Technik im

105 Swanson, Brett Anthony: "Cochlear implants: The head-on collision between medical technology and the right to be deaf". *Canadian Medical Association Journal* 157 (7), 1997, S. 929–932.

106 Wolbring, Gregor: "The unenhanced underclass". In: Miller P. / Wilsdon J. (Hrsg.): *Better humans? The politics of human enhancement and life extension.* Demos: London 2006, S. 126.

107 Weber, Karsten: „(Alb)Traum und Wirklichkeit: Bilder des Menschen und Technikvisionen des Enhancements". In: Weber K. / Zoglauer T. (Hrsg.): *Verbesserte Menschen. Ethische und technikwissenschaftliche Überlegungen.* Karl Alber: Freiburg / München 2015, S. 15–72.

oder am Körper ausgestattet im Sinne des Gebrauchs eines Werkzeugs, sondern agieren als *Cyborgs*. Der entscheidende Unterschied zum Werkzeug ist wohl darin zu sehen, dass *Cyborgs* auf die technologische Erweiterung angewiesen sind, indem diese ihren Handlungsspielraum und ihre Überlebensfähigkeit entscheidend vergrößert. Ohne *Cyborgisierung* wären diese Menschen im Unterschied zu normalen einem gravierenden – möglicherweise lebensbedrohlichen – Defizit ausgesetzt, die *Cyborgisierung* führt zu ihrer Normalisierung. Dabei ist der damit verbundene „Preis", als *Cyborg* zu gelten, nicht als zu hoch einzuschätzen, denn mit den einschlägigen Gestalten aus Science-Fiction-Romanen hat dieser nichts zu tun. Vielmehr sind seit Jahren eingeführte und bewährte therapeutische Eingriffe für eine *Cyborgisierung* bereits ausreichend. Tatsächlich erblicken einige radikale Verfechter von *Human Enhancement* bereits im Einsatz einer Brille zur Behebung eines Sehfehlers[108] oder in der Verwendung der Schrift zur Stützung, Ausdehnung und Externalisierung des Gedächtnisses[109] einen typischen Vorgang der Transformation des Betreffenden in einen *Cyborg*. Wie bereits erwähnt, steht diese extreme Auffassung der Schwierigkeit gegenüber, *Cyborgisierung* vom bloßen Werkzeuggebrauch zu differenzieren, der demnach frühe Hominiden während der kulturellen Evolution bereits in *Cyborgs* verwandelt hätte. Dann wäre Mensch-Sein gleichbedeutend mit *Cyborg-Sein* und der Begriff *Cyborg* wäre zweifellos überflüssig. Als Ausweg mag die Verwendung des Begriffs „Mensch" ausschließlich für solche Personen gelten, die noch vollständig „natürlich" sind, da ihnen nichts Technisches anhaftet oder sie nicht mit Technik verbunden sind, so wie sie wahrscheinlich in der Altsteinzeit noch vor der Entdeckung des Feuers lebten.

Aber diese „echten" Menschen waren als „natürliche" Mängelwesen vielen Unbequemlichkeiten und Gefahren ausgesetzt. Es mangelte ihnen u.a. an einem effizienten Schutz vor Kälte, etwa in Form eines Fells oder an Schneidewerkzeugen zum Verzehr von rohem Fleisch, etwa in Form von scharfen Zähnen. Erst die Anwendung des Feuers – für viele Anthropologen eine der bedeutendsten Technologien schlechthin – bzw. des Messers führte zur Kompensation dieser naturgegebenen Defizite. Insofern könnte der erste Werkzeuggebrauch tatsächlich als erste Umsetzung der Vision von *Human Enhancement* begriffen werden, denn im weitesten Sinn hat der Einsatz jeglicher Technologie zum Ziel, grundsätzliche oder individuelle Mängel des Menschen auszugleichen oder Limitationen seiner Handlungsfreiheit zu überwinden. Aber impliziert die über Jahrhunderte rein äußerliche Anwendung von Technik, wie der Gebrauch von Feuer und Messer, die Transformation des Anwenders in einen *Cyborg*? Eigentlich bedingt der äußerliche Werkzeuggebrauch weder eine wesentliche Aufweichung der Grenzen zwischen Natur und Kultur/

---

108 Wilson, Robert Rawdon: "Cyber(body)parts: Prosthetic consciousness". *Body & Society* 1 (3–4), 1995, S. 239–259.

109 Clark, Andy: *Natural-born cyborgs: Minds, technologies, and the future of human intelligence*. Oxford University Press: Oxford / New York 2003.

Technik, Natürlichem und Künstlichem, Körper und Außenwelt, noch eine gravierende eigenhändige Veränderung des individuellen Mensch-Seins.

Dies kann aber auch unter Hinweis auf sich in Jahrtausenden bewährte kulturelle Praktiken, wie etwa die rituelle Selbstverstümmelung, das Aufbringen von Tattoos, die Amputation von bestimmten Körperteilen, die Deformation des Schädels, konträr beurteilt werden[110]. Solche gezielten Modifikationen des Körpers mögen als Indiz dafür gelten, dass der Mensch schon immer das Bedürfnis empfand, sein „natürliches" – und möglicherweise unvorteilhaftes – Sosein überwinden und gemäß seinen Wünschen und Bedürfnissen neu gestalten zu müssen. Diese Arten der Körpermodifikation erneut als lediglich „oberflächlich" und „äußerlich" und damit den Wesenskern des Menschen nicht treffend zu charakterisieren, würde zu kurz greifen. Denn dabei übersähe man, dass das Ziel von Körpermodifikationen letztlich darin liegt, die Beziehung zu einer sozialen Gruppe festzustecken und Zugehörigkeit oder Ausschluss zu signalisieren, Individualität oder Konformität zu demonstrieren und die eigene Identität zu finden und ihr Ausdruck zu verleihen. Damit unterliegen den Praktiken der Körpermodifikation äußerst wirkmächtige, sozial und kulturell bedingte Motive der Selbstfindung, Selbstauslegung und Selbstdarstellung, wie der Wesenskern und das „Innere" dieses bestimmten modifizierten Menschen „in Wahrheit" sind. Körpermodifikation ist damit eigentlich als Manifestation der Selbstmodifikation zu begreifen, um die es letztlich in allen menschlichen Kulturen geht und zwar auch schon in sehr frühen. Und selbst pädagogische Maßnahmen und Bildung, sowie all die anderen sozialen und psychologischen Praktiken der Fremd- und Selbstmodifikation von psychischen und charakterlichen Eigenschaften lassen sich auf diese Weise interpretieren. In dieser Hinsicht kann man gewisse Abschnitte aus Platons „Politeia" als versteckte Anleitung für *Human Enhancement* auffassen unter Rückgriff auf teilweise einschneidende pädagogische, aber auch konsequent eugenische Maßnahmen.

Trotzdem ist es natürlich sinnvoll, von einer grundsätzlichen Unterscheidbarkeit von Menschen, *Cyborgs* und Maschinen auszugehen und Unterschiede zwischen diesen nicht zu nivellieren. Denn sonst würde die Benennung dieser Entitäten mit unterschiedlichen Namen einfach sinnlos sein. Aber die Unterschiede sollten auch nicht überbewertet werden. Denn dadurch würden Überschneidungen und Ähnlichkeiten in den Wesensmerkmalen maskiert und qualitative Differenzen konstruiert, wo doch lediglich ein Kontinuum oder besser ein Intervall von Übergängen zwischen Mensch und Maschine realisiert ist[111]. Je nach Ausprägung der bei einem *Cyborg* vorliegenden Hybridbildung ist dieser näher bei der Maschine oder beim Menschen zu verorten. Dabei ist dieses Intervall eigentlich nur von der Grenze zu den Maschinen her eindeutig definiert, nicht jedoch hinsichtlich der Grenze zu den

110 Rush, John: *Spiritual tattoo: A cultural history of tattooing, piercing, scarification, branding, and implants.* North Atlantic Books: Berkeley 2005.

111 Hacking, Ian: "Canguilhem amid the cyborgs". *Economy and Society* 27 (2), 1998, S. 202–216.

Menschen, denn hierfür fehlen schlichtweg die – allgemein akzeptierten – Kriterien, was unter einem Menschen zu verstehen ist. Diese hängen entscheidend von den jeweils geltenden Menschenbildern ab. Dabei hat sich immer wieder gezeigt und wird sich weiterhin zeigen, dass sich zwischen anthropologischer Theorie und Praxis deutliche Diskrepanzen auftun und sich die durch die philosophischen Anthropologien gesetzten Intervallgrenzen nicht mit denen real existierender Menschen zur (vollständigen) Deckung bringen lassen.

Zweifelsohne stellen Grenzziehungen und wohldefinierte Unterscheidungskriterien nützliche und oftmals essentielle Hilfsmittel für die Entwicklung des eigenen Selbstverständnisses als individuelles oder soziales Wesen dar. Aber sie sollten gegenüber technischen und sozialen Anpassungen oder Revolutionen flexibel angewendet, hinterfragt und gegebenenfalls ganz aufgegeben werden. Das möglicherweise beste Beispiel hierfür liefern die seit Jahrhunderten eingesetzten Prothesen für Unfallopfer, Kriegsverwundete oder Personen, die seit ihrer Geburt aufgrund von Gendefekten oder Umwelteinflüssen (z.B. Medikamenteneinnahme) an fehlerhaften oder fehlenden Körperteilen leiden, wie etwa an Achondroplasie Leidende bzw. Contergan-Geschädigte[112]. Die möglichen Konsequenzen des Tragens von Prothesen für das Selbstverständnis des Betroffenen und für das von der Gesellschaft zugrunde gelegte Menschenbild müssen intensiv diskutiert werden. So vollbrachte der Leichtathlet Oscar Pistorius – trotz oder wegen des Benutzens von Unterschenkelprothesen – sportliche Höchstleistungen, die weit über das Leistungsvermögen von normalen Menschen und oftmals auch von Sportlern mit „normalen" Gliedmaßen hinausgehen. Damit stellt sich die Frage nach der Grenzziehung und Differenzierung zwischen Oscar Pistorius, normalen Menschen mit einer Behinderung, die durch eine Prothese teilweise kompensiert wird, normalen (sportlichen) Menschen, die lediglich ein etwas anderes Aussehen haben und *Cyborgs*, die durch am Körper angebaute technische Hilfsmittel zu übermenschlichen Leistungen befähigt sind. Eine unmittelbar daraus resultierende praktische Konsequenz manifestiert sich im Ausschluss dieser „modifizierten" Sportler von Wettkämpfen mit normalen „natürlichen" Sportlern, obwohl erstere letzteren in den entsprechenden relevanten Eigenschaften mindestens ebenbürtig sind. Die Begründung hierfür muss tief greifen, denn sie umfasst auch die Problematik des Dopings, die oftmals unter dem Verdikt der Unfairness schnell und „gerecht" lösbar zu sein scheint, aber nun unter dem neuen Blickwinkel von *Human Enhancement* wieder auftaucht. Kann es jemals verwerflich sein, Menschen so zu modifizieren oder anzupassen, dass sie dadurch über eine erhöhte Leistungsfähigkeit auf den verschiedenen Ebenen des Mensch-Seins, etwa des Sports, der Kunst, der Arbeit, des Umgangs mit Mitmenschen verfügen, die dann – v.a. in Kombination – zu einer Verbesserung des Lebens für den „verbesserten" Menschen führen sollte.

---

112 Wetz, Hans Henning: „Zur Geschichte der Armprothetik". In: Rauschmann M.A. / Thomann Kl.-D. / Zichner L. (Hrsg.): *Geschichte operativer Verfahren an den Bewegungsorganen.* Steinkopff: Darmstadt 2000, S. 153–175.

3. Vom (bio)technologischen Umgang II – *Holismus*

Mit der rasanten Entwicklung der Naturwissenschaften und den beeindruckenden Erfolgen hinsichtlich ihrer technologischen Anwendung auf den verschiedensten Gebieten in der Neuzeit hat sich ab den 1950er Jahren – zumindest gemäß der öffentlichen Meinung – eine fast ausschließlich auf einem – mehr oder weniger – radikalen Naturalismus gegründete Weltsicht durchgesetzt. So wird der Begriff „Naturalismus“ häufig zusammen mit einem uneingeschränkten Glauben an den naturwissenschaftlichen Erkenntniszuwachs und Optimismus an den technologischen Fortschritt zu einer Ideologie kombiniert, die starken Einfluss auf die öffentliche Diskussion ausübt. Unterstützt werden die Naturwissenschaftler dabei von naturalistischen Philosophen und gemeinsam stellen sie die Sinnhaftigkeit von metaphysischen, religiösen und lebensweltlichen Menschen-, Gesellschafts- und Weltbildern auf oft aggressive Weise in Frage. Als Beispiele wären zu nennen die amerikanische Organisation „The Brights“ sowie die deutsche Giordano-Bruno-Stiftung, deren ursprüngliches Ziel wohl in der Entlarvung von alten und neuen obskuren Heilslehren und Verschwörungstheorien bestand, die sich aber mittlerweile mit arrogantem und durchaus diktatorischem Duktus als die neuen und einzigen wirklichen Aufklärer verstehen und inszenieren. Diese Attitüde wird von den Anhängern von *Human Enhancement* nicht nur geteilt, sondern – insbesondere von den *transhumanistischen* Vertretern – noch überhöht, indem sie eine ausschließlich auf dem naturwissenschaftlich-technischen Fortschritt gegründete Zukunft des Menschen für erstrebenswert und sinnvoll halten. Zukünftig wüsste der Mensch also sehr wohl die natürlichen und kulturbedingten Grenzen seiner physischen und psychischen Konstitution mit Hilfe (bio)technologischer Methoden zu überschreiten.

Allerdings übersehen die Vertreter des Naturalismus und *Transhumanismus*, dass der wissenschaftstheoretische Hintergrund der Naturwissenschaften der Gegenwart auf die durchaus traditionelle – spätestens seit dem 17. Jahrhundert vorherrschende – Auffassung der möglichst effizienten Kontrolle und totalen Beherrschung der Natur als Zweck jeder wissenschaftlichen Tätigkeit zurückzuführen ist. Und gerade diese Zweckzuweisung und gewünschte Intentionalität von wissenschaftlichem Handeln wird in der Postmoderne zunehmend als naiv, einseitig und überholt gebrandmarkt. Vielmehr gelte es, die naturalistisch-reduktionistische Weltdeutung einschließlich der daraus abgeleiteten dominierenden (bio)technologischen Weltgestaltung durch pluralistische Interpretations- und Zugangsweisen substantiell zu ergänzen. Die über jeglichen Verdacht des Obskurantismus erhabenen Naturwissenschaftler Werner Heisenberg und Ilya Prigogine lieferten hierfür bereits beeindruckende Beispiele: Durch Quantenmechanik bzw. Selbstorganisations- und Chaostheorien wurde der neuzeitlich-moderne Anspruch auf Beherrschung und Kontrolle der Welt durch den Geist und Verstand des Menschen nachdrücklich in Frage gestellt. Es ist ein Paradoxon, dass der abendländische Wunsch nach absoluter Gewissheit und wahrer Erkenntnis aufgrund der Ordnung des „Objekts der Begierde", nämlich der Natur selbst, offenbar als vergeblich angesehen werden muss und durch eine neue Bescheidenheit ersetzt werden sollte[113]. In Konsequenz fordern Ilya Prigogine in seinem „Dialog mit der Natur"[114] und Werner Heisenberg in seiner „Ordnung der Wirklichkeit"[115] eine intrinsische Verknüpfung des Menschen und seiner praktischen Tätigkeiten mit der Lebenswelt und Natur innerhalb einer hierarchischen Ordnung – mit bisher allerdings geringem Erfolg. Nichtsdestotrotz können solche Forderungen nach Bescheidenheit und Selbstbeschränkung unter der Annahme einer kausalen Beziehung zwischen theoretischer Weltdeutung und praktischem Weltzugang wichtige Kriterien zur Beurteilung und Einstufung von neuen (bio) technologischen Prozessen liefern.

Folglich sind die seit den 1950er Jahren initiierten (bio)technologischen Entwicklungen mit dem Ziel einer technischen Beherrschung der Natur und einer naturalistischen Interpretation der Technik mit großer Vorsicht zu bewerten. Ein radikal-technologischer Zugang zur Natur in Analogie zur Vorstellung einer „Körper-Maschine" muss angesichts der komplexen Ordnung und eigengesetzlichen Funktionsweise von natürlichen Systemen erfolglos bleiben. Und umgekehrt maskiert die Naturalisierung der Technik, wie sie etwa die moderne Biotechnologie und Bionik forciert, prinzipielle Differenzen zwischen technischen und natürlichen Systemen. Zum einen wird die Natur keineswegs durch gezielte Optimierung bestimmter Funktionen vorangetrieben, welche absichtsvolle Planung und zielgerichtete Ausführung der entsprechenden konstruktiven Prozesse zur Voraussetzung haben würde. Zum anderen dürfen (bio)technologische Entwicklungen keinesfalls isoliert von den historischen, sozialen und kulturellen Parametern der sie hervorbringenden Lebenswelt, einschließlich der hierin gültigen normativen Vorgaben, analysiert und als unmittelbare Manifestation einer kausal-deterministischen Naturgesetzlichkeit gedeutet werden. Die Problematik einer Technisierung der Natur bzw. Naturalisierung der Technik ist in vollem Umfang auch bei einer Bewertung von Prozessen für *Human Enhancement* zu berücksichtigen. Zumindest deren rigorose *transhumanistische* Version gründet auf einer konsequenten Technisierung des Naturwesens Mensch, die grundsätzlich für realisierbar gehalten wird, da der Mensch die Fäden für seine Kontrolle und Steuerung ja in den eigenen Händen halte. Diese sowohl naturwissenschaftlich wie auch philosophisch unhaltbare, naive Auffassung schlägt sich unter anderem auch darin nieder, dass *Transhumanisten* unter Rückgriff auf utilitaristische Argumentation potentiell negative Auswirkungen (bio)technologischer Aktivitäten durch die Konzeption und Ausführung

113 Woyke, Andreas: „Gedanken zur modernen Aporetik instrumenteller Rationalität". *Zeitschrift für kritische Theorie* 24/25, 2007, S. 85–100.

114 Prigogine, Ilya / Stengers, Isabelle: *Dialog mit der Natur. Neue Wege naturwissenschaftlichen Denkens.* Piper: München / Zürich 1993.

115 Heisenberg, Werner: *Ordnung der Wirklichkeit.* Piper: München / Zürich 1989.

von ausschließlich reversiblen Prozessen als wenig wahrscheinlich, wenn nicht gar als ausgeschlossen betrachten[116]. Bei aller Zuversicht für die sicherlich weiter steigende Leistungsfähigkeit der künftigen biomedizinischen Technologien muss doch konstatiert werden, dass die Erfüllung dieser Forderung nach (vollkommener) Reversibilität in der Praxis mit zunehmender Komplexität und Größe des Eingriffs recht unwahrscheinlich bis unmöglich sein dürfte.

Die von den Anhängern von *Human Enhancement*, aber auch von *liberalen Ethikern* betriebene Naturalisierung des Menschen manifestiert sich besonders deutlich in der von diesen so vage formulierten Motivation einer den Menschen vorantreibenden Selbsttranszendenz. Interessanterweise blenden sie dabei die von ihnen vehement vertretene Ablehnung der Gültigkeit und Wirkmächtigkeit von historisch gewachsenen Menschenbildern aus und implementieren – ohne einen Versuch der Fundierung – die Selbsttranszendenz als das entscheidende Charakteristikum des Menschen. Dieses Menschenbild wird mit einer naiven Auffassung von biologischer Evolution amalgiert, wonach der Mensch sehr effektiv als Gestalter seiner eigenen Evolution fungiert und als Folge seine physische und psychische Konstitution fortwährend verbessert. Diese Auffassung stellt nicht nur eine offensichtliche Fehlinterpretation der Gesetzmäßigkeiten der biologischen Evolution dar. Es wird darüberhinaus angestrebt, die dynamische multidimensionale Einbettung des Menschen in den historischen, sozialen und kulturellen Kontext, also seine kulturelle Evolution, durch die biologische zu substituieren, um die naturbedingten Limitationen der menschlichen Kulturgeschichte im Laufe des *Human Enhancement* zu überwinden. Dieses Bestreben läuft jeglichem Bekenntnis des Menschen zu seiner Geschichte und Tradition – gemäß Hans Blumenberg Voraussetzung für seine Existenz als historische Gestalt[117] – diametral entgegen:

> Der sozusagen aus der Zoologie ausgebrochene Mensch hätte wie so viele ihm zunächst verwandte Tiere zugrunde gehen müssen, wäre es ihm nicht gelungen, ein historisches Wesen zu werden. Er ist nur, weil er die Zeit und damit seine Erfahrungen zu akkumulieren vermag und so seine Vergangenheit präsent hält.

Möglicherweise versucht *Human Enhancement*, durch kontinuierliche (Bio)Technologie-bedingte Optimierung einer expliziten Zuordnung des Menschen zu einer bestimmten Sinn- und Zweckhaftigkeit seiner Existenz aus dem Weg zu gehen und die Benennung eines unabdingbaren Weltgrundes zu vermeiden, eine Motivation, die von Helmuth Plessner als „Ortlosigkeit" diagnostiziert wurde[118]. Doch gilt gemäß Hans Jonas, dass die bloße Naturalisierung des Menschen und das Bekenntnis zu

---

116 Gesang, Bernward: *Die Perfektionierung des Menschen.* de Gruyter: Berlin / New York 2007, S. 93f.

117 Blumenberg, Hans: *Beschreibung des Menschen.* Aus dem Nachlass: Sommer M. (Hrsg.) Suhrkamp: Frankfurt a.M. 2006.

118 Plessner, Helmuth: *Die Stufen des Organischen und der Mensch.* de Gruyter: Berlin / New York 1975, S. 309f.

seiner Zuordnung als Komponente der Natur und Mitglied des Reichs aller Organismen nicht ausreicht. Vielmehr sei anzuerkennen, dass der Mensch als Kulturwesen über Eigenschaften verfügt, die über das Natürliche und Tierische weit hinausgehen und sich prominent nicht nur in der Herstellung und im Einsatz von Werkzeugen und (bio)technologischen Methoden zur technischen Modifikation der Welt manifestieren, sondern als deren höchste Ausprägung in der Schaffung von Kunstwerken und in philosophischer Denkarbeit ihren Niederschlag finden[119].

Letztendlich gilt, dass eine diffus formulierte, wenig reflektierte und um sich selbst kreisende Selbsttranszendierung nicht das Ziel des Menschen schlechthin darstellen kann. Vielmehr muss er seine Relation zu den durch die Natur vorgegebenen und durch kulturelle Prozesse gewachsenen Entitäten klären und diese dann aktiv und konstruktiv nutzen, um Geisteswissenschaften und Naturwissenschaften, Kunst und Technik auf sinnvolle Weise produzieren zu können. In diesem Sinne versteht der französische Anthropologe André Leroi-Gourhan die Selbsttranszendenz des Menschen als die besonders hoch entwickelte Fähigkeit, sich den unterschiedlichsten Lebensbedingungen effizient anzupassen. Deren korrektes Verstehen und sinnvolle Nutzung setzt die Kenntnis und Akzeptanz des biologischen Ursprungs ebenso voraus wie das Wissen um seine Einbettung in eine durch Natur und Kultur konstituierte Lebenswelt und eine gewisse Zufriedenheit mit dem gegenwärtig erreichten Entwicklungsstand[120].

3.1 *Holismus vs. Human Enhancement*

Der Diskurs um *Human Enhancement* führt wieder einmal eindrucksvoll vor Augen, dass die moralischen Bewertungen der Menschen von ihren normativen Grundeinstellungen entscheidend beeinflusst werden. Radikal *liberale Ethiker*, zu denen wohl auch die *Transhumanisten* zu zählen sind, halten eine – selbst tiefgreifende – Verbesserung des Menschen für sinnvoll und legitim, da darin die Selbstverantwortung und -bestimmung des Menschen zum Ausdruck kommt und dadurch die reale Möglichkeit geschaffen wird, das Wohlbefinden aller Menschen zu verbessern und von der Natur vorgegebene Ungleichheiten zu kompensieren und damit verbundene Ungerechtigkeiten zu eliminieren. Aber gerade wegen des scheinbaren Antipodentums zur Natur und der ungeheuren Anmaßung, dem Schöpfer ins Handwerk pfuschen zu wollen, wird *Human Enhancement* von gemäßigt *liberalen* und *konservativen Ethikern*, sowie von religiösen Menschen kritisch bis ablehnend bewertet. Thomas Zoglauer hat deren wesentliche Argumentationslinien überzeugend dargestellt[121].

---

119 Jonas, Hans: *Philosophische Untersuchungen und metaphysische Vermutungen.* Suhrkamp: Frankfurt a.M. 1992, S. 34f.

120 Leroi-Gourhan, André: *Hand und Wort. Die Evolution von Technik, Sprache und Kunst.* Suhrkamp: Frankfurt a.M. 2000, S. 489f.

121 Zoglauer, Thomas: „Die Verbesserung des Menschen: Wunschtraum oder Albtraum". In: Weber K. / Zoglauer T. (Hrsg.): *Verbesserte Menschen. Ethische und*

3.1.1 Das Argument mit der Natur

Moderne Vertreter von *Human Enhancement* einschließlich ihrer *transhumanistischen* Variante sind generell der Meinung, dass der Mensch eine Hervorbringung, eine Konstruktion, ein Produkt der Natur ist. Aber sie unterscheiden sich von klassischen Anhängern einer rein materialistisch-marxistischen Weltsicht[122] im Hinblick auf die Bedeutung der aktiven und passiven Aspekte des Mensch-Seins, indem sie dessen aktive Natur betonen und die Rolle der passiven Eigenschaften und körperlichen Bedürfnisse herunterspielen. Darüberhinaus stimmen sie meistens ebenso zu, dass Menschen als natürliche Wesen Produkte von nach Naturgesetzen ablaufenden Prozessen, wie der natürlichen Mutation und Selektion darstellen. Menschen unterscheiden sich demnach von anderen Tieren vornehmlich durch ihren Grad an – biologischer und sozialer – Organisation und Komplexität, sowie durch ihre Fähigkeit, ihre eigene Lebensweise zu bestimmen und zu verändern. Für die Anhänger von *Human Enhancement* machen die materiellen Aspekte die – entscheidenden – Unterschiede zwischen den Menschen aus, also die Gehirne, Körper und die darauf basierenden intellektuellen und technologischen Fähigkeiten. Anhänger von *Human Enhancement* leugnen nicht die Existenz von passiven und körperlichen Aspekten der menschlichen Natur, aber sie bezweifeln, dass deren Qualitäten und Quantitäten generell dauerhaft und wünschenswert sind[123]:

> Not just any aspect of present human nature.....is worth preserving. Rather it is especially those features which contribute to self-development and self-expression, to certain kinds of relationships, and to the development of our consciousness and understanding that should be preserved.

Am besten wäre es also, zumindest einige, wenn nicht alle menschlichen Bedürfnisse vollständig zu eliminieren und eben dies könne durch fortschrittliche Technologie geleistet werden. Der Ernährungsaspekt des Essens beispielsweise könnte vom geschmacklich-kulinarischen Aspekt getrennt werden, ebenso wie die sexuelle Erregung durch Geschlechtsverkehr größtenteils von seiner Fortpflanzungsfunktion durch die Techniken der Empfängnisverhütung entkoppelt worden sei. Notwendige und wünschenswerte Nährstoffe und Kalorien könnten über „intelligente" Pillen, Nahrungsergänzungsmittel und nanotechnologische Verabreichungssysteme zugeführt werden, während „Nanobots" unerwünschte Inhaltsstoffe der verdauten Nahrung herausfiltern und dadurch das herkömmliche Essen mit seinem haptischen Anspruch zu einer einzigen ästhetischen Erfahrung machen würden.

Die von den modernen Anhängern von *Human Enhancement* mittlerweile erkannte und zugestandene Notwendigkeit der sozialen Interaktion zwischen den

technikwissenschaftliche Überlegungen. Karl Alber: Freiburg / München 2015, S. 73–136.

122 Marcuse, Herbert: *Studies in critical philosophy*. Beacon Press: Boston 1973.

123 Bostrom, Nick: "A history of transhumanist thought". *Journal of Evolution and Technology* 14, 2005, S. 1–25.

Mitgliedern einer bestimmten Gesellschaft oder gar zwischen allen Erdbewohnern wird heutzutage bereits teilweise durch technologische Alternativen zur Wirklichkeit, wie die „Webpages" *Second Life* und *World of Warcraft*, sowie eine Vielzahl von sozialen Netzwerken befriedigt. Solche virtuellen Welten, obwohl gegenwärtig doch noch recht eindimensional bis primitiv gestaltet, könnten zukünftig in zunehmendem Maß mit Ereignissen der „real reality", wie Heiraten, Beerdigungen, Geschäftsvorgängen und Arbeitsprozessen angereichert werden. Es wird von den Anhängern von *Human Enhancement* sogar vermutet, dass die (westlichen) Menschen zukünftig das Leben in virtuellen Welten der Realität vorziehen werden, sobald ein höherer Grad an Komplexität und Differenzierung erreicht worden sei[124]. Dies steht im Einklang mit der *transhumanistischen* Vorstellung, dass sich mit der weiteren Entwicklung der Menschheit die (meisten) menschlichen Bedürfnisse verändern oder auch vollständig verschwinden werden. Damit wird durchaus nachvollziehbar, warum *Transhumanisten* generell dem aktiven Aspekt der menschlichen Natur den Vorzug geben und traditionelle Auffassungen über die grundsätzliche Unveränderbarkeit und Erhaltungswürdigkeit der menschlichen Natur *per se* um „Gottes oder der Natur Willen"[125] anzuerkennen nicht bereit sind. Weder soziale Institutionen noch moralische Intuitionen sollten zur Rechtfertigung für die Nicht-Veränderbarkeit und den Erhaltenswert der menschlichen Natur herangezogen werden. Es gibt für *Transhumanisten* keinen – rational nachvollziehbaren – Grund, bisher fremde oder gegenwärtig noch nicht vorstellbare Formen der Existenz nicht den Stempel der „Menschlichkeit" aufzudrücken. Es muss offen bleiben und ist für *Transhumanisten* bewusst erst später zu entscheiden, was unter „Menschlichkeit" auf der trans- oder posthumanen Stufe der menschlichen Existenz eigentlich zu verstehen ist.

Wichtig ist hierbei, dass die Anhänger von *Human Enhancement* einige Aspekte der „alten" menschlichen Natur als eindeutig negativ ansehen und deshalb deren Beseitigung anstreben. Einige *transhumanistische* Vertreter unter ihnen sehen hierfür sogar eine ethische Pflicht für die zukünftigen Generationen und halten es für unmoralisch, Leid und Tod nicht weitest möglich für „neue" Menschen in der Zukunft wenigstens zu vermindern oder besser ganz zu eliminieren. Aber moderne *Transhumanisten* versuchen nicht nur die Reduktion von – nach gegenwärtigen Kriterien als solche erkannten – existierenden Mängeln. Sie zielen auch auf die Ausdehnung der bisherigen menschlichen Qualitäten und Fähigkeiten, sowie auf völlig neue Ebenen der menschlichen Existenz, die gegenwärtig noch nicht verfügbar oder sogar nicht einmal vorstellbar sind[126]. Dafür ist nach Ray Kurzweil eine Technologie erforderlich, die die energetischen Muster unseres Bewusstseins lokalisiert, extrahiert und in die neuen nanotechnologischen Strukturen auflädt. Über diese

124 More, Max: *A letter to mother nature.* Available online: http://strategicphilosophy.blogspot.com.au/2009/05its-about-ten-years-since-i-wrote.html.

125 Bostrom 2005.

126 Bostrom, Nick: "Human genetic enhancements: A transhumanist perspective". *Journal of Value Inquiry* 37 (4), 2001, S. 493–506.

fundamental neuartige und epochale Technologie würde letztendlich die materielle Basis der Menschheit grundlegend transformiert werden[127]:

> We can go beyond the ordinary powers of the material world through the power of patterns.....It's through the emergent powers of the pattern that we transcend. Since the material stuff of which we are made turns over quickly, it is the transcendent power of our patterns that persists.

Trotz dieser ziemlich mystischen Sprache stellt sich damit ein *transhumanistisches* Konzept von der menschlichen Natur ein, das dem materialistisch-marxistischen Paradigma nicht unähnlich ist. Demnach seien der menschlichen Natur nicht irgendwelche Grenzen, Einschränkungen, Bedingungen oder Bedürfnisse vorgegeben. Vielmehr sei sie einem evolutionären – natürlichen oder synthetischen – Prozess unterworfen, der permanent Begrenzungen und Beschränkungen aufbrechen würde:

> The essence of being human is not our limitations – although we do have many – It's our ability to reach beyond limitations[128].
> Nothing is therefore implanted in human nature. Human nature is not something fixed by nature, but, on the contrary, a nature which is made by man in his acts of self-transcendence as a natural being[129].

Demnach wären Menschen Hervorbringungen der Natur, die aus sich selbst ausbricht und sich dabei selbst transformiert. Somit sei der Mensch mehr dynamischer Prozess als statische Figur. Die *transhumanistische* Konzeption der menschlichen Natur ist also wie die materialistisch-marxistische eine mit offenem Ende. Konsequenterweise lassen sich die meisten modernen *Transhumanisten* nicht auf konkrete, klar umrissene und schnell erreichbare Vorstellungen von der Zukunft ein, sondern sprechen eher von einer hypothetischen Zukunft[130]: *„I can pass you no blueprint for Utopia, no timetable, no roadmap. All I can give you is my assurance that there is something here, the potential for a better life."* Damit ist lediglich gesagt, dass alles, woran Menschen heute leiden, aufgehoben werden könne (z.B. die kurze Lebensspanne, das Auftreten von Erbkrankheiten, die Empfänglichkeit für negative Effekte der Außen-/Umwelt) und dass mit kühler Vernunft die zukünftigen Möglichkeiten und das Potenzial des „neuen" Menschen vorstellbar sei. Das offene Ende der Entwicklung der menschlichen Natur bedeute, dass qualitativ verschiedene Formen des Lebens in der Zukunft der menschlichen Art lägen. Obwohl das „Design" und der „Sinn" solch radikal verschiedener Lebensformen zweifelsfrei von denen der gegenwärtigen abweichen werden, ist dies für moderne *Transhumanisten* kein

127 Kurzweil 2005.
128 Kurzweil 2005.
129 Meszaros, Istvan: *Marx's theory of alienation.* Merlin Press: London 1970.
130 Bostrom, Nick / Roache, Rebecca: *Ethical issues in human enhancement.* Available online: http://www.tinyurl.com/ethenh.

Grund zur Besorgnis. Es sei eben schlichtweg nicht möglich, den „Sinn" trans- und posthumaner Lebensformen aus der Sicht der gegenwärtigen Lebensform einschließlich der für sie gültigen Werte zu beurteilen[131]:

> Our own current mode of being.....spans but a minute subspace of what is possible or permitted by the physical constraints of the universe.....It is not farfetched to suppose that there are parts of this larger space that represent extremely valuable ways of living, relating, feeling, and thinking.

3.1.2 Das Argument mit der Kultur

Es mag überraschend klingen, dass alle „natürlichen" Menschen als Kreationen der Technologie aufgefasst werden können. Aber die scheinbar so eindeutige Unterscheidbarkeit des Menschen von der Maschine wird von einem weiteren Dualismus überlagert, nämlich dem zwischen der Natur und der Kultur bzw. der Technologie. Typischerweise gehen derartige Dualismen oder Dichotomien auf scharfe kategoriale Differenzen zurück und sind nachfolgend die Ursache für das Aufkommen von schwerwiegenden normativen Diskrepanzen. Nichtsdestotrotz muss konstatiert werden, dass die Unterscheidung oder – wie Hans Jonas formulieren würde – die „ontische Differenz" zwischen Natur und Kultur bzw. Technik nicht als „von oben" oder „natürlich" gesetzt und damit als unveränderbar angesehen werden darf. Sie hängt vielmehr mehr oder weniger ausgeprägt von einer Vielzahl von historischen, lokalen, soziokulturellen und gesellschaftspolitischen Einflussfaktoren ab. So sind etwa die Bewohner der Industrieländer, allen voran die Angehörigen des westlichen Kulturkreises – aber eben nicht nur diese – allein durch ihre „physische" Lokalisierung zwangsläufig der Kultur und Technik „unterworfen".

Folglich ist auch eine Unterscheidung zwischen einem „geschaffenen Sein von Menschen" und einem „gemachten Sein" von Maschinen in Anlehnung an die Dualismen Mensch/Natur *vs.* Maschine/Kultur/Technik abzulehnen. Dies trifft bereits bei der Geburt und Entstehung eines Menschen zu, die keineswegs mehr natürliche Vorgänge darstellen im Sinne, dass sie unabhängig von naturwissenschaftlicher Theorie und technologischer Praxis ablaufen würden. Hierzu sind auch die Methoden und Hilfsmittel für die gezielte Planung und Durchführung einer Schwangerschaft, wie etwa Kontrazeptiva, zu zählen, die bereits seit Jahrhunderten zur Anwendung kommen[132]. Und selbst die zahlreichen Vorschriften und Einschränkungen ihrer Anwendung aus gesellschaftlichen und religiösen Gründen können als eine spezielle sozialpolitische Technologie mit dem Ziel der Steuerung und Kontrolle der Bevölkerungsentwicklung interpretiert werden[133]. Dieses – eventuell

---

131 Bostrom 2001.

132 Jütte, Robert: *Lust ohne Last: Geschichte der Empfängnisverhütung*. C.H. Beck: München 2003.

133 Gestrich, Andreas / Krause, Jens U. / Mitterauer, Michael: *Geschichte der Familie*. Kröner: Stuttgart 2003.

provozierende Beispiel – legt offen – ohne die damit verbundenen moralisch-sittlichen Bewertungen gering schätzen zu wollen – dass Prozesse, die zunächst als „natürlich" klassifiziert werden, letztlich doch von einer überraschenden Vielfalt an Technologien beeinflusst, determiniert oder gar ausgelöst werden. Dabei macht diese Erkenntnis eine übermäßige oder übertriebene Erweiterung des Begriffs „Technik" nicht erforderlich.

Die Gefahr der – meistens unreflektierten – nicht gerechtfertigten Unterscheidung zwischen Natur und Kultur/Technik besteht in einer Dämonisierung der Potentiale einer geplanten Modifikation, Verbesserung und Hervorbringung von intelligenten Maschinen, von nicht-humanen zu nützlichen neuartigen Leistungen befähigten Lebewesen und von zwischen intelligenten Maschinen und Menschen operierenden *Cyborgs* – alle ausgestattet mit neuen wertvollen Fähigkeiten, die selbst vor informierten und säkularisierten Menschen nicht halt macht. Selbst ohne eine normative Diskussion über die möglichen Folgen einer Veränderung der Beschaffenheit des Menschen (*Cyborgisierung*), sowie der Konstruktion und Freisetzung von artifiziellen Organismen (synthetische Biologie) und autonomen Robotern (künstliche Intelligenz), einschließlich der damit verbundenen rechtlichen Implikationen, ist die Ankündigung einer Aufhebung der bisher als gesetzt und unverrückbar angenommenen Unterscheidung oder Grenzziehung zwischen Natur und Kultur/Technik für den Aufbau eines enormen Schreckenpotentials völlig ausreichend. Die Wahrnehmung des Verlustes von Unterscheidbarkeit bricht offensichtlich mit Tabus. Deren Überwindung dürfte – wie der Begründer der modernen Kybernetik Norbert Wiener bemerkte – wenn überhaupt so doch nur in ferner Zukunft gelingen[134]:

> On no account is it permissible to mention living beings and machines in the same breath. Living beings are living beings in all their parts; while machines are made of metals and other unorganized substances, with no fine structure relevant to their purposive or quasi-purposive function. Physics – or so it is generally supposed – takes no account of purpose; and the emergence of life is something totally new.

So wenig wie man vom Menschen als einem Naturwesen sprechen kann, trifft für Wiener die Charakterisierung als Kulturwesen zu, jedenfalls im Sinne eines Wesenskerns, der nach intensiver Forschung früher oder später ans Licht käme und zur Unterscheidbarkeit von Menschen und Nicht-Menschen entscheidend beitrüge. Aber der Rückgriff auf eine besondere Metaphysik der *Cyborgisierung* ist für eine Interpretation des Menschen als Wesen, das zur eigenhändigen Modifikation und Anpassung befähigt ist, sowie für eine Rechtfertigung von *Human Enhancement* gegenüber einer konservativen, auf Erhalt einer – vermeintlichen – Natur und Kultur des Menschen pochenden Einstellung nicht erforderlich. Dagegen genügt der Hinweis auf die Bedeutung und den Wert, den die Pädagogik auf physischer

134 Wiener, Norbert: *God & Golem, Inc. A comment on certain points where cybernetics impinges on religion.* MIT Press: Cambridge 1966, S. 5.

und psychischer Ebene in den meisten Ländern des westlichen Kulturkreises und sicherlich nicht nur in diesen seit der Antike geniest. Dabei wird offensichtlich, dass die strikten Gegner von *Human Enhancement* durchgängig übersehen, dass es schon immer ein – mehr oder weniger sichtbares – Ziel des Menschen war, sich selbst oder die Mitmenschen positiv zu verändern, oftmals um sich dadurch erstmals als Mensch selbst definieren zu können oder von den anderen als solcher akzeptiert zu werden. Mittel für dieses Ziel waren und sind die typischen Technologien auf sozialpolitischer und ingenieurwissenschaftlicher Ebene, etwa Fortbildung, künstlerische und sportliche Tätigkeiten, körperliche Arbeit, das Schreiben von Büchern, das Halten von Reden, aggressive verbale oder körperliche Aktivitäten, aber auch die Modifikation des Körpers durch die Verabreichung von Drogen oder die bewusste Zusammenstellung von Elternpaaren.

Diese „erweiterten" oder „erweiternden" Technologien, die Michel Foucault bezeichnenderweise als „Technologien des Selbst" charakterisiert hat[135], unterscheiden sich zwar sicherlich hinsichtlich Wirkstärke und Reichweite „quantitativ", aber eben nicht grundsätzlich „qualitativ" von den Technologien des *Human Enhancement.* Doch werden manchmal im Rahmen einer historischen Aufarbeitung technologischer Fortschritte oftmals Brüche und Revolutionen ausfindig gemacht, die sich bei unbefangener Analyse als kontinuierliche und konsequente Weiterentwicklung eines bereits etablierten und akzeptierten „Stands der Technik" entpuppen würden, aber für diejenigen sinnstiftend sind, die auf – vermeintliche – Diskontinuitäten und „Neue Qualitäten" in der technologischen Entwicklung mit Neubewertungen ihrer ethischen Relevanz reagieren möchten.

Zu einer solchen Diskontinuität oder „Neuen Qualität" wird typischerweise auch die Konstruktion einer Maschine gezählt, deren kognitive Fähigkeiten mit denen des Menschen vergleichbar wären. Dies stellt sicherlich eine extreme Herausforderung dar, doch gab es immer entsprechende – mehr oder minder geistvolle – Ideen und Bestrebungen ihrer Realisierung. Und sie wird es weiterhin geben, zumal sich immer wieder gezeigt hat, dass im Laufe der (Ideen-)Geschichte das Menschenbild einem Wandel unterworfen ist und Dinge erreicht werden, die *a priori* für unerreichbar gehalten wurden. Solange die Möglichkeit der Konstruktion einer Maschine mit einer dem Menschen ebenbürtigen Denkleistung nur als Spekulation, Hoffnung oder Schreckensvision ohne jede Aussicht auf Realisierung bewertet wurde, konnte die prinzipielle Unterscheidbarkeit von Maschine und Mensch beibehalten werden. Doch diese wird nun mit der Einführung von *Cyborgs* als „Missing Link" oder „Hybrid" zwischen Maschine und Mensch hinfällig.

---

135 Foucault, Michel: „Technologien des Selbst". In: Luther H.M. / Gutman H. / Hutton P.H. (Hrsg.): *Technologien des Selbst.* S. Fischer: Frankfurt a.M. 1993, S. 24–62.

3.1.3 Das Argument mit der medizinischen Anwendung

Wird im Rahmen einer medizinischen Anwendung von *Human Enhancement* mit dem Begriff „Natur" argumentiert, so setzt dies typischerweise die Annahme eines Natur- oder Normalzustandes für einen gesunden Menschen voraus, den es zu konservieren gilt. Krankheiten gelten als Abweichung von diesem Zustand, der durch therapeutische Maßnahmen restauriert werden soll. Alle darüberhinausgehenden Aktionen, die wiederum zu einer gegenüber dem Natur- oder Normalzustand anderen – wenngleich möglicherweise verbesserten – Konstitution führen würden, sind zu verwerfen. Denn nach naturalistischer Auffassung unterliegt der Begriff „Krankheit" einer exakten Definition im Sinne einer Funktionsstörung des Körpers[136]:

> Ein Individuum ist genau dann gesund, wenn es die für die Referenzklasse typischen Funktionen erfüllt bzw. zum typischen Zeitpunkt erfüllen kann. Krankheit ist der Zustand, in dem mindestens eine Funktion nicht hinreichend erfüllt wird.

Danach kann von Gesundheit und Krankheit immer nur im Rückgriff auf eine ausgewählte Referenzgruppe von Personen hinsichtlich relevanter Parameter, wie Geschlecht, Alter, sozialer Status, Nationalität etc. gesprochen werden. Allerdings ist die Auswahl dieser Parameter wie auch die Festlegung einer (nicht) hinreichenden Funktion recht problematisch. Deshalb wird mittlerweile zunehmend die Auffassung vertreten, dass der Begriff „Krankheit" im Allgemeinen mit Wert und Norm geladen ist[137]:

> Sowohl die Bestimmung der Referenzklasse als auch die Festlegung von höchsten Zielen des Organismus und die Bestimmung von individuellem Überleben und Fortpflanzen als biologische Letztziele sind normative Akte, die jeweils ein Sollen festlegen. Der Organismus **soll** funktionieren, er **soll** seiner Art entsprechen, es ist gut für ihn, wenn er gesund ist und eine hohe Wahrscheinlichkeit des Überlebens und der Fortpflanzung hat.

Ganz offensichtlich lässt sich gegen das Naturargument vorbringen, dass ein Natur- oder Normalzustand der Gesundheit *per se* nicht auszumachen ist, sondern eine gewollte ideale, aber eben fiktive Norm repräsentiert, die von zeit- und kulturbedingten Faktoren weitreichend beeinflusst wird[138]:

> Gesundheit und Krankheit sind Urteile über physische, psychische, soziale oder geistige Erscheinungen, die vom Arzt, vom einzelnen Menschen und von der Gesellschaft gefällt werden.

---

136 Hornbergs-Schwetzel, Simone: „Therapie und Enhancement. Der Versuch einer wertvollen Unterscheidung". *Jahrbuch für Wissenschaft und Ethik* 13, 2008, S. 209.

137 Hornbergs-Schwetzel 2008, S. 216.

138 von Engelhardt, Michael: „Gesundheit". In: Korff W. / Beck L. / Mikat P. (Hrsg.): *Lexikon der Bioethik, Band 2.* Gütersloher Verlagshaus: Gütersloh 2000, S. 113.

Gemäß der Weltgesundheitsorganisation WHO ist unter Gesundheit der „Zustand des vollständigen körperlichen, geistigen und sozialen Wohlergehens“ zu verstehen, womit sie *per definitionem* zu einer subjektiven Empfindung eines persönlich guten Zustands degradiert wird. Im Umkehrschluss wird aus einer schlechten Empfindung die Krankheit. Die offensichtlich fehlende Objektivität dieser subjektiven Gesundheits- und Krankheitsempfindung lässt sich nur über die statistische Einführung von Durchschnittsnormen beheben, die aber selbst im Diskurs zwischen Experten und der Öffentlichkeit im Rahmen von naturwissenschaftlich-medizinischen Übereinkünften, sowie sozial- und gesellschaftspolitischer Akzeptanz ausgehandelt werden müssen. Somit sind auch Durchschnittsnormen nicht durch die Natur oder Schöpfung vorgegeben, sondern werden auf der Basis von Normen und Werten festgelegt. Jeder Versuch einer naturalistischen Definition von Krankheit als physische oder psychische Fehlfunktion blendet diese Normativität und Wertgeladenheit aus. Die Erkenntnis, dass die Unterscheidung zwischen Gesundheit und Krankheit normativ geladen ist, führt zu schwerwiegenden Implikationen hinsichtlich einer objektiven Differenzierung zwischen Therapie und Verbesserung. Diese ist dann konsequenterweise ebenfalls als subjektiv, normativ und wertgeladen zu charakterisieren. Um der Notwendigkeit der Festlegung von naturalistischen Natur- oder Normalstandards zu entgehen, hat Jan-Christoph Heilinger für *Human Enhancement* eine anpassungsfähige Minimaldefinition entwickelt[139]:

> Ein Enhancement ist ein auf bestimmte Veränderungen zielender, intentionaler Eingriff in den – material organisierten und mental repräsentierten – menschlichen Funktionszusammenhang, der subjektiv positiv evaluiert wird.

Gemäß dieser Auffassung muss *Human Enhancement* – in Analogie zur sozialkonstruktivistischen Interpretation von Behinderung – relativistisch definiert werden im Sinne der Abhängigkeit vom jeweiligen Subjekt und Kontext. In der Tat scheinen die Grenzen bzw. Übergänge zwischen Therapie und *Enhancement* schwer ausmachbar bzw. fließend zu sein, wie die folgenden Beispiele nahelegen:

i) Die therapeutische Wirkung des Arzneimittels Modalfinil besteht in der Normalisierung eines dysfunktionalen Wach-Schlaf-Rhythmus, wodurch es gelingen soll, die betroffenen Patienten länger wach zu halten, etwa für die Arbeit. Die Anwendung im gesunden Menschen verspricht die Verbesserung der Konzentrationsfähigkeit und Aufmerksamkeit. Damit entscheidet die Intention des Anwenders über die Realisation der therapeutischen oder verbessernden Aktivität eines medizinischen Eingriffs[140].
ii) Die Stärkung des Immunsystems durch eine vorbeugende sogenannte aktive Impfung, etwa zum Schutz gegen Grippe, bedingt eine geringere Anfälligkeit

139 Heilinger, Jan-Christoph: *Anthropologie und Ethik des Enhancement.* De Gruyter: Berlin 2010, S. 95.
140 Glannon, Walter: *Bioethics and the brain.* Oxford University Press: Oxford / New York 2007, S. 103.

des Körpers gegenüber der Krankheit, wodurch die geimpfte gegenüber der nicht geimpften Person einen Vorteil besitzt. Eine aktive Impfung erhöht also die Widerstandskraft des gesunden Menschen durch Immunisierung und ist somit als *Human Enhancement* aufzufassen. Demgegenüber stellt die sogenannte passive Impfung von kranken Patienten, also die direkte Verabreichung von Antikörpern, eine therapeutische Maßnahme dar.

iii) Die Verabreichung von Antibiotika kann ebenfalls mit therapeutischer oder verbessernder Intention erfolgen, also entweder zur Heilung von bereits infizierten kranken Patienten oder zur Prävention für gesunde Personen.

iv) Künstliche Gliedmaßen können als Prothese lediglich die Nachteile eines körperlichen Handicaps ausgleichen oder bei Anwendung in einem körperbehinderten Athleten zu einem entscheidenden Vorteil gegenüber gesunden Mitbewerbern führen. So startete der Leichtathlet Oscar Pistorius mit einer elastischen Beinprothese recht erfolgreich bei der regulären Olympiade wie auch bei den *Paraolympics*, was in der Öffentlichkeit kontrovers diskutiert wurde.

Als Konsequenz dieser Subjektbezogenheit und Intentionsabhängigkeit von Therapie *vs. Enhancement* schlug Bernhard Dees kurzerhand vor, die Differenzierung zwischen Therapie und *Enhancement* aufzugeben[141]:

> What often occurs is a diagnostic creep in which a condition is defined as a disease because an intervention exists to ameliorate it. So what was once considered an enhancement is redefined as a therapy for a newly-characterized disease. Anything that makes us feel better thereby becomes a therapy. At that point, the boundary between what is a therapy and what is an enhancement is completely blurred to the point of uselessness.

Doch mit der Aufgabe der Unterscheidung zwischen *Enhancement* und Therapie würden auch Grenzen der Ethik niedergerissen, denn Technologien des *Enhancement* können dann nicht mehr länger als unnormal oder unnatürlich kritisiert und solche der Therapie als den Naturzustand wiederherstellend willkommen geheißen werden. Die gängige liberalistische Lösung dieses Dilemmas bestünde in der Überlassung der Entscheidung über Verbesserung bei jedem Menschen selbst gemäß dem Leitsatz, dass alles erlaubt ist, was die eigene Lebensqualität erhöht und nicht mit den Mitmenschen interferiert. Doch ist es wirklich geboten, die Differenz zwischen Therapie und *Enhancement* bedingungslos aufzugeben?

Wie jeder Begriff besitzt auch *Enhancement* unscharfe Ränder und ist mit einer gewissen Vagheit behaftet. Daraus folgt nicht zwangsläufig, dass eine Differenzierung zwischen Therapie und *Enhancement* ohne Sinn und Nutzen ist. Denn auch die meisten Alltagsbegriffe, wie etwa „Stuhl“ und „Tisch“ können nicht exakt definiert werden und bleiben merkwürdig unscharf und vage. Nichtsdestotrotz kann in der Praxis ein Stuhl in den meisten Fällen problemlos von einem Tisch unterschieden

141 Dees, Richard H.: “Better brains, better selves? The ethics of neuroenhancements”. *Kennedy Institute of Ethics Journal* 17 (4), 2007, S. 377.

werden, obwohl eine große Mannigfaltigkeit von Stühlen existiert, wie Bürostühle, Clubsessel, Schemel, Schaukelstühle usw. In bestimmten Fällen mögen allerdings Zweifel angebracht sein, ob etwa ein todschickes Designermöbel mit ebener birnenförmiger Fläche und sieben Stützen als Stuhl oder eben als Tisch bezeichnet bzw. benutzt werden soll. Dafür ist in der Kognitionspsychologie der Begriff des *Prototypen* eingeführt worden, worunter eine Entität verstanden wird, die alle typischen Charakteristika einer bestimmten Kategorie repräsentiert. Die Theorie der *Prototypen* wurde von Eleanor Rosch und Catlin Mervis entwickelt und geht in ihren Grundlagen auf die Idee der Familienähnlichkeit von Ludwig Wittgenstein zurück[142].

Auf Basis der Prototypentheorie von Rosch und Mervis ist es möglich, *Prototypen* für verbessernde und therapeutische Maßnahmen zu charakterisieren und voneinander zu unterscheiden. So erscheint es zweifellos gerechtfertigt, die operative Entfernung einer Geschwulst als therapeutische Maßnahme zu klassifizieren, eine Schönheitsoperation dagegen als *Enhancement*. Natürlich gibt es wie bei jedem Begriff Grenzfälle, Atypisches und Uneindeutigkeiten, wie etwa eine Schönheitsoperation mit dem Ziel, ein vom Patienten als auffällig oder gar entstellend wahrgenommenes Merkmal des Gesichts zu korrigieren, um damit die psychische Belastung zu reduzieren, nach WHO-Definition ein klarer Fall von Therapie. Dennoch sollte aus der Unmöglichkeit der (ein)eindeutigen Definition von Begriffen, hier von Therapie und *Enhancement*, nicht der Schluss der generellen Sinnlosigkeit einer Grenzziehung auf moralischer Ebene zwischen diesen gezogen werden.

Im Sinne der Prototypentheorie repräsentiert ein *Prototyp* die Hauptbedeutung eines Begriffs einschließlich eines unscharfen Randes, so wie sie von den Mitgliedern einer Gemeinschaft in einer bestimmten Lebenswelt intuitiv verstanden und der Begriff – ohne große theoretische Reflexion – in den meisten Fällen praktisch gebraucht wird. Zwangsläufig wird der Gebrauch eines *Prototypen* dabei von historischen und sozialen Faktoren, sowie von gesellschaftspolitischen Konventionen beeinflusst, die innerhalb einer gegebenen Lebenswelt wirken. So wird der *Prototyp* Stuhl für einen Europäer anders aussehen als für einen Japaner, worin sich die soziokulturelle Einbettung der Bedeutung und des Gebrauchs von Begriffen manifestiert. Die Tatsache, dass Begriffe sozial konstruiert und intrinsisch kontextbezogen sind, geht keineswegs einher mit dem Verlust einer „natürlichen" Bedeutung. Vielmehr wird diese durch den *Prototyp* generiert. In Analogie lassen sich für die Begriffe „Krankheit" und „Gesundheit", „*Enhancement*" und „Therapie" über die entsprechenden *Prototypen* eindeutige Vorstellungen entwickeln, was in einer bestimmten Lebenswelt unter ihnen zu verstehen ist – etwa unter *Enhancement* u.a. die typische Schönheitsoperation, die (bisher spekulative) Intelligenzsteigerung und die das typische Maß überschreitende Lebensverlängerung. Nicht unter den *Prototyp Enhancement* klassifizieren würde man die oben diskutierten Beispiele der Konzentrationssteigerung durch Neuropharmaka und der Prävention

142 Rosch, Eleanor / Mervis, Catlin: "Family resemblances. Studies in the internal structure of categories". *Cognitive Psychology* 7 (4), 1975, S. 573–605.

von Infektionskrankheiten durch aktive Schutzimpfung. In Erweiterung der Prototypentheorie hat Ruth Chadwick die *umbrella view* eingeführt, welche die typischen und oftmals mannigfachen, den *Prototyp* konstituierenden und über Familienähnlichkeiten verbundenen Beispiele unter diesem Sammelbegriff integriert[143]. So ist es bei Anwendung der *umbrella view* nicht zulässig, Therapien *per se* als sinnvoll, nützlich und gut zu bewerten und *Human Enhancement* pauschal zu kritisieren und zu verwerfen. Stattdessen ist jeder Fall als *Prototyp*- und letztlich „umbrella"-konstituierendes Beispiel gesondert zu analysieren und zu bewerten.

3.1.4 Das Argument mit der Freiheit

In den meisten Gesellschaften religiöser oder konservativer bis liberaler Prägung wird der reproduktiven Freiheit ein sehr hohen Wert zugestanden, was sich auch in der entsprechenden Gesetzgebung und Rechtsprechung niederschlägt[144]:

> Thus the right to reproductive freedom includes the right to decide whether to procreate with whom among willing partners, and when to do so.

Grundsätzlich hat das Recht auf Freiheit der Reproduktion dabei auch den Einsatz der aktuellen Reproduktionstechnologien wie Samen- und Eizellspende und *In-vitro*-Fertilisation, sowie die Möglichkeit der Entscheidung über die Zahl der Kinder und – gemäß der Auffassung einer (Noch-) Minderheit – über die Beschaffenheit der Kinder, wie Geschlecht, Intelligenz, Sonderbegabungen zu umfassen. In den meisten Gesellschaften gilt aber auch, dass Freiheit nicht unbegrenzt eingefordert werden kann, sondern aufgrund von zwei Grundsätzen eingeschränkt wird. Die individuelle Handlungsfreiheit gerät dann an ihre Grenzen, falls durch ihre Umsetzung den Mitmenschen Schaden zufügt wird oder wie es der utilitaristische Philosoph John Stuart Mill als Grundprinzip der Schadensvermeidung formulierte[145]:

> The only freedom which deserves the name, is that of pursuing our own good in our own way, so long as we do not attempt to deprive other of theirs, or impede their efforts to obtain it.

Zusätzlich zu diskutieren ist allerdings die Notwendigkeit eines Schutzes des Menschen vor einer Selbstschädigung durch das eigene Handeln. Dies würde auf einen Paternalismus etwa durch staatliche Behörden hinauslaufen und wird von Mill selbst energisch abgelehnt. Umgekehrt kann ein Liberalismus ohne jegliche Beschränkung ausgeprägte Ungleichheiten auf wirtschaftlicher und sozialer Ebene hervorrufen, die von den Betroffenen als ungerecht empfunden werden. Deshalb hat John Rawls

---

143 Chadwick, Ruth: "Therapy, enhancement and improvement". In: Gordijn B. / Chadwick R. (Hrsg.): *Medical enhancement and posthumanity*. Springer: New York 2008, S. 30f.

144 Brock, Dan W.: "Shaping future children: Parental rights and societal interests". *The Journal of Political Philosophy* 13 (4), 2005, S. 380.

145 Mill, John Stuart: *On Liberty*. Norton: New York / London 1975, S. 14.

das Prinzip der Freiheit mit dem der Gerechtigkeit überlagert, indem Ungleichheiten nur in dem Falle hingenommen werden dürfen, dass sie „zu jedermanns Nutzen gestaltet werden" und gleichzeitig eine angemessene Chancengleichheit garantiert wird[146]. Diese beiden Grundsätze führen bei konsequenter Anwendung auch zu einer Beschränkung der Möglichkeiten für *Human Enhancement*, denn diese darf nur dann zugelassen werden, wenn es dadurch zu keiner Schädigung anderer Menschen kommt, das Aufkommen von sozialen Ungerechtigkeiten ausgeschlossen bleibt und die Wahrung der Chancengleichheit gesichert ist.

Ein gerne eingesetztes Argument zur Verteidigung von *Human Enhancement* besteht in der Anerkennung der Ausweitung der menschlichen Handlungsmöglichkeiten, ohne dass damit eine Schädigung der Mitmenschen einherginge. Demnach sollte jeder Mensch das Recht auf Selbstbestimmung seiner Lebensweise haben, einschließlich der damit verbundenen Risiken für das eigene Schicksal. Also seien alle Aktivitäten, von denen Menschen annehmen, dass sie ihr Glück herbeiführen oder wenigstens vergrößern und die für die Mitmenschen kein Risiko bedeuten, grundsätzlich zulässig. So sollte die Einnahme von Medikamenten zur Steigerung der Intelligenz oder Verbesserung der Stimmung nicht unterbunden werden, wenn jemand an die glücksbringende Wirkung glaubt und dadurch niemand geschadet wird. Folglich kann das Freiheitsargument mit folgenden Grundsätzen zusammengefasst werden[147]:

(i) *People have a right to autonomy.*
(ii) *If a person has a right to autonomy, then if she deems something important and if pursuing it does not harm others, then it is morally permissible for her to do so.*
(iii) *Some people will find that neuroenhancements are important to them.*
(iv) *Neuroenhancements cause no one else harm.*
(v) *Therefore, the use of neuroenhancements is morally permissible.*

Während die Prämissen (i) und (iii) kaum in Zweifel gezogen werden können, gestaltet sich eine Bewertung der Prämissen (ii) und (iv) kompliziert aufgrund der Unmöglichkeit, die Folgen einer Handlung auf allen – räumlichen und zeitlichen – Ebenen in allen Facetten für alle Mitmenschen zu erfassen und adäquat zu bewerten. Aktivitäten des *Human Enhancement*, die dem Durchführenden subjektiv nützen und sein Wohlfühlgefühl steigern, können gravierende – und zunächst kaum vorhersehbare – Nachteile für seine Mitmenschen mit sich bringen, etwa soziale Benachteiligung und Diskriminierung. Es ist daher eindeutig zu kurz gedacht, *Human Enhancement* jedem Einzelnen unter dem Hinweis auf scheinbar nicht vorhandene direkte Auswirkungen auf andere zu zugestehen ohne die – möglicherweise nur indirekten – Konsequenzen auf die soziale Gerechtigkeit zu analysieren und adäquat zu berücksichtigen.

---

146 Rawls, John: *Eine Theorie der Gerechtigkeit.* Suhrkamp: Frankfurt a.M. 1979, S. 82.
147 Dees 2008, S. 373.

Diese Problematik lässt sich anhand eines Vergleichs zwischen Doping im Sport und *Neuroenhancement* verdeutlichen. Die meisten Menschen betrachten Doping im Sport für unzulässig und ungerecht, da die Leistungen des Sportlers – zumindest zum Teil – auf die Drogen zurückzuführen seien und nicht auf seine Anstrengungen und Fähigkeiten selbst. Aber auf analoge Weise müssen auch Intelligenzpillen bewertet werden, indem durch deren Einnahme möglicherweise ein fauler Schüler seine Leistungen in der Physik-Klausur ohne einen eigenen Beitrag substantiell verbessert und sich dadurch unfair gegenüber seinen Mitschülern verhält. Generell gilt, dass Menschen, die bestimmte mentale oder kognitive Fähigkeiten durch technische Maßnahmen des *Neuroenhancement*, wie Doping, Intelligenzpillen oder Neuroprothesen, zu verbessern trachten, sich unverdiente und unfaire Vorteile gegenüber ihren Mitmenschen verschaffen, die sich in erhöhten Chancen etwa in der Ausbildung und im Beruf, sowie auf dem Arbeitsmarkt manifestieren können. Somit werden durch *Human Enhancement* die Grundsätze der Chancengleichheit und Fairness missachtet. Dieses Problem wird noch verstärkt durch die Möglichkeit, dass die Kosten für die Maßnahmen bestimmte Schichten der Bevölkerung vom *Human Enhancement* fernhalten und damit eine Spaltung der Gesellschaft in für das *Enhancement* Vorgesehene und davon Ausgeschlossene vorangetrieben wird. Somit führen Vorteile durch *Enhancement* für Privilegierte automatisch zu Nachteilen für die davon Ausgeschlossenen. Aber selbst wenn allen Gesellschaftsmitgliedern der Zugang zum *Enhancement* ermöglicht werden würde, so muss – zumindest in demokratischen Staaten – das Recht auf Ablehnung gewahrt bleiben. Aber dann besteht die Gefahr, dass die Nichtverbesserten auf Grundlage des Vorwurfs diskriminiert werden, sie seien selbst für ihre ungünstige Situation verantwortlich, weil sie die Maßnahmen des *Enhancement* abgelehnt haben. Zusammengefasst muss es als sehr wahrscheinlich gelten, dass eine zu wenig reflektierte und kontrollierte Anwendung von (bio)technologischen Maßnahmen für *Human Enhancement* vorhandene Ungleichheiten weiter fördert oder gar neue generiert[148].

3.1.5 Das Argument mit der Lebensverlängerung

Während *Neuroenhancement* sich auf eine Optimierung der kognitiven Fähigkeiten beschränkt, hat ein allgemeines *Enhancement* die Verbesserung der gesundheitlichen Situation im Ganzen zum Ziel mit der letztendlichen Konsequenz eines „Anti-Aging" und einer Lebensverlängerung. Dabei kann der Wunsch nach Lebensverlängerung durchaus „radikale" Züge annehmen, wenn etwa eine künstliche Ausdehnung der Lebensspanne gefordert wird, durch die Menschen ein Alter erreichen, das jenseits des heute möglichen Maximalalters von ca. 120 Jahren liegt[149]. Diese Forderung geht typischerweise von der Annahme aus, dass ein längeres Leben „automatisch"

---

148 Zoglauer, Thomas: *Konstruiertes Leben. Ethische Probleme der Humangenetik.* Primus: Darmstadt 2002, S. 112f.

149 Knell, Sebastian / Weber, Marcel: *Menschliches Leben.* de Gruyter: Berlin / New York 2009, S. 191.

mit einem glücklicheren einhergeht. Für Utilitaristen stellt daher *Enhancement* durch „Anti-Aging"-Programme eine Möglichkeit dar, die Menschen glücklicher zu machen[150]:

> Mehr Gesundheit, weniger Gebrechlichkeit und so auch Anti-Aging versprechen, das Glück der einzelnen Bürger besonders gut zu steigern.

Dabei wird versucht, eine derartige Lebensverlängerung auf der Grundlage utilitaristischer Überlegungen zu rechtfertigen und damit *quasi* den individuellen Egoismus „salonfähig" zu machen. So wird eine „innerlebensgeschichtliche Wohlfahrtsbilanz" aus der Aufrechnung von allen im Leben widerfahrenen guten und schlechten Erfahrungen herangezogen[151]. Das dabei benutzte Beurteilungskriterium ist meistens hedonistischer Natur und gründet auf angenehmen oder unangenehmen subjektiven Empfindungen. Gemäß utilitaristischer Sehweise wird die individuelle Wohlfahrtsbilanz – unter der Voraussetzung eines gewissen Wohlstandsniveaus – durch eine Lebensverlängerung positiv beeinflusst. Die Wahrscheinlichkeit des Erlebens von zusätzlichen Augenblicken des Glücks, des Erfüllens von zusätzlichen Wünschen, des Erfahrens von zusätzlichen Freuden, die das – durch das Alter bedingte – zusätzliche Leid mehr als kompensieren, würde signifikant erhöht werden[152]. Der hierfür erforderliche stabile Wohlstand sei durch den „permanenten technischen Fortschritt" garantiert, durch den ökonomische Schwächeperioden ausgeglichen und eine Verlängerung der Lebenszeit selbst und damit einhergehend der Lebensarbeitszeit erreicht werden würden, wodurch insgesamt auch im Alter eine soziale und finanzielle Absicherung ermöglicht werde[153].

Allerdings wirft diese hedonistische Rechtfertigung einer durch *Human Enhancement* bewirkten Lebensverlängerung kritische Fragen auf. Denn der Wunsch nach einem längeren Leben währt typischerweise nur solange es einem gut geht und das zusätzliche Glück genossen werden kann, während in einer schlechten Lebenssituation der Wunsch nach Lebenszeitverlängerung eher zurückhaltend ausfällt. Die persönliche Lebenssituation und -qualität wie auch die subjektive Glückswahrnehmung werden dabei von vielen extrinsischen Parametern beeinflusst, die sich dem individuellen Zugriff entziehen, etwa Gesundheit, Bildung, Einkommen, sozialer Status, Umwelt, sowie von einer Vielzahl an ökonomischen und soziokulturellen Faktoren[154]. Interessanterweise scheint die Annahme einer positiven Korrelation zwischen Lebenszeit und Glücksempfinden durch die Statistik der empirischen Glücksforschung bestätigt zu werden. Und gerade dieser Zusammenhang lässt eine Erhöhung der ohnehin bereits hohen Wohlfahrtsbilanz für Privilegierte, die

150 Gesang 2007, S. 151.
151 Knell / Weber 2009, S. 122.
152 Knell / Weber 2009, S. 146.
153 Knell / Weber 2009, S. 141.
154 Sirgy, Joseph M.: *The psychology of quality of life: Hedonic well-being, life satisfaction, and eudaimonia.* Springer: New York 2012.

bereits ein langes und glückliches Leben genossen haben, für absolut inakzeptabel erscheinen. Und zynisch wäre es, dabei auf eine „Win-Win-Situation“ zu setzen, in der ein paar Krümel vom zusätzlichen Glück auf die weniger Privilegierten „durchsickern“ oder „diffundieren“ könnten. Deshalb darf es nicht darum gehen, das Glück der Glücklichsten weiter zu erhöhen, sondern es sind alle Anstrengungen zu unternehmen, um das Glücksempfinden der Unglücklichsten zu stärken. Dafür sind jedoch keine (bio)technologischen Maßnahmen für *Human Enhancement* erforderlich, vielmehr gilt es, diejenigen sozioökonomischen und gesellschaftspolitischen Bedingungen in den Entwicklungsländern zu optimieren, die die Glücksempfindung und die Lebenszeit entscheidend beeinflussen.

Natürlich lässt sich die rein hedonistische Beurteilung des „innerlebensgeschichtlichen“ Glücks als zu oberflächlich und ökonomisch konzipiert kritisieren. Eine Alternative hierzu könnte in der Bewertung der Qualität des Lebens in seiner Ganzheit gesehen werden, also in der Klärung der Frage, wann ein gelungenes und sinnerfülltes Leben vorliegt, wofür der Begriff der „lebensholistischen Wohlfahrt“ geprägt worden ist[155]. Demnach kann von einem sinnerfüllten Leben dann gesprochen werden, wenn es zum einen in quantitativer Hinsicht *„eine größere Bandbreite qualitativ verschiedener Aktivitäten und Erfahrungen aus dem Gesamtspektrum genuin menschlicher Handlungs- und Erfahrungsmöglichkeiten beinhaltet“*[156] und zum anderen in qualitativer Hinsicht von intensiv und tief empfundenen Empfindungen des Erlebens erfüllt ist. Allerdings widersetzt sich ein solches hinsichtlich Diversifikation und Tiefgang quantitativ bzw. qualitativ erfülltes Leben der weiteren Steigerung. Und ein gelingendes und erfülltes Leben ist nur mit seiner begrenzten Dauer kompatibel. Ein unbegrenztes Leben würde zwar unendlich viele Möglichkeiten bieten, alle gewünschten Aktivitäten zu realisieren und jeden Aspekt des Lebens wahrzunehmen. Aber gerade die permanent auf höchstem Niveau empfundene Wohlfahrt würde früher oder später zu einer Sättigung und zu Langeweile führen, eben weil ein solches Leben nicht mehr steigerungsfähig ist. Vielleicht erklärt eine derartige Angst vor „Abstumpfung“ den sogenannten „Unsterblichkeits-Fehlschluss“, wonach die meisten Menschen das ewige Leben vehement ablehnen, obgleich sie durchaus nach einer – begrenzten – Verlängerung ihres Lebens trachten[157]:

> My point here is that it is entirely possible, as well as consistent, that many people find the idea of living forever to be just as abhorrent as the idea of dying. We thus cannot infer from the fact that they do not want to die that they do want to live forever.

---

155 Knell / Weber 2009, S. 124f.

156 Knell / Weber 2009, S. 156.

157 Hauskeller, Michael: “Forever young? Life extension and the ageing mind”. *Ethical Perspectives* 18 (3), 2011, S. 387.

3.1.6 Das Argument mit der technologischen Revolution

Da sich die Technologie mit exponentieller Geschwindigkeit weitaus schneller als die biologische Evolution entwickelt, wird gegenwärtig allgemein davon ausgegangen, dass die künstliche Intelligenz die menschliche schnell um Größenordnungen übertreffen und immer weiter anwachsen werde. Diese Explosion an künstlicher Intelligenz werde heute unvorstellbare Veränderungen, fortschrittlichste Technologien und revolutionäre Ideen hervorbringen, welche in Kombination entscheidend für die Schaffung eines „posthumanen" Zustandes seien. Ray Kurzweil nannte das Erreichen und Übertreffen des Niveaus menschlicher Intelligenz durch die künstliche ein einzigartiges Ereignis von vergleichbarer epochaler Bedeutung wie die natürliche Evolution der biologischen Strukturen und Mechanismen selbst[158].

Letztlich bleiben es immer die Konsequenzen einer fortgeschrittenen Technologie, welche eine *transhumanistische* Revolution möglich machen sollten. Ziele, wie eine radikale Lebenszeitverlängerung oder Verbesserung der kognitiven Kapazitäten und körperlichen Fähigkeiten, werden gemeinhin nicht durch spirituelle oder mystische Mittel, wie transzendentale Meditation, göttliche Offenbarungen oder Voodoo-Zauber, sondern nur über gesteigerte Komplexität der Technologien als erreichbar angesehen. Deshalb unterstützen *Transhumanisten* Forschungsprogramme und Geschäftsmodelle, von denen sie annehmen, sie würden die menschlichen Fähigkeiten zur Beherrschung der materiellen Welt revolutionär verbessern[159]:

> As you advance, the horizon will recede. The transformation is profound, but it can be as gradual as the growth that made the baby you were into the adult you think you are. You will not achieve this through any magic trick or hokum, nor by the power of wishful thinking, nor by semantic acrobatics, meditation, affirmation or incarnation. And I do not presume to advise you on matters theological. I urge on you nothing more, nothing less, than reconfigured physical situation.

Hieraus ergibt sich auch die Forderung der neuzeitlichen *Transhumanisten* nach einer praktischen anstelle einer rein theoretischen Revolution in der synthetischen Verbesserung des biologischen Körpers und Verstandes. So wird Nanotechnologie häufig angeführt, wenn es um die Verstärkung der materiellen Basis des Körpers geht. Dementsprechend wurde vorgeschlagen, Verdauung, Wundheilung und synaptische Prozesse durch implantierbare „Nanobots" zu verstärken, welche diese Funktionen offenbar besser auszuführen vermögen[160]: *„The roots of suffering are planted deep in your brain. Weeding them out and replacing them with nutritious crops of well-being will require advanced skills and instruments for the cultivation of your*

---

158 Kurzweil, Ray: *The singularity is near: When humans transcend biology.* Viking: New York 2005.

159 Bostrom, Nick: *Transhumanist values 2001.* Available online: http://www.nick bostrom.com/tra/values.html.

160 Bostrom, Nick: "Existential risks: Analyzing human extinction scenarios and related hazards". *Journal of Evolution and Technology* 9, 2002, S. 15–22.

neuronal soil." Die *transhumanistische* Idee besteht also demnach in der praktischen Modifikation der körperlichen Ebene des Menschen, welche die Voraussetzung für jegliche – nachfolgende – Veränderung auf sozialer Ebene darstellt. Die Menschen hätten demnach ihr Bewusstsein auf synthetische Systeme zu übertragen, um dem Tod begegnen zu können[161]: „*Your body is a deathtrap.....You are lucky to get seven decades of mobility; eight if you be Fortuna's darling. That is not sufficient to get started in a serious way, much less to complete the journey. Maturity of the soul takes longer.*" Auch wenn man die poetische Komponente der „Seele" hier außer Acht lässt, gilt die Feststellung, dass ver- und gestärkte Körper, die gegenüber Krankheit, Hunger und Verfall weniger anfällig sind, den Menschen zu mehr Zeit verhelfen würden, damit sie sich effizienter mit ihren frei gewählten Lebensstilen, Aktivitäten und Lebenszielen beschäftigen könnten. Und fortan könnten sie die Zufälligkeiten, aber auch die Ungerechtigkeiten und Ungleichheiten einer zeitlich begrenzten Existenz einerseits und einer individuell unterschiedlichen körperlichen und geistigen Konstitution andererseits, sowie die vielfältigen An- und Überforderungen, die durch den Kapitalismus auferlegt würden, hinter sich lassen.

Moderne Nanotechnologie stellt ebenfalls eine theoretische Möglichkeit für den Aufbau und die Manipulation von Materialien auf atomarer Ebene zur Konstruktion und Produktion von allen möglichen Strukturen dar, soweit dies die Gesetze der Physik erlauben[162]. Die hierfür eingesetzten Maschinen würden lediglich einen Nachschub an Rohmaterial benötigen, eine Energieversorgung über ein Netzgerät und komplexe Matrizen, etwa in Form von einfachen Lochkarten bis hin zu komplexen Programmen, um über die produzierten Strukturen direkt oder indirekt alle Arten von menschlichen Bedürfnissen und Wünschen zu befriedigen, z.B. neuartige Werkzeuge oder Designer-Nahrung. In der Argumentation den Marxisten nahe behaupten die *Transhumanisten*, dass die Abschaffung der (bezahlten) Sklaverei – innerhalb der kapitalistischen Wirtschaftsordnung – ohne die neuen Eigenschaften von neuartigen molekularen Strukturen, aber auch, dass die Befreiung von der körperlichen Todesfalle – innerhalb der „alten" psychophysischen Struktur – ohne potente künstliche Intelligenz nicht möglich sein werde.

3.1.7 Das Argument mit der *Cyborgisierung*

Der seit Jahrzehnten sich vollziehende medizinische Fortschritt manifestiert sich auf eindrucksvolle Weise in der Konstruktion und im praktischen Einsatz von Chip-gesteuerten Prothesen und Implantaten und einer Vielzahl anderer „medical devices". Dabei gehört die Implantation von Herzschrittmachern seit rund vier Jahrzehnten zur Routine und Cochlea- und Retina-Implantate geben gehörlosen bzw. blinden Patienten ein Hör- bzw. – zugegebenermaßen nur rudimentäres

161 Bostrom 2002.

162 Heil, Reinhard: „Transhumanismus, Nanotechnologie und der Traum von Unsterblichkeit". In: Ferrari A. / Gammel S. (Hrsg.): *Visionen der Nanotechnologie.* Akademische Verlagsgesellschaft: Heidelberg 2009, S. 25–50.

– Sehvermögen zurück. Neueste Entwicklungen umfassen über Nervenimpulse gesteuerte Bein- und Armprothesen, sowie „Brain-Computer-Interfaces" zur Steuerung von Computern, Schreibgeräten, Musikinstrumenten oder einem Rollstuhl allein durch Gedanken. Der Einbau von Technik in den menschlichen Körper lässt Ängste bis Horrorvisionen oder Hoffnungen bis Wunschträume hinsichtlich der zukünftigen Transformation des Menschen in einen *Cyborg*, d.h. in ein Hybridwesen aus Mensch und Maschine aufkommen.

Einerseits ist es vorstellbar, dass durch Neuroprothesen und „Brainchips" biologische Limitationen des Menschen überwunden, angeborene Defekte behoben und beschränkte Fähigkeiten verbessert werden können. Tatsächlich ist die Vision einfach zu verführerisch, sich nach Einbau eines Exoskeletts samt dazugehörigem Muskelsystem als „Superman" zu fühlen, seinem Gedächtnis durch das Abspeichern von Erinnerungen und Gedanken auf einem USB-Stick nachzuhelfen oder in Sekunden eine Fremdsprache durch das Einstecken eines Computerchips in einen freien „Hirnslot" perfekt zu erlernen. Bereits vor 50 Jahren wurde erwogen, zur Anpassung des Menschen an die Bedingungen eines Lebens im Kosmos gezielte Modifikationen an seinem Körper vorzunehmen[163]. Fast überflüssig zu erwähnen, dass die „Science Fiction-Literatur" mit *Cyborgs* überbordend angefüllt ist.

Andererseits sehen Kritiker die Gefahr einer fortschreitenden Entfremdung des Menschen von seinem natürlich-biologischen Ursprung und einer irreversiblen Transformation in eine geist- und emotionslose Maschine. Doch – wie bereits erwähnt – trägt das Naturargument nicht allzu weit, will man sich nicht dem Vorwurf eines Sein-Sollen-Fehlschlusses, in diesem Fall vom Natur-Sein auf ein Natur-Sollen aussetzen. Dieses Natur-Sollen würde zweifellos die Basis für die Unterbindung jeglichen (bio)technologischen Fortschritts liefern. Darüberhinaus kann gegen das Naturargument angeführt werden, dass der Mensch noch nie ein „reines" Naturwesen, dagegen vielmehr schon über eine lange Periode seiner evolutionären Entwicklung ein *Cyborg* gewesen ist und immer bleiben wird[164]:

> We must recognize that, in a very deep sense, we were always hybrid beings, joint products of our biological nature and multilayered linguistic, cultural, and technological webs.

Ohne Zweifel hat der Mensch schon immer versucht, eventuell vorliegende physische Defizite durch technische Hilfsmittel zu kompensieren. Dabei ist es irrelevant, ob diese auf der Körperoberfläche, z.B. das Hörgerät außen am Ohr oder im Körperinneren, z.B. das Cochlea-Implantat im Innenohr, platziert sind, da in beiden Fällen die gleiche Funktion erfüllt wird. Konsequenterweise werden von den Anhängern von *Human Enhancement* invasive wie extrakorporale *Cyborg*-Technologien im

163 Clynes, Manfred E. / Kline, Nathan S.: "Cyborgs and space". *Astronautics* 5 (9), 1960, S. 26.

164 Clark, Andy: *Natural-born cyborgs: Minds, technologies, and the future of human intelligence.* Oxford University Press: Oxford / New York 2003, S. 195.

Sinne einer konsequenten Fortsetzung der menschlichen Evolution auf biologischer und kultureller Ebene interpretiert. Als Konsequenz hat Andy Clark zusammen mit David Chalmers eine *Cyborg*-Anthropologie formuliert, die in der sogenannten *Extended-Minds-Hypothese* kulminierte[165]. Gemäß dieser Hypothese muss man sich den menschlichen Geist über den menschlichen Körper hinausreichend vorstellen, indem zu ersterem all diejenigen technischen Hilfsmittel zu zählen sind, die für die verschiedenen kognitiven Akte eingesetzt werden, also etwa der Taschenrechner für die Verbesserung der menschlichen Rechenkünste *per* Kopf oder der Terminkalender für die Erhöhung der Zuverlässigkeit des menschlichen Gedächtnisses. Demnach operieren der Taschenrechner und der Terminkalender als extrinsische Erweiterung der für die menschliche Rechen- bzw. Gedächtnisleistung verantwortlichen Bereiche des Gehirns. Arithmetische Kalkulationen, die mit dem Taschenrechner durchgeführt werden, Sätze, die mit der Schreibmaschine auf Papier „materialisiert" werden oder Texte, die in den Chips eines Computers prozessiert und gespeichert werden, stellen gemäß der *Extended-Minds-Hypothese* aus dem Körper nach außen verlagerte Gedanken dar. Taschenrechner, Schreibmaschine, beschriebenes Papier oder Computer operieren also als Erweiterung oder gar als Ersatz für das menschliche Gehirn. Lange vor der routinemäßigen Anwendung von Taschenrechner und Computer beschrieb Ludwig Wittgenstein diese Externalisierung des menschlichen Denken weg von seiner physikalischen Lokalisation[166]:

> Wenn wir über den Ort sprechen, wo das Denken stattfindet, haben wir ein Recht zu sagen, dass dieser Ort das Papier ist, auf dem wir schreiben oder der Mund, der spricht.

Auch nach Wittgenstein müssen also technische Hilfsmittel als natürliche Extensionen des menschlichen Körpers interpretiert werden. Und tatsächlich ist bekannt, dass manche Träger von Bein- oder Armprothesen diese als intrinsische Bestandteile ihres Körpers auffassen. So empfindet auch ein australischer Künstler und „Performer" seinen von ihm entwickelten zusätzlichen künstlichen „mechanischen Arm", dessen Bewegungen er über seine Bauch- und Beinmuskeln mit fast derselben Zielgenauigkeit und Präzision kontrolliert wie dies für seine beiden „angeborenen" Arme auf „natürliche" Weise möglich ist[167]. Da zweifellos davon ausgegangen werden kann, dass die Neuro- und Biotechnologie sich weiterhin rasant entwickeln wird, kann von einer weiteren Ausdehnung des Körpers auf neue Hilfsmittel und Zusatz- oder Ersatzgeräte mit großer Wahrscheinlichkeit ausgegangen werden. Diese werden vom Anwender auf ähnliche Weise wie künstliche Gliedmaßen gesteuert und dirigiert werden können. In diesem Sinne wird ein Pilot zukünftig während der Steuerung eines Flugzeuges auf Basis der direkten Ableitung und nachfolgenden

---

165 Clark, Andy / Chalmers, David J.: "The extended mind". *Analysis* 58 (1), 1998, S. 7–19.

166 Wittgenstein, Ludwig: *Das Blaue Buch.* Suhrkamp: Frankfurt a.M. 1984, S. 23.

167 Clark, Andy: *Supersizing the mind.* Oxford University Press: Oxford / New York 2008, S. 33.

Transformation seiner Gedanken in entsprechende Befehle für das Leitwerk und die Turbinen etc. dieses Flugzeug als Fortsetzung und Zusatzgerät des eigenen Körpers „fühlen". Dabei wird es zu einer Erweiterung des körperlichen Ich-Gefühls über den physikalischen Körper hinaus kommen und damit einhergehend zur Auflösung der Grenze zwischen der Innenwelt des Körpers und der durch das „Nicht-Körperliche" und die körperliche Umgebung konstituierten Außenwelt. Somit würden die im westlichen Denken seit der Antike vorherrschenden Dualismen zwischen Außenwelt und Innenwelt, Selbst und Nicht-Selbst, Natur und Technik zwangsläufig überwunden.

Nicht unrealistisch erscheint darüberhinaus, dass in Zukunft das menschliche Gehirn über ein direktes Interface zwischen ihm und einem Computer einen Roboter befehligt, der sich in räumlicher Distanz zu diesem Gehirn befindet. Dabei werden geeignete Sensoren des Roboters als „Augen" für dieses Gehirn funktionieren, welches umgekehrt den Roboter durch seinen „Willen" dirigieren wird. Die Position, an der sich der Roboter gerade befindet, wird vom Gehirn als sein eigener Aufenthaltsort registriert werden. Nicht länger „sieht" und anerkennt das Gehirn eine Grenze zwischen sich und dem Roboter. Damit wird *Human Enhancement*, das auf die Generierung von *Cyborgs* und die hierfür erforderlichen Technologien zurückgreift, die Ausbildung eines neuartigen Bewusstseins vom menschlichen Körper und einer veränderten Wahrnehmung des Selbst begünstigen oder gar induzieren[168]. Selbstverständlich wird dies mit gravierenden Konsequenzen für das Verständnis von menschlicher Identität und Personalität einhergehen.

Allerdings gilt festzuhalten, dass die *Extended-Minds-Hypothese* von Andy Clark den über Jahrtausende verbittert verteidigten Dualismus zwischen Geist und Körper unangetastet lässt, ja diesen sogar voraussetzt und nur dem menschlichen Geist eine gewisse Dreidimensionalität zuweist. In diesem Sinne handelt es sich eigentlich vielmehr um eine *Extended-Brain-Hypothese*, da nur das Gehirn als physisches Korrelat, aber nicht der Geist als Ergebnis der Gehirnaktivität eine Räumlichkeit besitzt. Trotzdem benutzt Clark die Begriffe „Geist" und „Gehirn" synonym und impliziert damit die Identität von Gehirn und Geist, ohne sich allerdings näher auf deren Natur einzulassen. Während man der Behauptung „Ich bin mein Gehirn" noch eine gewisse Sinnhaftigkeit und Deutbarkeit zusprechen mag, ist die Feststellung „Ich bin meine Schreibmaschine" oder „Ich bin mein Computer" schlichtweg ebenso unsinnig und nutzlos, wie die Vermutung, dass der Kugelschreiber und Terminkalender während des Schreibvorgangs denken. Während der „gesunde Menschenverstand meint", dass Kugelschreiber und Terminkalender lediglich als technische Hilfsmittel für die „Materialisierung", d.h. für die Niederschrift der Gedanken des denkenden Autors dienen, scheint Clark den Unterschied zwischen einem Kugelschreiber oder Terminkalender und den Neuronen in der Großhirnrinde als Mittel zur Generierung von Gedanken nivellieren zu wollen.

---

168 Zoglauer, Thomas: „Die Technisierung des Gehirns". In: Müller O. / Clausen J. / Maio G. (Hrsg.): *Das technisierte Gehirn.* Mentis: Paderborn 2009, S. 463–477.

An dieser Stelle wird es wichtig, die Bedeutung des „Benutzens eines Mittels" zu klären. Streng wissenschaftstheoretisch ist die Beziehung zwischen Ziel und Mittel dann eindeutig festgelegt, wenn A als Mittel des Anwenders B für die Erreichung des Ziels C eben grundsätzlich in der Lage ist, C zu erreichen, wobei C von B festgelegt wird. Allerdings führt die Übertragung dieser Definition eines „Mittels zum Zweck" auf die *Extended-Minds-Hypothese* zu Problemen: Es mag noch sinnvoll sein zu behaupten, dass eine bestimmte kognitive Aktivität auf der Anwendung eines bestimmten (Hilfs-)Mittels durch den Geist beruht. Wird aber gleichzeitig von der Identität des Geistes mit dem Gehirn ausgegangen, ist eine zirkulär argumentierende sinnlose Aussage die Folge, wonach das Gehirn das Mittel „Gehirn" anwendet, um ein vom Gehirn selbst festgelegtes Ziel zu erreichen. Somit agieren gemäß dieser These ausschließlich die Mittel, aber keine anwendenden Subjekte mehr. Denn als Konsequenz der Ununterscheidbarkeit von Geist und Gehirn und damit von Subjekt und Hilfsmittel wird das Subjekt und mit ihm das von ihm verfolgte Ziel eliminiert. Letztlich mündet die *Extended-Minds-Hypothese* in eine „Instrumentalisierung" des Menschen, wenn dessen Existenzberechtigung auf ein „Mittel" reduziert wird, dem kein Ziel mehr zukommt[169].

Die sogenannte *Cyborgisierung* stellt auch die ethische Problematik der moralischen Verantwortung des Menschen für seine Handlungen in ein neues Licht. Die sowohl in qualitativer wie quantitativer Hinsicht künftig zunehmende Fusion von (bio)technologischen und lebendigen Systemen wird zur kontinuierlichen Generierung von *Cyborgs* führen, für die es immer komplizierter bis fast unmöglich werden dürfte, die genaue Ursache und eine klar definierte Wirkfolge entlang des „Brain-Computer-Interface" für eine bestimmte Aktivität des *Cyborgs* auszumachen. Unwillkürlich werden *Cyborgs* und „natürliche" Menschen, etwa bei einem missglückten chirurgischen Eingriff mit einem Operations-*Cyborg*, mit den Fragen konfrontiert werden, wer/was der Auslöser hierfür gewesen ist und wer/was die Schuld hierfür trägt – Mensch oder Maschine. Es kann gegenwärtig nicht ausgeschlossen werden, dass mit der *Cyborgisierung* eine „Deindividualisierung der Verantwortung" einhergehen wird. Und diese könnte umso ausgeprägter ausfallen, je ausgedehnter und kompetenter die mit dem Individuum vernetzten (bio)technologischen Systeme sind und je intensiver die Kontaktierung und Vernetzung zwischen dem menschlichen und dem technologischen Systemen konstruiert werden, denn „*.....um so mehr verschwimmt die individuelle Verantwortung*"[170].

---

169 Zoglauer, Thomas: „Zur Ontologie der Artefakte". In: Friesen H. / Lotz Chr. / Meier J. / Wolf M. (Hrsg.): *Ding und Verdinglichung*. Fink: München 2012, S. 13–30.

170 Stier, Marco: „Das Handeln in den Zeiten der Neurotechnologie". In: Müller O. / Clausen J. / Maio G. (Hrsg.): *Das technisierte Gehirn*. Mentis: Paderborn 2009, S. 287.

3.2 Gemeinschaft *vs.* Individualismus

Transhumanismus und wissenschaftlicher Marxismus teilen also die Offenheit gegenüber der möglichen zukünftigen Natur des Menschen, die freilich in der menschlichen Natur selbst begründet ist, unterscheiden sich aber deutlich in ihren Ansichten über die Bedeutung der menschlichen Gemeinschaft und ihrer Struktur. Die meisten modernen *Transhumanisten* widmen der sozialen Natur des Menschen nur relativ wenig Aufmerksamkeit. Dies stellt eine gravierende Differenz zu Karl Marx dar und sollte von den modernen *Transhumanisten* thematisiert werden. Die Transformation des Menschen wird offenkundig von den *Transhumanisten* als ein Prozess verstanden, dem „atomistische" Individuen „automatisch" unterworfen sind, von denen jeder einzelne in nicht mehr als einer recht losen Vereinigung, eben der typischen westlichen Gesellschaft, mit den anderen existiert. Kommunitaristische Betrachtungen – im Sinne einer Vorstellung der Existenz und Realisierung des Individuums nur in der und durch die Gemeinschaft – spielen keine Rolle. Die Transformation erfasst also demnach das Individuum, das „Selbst", das „Innere", ganz im Sinne der Dominanz des Individualismus seit dem Aufkommen der aufklärerisch-naturalistischen Denkweise vor 250 Jahren. Soziale Überlegungen werden allenfalls nachträglich im Sinne der möglichen gesellschaftlichen Konsequenzen angestellt, die aus der „technologischen Selbst-Transformation" resultieren[171].

Während die materiellen Bedingungen in Form der technologischen Geräte sicherlich einen wesentlichen Aspekt der *transhumanistischen* Revolution darstellen, werden also die materiellen Aspekte der sozialen Strukturen typischerweise nicht berücksichtigt mit einer interessanten Ausnahme, nämlich der Auffassung, dass die Freiheit der liberalen Demokratie oder des Kapitalismus die höchste Produktivität (für technologische Gerätschaften) zur Erreichung der *transhumanistischen* Ziele garantieren würde. Obwohl von gleichen oder zumindest vergleichbaren Zugangsmöglichkeiten zu trans- und posthumanen Stadien für alle Gesellschaftsmitglieder im Allgemeinen ausgegangen wird, ist damit aber noch nicht geklärt, ob und wie die soziale Hierarchie, die dem kapitalistischen Gesellschaftssystem generell unterliegt, durch den postulierten egalitaristischen Transformationsprozess aufgehoben werden kann. So kann man sich z.B. sehr wohl einen Fischer in Neufundland und einen CEO in einem multinationalen Konzern vorstellen, die beide formal die gleichen Rechte als Bürger von Kanada genießen und aufgrund der gleichen Rechteverteilung auch die Möglichkeit für eine radikal verlängerte identische Lebensspanne besitzen. Würde dieser *transhumane* Zustand irgendetwas an der sozialen Asymmetrie zwischen dem Fischer und dem CEO ändern? Dies erscheint eher unwahrscheinlich. Während nämlich bestimmte technologische Entwicklungen, wie neue molekulare Strukturen und die hierfür erforderlichen Gerätschaften das Potenzial besitzen, soziale Strukturen zu unterwandern und zu verändern, so können umgekehrt repressive soziale Strukturen die bestmögliche Nutzung von neuen Technologien

171 More, Max: "Technological self-transformation". *Entropy* 4, 1993, S. 45–59.

verhindern oder diese Technologien zu ihrer eigenen Stabilisierung missbrauchen. Damit stellt sich für moderne *Transhumanisten* die Frage, ob sie die Herstellung und Verteilung von revolutionären, den Lebensstil verändernden Technologien dem egoistischen und inhumanen kapitalistischen System überlassen wollen.

Als Konsequenz sollten moderne *Transhumanisten* die Tatsache berücksichtigen, dass trotz der möglichen Umstrukturierung der Gesellschaft durch Technologie, die Strukturen der Gesellschaft, welche durch die sozialen Beziehungen zwischen den Individuen bestimmt werden, auch einen kritischen Einfluss auf die Bereitstellung und Anwendung der Technologien selbst nehmen. Sollte das oberste Ziel des *Transhumanismus* in einem essenziellen Beitrag zur Unterstützung der weiteren – natürlich-synthetischen – Evolution des Subjekts liegen, das sich gegenwärtig Mensch nennt, so darf sich dieser nicht auf die biologische Evolution beschränken, sondern muss auch die soziale und kulturelle Entwicklung und die gegenwärtigen sozialen Relationen zwischen den Menschen mit einschließen. Die Freiheit zum Wettbewerb und zur Anhäufung von Wohlstand im kapitalistischen System ist nicht gleichbedeutend mit der Freiheit, die gegenwärtigen Grenzen des Mensch-Seins für alle Individuen gleichermaßen zu überschreiten[172]:

> What is to be avoided above all else is the re-establishing of society as an abstraction vis-a-vis the individual. The individual is the social being.....Man's individual life and social life are not different.

Die Gesellschaft ist demnach eine eng verwobene Assoziation von Individuen, nicht bloß ein neutraler Raum, erfüllt von objektiver „desengagierter" Vernunft, in dem technologische Entwicklungen in der Konsequenz zu Veränderungen der menschlichen Lage führen. „Kommunitaristisch" formuliert ist die Transformation des Individuums und die Transformation der Gesellschaft, die zusammen wohl die „menschliche Lage" ausmachen, voneinander nicht zu separieren. Nur über die Erkenntnis, dass Natur und Mensch sich über in gegenseitiger Abhängigkeit entwickelnde Prozesse realisieren und nur durch die Kontrolle über diese Prozesse kann sich der Mensch eine freie Existenz erarbeiten[173]:

> Freedom can only consist in socialized man, the associated producers, rationally regulating their interchange with Nature, bringing it under common control, instead of being ruled by it as by blind forces of Nature.

Um die *transhumanistische* Revolution zu erreichen, dürfen die Kräfte der Natur nicht wie die Kräfte des Kapitalismus einen Einfluss auf den Verlauf der menschlichen Lebensaktivitäten nehmen. Während der Mensch Teil der Natur ist, wird

172 Marx, Karl / Engels, Friedrich / Tucker, Robert C.: *The Marx-Engels reader.* Norton: New York 1978.

173 Marx / Engels / Tucker 1978, S. 441.

der Mensch „natur-bewusst" und bezieht sich auf sich selbst zurück und wird dabei fähig, diejenigen Kräfte der Natur zu kontrollieren und zu manipulieren, denen er selbst ausgesetzt ist.

Moderne *Transhumanisten* leugnen im Allgemeinen nicht die Existenz eines vom menschlichen Geist unabhängigen materiellen „Substrats", aber dieses „Substrat" wird letztendlich als Beschränkung für zukünftige Möglichkeiten des Mensch-Seins angesehen und nicht als Ausgangsmaterial für wahre oder ideale Formen und Matrizen, die erhalten oder wieder benutzt werden sollten. Beispielsweise sieht Ray Kurzweil im „Substrat" die einzigen wirklichen Grenzen für die Transformation der Materie des Universums in Informationspakete und künstliche Intelligenz mit dem Ziel eines posthumanen Supercomputers[174]. Demnach besteht das materielle „Substrat" also aus Komponenten, aus denen die Objekte und Theorien konstruiert werden können, aber es gehorcht eben nicht den Naturgesetzen im „Aquinischen" Sinn, noch enthält es „Platonische" Ideen.

Auf Basis dieser Ausführungen erscheint es gerechtfertigt, den meisten modernen *Transhumanisten* eine sozial motivierte und vermittelte Konzeption der Natur abzusprechen, denn sie lehnen ja jede Art einer eindeutigen Dichotomie zwischen Natur und Mensch ab. Stattdessen betrachten sie die Natur als einen komplexen reflexiven Prozess, aus dem das Menschliche in einem bestimmten reflexiven Zirkel unter vielen anderen hervorgeht. Konsequenterweise müssten demnach selbst die fantastischsten und gegenwärtig kaum vorstellbaren Modifikationen und Transformationen des Menschlichen oder der Welt als vollkommen „natürlich" und vorteilhaft und damit als absolut erstrebenswert angesehen werden[175]:

> The advocates of self-directed evolution, more than challenging nature, intend to favor the deployment of its possibilities. The sense and the direction we refer to are ultimately those at the origin of our species, our emergence as more sophisticated organisms in comparison with our immediate predecessors. This is the reason why, if we reason in evolutionary rather than static terms, transhumanism cannot be considered as unnatural.....Human nature has always been a product of a self-domestication, combining the human with the living and the technological, and human nature was therefore already, to some extent, a self-directed evolution, albeit at an unconscious level.

Gemäß dieser Sichtweise ist die Natur ein Produkt menschlicher Ideen, Anstrengungen und Handlungen und umgekehrt sind Menschen Produkte von Anstrengungen und Entwicklungen der Natur, die sich aus einfacheren Formen des Lebens evolutionär herausgebildet haben. Die Entwicklungsschiene der willentlichen, gezielten und geplanten Evolution wird als Fortsetzung der ungerichteten, nicht beeinflussbaren und blinden Evolution oder etwa als „Evolution der Evolution" aufgefasst. Es sei einfach unmöglich, eine Dichotomie oder einen Dualismus zwischen Mensch und

---

174 Kurzweil 2005, S. 139.

175 Campa, Ricardo: *Italian transhumanist manifesto.* Available online: http://ieet.org/index.php/IEET/more/2520.

Natur zu konstruieren, da der Mensch in allen seinen Beziehungen simultan, eng verzahnt und unauflöslich über natürliche Relationen verknüpft sei. Die Natur müsse, wie das menschliche Geschöpf, als ein Prozess, nicht als eine Tatsache aufgefasst werden. Und wie im Menschen erkennen die *Transhumanisten* auch in der Natur notwendiger- und konsequenterweise beileibe keinen perfekten und nicht der Verbesserung möglichen Prozess, der auf Kontrolle und Modifikation verzichten könnte[176]:

> Mother Nature, truely we are grateful for what you have made us. No doubt you did the best you could. However, with all due respect, we must say that you have in many ways done a poor job with the human constitution.....You held out on us by giving the sharpest senses to other animals. You made us functional only under narrow environmental conditions.....What you have made us is glorious, yet deeply flawed.....We have decided that it is time to amend the human constitution.

Auch sei die Tyrannei der Krankheit, des Alterns und des Todes, sowie die Versklaverei des Menschen durch die menschlichen Gene zu kritisieren. Die Botschaft hieraus wäre, dass die *transhumanistische* Revolution nur stattfinden kann unter der Voraussetzung eines Austausches der blinden Kräfte der Natur gegen die durch das Bewusstsein gesteuerten und geplanten Kräfte des Menschen[177].

Diese Auffassung impliziert eine Art Missachtung gegenüber dem, was traditionell als Tatsachen der Natur angesehen wird. Dass moderne *Transhumanisten* eine evolutionäre und weniger statische Denkweise pflegen[178], wird am besten offensichtlich in ihrer Ablehnung der Krankheit oder des Todes als eine natürliche Tatsache. Es wird nicht gefragt, ob die Krankheit oder der Tod notwendig ist, sondern ob diese als wünschenswert angesehen werden. Sollte eines Tages die Abschaffung der Krankheit oder des Todes als genuine Möglichkeiten realisierbar werden, dann gilt für moderne *Transhumanisten „we will no longer need to rationalize death as a primary means of giving meaning to life“*[179] – ganz im scharfen Gegensatz zu Hans Jonas, für den Leben und Tod nur zusammen eine unlösbare und sinnhafte Einheit ergeben und Sinn und Wert nur dasjenige besitzt, das verloren werden kann (s. Kapitel 4). Da die Zukunft der Menschheit und der Natur gegenwärtig nicht auszumachen sei und unsere gegenwärtigen „Tatsachen“ nur Schritte auf dem weiteren Prozess der *Transhumanisierung* darstellten, bleiben *Transhumanisten* gegenüber Revisionen und der Aufgabe und Neugestaltung von „Tatsachen“ aufgeschlossen und offen.

Indem sie mit großem Nachdruck auf die kontinuierliche Entwicklung der Natur hinweisen, werfen moderne *Transhumanisten* somit neues Licht auf eine Tatsache, die schon George Lukács immer wieder betont hatte[180] – die soziale Vermittlung der

---

176 More 1999.
177 More 1999.
178 Campa 2008.
179 Kurzweil 2005.
180 Lukacs, George: *History and class consciousness: Studies in Marxist dialectics.* MIT Press: Cambridge (Mass.) 1971.

Natur. Obwohl menschliche Aktivitäten tatsächlich durch die Gesetze des „Substrats“ begrenzt sein mögen, erscheint es immer wahrscheinlicher, dass viele Naturkräfte, wie die blinde genetische Variation, die zufällig entstehenden Krankheiten und der offenbar nach dem Prinzip der Lotterie eintretende Tod künftig als beherrschbare Kräfte identifiziert werden in dem Sinne, dass diese nach Nachweis ihrer Nicht-Notwendigkeit und Nicht-Zwangsläufigkeit nur dann weiter bestehen würden, falls die Menschen zum Entschluss kämen, sie sollten. Technologische Hilfsmittel, die solche Kräfte überwinden könnten, repräsentierten eine materiell begründete, nicht-idealistische Form der radikal sozialen Vermittlung der Natur. Die Krankheit und der Tod, unabhängig davon welche Bedeutung beide im gegenwärtigen Leben zu haben scheinen, würden als blinde Kraft identifiziert werden, welche in die menschliche Natur vorgedrungen sind. In der Tat gehen moderne *Transhumanisten* davon aus, dass mit der Elimination von Krankheit und Tod das menschliche Leben eine völlig andere Bedeutung erhalten würde. Obwohl eine solche Existenz gegenwärtig nicht vorstellbar sei, stelle dies keinen ausreichenden Grund für die Annahme der Unausweichlichkeit von Krankheit und Tod in der Zukunft dar.

Im Hinblick auf die Kontrolle der Naturkräfte sollten die modernen *Transhumanisten* ihre Einstellung zur sozialen Natur des Menschen überdenken. Karl Marx betonte immer wieder, dass Menschen nur in der Gemeinschaft die Kontrolle über die blinden und zufälligen Kräfte der Natur gewinnen können. Vereinfacht ausgedrückt bedeutet dies, dass der Mensch als Individuum auf sich gestellt, neue Technologien und Fabriken zu ihrer Produktion weder theoretisch noch praktisch auf die Welt bringen kann[181]. Aber diese – scheinbar platte – Erkenntnis trifft auch in einem tieferen Sinn zu. Die soziale Vermittlung der Naturkräfte muss genau das sein – nämlich sozial. Genau dieser Grundsatz wird von den modernen *Transhumanisten* systematisch vernachlässigt[182]: *„Since technological development is necessary to realize the transhumanist vision, entrepreneurship, science, and the engineering spirit are to be promoted.“* Die sozialen Strukturen, innerhalb derer diese Eigenschaften und Werte gefördert werden können und müssen, bleiben typischerweise unerwähnt. Ebenfalls ausgeklammert wird von modernen *Transhumanisten* die Frage, wie aus der Vielzahl von Möglichkeiten für ein trans- oder posthumanes Leben, welche sich auf Basis der zukünftigen technologischen Entwicklungen zufällig ergeben oder daraus eventuell systematisch abgeleitet werden könnten, die von der zukünftigen Menschheit gewünschte Lebensform ausgewählt wird. Mit anderen Worten, wer übernimmt in der *transhumanistischen* Evolution die Aufgabe der in der biologischen Evolution wirksamen natürlichen Selektion[183] [184]?

---

181 Marx, Karl: *Grundrisse: Foundations of the critique of political economy.* Vintage Books: New York 1973.

182 Bostrom 2001.

183 Toffler, Alvin: *Der Zukunftsschock.* Scherz: Bern / München / Wien 1970.

184 Wells, Herbert G.: *Anticipations of the reactions of mechanical and scientific progress upon human life and thought.* Dover Publications Inc.: Mineola 1999.

Josef Wissarionowitsch Stalins „Vanguard“ Partei hat ein Beispiel geliefert für eine kleine Führungsgruppe, die für sich in Anspruch genommen hatte, die komplexe Dynamik einer Gesellschaft bis in das kleinste Detail hinein autoritär festzulegen und mit repressiven Mitteln zu steuern und zu kontrollieren. Die Bedrohung durch „Vanguardismus“ sollte für moderne *Transhumanisten* abschreckend sein angesichts der existenziellen Risiken, die von fortgeschrittenen Technologien bereits heute und vor allem in der Zukunft ausgehen könnten. Deshalb sollten moderne *Transhumanisten* der Versuchung widerstehen, die Entscheidung über die Nutzung fortgeschrittener Technologien einer kleinen dominierenden Elite zu überlassen, wie immer sich diese auch für diesen Zweck und diese Aufgabe kompetent und legitimiert fühlt. Man benötigt keine große Fantasie, sich die Konsequenzen vorzustellen, falls die Kontrolle über die Natur grundsätzlich und ausschließlich in die Hände einer Elite gelegt werden sollte, die primär durch marktwirtschaftliches Profitdenken motiviert ist.

3.3 Verantwortung *vs.* Autonomie

> Das tyrannische Element als solches stellt in der heutigen Technik, das unsere Werke zu unseren Herren macht und uns sogar zwingt, sie weiter zu vervielfachen, eine ethische Herausforderung an sich dar – jenseits der Frage, wie gut oder schlecht jene Werke im einzelnen sind. Um der menschlichen Autonomie willen, der Würde, die verlangt, dass wir uns selbst besitzen und uns nicht von unserer Maschine besitzen lassen, müssen wir den technologischen Galopp unter außertechnologische Kontrolle bringen[185].

Für Hans Jonas geht das „Bestreben“ von technischen Hervorbringungen, gegenüber ihrem Konstrukteur *quasi* einen Zustand der Unabhängigkeit und Autonomie zu erreichen und ihm dadurch zu „entgleiten“, nicht von den Schöpfungen als den konkret realisierten technischen Entitäten selber aus. Es werde vielmehr im abstrakten Sinne von der konkreten Prozedur ihrer Produktion und Anwendung vorangetrieben, die erst mit Hilfe des Menschen ihre Wirkung entfalten könnten. Da bisher die Hervorbringungen der Technik als Hilfsmittel selbst in einem breiten Verständnis lediglich leblose Objekte, aber eben keine Organismen seien und sie nach dem Gutdünken und Willen des Menschen benutzt, aktiviert oder inaktiviert und weiter entwickelt werden würden, sei es immer noch der Mensch, der den technischen Fortschritt bewusst und willentlich vorantreibe. Dies gelte selbst dann, wenn das Gutdünken und der Wille durch äußere Umstände und den Zeitgeist – ihrerseits geprägt von bereits akzeptierten Technologien – in der Regel eine deutliche Einschränkung erfahren und in die Richtung des uneingeschränkten Fortschrittglaubens gedrängt würden. Jonas greift zur Verdeutlichung auf Johann Wolfgang Goethes „kollektiv technologischen“ Zauberlehrling zurück, der die Geister, die er rief, nicht mehr los werde, der aber dennoch – zumindest grundsätzlich – vom alten Meister zur Raison gebracht, sprich zur Inaktivität verurteilt werden könnte mit dem Ruf *„In die Ecke /*

185 Jonas 1979.

Besen! / Besen! / Seids gewesen". Doch sei selbst der alte Hexenmeister dann dazu nicht mehr in der Lage, sollten die technologischen Hervorbringungen künftig nicht mehr nur auf leblosen Objekten beruhen, sondern Organismen darstellen.

3.3.1 Schöpfung *vs.* Vervielfältigung

Hans Jonas beruft sich auf Aristoteles, wonach Organismen die Triebkraft und Aktivität der kontinuierlichen Bewegung, des permanenten Funktionierens und des zielgerichteten Verhaltens einschließlich ihrer immerwährenden Reproduktion durch Fortpflanzung bis hin zu ihrer potenziellen evolutionären Transformation in neue Versionen intrinsisch in sich trügen. Nur solche lebendigen Entitäten und Hervorbringungen sollten als wirkliche Schöpfungen angesehen werden. Mit ihnen gehe der Mensch als „Homo faber" in qualitativer Hinsicht weit über das bisher Geschaffene an leblosen Entitäten hinaus, beraube sich aber dabei gleichzeitig des Anspruchs, dafür allein zuständig und kausal wirksam zu sein. Den unter seinen Händen zustande gekommenen lebendigen Entitäten, also den Schöpfungen des „Homo faber", muss gemäß Hans Jonas ein eigenständiges Leben und eine autonome Gestaltungskraft zugesprochen werden. Auf dieser Stufe zu einer „neuen Kunst" und zu einem Ursprungspunkt für neuartige Formen von Werden, Leben und Vergehen angekommen, hält es Jonas für durchaus angemessen, über die Bedeutung und den Sinn dieser Transformation zu reflektieren. Diese „neue Kunst" meint er in der zielgerichteten und geplanten Hervorbringung neuer Organismen auf Basis der unmittelbaren Manipulation des Genoms der entsprechenden Arten mit Hilfe der einschlägigen gentechnologischen Methoden ausmachen zu können. Dieses Vorgehen sei sehr wohl von der mit der neolithischen Revolution eingeführten Praxis der Züchtung von Tieren und Pflanzen für eine bestimmte Nutzanwendung im Rahmen von Ackerbau und Viehzucht zu unterscheiden. Denn diese fundiere auf der Auswahl gewünschter Phänotypen und ihrer Realisation und Präsentation durch zufällige und nicht von Menschenhand kontrollierbare Variation des Genoms. Diese „natürliche" Variabilität während der Fortpflanzung nutze der Mensch sinnvoller- und praktischerweise aus, um über Selektion des gewünschten Phänotyps dem dafür verantwortlichen Genom, welches vom ursprünglichen, den „alten" Phänotyp hervorbringenden Genotyp mehr oder weniger stark abweicht, habhaft zu werden und Eigenschaften einer ganz bestimmten intendierten Richtung folgend anzureichern. Diese resultierten typischerweise aus der Kombination von spontanen kleinen Mutationen in vielen relevanten Genen des Organismus und seltener in einer (umfassenden) Veränderung in einem einzelnen (entscheidenden) Gen.

Auf diese Weise vermag für Jonas die vom menschlichen Geist bewusst herbeigeführte und kontrollierte Zuchtwahl, die den „natürlichen", chronisch langsamen Mechanismus der Selektion umgeht, die Realisation von noch nie dagewesenen Daseinsformen ermöglichen, auch von solchen, die nur unter den artifiziellen Bedingungen der menschlichen Kultur überlebensfähig und identifizierbar sind. Aber nichtsdestotrotz produziere die Natur selbst das geeignete Material als mutierte Sonderformen für die nachfolgende Selektion durch den züchtenden

Menschen, wobei die genetische Beziehung mit dem Ausgangs-Wildtyp typischerweise erhalten bliebe, wie das Kriterium der Rückkreuzbarkeit der Mutante mit dem Wildtyp beweise. Das Mutantenspektrum, auf das der Mensch bei der Zuchtwahl zurückgreife, sei damit naturgegeben und der spontanen, in der Biologie typischen Variation und Akkumulation von Abweichungen geschuldet.

Im Gegensatz dazu stellen für Hans Jonas (fortpflanzungsfähige) Lebensformen, die die Manifestation von bewusst und gezielt durchgeführten Manipulationen des zugrundeliegenden Genoms und dessen Expression und damit Realisation repräsentieren, „Kunstprodukte" oder „Artefakte", aber keine „natürlichen", sich langsam evolvierenden Schöpfungen dar. Denn durch die schlagartige, im Rahmen einer spezifischen experimentellen Prozedur bewerkstelligte gentechnologische Inkorporation von artfremdem genetischen Material in das Genom der Keimbahnzellen würde eine Vielzahl von Lebewesen mit neuen Eigenschaften „künstlich" zur Welt gebracht werden. Darunter fällt für Jonas entsprechend des Standes der Technik in den 1980er Jahren auch die genetische Um- oder Neuprogrammierung von Bakterien für die Produktion von bestimmten, therapeutisch relevanten Eiweißen, die sich durch Isolation aus natürlichen Quellen oder chemische Synthese nicht oder nur kostenintensiv oder nicht in der erforderlichen Qualität oder Reinheit gewinnen lassen, wie etwa Insulin, Wachstumshormon, Blutgerinnungsfaktoren oder Interferon. Diese sei jedoch von unbestreitbarem (medizinischen) Wert, etwa für die Substitutionstherapie von angeborenen oder erworbenen Hormondefizienzen, zumal die dabei zum Einsatz kommenden Mikroorganismen als ökologisch unbedenklich zu betrachten seien und lediglich das erwünschte, durch die Genmanipulation gezielt hervorgebrachte Proteinprodukt in die Umgebung abgegeben werden würde. Sodann vollzieht Hans Jonas eine wichtige Unterscheidung anhand des Kriteriums der Bedeutung im Allgemeinen oder des medizinischen Nutzens im Besonderen, die die gentechnisch veränderten Organismen nach dem Willen ihrer Konstrukteure erfüllen sollen und werden. Dabei zeige sich schnell, dass nicht alles, was (gen) technologisch realisiert werden kann, (medizinisch) notwendig, sinnvoll und unbedenklich sei. So setze das Beispiel Insulin einen hohen Maßstab, denn für Diabetiker sei es schlichtweg ein Hilfsmittel zum Überleben. Dagegen könne anderen, vom Menschenverstand herbeigesehnten Produkten aus gentechnologisch veränderten Organismen eine derartig hohe Bedeutung im Laufe der Anwendung letztlich oftmals nicht zugewiesen werden. Und die geringere Erfordernis gehe häufig mit gewissen Nachteilen einher, etwa in nachlassender pharmakologischer Wirkung oder Sicherheit bei zu langer Anwendung und zu hoher Dosierung.

Hans Jonas führt als konkretes Beispiel das Wachstumshormon an. Einerseits schütze es Kinder mit einer geerbten Genmutation für Zwergwüchsigkeit vor diesem – zwar nicht lebensbedrohlichen – aber sicherlich folgenreichen und unerwünschten Phänotyp. Andererseits könne es bei Nichtvorliegen der Hormondefizienz auch missbräuchlich eingesetzt werden, etwa um eine familiär oder rassisch bedingte Kleinwüchsigkeit zu kompensieren oder um vor dem Hintergrund des jeweiligen Zeitgeistes, Klassenbewusstseins und Interessenkalküls oder einer vermeintlichen elterlichen Fürsorge oder einer unverhohlenen persönlichen Eitelkeit eine als zu gering bewertete Körpergröße zu korrigieren. Für Jonas stellen derartige Anwendungen einen dümmlichen Missbrauch neuer biomedizinischer Technologien dar mit der Gefahr von oftmals erst später sich herauskristallisierenden Schädigungen der Betroffenen und der Umwelt, die sich kaum abwenden lasse, sobald die praktische Realisierung lediglich von der Finanzierung abhängt. Jonas überträgt dann diese Überlegungen auf die biotechnologische Großproduktion von Geschlechtshormonen und die möglichen Folgen für das Sexualverhalten und die Fortpflanzungsfähigkeit von Menschen im fortgeschrittenen Lebensalter. Die *„Weisheit der Natur“* habe.....*„im Hinblick auf das Einzel- oder Gruppenwohl“*.....*„in langer Evolution ihre Zeichen gesetzt“ und man solle tunlichst vermeiden, ihr „ephemer-hedonistisch ins Handwerk zu pfuschen.“*[186] Solche grundsätzlich neuen und tiefreichenden Konflikte zwischen (bio-)technologischer Machbarkeit, (biomedizinischer) Sinnhaftigkeit und ethischem Anspruch entstünden erst aus der Anwendung von grundsätzlich neuartigem Können und Kunstfertigkeiten heraus. Dabei verwirft Jonas nachdrücklich die Argumentation, dass sich ja jedes – auch lebensrettendes – Medikament durch „falsche“ Applikation, wie etwa an gesunde Personen oder von zu hohen Dosen, missbrauchen lässt – so auch Insulin als Anabolikum bzw. für den Suizid – und die Verantwortung für die korrekte Anwendung eigentlich weniger und gar nicht bei den Erfindern und den herstellenden Pharmaunternehmen, sondern bei den Anwendern selbst, also den Patienten und den – als Vermittler zwischen Patient und Hersteller agierenden – Ärzten liege. Für ihn bleibt die Zuordnung der Verantwortung von sekundärer Bedeutung, da diese letztlich von allen am Gesundheitssystem Beteiligten – wenn auch sicherlich in unterschiedlichem Ausmaß – geteilt werden müsse. Von primärer Bedeutung ist für Jonas hingegen die Erkenntnis, dass mit dem Erwerb von gänzlich neuem lebenswissenschaftlichen Wissen und dessen biotechnologischer Anwendung gänzlich neue Fragestellungen aufgetan und Probleme hervorgerufen werden können. Diesen stünden die Menschen oftmals völlig unvorbereitet gegenüber und begegneten ihnen deshalb meistens mit Angst, Kopflosigkeit, undifferenzierter Ablehnung oder Gleichgültigkeit.

Doch im Jahr des Vortrags von Hans Jonas – also 1984 – war für ihn die *„ethische Haupt- und Grundfrage“*, ob denn den *„direkten Objekten“* der Lebenswissenschaften *„recht oder unrecht geschieht mit ihrer willkürlichen Umschaltung“* noch ohne allzu große Bedeutung. Denn damals beschränkten sich die gentechnologischen Operationen *„jener Kunst, die sich da an den Wurzeln des Lebens zu schaffen macht“*, noch fast ausschließlich auf einzellige Mikroorganismen, denen gegenüber sich die Menschen hinsichtlich jeglicher moralischer Forderung und ethischer Beschränkung weitestgehend frei fühlten. Ob Hans Jonas diese Einstellung der beliebigen

186 Jonas, Hans: „Technik, Ethik und biogenetische Kunst – Betrachtungen zur neuen Schöpferrolle des Menschen“. In: Hoechst AG (Hrsg.): *Am Beginn des zweiten Jahrhunderts Hoechst Pharma.* Festschrift zum Internationalen Symposium 29./30. Mai 1984 Jahrhunderthalle Hoechst 1984, S. 15–25.

Verfügbarkeit von Mikroorganismen grundsätzlich für angemessen hält, hat er in seinem Vortrag offen gelassen.[187]

Doch für Hans Jonas stand bereit 1984 außer Frage, dass mit einer rekombinanten DNS-Technologie, die auf grundsätzlich ähnlichen Prinzipien beruht wie die Manipulation des Genoms von einzelligen Mikroorganismen, auch die Um- und Neuprogrammierung des Zellkerns von vielzelligen Organismen bis hin zu Säugetieren einschließlich des Menschen gelingen werde. Und den praktischen Erfolg der gentechnologischen Manipulation des menschlichen Genoms voraussetzend richtete er seinen „*ethischen Vorblick auf das....., was da auf uns Zauberlehrlinge zukommt, aber noch unserer Entscheidung anheimgestellt ist*"[188]. So steht er der Idee der Konstruktion von Chimären zwischen artfremden Tieren in evolutionärer Nähe zum Menschen über eine entsprechende Fusion der beiden artfremden Genome eindeutig ablehnend gegenüber, wenngleich er mittlerweile im westlichen Kulturkreis einen gewissen Verlust an Ehrfurcht gegenüber den Produkten der „natürlichen" Schöpfung diagnostizieren müsse. Aber spätestens beim Menschen habe man absolut und ohne Nutzen-/Schadenkalkulation auf der Basis ethischer, philosophischer und existentieller Entscheidungen zu argumentieren, ja letztlich mit der „*Kategorie des Heiligen*" als Überbleibsel einer Religion, die auf den (sechsten) Schöpfungstag direkt Bezug nähme: *Und Gott schuf den Menschen nach seinem Bilde, nach dem Bilde Gottes schuf er ihn, als Mann und Weib erschuf er sie.* Doch schon Johann Wolfgang von Goethe wollte sich in den Augen von Jonas nicht mit der einmal „von oben" gegebenen und scheinbar zufälligen Schöpfung abfinden und spekulierte über die Möglichkeit ihrer Verbesserung – also von (*Human*) *Enhancement* – durch menschliche Kunstfertigkeit: *Doch wollen wir des Zufalls künftig lachen.* Aber für Jonas ist der Zufall der Ursprung und Garant für die phylogenetische Entwicklung neuer Arten und die ontogenetische Entstehung von individuellen und einmaligen Eigenschaften, so dass keine Art der anderen und kein Individuum dem anderen völlig gleiche. Der Zufall sei somit verantwortlich für das Auftreten von bisher – bis zu seinem Walten – nicht Existierendem. Dies könne sowohl mit positiven wie auch negativen Überraschungen verbunden sein. Aber ließen sich letztere nicht durch das gezielte Einsetzen menschlicher Kunstfertigkeit in Form der gentechnologischen Manipulation anstelle des Vertrauens auf den „schöpfenden" Zufall reduzieren oder gar ausschließen? Und wären nicht umgekehrt gleichzeitig die menschlichen Wünsche risikolos zu realisieren, etwa nach Selbstbestimmung der menschlichen Evolution hinsichtlich einer bestimmten Richtung.

Bereits 1984 standen für Hans Jonas die beiden prinzipiellen Technologien für eine erfolgreiche Elimination des Zufalls während des Projekts „Homunculus" fest, nämlich (i) die gentechnologische Manipulation des Genoms von Keimzellen oder (ii) die Vervielfältigung von ausgewählten, für „wertvoll" erachteten Individuen durch den Transfer des Zellkerns aus einer Körperzelle eines „Musterindividuums"

---

187 Jonas 1984.
188 Jonas 1984.

als Donor in eine fremde (entkernte) Eizelle als Akzeptor. Beide Verfahren nähmen sich der chromosomalen Basis der Entstehung von künftigen Lebewesen an. Ersteres verändere das zufällig entstandene individuelle, aber als verbesserungswürdig oder „Unglücksfall" bewertete Genom gezielt und in einem positiven Sinne durch das Einbringen von – möglicherweise „erfinderischen" – Mutationen in Keimbahnzellen. Letzteres fixiere das zufällig entstandene individuelle, aber als erhaltenswürdig oder „genetischer Glücksfall" bewertete Genom durch (ungeschlechtliche) „Klonierung" von Körperzellen, während dieses sonst durch geschlechtliche Fortpflanzung mit großer Wahrscheinlichkeit zufallsgemäß und unwiederbringlich wieder „zerlegt" werden würde.

Hans Jonas hinterfragt sodann den Nutzen dieser Fixierung von bereits realisiertem genetischen Material und der Ausschaltung des Zufalls hinsichtlich seiner potenziellen Verbesserung während der nächsten Fortpflanzungsrunde. Man möge zu Recht die geringe Zahl von Genies in der Bevölkerung und deren Verschwinden durch Tod bedauern und mit Sicherheit wäre eine größere Zahl von „einmaligen" Menschen mit Spitzenfähigkeiten auf den Gebieten der Kunst, der Wissenschaften, des Sports, der Politik, der Philosophie, der Religion etc. wünschenswert. Nach Ansicht der *Transhumanisten* müssen also – lediglich – Musterindividuen nach den entsprechenden Kriterien ausgewählt und „kloniert" werden und schon stünden die erforderlichen Kopien von Bach, Goethe, Newton, Steffi Graf, Stalin, Descartes, Mutter Theresa etc. zur Verfügung. An den hierfür erforderlichen Leihmüttern und Ehepaaren zum Austragen der Genies werde es gemäß Jonas nicht fehlen, wie etwa an *„musikliebenden unfruchtbaren Ehepaaren, die einen unverwässerten Rubinstein einem genetisch anonymen Adoptivkind vorziehen"*. Für Hans Jonas ist dieser Traum nach dem Motto *„drei Mozarte sind besser als einer"* schlichtweg kindisch bis töricht. Mozart sei einmalig nicht nur wegen des Genoms, sondern auch und gerade aufgrund der Zeitumstände, der Lebensbedingungen und vieler anderer Zufälligkeiten, in die das Genom *quasi* eingebettet sei. Und wer sollte die Auswahl des fixierungswürdigen Genoms treffen? Die durch geschlechtliche Fortpflanzung bedingte zufällige Zusammenstellung des Genoms sei gegenüber dem gezielten Eingriff und der bewussten Konstruktion durch Menschen eindeutig vorzuziehen und stelle einen Segen dar, selbst unter Einbeziehung der Unberechenbarkeit der Schöpfung oder der Lotterie des Lebens und der damit einhergehenden Möglichkeit von Schicksalsschlägen. Insbesondere betont Jonas die fürchterlichen und nicht zu rechtfertigenden Folgen für die Produkte des Klonierens, die „Klonsprößlinge". Wie sollten sich jene fühlen und welches Selbstverständnis entwickeln angesichts der Tatsache, der dritte Mozart, der fünfte Descartes oder die zweite Mutter Theresa zu sein?

Hans Jonas schlüpft in die Haut eines „Musterindividuums" und fühlt sich darin unwohl, denn die Kopie eines Seins zu sein, das sich schon einmal oder mehrmals auf Erden manifestiert hat und das Wissen hiervon, zerstöre die *„Authentizität des Selbstseins"*, die *„Freiheit des Sich-erst-Entdeckens"* und die Überraschung über das, was einen ausmacht und wozu er in der Lage ist. Gleichzeitig reagiere die Umwelt angesichts des Wissens über das Klonierungsschicksal sicherlich mit Vorurteilen und Befangenheit gegenüber der neuen, aber eben doch nicht so neuen

Schöpfung durch Menschenhand. Für Jonas ist das Grundrecht auf Nichtkenntnis der eigenen genetischen Herkunft eine essenzielle Voraussetzung für die persönliche Selbstbestimmung und -findung. Und eben diese werde durch das Wissen um ein „Klonierungsschicksal" entscheidend untergraben und das auf Basis inakzeptabler und trivialer Motive und mit moralisch bedenklichen und verwerflichen Konsequenzen sowohl für das Individuum wie für die Bevölkerung. Für Hans Jonas handelt es sich bei beiden gentechnologischen Verfahren, also sowohl beim *Enhancement* wie bei der Fixierung, um Bestrebungen, die nicht durch biomedizinische oder sozialpolitische Notwendigkeit oder den Hinweis auf die Freiheit der Forschung begründbar sind, sondern vielmehr durch die Überheblichkeit, die Willkür, den Aktionismus und die Eitelkeit der diversen Akteure vorangetrieben werden. Zudem gelte es zu berücksichtigen, dass eine einmal eingeführte menschliche Kunstfertigkeit in der Folgezeit oftmals als sehr attraktiv und unwiderstehlich angesehen und „verkauft" wird, wobei moralische Bedenken oder gar ein sittliches „Nein" bei dieser Bewertung dann gerne ausgeklammert werden. Konsequenterweise rät Jonas den Lebenswissenschaften, in Richtung der „Klonierung" des Menschen auch nicht einen einzigen Schritt voranzugehen. Damit sei „*weder dem Wahren noch dem Guten.....gedient*".

Dagegen betrachtet Hans Jonas die „erfinderische" Methode des *Enhancement* über das gezielte Einbringen von Mutationen oder eines kompletten Gens in das Genom als prinzipiell – und auch unter philosophischen Gesichtspunkten – diskussionswürdig und -fähig. Denn es seien Umstände vorstellbar, die derartige tiefgreifende Eingriffe zur Verbesserung des genetischen Materials (zwingend) geboten und keineswegs frivol erscheinen lassen. Aber damit gehen für Jonas auch mögliche Gefahren des Missbrauchs, des Übermuts und der Fehleinschätzung einher, die die bloße Fixierung des Zufälligen und Naturgegebenen deutlich übersteigen würden. Denn mit dieser Kunstfertigkeit mache sich der Mensch zum Herrscher über die Natur des genetischen Materials des Menschen und nicht (nur) über dessen Transfer von einer Generation zur nächsten. Was vielen technologischen Entwicklungen in der Vergangenheit zugestanden werden müsse, nämlich dass sie zunächst mit durchaus verfolgungswürdigen und ehrenwerten Motiven initiiert worden sind, gelte nach Jonas auch für die Gentechnologie. So scheint es im Falle der Therapie von Diabetespatienten auf den ersten Blick unverdächtig zu sein, das fehlende Insulin zu substituieren, aber eben nicht durch Injektion von durch Bakterien extrinsisch produziertem Hormon. Stattdessen wird dieses intrinsisch im Körper des Patienten synthetisiert, nachdem das Insulingen kurzum in bestimmte Körperzellen anstelle in Bakterien transferiert oder das defekte Insulingen des Patienten durch eine intakte Kopie ersetzt worden ist. Damit würden doch manche Krankheiten, zumindest solche, die auf einem bestimmten defekten Gen beruhen, grundsätzlich einer dauerhaften und kausalen Therapie zugänglich gemacht. Eine derartige lokale Korrektur eines genetischen Defekts in ausgewählten Körperzellen, die sogenannte somatische Gentherapie, käme ausschließlich dem betroffenen Individuum zugute. Um eine mögliche Pathogenese von Diabetes auch in den Nachkommen des – vormaligen – Patienten zu verhindern, wäre der gentechnologische Eingriff allerdings rechtzeitig unmittelbar nach der Befruchtung durchzuführen.

Diese sogenannte genetische Keimbahntherapie als „Radikal- und Optimallösung" für Gendefekte mit pathogenetischem Wert „buchstäblich *ab ovo* könnte tatsächlich durch genetische Untersuchung und Beratung der Eltern motiviert sein.

Da es sich jedoch bei dem von Jonas gewählten Beispiel um die Reparatur eines ererbten genetischen Defekts handelt, spricht er der Keimbahntherapie noch nicht den Rang des wirklich Erfinderischen oder Schöpferischen zu, sondern wertet sie lediglich als Schadensbehebung. Diese sei dennoch eine sehr attraktive und gleichzeitig unverdächtige Möglichkeit, da sie den Schaden in allen Zellen des Betroffenen und seiner Nachkommen für alle Zeiten und nicht nur in seinen somatischen Zellen behebe und damit als kausale dauerhafte Therapie und nicht nur als Beseitigung der Symptome gelten könne. Trotz dieser offenkundigen Vorteile führt Jonas eine Reihe von Argumenten an, die einer uneingeschränkten Zustimmung eines gentechnologischen Eingriffs in die Keimbahn entgegenstünden: (i) Wie sei mit misslungenen gentechnologischen Rekonstruktionen zu verfahren im Unterschied zu mechanischen Fehlkonstruktionen, die typischerweise der Verschrottung zugeführt werden? Dies beeinflusse auch entscheidend den Umgang mit menschlichem Scheitern und Unglück und zwar nach Jonas in einem „antihumanen Sinn". (ii) Gentechnologische Kunstfehler seien im Unterschied zu mechanischen irreversibel. (iii) Gentechnologische Kunstfehler würden sich von den betroffenen Patienten aus über andere Personen fortpflanzen und verbreiten – im Erfolgsfall ja gerade das Ziel –, während mechanische unmittelbar und unlösbar mit dem Objekt assoziiert seien. (iv) Würde die gentechnologische Kunstfertigkeit nicht nur zur „nach-schöpferischen" und „konservativen" Reparatur naturgegebener Defekte eingesetzt, sondern auch zur Einbringung von bisher im menschlichen Genom nicht realisierten Modifikationen von ausgewählten Genen mit dem – arroganten – Anspruch auf erfinderische Höhe und „gottähnlichem" Schöpfertum, so sei *„die Pandorabüchse melioristischer, stochastischer, erfinderischer oder einfach pervers-neugieriger Abenteuer* geöffnet". Aber zur selbstgeleiteten Entzauberung der Welt fehle den Menschen die geistige Kraft und die Berechtigung, zumal sie auch nicht das hierfür unabdingbare Wissen um menschliche Werte, die Ehrfurcht vor den Werten der nicht-menschlichen Welt und die Standhaftigkeit, diese zu schätzen und zu verteidigen, aufwiesen. Darum – so Jonas – bleibe die Büchse der Pandora besser ungeöffnet[189].

Selbst vor der für Hans Jonas so abscheulichen und verwerflichen, ja frevelhaften Idee des Austausches von Erbsubstanz zwischen Mensch und Tier scheinen (Natur-) Wissenschaftler nicht zurückzuschrecken. Und ähnlich wie bei der „Fixierung" oder Vervielfältigung des Menschen durch Klonieren würden hierbei Relativierungen auf quantitativer Ebene lediglich leicht durchschaubare Beschwichtigungsversuche darstellen. Denn bereits der erste Konstruktionsversuch eines Hybriden von simultan menschlicher und tierischer Natur, aber auch bereits eines Chimären zwischen verschiedenen menschlichen Individuen würde mit diesem Tabu brechen. Derartige Tabubrüche müssten gerade der sogenannten Grundlagenforschung angelastet

189 Jonas 1984.

werden mit ihrem vermeintlichen Auftrag, auf praktischer Ebene zu klären, was aufgrund theoretischer Überlegungen durchführbar erscheint, um im Erfolgsfall die Entscheidung über den Einsatz der neuen Kunstfertigkeit und die Ausweitung des Tabubruchs anderen zu überantworten.

Bemerkenswerterweise schätzt Hans Jonas die Hoffnung, dass die Büchse der Pandora, dauerhaft und zuverlässig verschlossen gehalten, also die Transformation der „Genklempnerei" an Mikroorganismen in solche an Menschen verhindert werden könnte, für recht gering ein. Entlang der Argumentationslinie der lediglich therapeutischen „Reparatur" von hohem medizinischen Wert für das Individuum werde sich die „helfende" Biomedizin diese scheinbar durch die Vernunft gebotene Chance nicht entgehen lassen und damit den Präzedenzfall schaffen. Aber vernünftig wäre hier gerade und zwingend, dem menschlichen Leidensdruck zu widerstehen und einmal nicht heilen zu wollen. Aber diese Forderung an die verantwortlichen Akteure sei wahrscheinlich unrealistisch. In der Tat ist auch für Jonas die Grenzziehung zwischen noch erlaubten und bereits verbotenen gentechnologischen Eingriffen keineswegs eindeutig definiert. Vielmehr agiere die Pandora ohne Not – nur durch prometheischen Eifer getrieben – in einer Grauzone. Es sei nicht zu leugnen, dass die zeitgenössischen (Natur-)Wissenschaftler und alle anderen heute Emanzipierten gegenüber diesen Versuchungen weniger resistent seien als die Menschen früherer Generationen. Mit Stolz hätten sie das ursprüngliche „natürliche" Zögern zugunsten der Aneignung des Dämons ihrer neugewonnenen Kunstfertigkeit getauscht. Hans Jonas fordert gleichsam als Ausgleich zu dieser Enttabuisierung der Welt das freiwillige Aufstellen von relevanten neuen Tabus. Entscheidend hierfür sei das Bewusstsein, in eine Grauzone eingetreten zu sein und möglicherweise demnächst eine Grenze zu überschreiten oder bereits überschritten zu haben. Eine Überschreitung läge auf jeden Fall bei einem bewussten oder unbewussten Angriff auf das Menschenbild vor, dessen Integrität für die Menschen – seien es Dummköpfe oder Nobelpreisträger – außer Frage stehen sollte. Jonas beschwört die Notwendigkeit von Ehrfurcht, Scheu und Staunen gegenüber dem „wahren", „naturgegebenen", „heiligen" Schöpfertum, was nicht unbedingt den Glauben an Gotteshand voraussetze, um die Grenzen und das Zu-weit-Gehende zu erkennen. Auf der anderen, dem Menschen zugewandten Seite der Grenze blieben genügend Herausforderungen bestehen, sodass es auch bei geschlossener Pandorabüchse nicht langweilig werden sollte[190]:

> Der menschliche Zustand ruft dauernd nach Verbesserung. Versuchen wir, zu helfen. Versuchen wir, zu verhüten, zu lindern und zu heilen. Aber versuchen wir nicht, an der Wurzel unseres Daseins, am Ursitz seines Geheimnisses, Schöpfer zu sein.

3.3.2 Reine *vs.* angewandte Wissenschaft

Für Hans Jonas ist die Unterscheidung zwischen reiner und angewandter Wissenschaft eigentlich eine veraltete, längst hinfällige. Die reine Wissenschaft ohne jegliche Zweckausrichtung nur um sich selbst, d.h. um grundsätzliche Gesetzmäßigkeiten,

190 Jonas 1984.

allgemeine Beschreibungen und theoretische Schlussfolgerungen kreisend, gäbe es nicht mehr und habe es möglicherweise nie gegeben. Jonas bedient sich des suggestiven Bildes vom in den Himmel zu den Sternen aufschauenden Kopernikus oder Keppler, die dabei die Sterne so beließen, wie sie waren, sie nicht zu fassen oder zu verändern suchten, sie lediglich betrachteten und auf sich wirken ließen und damit dem griechischen Ideal der „theoria" oder „contemplatio" nahe kamen. Dies sei auch noch die Arbeitsweise von Isaac Newton gewesen, auch wenn dieser das Sonnenlicht mit Hilfe von Prismen in selbstgebauten Apparaturen in seine Spektralfarben zerlegt habe. Dem Licht selbst und den von ihm angestrahlten Dingen sei kein Schaden zugefügt worden.

Aber Hans Jonas gibt hinsichtlich Grundlagenforschung zu bedenken, dass schon Francis Bacon davon ausging, der Natur ihre Geheimnisse „mit Gewalt", unter „Qualen", durch „Handanlegen" entreißen zu müssen. Er habe sogar die Metapher der Folterkammer benutzt, in die die Natur zum Geständnis ihrer vermeintlichen Wunder zu stecken sei. Und genau dies vollziehe heute jede moderne Grundlagenforschung und zwar genauso effizient und tiefgreifend wie die angewandten Wissenschaften. Damit sei die – ursprünglich von den Griechen eingeführte – Differenzierung zwischen Theorie und Praxis eigentlich obsolet geworden, möglicherweise mit der Ausnahme der Kosmologie. Denn der Kosmos sei schließlich zu groß und mächtig, als dass die Menschen ihn quälen könnten. Das Weltall könne von ihm eben nur über Beobachtung und Kalkulation analysiert werden. Aber anorganische und organische Materie, Moleküle und Organismen, die irdische Umwelt und menschliche Lebenswelt würden typischerweise mit tiefreichenden Werkzeugen, wie etwa DNS-Scheren oder Injektionsapparaturen für Zellkerne und mit tiefgreifenden Prozessen, wie etwa Zusammenkleben von DNS unterschiedlicher Herkunft oder Einschalten von artfremden Genen zu einem unphysiologischen Zeitpunkt, konfrontiert werden. Über die zugestandene „Härte" der Konfrontation und das Ausmaß der darin manifestierten Freiheit der Forschung – so sähe es zumindest die Mehrheit der Lebenswissenschaftler – ließe sich trefflich streiten. Selbstverständlich stellt sich Hans Jonas bei diesem Streit nicht einfach auf die Seite der „Macher". Es sei zwar unbestreitbar, dass in der Grundlagen- wie in der angewandten Forschung zunächst vom einzelnen Forscher in sich stimmige Konzepte zur Fragestellung, Aufgabe, Arbeitshypothese, Methodik etc. in möglichst großer Freiheit des Denkens erarbeitet werden müssten. Aber für die nachfolgende praktisch-experimentelle Umsetzung dürfe dies nicht „automatisch" mit einem Recht auf eine möglichst große, also unbeschränkte Freiheit des Machens verwechselt werden.

Konsequenterweise spricht Hans Jonas dem Forscher im Allgemeinen und dem Herzpatienten im Besonderen ein Anrecht auf das Herz eines Mitmenschen ab, sei es zum Zwecke der wissenschaftlichen Analyse oder der medizinisch indizierten Transplantation. Hier sei schlichtweg die Härte des menschlichen Schicksals, früher oder später an irgend etwas sterben zu müssen, letztlich also das Los der Sterblichkeit zu akzeptieren, auch wenn der Zeitpunkt des eigenen Todes möglicherweise durch „Handanlegen" an oder „mit Gewalt" über andere Organismen oder in „harter

Konfrontation" mit anderen Organismen, etwa mittels Gen- oder Transplantationschirurgie, hinausgeschoben werden könnte. Für Hans Jonas sollte in Grenzfällen der Verzicht auf die „harte Konfrontation" den Vorrang vor dem Helfen- und Retten-Wollen um jeden Preis zugesprochen bekommen. Und da sind sie wieder da, die Grauzonen und Grenzgebiete, wo sich für Hans Jonas die Frage stellt, wie weit der menschliche Wille zur Hilfe, zur Rettung, zur Heilung, zum caritativen Einsatz wirklich gehen sollte. Hier erkennt Jonas die Möglichkeit, ja Pflicht zur Differenzierung hinsichtlich der Verpflichtungen und Aufgabenstellungen der Medizin, die ja in der Vergangenheit in quantitativer wie qualitativer Hinsicht auch schon eine Herausforderung darstellten und auch in Zukunft darstellen werden. Insofern ist für ihn der ganze Komplex der Organerneuerung mit dem Ziel der Lebensverlängerung für einen verbrauchten und insbesondere gealterten Organismus zu hinterfragen. Bemerkenswerterweise argumentiert Jonas hierbei von einem recht pragmatischen Standpunkt aus, indem er die hierfür erforderlichen enormen medizinischen Ressourcen gegenüber dem möglichen Ergebnis einer üblicherweise bloßen Fortfristung eines ohnehin schon sehr eingeschränkten Lebens abwägt. Denn die hierfür aufgewandten personellen und finanziellen Mittel würden anderen Stellen und Einrichtungen der medizinischen Dienstleistung entzogen, wo sie möglicherweise einen größeren Nutzen bei der dauerhaften Heilung eines Schadens, etwa einer Bruchverletzung, liefern könnten, insbesondere wenn es sich um einen jüngeren Patienten mit noch unverbrauchten Organen handle. Dieses kritische Abwägen versteht Hans Jonas unter der Differenzierung zwischen einer Ethik des Unterlassens und einer Ethik des Tuns. Dabei geht es ihm vor allem um eine Einschränkung des „Imperativ des Tuns", d.h. im Hinblick auf medizinisches Handeln all das zu machen oder vielmehr machen zu müssen und zu wollen, was mit den gegenwärtig zur Verfügung stehenden technologischen und finanziellen Mitteln gemacht werden kann. Denn obgleich das Verlangen zu dienen und der Wille zu helfen, um dem offenbar angeborenen Wunsch des Menschen bestmöglich zu unterstützen, so lange am Leben festzuhalten, wie es eben geht, zu bleiben auf dieser Welt, bis es eben nicht mehr geht, so problematisch sei dieser Wunsch, den ja jeder zu wollen scheine, dass man ihm – gemäß Hans Jonas – nicht auf allen Gebieten und nicht in allen Fällen nachzugeben brauche. Man ist versucht, die Argumentation von Hans Jonas mit dem Motto zu charakterisieren: *Viel wissen, wenig anwenden, mehr denken als tun.*

„Die Philosophie erscheint immer lächerlich, wenn sie aus eignem Mittel, ohne ihre Abhängigkeit von der Erfahrung zu gestehen, das Wissen erweitern und der Welt Gesetze geben will."

Friedrich Schiller[191] (an Johann Wolfgang von Goethe am 16. Oktober 1795)

4. Vom verantwortlichen Umgang I – Die philosophische Biologie des Hans Jonas

Hans Jonas gehört zu den ganz wenigen Philosophen des 20. Jahrhundert mit ausgeprägtem naturwissenschaftlichen Interesse, v.a. an der modernen Biologie[192]. Dies zeigt sich nach außen im Studium der Biologie des bereits 50-jährigen Philosophieprofessors, in nachfolgenden selbst durchgeführten biologischen Studien und in langjährigen Freundschaften mit bedeutenden Biologen, wie etwa Ludwig von Bertalanffy (**Abb. 1**), sowie nach innen in der Entwicklung einer Philosophie des Organischen oder einer philosophischen Biologie.

4.1 Einleitung – Ein Leben zwischen Philosophie und Biologie

Abb. 1: Biographische Daten zu Hans Jonas.

- 1903 geb. in Mönchengladbach
- 1921 Studium der Philosophie u. Kunstgeschichte in Freiburg und Marburg (E. Husserl, M. Heidegger)
- 1924 Studium der Religionswissenschaft in Marburg (R. Bultmann)
- 1926 Landwirt. Ausbildung in Wolfenbüttel zum Pionier für Palästina
- 1928 Phil. Diss. (Heidegger, Bultmann) *Der Begriff der Gnosis und der spätantike Geist*
- 1930 Seminararbeit (Heidegger) *Augustin und das paulinische Freiheitsproblem. Ein philosophischer Beitrag zur Genesis der christlich-abendländischen Freiheitsidee*
- 1933 Emigration nach London (Alfred North Whitehead)
- 1935 Umsiedlung nach Palästina
- 1938 Ruf Hebrew University Jerusalem
- 1940-1945 Teilnahme am 2. Weltkrieg, jüdische Brigade der engl. Armee, Einsatz in Alexandria, Italien
- 1943 Heirat mit Lore Weiner
- 1948-1949 Mitglied der Haganah zur Selbstverteidigung Israels
- 1949 Fellow McGill University Montreal (L. Strauss)
- 1950-1955 Associate Professor Carleton University Ottawa Biologische Studien, Freundschaft mit Ludwig von Bertalanffy
- 1955-1976 Full Professor New School for Social Research New York
- 1979 *Das Prinzip Verantwortung*
- 1984 Dr.-Leopold-Lucas-Preis
- 1987 *Friedenspreis des Deutschen Buchhandels: Technik, Freiheit und Pflicht*
- Ehrenmitglied American Academy of Arts and Sciences
- 1990-1992 Ehrenpromotionen an den Universitäten Bamberg, Konstanz, Berlin
- Gastprofessuren Universitäten Princeton, Columbia, Chicago, München (Ludwig-Maximilians-)
- 1993 gest. in New York

191 Schiller, Friedrich: „Brief an Johann Wolfgang von Goethe". In: Viehoff H. (Hrsg.): *Schiller's Gedichte in allen Beziehungen erläutert und auf ihre Quellen zurückgeführt nebst einer vollständigen Nachlese und Variantensammlung zu denselben.* Balz'sche Buchhandlung: Stuttgart 1839, S. 213.

192 Jonas, Hans: *Wissenschaft als persönliches Erlebnis.* Vandenhoek & Ruprecht: Göttingen 1987.

Die Einbeziehung zeitgemäßer biologisch-molekularer Erkenntnisse, wie etwa die Unterscheidung des Organischen vom Anorganischen über den Stoffwechsel oder über die Begrenzung der zellulären Form durch eine Plasmamembran, ist bei Hans Jonas wesentlich ausgeprägter und konsequenter als bei den Begründern der philosophischen Anthropologie Max Scheler, Arnold Gehlen und Helmuth Plessner. Sie wird noch am ehesten in der Integration eines anorganisch-organischen Schichtenmodells in die realistische Ontologie des Nicolai Hartmann erreicht. Diese Zwischenstellung oder „symbiotische" Natur von Hans Jonas zwischen Philosophie und Biologie mag erklären, dass seine Sonderstellung als Begründer einer eigenständigen hochaktuellen Naturphilosophie und Naturethik auf der Basis einer Synthese einer Philosophie des Organischen mit einer philosophischen Biologie weder von philosophischen noch von biologischen Fachkreisen der Gegenwart bisher adäquat rezipiert oder gar als Ausgangspunkt für eine fruchtbare Weiterentwicklung seines Ansatzes genutzt worden ist.

4.2 Naturphilosophische Grundlagen – Die abendländische Erblast und ihre Auflösung

4.2.1 Die Erkenntnistheorie

Das Ziel von Hans Jonas ist es, jene Erblast aufzuheben, die seit der „Gnosis" dem abendländischen Geist anhaftet, den Dualismus von Geist und Natur, von „wollender" Subjektivität und (bloß) existierenden (materiellen) Dingen (**Abb. 2**).

Abb. 2: Das Verhältnis von ontologischer Differenz und Dualismen.

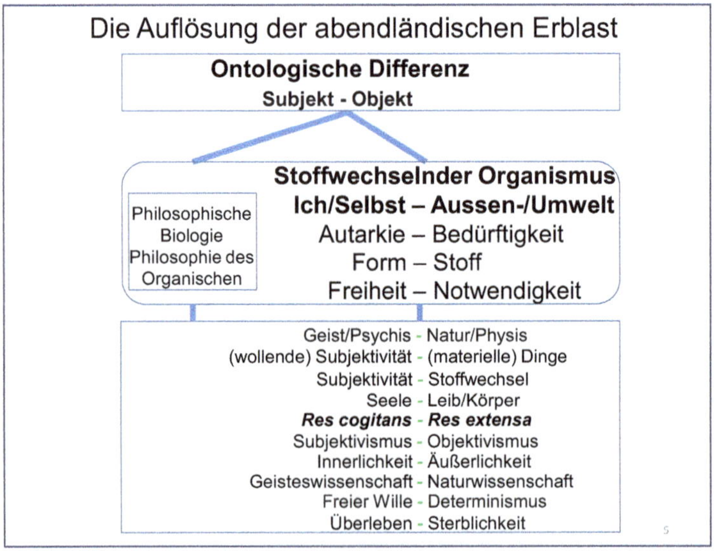

Rene Descartes hatte diesen Dualismus fälschlicherweise mit der – von Jonas als unverlierbare biblische und philosophische Einsicht gewürdigten – ontologischen Differenz zwischen Subjekt und Objekt verknüpft, wodurch die Wirklichkeit in den Gegensatz von *res cogitans vs. res extensa* aufgespaltet wurde. Dadurch sei Hans Jonas zufolge jener Dualismus folgenschwer vertieft und in die Erkenntnistheorie und deren Methodologie eingebracht worden. Seither herrschten die Alternativen oder Gegensätze, entweder Subjektivismus oder Objektivismus, entweder Sinn verstehende Geisteswissenschaften oder kausal erklärende Naturwissenschaften[193].

Diesen Dualismus bekämpft Hans Jonas. Er sucht einen Ansatz im „Vermitteltsein" von Subjektivität und Materie und findet ihn in dem stoffwechselnden und sich evolutionär zur Freiheit aufstufenden Organismus. In *Das Prinzip Leben, Organismus und Freiheit* oder *The Phenomenon of Life*, so die verschiedenen Titel seiner philosophischen Biologie aus dem Jahr 1963[194], will Jonas zeigen, dass das Phänomen Leben in der Vermittlung von Organismus und Freiheit besteht. Trotz seiner Kritik an dem cartesianischen Dualismus von Subjekt *vs.* Objekt dachte Hans Jonas (wie auch Edmund Husserl und teilweise der frühe Martin Heidegger) in der phänomenologischen Einstellung eines Denkers, der Objekte aus einer Zuschauerposition heraus beschreibt, mithin in dem Innen-Außen-Schema der Subjekt-Objekt-Relation. Dass er dabei selbst als – sprechender und (gegenüber anderen) Geltung beanspruchender – Denker *a priori* in Kommunikation steht, sich also in einer Subjekt-Kosubjekte-Beziehung befindet, bezieht er überraschenderweise nicht in seinen Denkansatz ein. Dass die Einbeziehung des Leibes als Erkenntnisinstrument (s.u.) das Operieren einer Kommunikationsgemeinschaft voraussetzt, dass sich mithin Bedeutung nicht etwa aus einer direkten Beziehung auf Gegenstände ergibt, sondern erst durch den Sprachgebrauch vermittelt wird, das setzt Jonas meist bloß voraus, ohne sich der weitreichenden Bedeutung dieser Voraussetzungen Rechenschaft zu geben. Vielmehr hält er, im Widerspruch zu dieser Erkenntnis, zu guter Letzt an dem Grundschema der klassischen – von Platon über Augustinus und Descartes bis zu Husserl herrschenden, seit Wilhelm Humboldt und Ludwig Wittgenstein jedoch durchschlagend kritisierten – Sprach- und Denkauffassung fest, der zufolge das Denken bzw. die Einbildungskraft gleichsam autark seien und sich der Sprache bloß als eines (von ihnen zu bildenden) Mediums bzw. Instruments zu bedienen hätten[195]:

> Die Einbildungskraft kann die erinnerten, den Augen verdankten Bildern der Dinge nach Willen umbilden, neu entwerfen, Mögliches sich vorstellen. Die Hand dann, dem Willen hörig, kann das innere Bild nach außen übersetzen und ihm gemäß die Dinge selbst umbilden – z.B. zu Werkzeugen für weiteres Umbilden. Und die ebenfalls dem Willen hörige Stimme formt die Sprache, dies souveränste sinnliche Medium der Freiheit.

---

193 Müller 2016, S.44–48.

194 Jonas, Hans: *Das Prinzip Leben.* Insel: Frankfurt a.M. 1994. *Organismus und Freiheit – Ansätze zu einer philosophischen Biologie.* Vandenhoek & Ruprecht: Göttingen 1973.

195 Jonas, Hans: *Philosophische Untersuchungen und metaphysische Vermutungen.* Insel: Frankfurt a.M. 1992, S. 36.

Die Fragestellung einer kommunikationsbezogenen Transformation der Philosophie kennt Jonas nicht. Umso bemerkenswerter ist die offensichtliche leibpragmatische Übereinstimmung, die sich im Sinne eines „Leibaprioris“ der Erkenntnis (s.u.) und durchaus vergleichbar mit Maurice Merleau-Ponty als analoger Ansatz in der Vermittlung von Subjekt und Objekt erkennen lässt. Dieser schließt aber von vornherein das Medium und das Beziehungsgeflecht ein, in dem sich der Denker praktisch befindet, also Kommunikation und Intersubjektivität.

4.2.2 Das Ziel

In seiner Naturphilosophie beschränkt sich Hans Jonas auf Organisches und belebte Bildungen, um sie dafür um den Menschen und dessen Erkenntnisfähigkeiten und Handlungsmöglichkeiten zu erweitern. Jonas betrachtet den Menschen als Glied des Naturgefüges und Teil der Natur (Mensch als Naturwesen) in zweifacher Hinsicht, (i) in der kognitiven und praktischen Auseinandersetzung mit der Natur und (ii) in der Abgrenzung und Gegenüberstellung zur Natur (Mensch als Kulturwesen). Sein Ziel ist dabei die Aufhebung der Isolation des Menschen in der abendländischen Tradition und die Aufdeckung von Verbindungslinien zwischen organischer und menschlicher Welt. Zahlreiche Konsequenzen werden sich nach Jonas hieraus ergeben, so (i) die Aufhebung und Überwindung der zahlreichen Dualismen oder Schismen, die sich in der abendländischen Geistesgeschichte über die letzten 1000 Jahre herausgebildet haben, z.B. Ich *vs.* Welt, Innenwelt *vs.* Außenwelt, Subjekt *vs.* Objekt, Geist *vs.* Natur, einhergehend mit einem Lückenschluss zwischen naturwissenschaftlicher Beschreibung physischer Befindlichkeit und philosophischer Reflexion, mit der Vermittlung zwischen modernen hochspezialisierten Naturwissenschaften und Geisteswissenschaften, v.a. der klassischen Metaphysik und mit der Abwendung der Gefahr einer Spaltung der rationalen Kultur, (ii) die Überwindung des Materialismus, d.h. der Erklärung aller menschlicher Handlungen und Aktivitäten als Folge von kausal-mechanistischen Naturwirkungen, (iii) die Einbeziehung des Leibes bzw. Körpers in den Erkenntnisprozess und (iv) der Nachweis der Kontinuität des Lebens bis zum Menschen hin, einhergehend mit der Aufdeckung von Dimensionen der Innerlichkeit und Freiheit im gesamten organischen Bereich[196]:

> Die Scheidung des „objektiven“ und des „subjektiven“ Reiches.....ist das moderne Schicksal. Ihre Wiedervereinigung kann.....nur von der „objektiven“ Seite her bewerkstelligt werden;.....durch eine Revision der Idee der Natur.....Aus der inneren Richtung ihrer totalen Evolution lässt sich vielleicht eine Bestimmung des Menschen ermitteln, gemäß der die Person im Akte der Selbsterfüllung zugleich ein Anliegen der ursprünglichen Substanz verwirklichen würde. Von daher würde sich ein Prinzip der Ethik ergeben, das letztlich weder in der Autonomie des Selbst noch in den Bedürfnissen der Gesellschaft begründet wäre, sondern in einer objektiven Zuteilung seitens der Natur des Ganzen (was die Theologie als „ordo creationis“ zu bezeichnen pflegte.....

196 Jonas 1973, S. 341.

4.2.3 Die Methode

Nach Hans Jonas ist das Leben als besonderer Modus des Seins stets aktiv der Möglichkeit des Nicht-Seins abgerungen. Damit wird das Leben als behauptetes Sein oder das Dasein als Anliegen begriffen, als Experiment mit steigenden Einsätzen und Risiken. Konsequenterweise muss die Einberechnung der Möglichkeit von Scheitern, Misserfolg und Tod als zentrale Forderung für den richtigen Umgang mit dem Leben gelten. Hans Jonas legt methodisch mit seiner Naturphilosophie den Fokus auf die Grenze naturwissenschaftlicher Erkenntnismöglichkeit als Bedingung für menschliche Freiheit (und ist damit kohärent mit der Methodik der Vorsokratiker) unter Einbeziehung des vorbegrifflichen und vorwissenschaftlichen Wissens und der Erfahrung eines einheitliches Grunderlebnisses der *Wissenschaft als persönliches Erlebnis.* Vereinfacht formuliert kombiniert Jonas philosophische Anthropologie und Biologie mit Erkenntnistheorie und Handlungstheorie, indem er moderne Biologie mit Philosophie aus dem klassischen Kanon, d.h. mit Aristoteles, Spinoza, verworfenem Descartes, erweitertem Kant und modifiziertem Husserl bzw. Heidegger fusioniert. Hans Jonas hält Philosophen und Biologen für diese *Neue Naturphilosophie des Lebens und Geistes* besonders prädestiniert, da sie beide das Leben überblicken und Teil davon sind.

4.2.4 Begrifflichkeiten

Die klassische naturwissenschaftliche Interpretation von Leben bewegt sich nach Hans Jonas auf der Ebene der physikalischen Kausalerklärung, wie etwa für das Entstehen einer Welle, denn genauso wie die Welle *„muss auch der Organismus als eine Funktion des wechselnden Stoffes und nicht der Stoffwechsel als eine Funktion des Organismus erscheinen"*. Der Organismus als eine Ganzheit wird damit zu einem Epiphänomen des Stoffaustausches. Das ist die Ansicht des Organismus für einen Beobachter gleichsam einem Mathematiker-Gott, dem sich Organismen ausschließlich von ihrer Außenseite zeigen. Dem Mathematiker-Gott, der lediglich den quantitativ beschreibbaren, extensionalen Aspekt des Organismus erkennen kann, entgeht die Pointe des Lebens, dass es nämlich *„aktive organisierende Form"* ist.

4.2.4.1 Leben

Die Naturphilosophie und philosophische Biologie von Hans Jonas versteht das, was Leben von Nicht-Leben unterscheidet, als die von den Organismen betriebene aktive Selbstintegration in die vom Selbst abgesonderte Außen-/Umwelt. Ihre formale Identität fällt zu keinem Zeitpunkt mit ihrer stofflichen Konstitution zusammen. Lebewesen sind nicht bloß phänomenologische Individuen, die sich erst durch Beobachtung bilden, sie sind dagegen ontologische Individuen, die ihre Einheit durch ständige Selbsterneuerung selbst herstellen. Leben ist für Jonas in erster Linie Selbstintegrationskapazität. Alle am Stoffwechsel beteiligten Prozesse sind der organischen Einheitsstiftung und Formbildung unterstellt. Daher verhalten sich

Stoff und Form, Teil und Ganzes bei Lebewesen exakt spiegelverkehrt zu Wellen und anderen leblosen Objekten. Während bei der Welle der Stoff, die Wassermoleküle, Substanz und die Form, die Wechselwirkung der Wassermoleküle zueinander, Akzidens, also eine Eigenschaft des Stoffes ist, wird bei der Amöbe die Form, also z.B. die Plasmamembran, das Zytoskelett, zur Substanz und der Stoff, also z.B. Zucker, Aminosäuren, Nukleotide, zum Akzidens – er ist also nur mehr Substrat für die Form. Die Persistenz der Form ist nicht das Ergebnis einer Permutation des Stoffs, sondern dessen Determinante: *„Form ist nicht Ergebnis, sondern Ursache der stofflichen Ansammlungen, in denen sie Nacheinander besteht."*

Für Hans Jonas ist das Leben als „Urakt" der Absonderung oder des Abstandnehmens von einer allgemeinen Integration der Dinge im Naturganzen geprägt. Das Sein sondert sich ab oder nimmt Abstand vom Nicht-Sein, das Selbst von der Welt, die Form vom Stoff, aber auch der erkennende Mensch vom zu erkennenden Objekt (**s. Abb. 2**). Die Absonderung oder das Abstandnehmen führt nicht zu Dualismen, Gegensätzen oder Alternativen. Vielmehr führen diese „prekär" zu dialektischen Spannungsverhältnissen, die zwischen den Polen aufgespannt werden, aber auch zwischen diesen vermitteln. Da einerseits die Freiheit des Organischen auf dem die Absonderung ermöglichenden Stoffwechsel beruht, andererseits das Leben auf Austausch mit der Umwelt, also auf aktive Selbstintegration angewiesen ist, besteht eine positive Dialektik zwischen dem Vermögen und der Freiheit der organischen Form, ihren Stoff zu wechseln und der Notwendigkeit, dies zu tun. Der polare Charakter aller Lebenseigenschaften und des Lebens führt zu Antithesen und Polen, zwischen denen sich das Leben aufspannt, also zwischen Freiheit und Notwendigkeit, Absonderung und Selbstintegration. Die Notwendigkeit einer aktiven Selbstintegration des Lebens führt zur „Relationalität" des Lebens, d.h. zur Bezogenheit auf etwas, nämlich auf das „Über-Sich-Hinausweisen", auf die Transzendenz hinsichtlich dessen, das die Beziehung unterhält, also die Außen-/Umwelt, einschließlich anderer Organismen und der anorganischen Natur.

4.2.4.2 Organismus

Der Organismus ist für Hans Jonas über die mit der Außen-/Umwelt stoffwechselnde (und damit kommunizierende) Form charakterisiert. Diese bildet ein neues Element der Freiheit auf der Stufe des organischen Lebens und führt zum Selbst. Das stoffliche Element wirkt lediglich als Substrat. Das Leben objektiviert sich im Organismus und transzendiert diesen. Dabei gilt der Stoffwechsel als Hinweis auf die Nicht-Identität der Stoffsumme des Organismus mit dem „ganzen" intakten Organismus und birgt damit den entscheidenden Unterschied zur Maschine. Der Organismus bringt den Geist hervor und ist deshalb für seine Grundlagen verantwortlich.

4.2.4.3 Wahrheit

Wahrheit wird von Hans Jonas als Angemessenheit gedeutet im Hinblick auf (i) die Dialektik zwischen Absonderung/Abstandsnahme von der und Selbstintegration in die Außen-/Umwelt, (ii) das Ziel der Integration menschlichen Lebens in seine spezifische Außen-/Umwelt und (iii) die Qualität des menschlichen Verhaltens bezüglich seiner Außen-/Umwelt. Dabei dient ihm die Wahrheit als qualitatives Maß für die Begegnungen mit dem Sein, als quantitatives Maß des „Zwischen" den Polen des Lebens, als neue Dimension des Menschen und als Ausgangspunkt für eine materiale Ethik.

4.2.5 Die Vermittlung zwischen den Polen

Der menschliche Beobachter hat nach Hans Jonas den Vorzug, dass er zusätzlich zu der externen auch über eine interne Perspektive auf den Beobachtungsgegenstand verfügt. Er kennt die Innenansicht des Lebens. Dem auf dem inneren Auge blinden Beobachter hingegen bleibt das Leben unsichtbar. Der Mensch verfügt demnach

> über Kenntnis von innen her. Kraft der unmittelbaren Zeugenschaft unseres Leibes können wir sagen, was kein „körper-loser" Zuschauer zu sagen imstande wäre, dass dem Mathematiker-Gott der entscheidende Punkt entgeht, der Punkt des Lebens selber: dass es nämlich selbst-zentrierte Individualität ist, für sich seiend, und in Gegenstellung gegen alle übrige Welt, mit einer wesentlichen Grenze zwischen Innen und Außen – trotz, ja auf der Grundlage des tatsächlichen Austausches.

4.2.5.1 Die phänomenologischen und lebensphilosophischen Positionen

Den menschlichen Forscher schützt also (im Unterschied zum Mathematiker-Gott) eine ursprüngliche Erfahrung des Lebens vor dem Vergessen, dass noch etwas anderes dran ist. Die Beschreibung des Lebens muss nach seinen beiden Aspekten der Äußerlichkeit und Innerlichkeit (Wahrnehmen, Erleben, Fühlen, Verlangen) „phänomenologisch" erfolgen. *„Der Beobachter des Lebens muss vorbereitet sein durch das Leben." „Leben kann nur von Leben erkannt werden."* Der Mensch steht nach Hans Jonas im Zentrum des Phänomens Leben, er stellt sich nicht einfach gegenüber, als ob es ein neutrales Objekt seiner Erkenntnis wäre. Er erlebt das Leben zugleich „von innen", ist nur aufgrund seiner psychophysischen Ganzheit, nicht etwa aufgrund von Vernunft allein inmitten einer Welt von Organismen *das Maß aller Dinge*. Damit einhergehend lehnt Jonas die cartesianische Unterscheidung *res extensa vs. res cogitans* strikt ab. Rene Descartes unterscheidet in seiner Naturphilosophie eine nicht geschaffene, sich selbst bedingende Substanz (Gott) und zwei von Gott geschaffene Substanzen, die *res extensa* (Materie) und *res cogitans* (Geist und Seele). Da zwischen den beiden geschaffenen Substanzen keine Verbindungen bestehen, ist Descartes nicht in der Lage, für den Menschen, der an beiden Substanzen teilhat, eine überzeugende Erklärung zu geben. Der Gegensatz der beiden Substanzen beschäftigte auch nachfolgende Denker intensiv, dazu gehören auch die Lebensphilosophen. Mit dem Begriff Leben bietet sich für sie nicht nur ein vermittelnder Begriff zwischen der *res cogitans* und *res extensa* an. Das Leben selbst kann auch als letzter Grund, als metaphysische Ursache der Wirklichkeit verstanden werden, als das allem Zugrundeliegende.

So stehen die Lebensphilosophen Wilhelm Dilthey, Georg Simmel und Ludwig Klages in der Tradition der Geschichts- und Sozialwissenschaften und entwickelten einen Lebensbegriff in der Absicht, eine geisteswissenschaftliche Erkenntnistheorie zu begründen. Während es bei den Naturwissenschaften um ein Erklären objektiv gegebener Sachverhalte gehe, komme es in den Geisteswissenschaften darauf an, Überliefertes und Geschaffenes zu verstehen. Verstehen sei nur möglich, weil es für den Erkennenden und den geisteswissenschaftlichen Gegenstand *einen gemeinsamen Grund* gebe, das Leben. Leben ist ein letzter Verstehens- und Bezugsgrund. Der Lebenszusammenhang ist es, wodurch ein Verstehen erst möglich wird[197]. Damit ist die Lebensphilosophie in erster Linie ein Protest des Gefühls gegen die Vorherrschaft des Verstands, gegen allen Rationalismus früherer Philosophien und hat mit der konkreten biologischen Forschung ihrer Zeit wenig zu tun. Trotzdem ist der lebensphilosophische Ansatz von großer Bedeutung für die weitere Entwicklung der Naturphilosophie, da hier der Versuch gemacht wurde, das Leben aus sich selber heraus zu verstehen. Außerdem ist ihr Einfluss auf andere Denker nicht zu übersehen, die der Biologie wesentlich näher standen als die genannten Lebensphilosophen selbst. Hier ist an erster Stelle Hans Jonas zu nennen.

Für Hans Jonas stellt die Separation von *res extensa* und *res cogitans* ein Konstrukt dar, da beide im Organismus strikt aufeinander bezogen sind. Im Organismus liege eine Überbrückung dieser Differenz und die Einheit von Materiellem und Immateriellem vor. Die Reduktion des Lebens auf die *res extensa* opfere das Verständnis jeder Lebensfunktion: *„Das Auge würde nicht als Auge erkannt, ein Organismus nicht als Organismus.“* Diese Auffassung von Hans Jonas findet ihre Entsprechung in verschiedenen lebensphilosophischen und anthropologischen Konzeptionen der ersten Hälfte des 20. Jahrhunderts. Nach Jonas ist unser Anteil als Erkenntnissubjekte nicht der einer Erzeugung von Begriffen und Systemen, sondern der einer Bezeugung. In unserer Selbsterfahrung hätten wir gleichsam Gucklöcher in die Innerlichkeit der Substanz. Unsere Selbsterfahrung erlaube, sich dem Leben in seinem angemessenen Verhältnis zu öffnen, denn (i) hätten wir immer schon eine vorgängige Bekanntschaft mit dem Leben, (ii) seien wir in der Lage, das Leben zu erkennen, weil wir selbst lebendig sind und (iii) hätten wir durch die Zeugenschaft des Leibes – nach Jonas identisch mit dem organischer Körper – Zugang zum Leben und seien in der Lage, es zu verstehen (s.u.). Das Wissen müsse also vom Menschen her beginnen, denn nur ihn könnten wir durch die Erfahrung seiner Innerlichkeit und Äußerlichkeit erkennen. Nur von da aus sei ein Herabsteigen auf darunterliegende Schichten sinnvoll und möglich, d.h. vom Organismus zum Molekül, von der Ganzheit zur

---

197 Dilthey, Wilhelm: *Die Philosophie des Lebens. Eine Auswahl aus seinen Schriften.* Matrix: Stuttgart 1961.

Einzelheit, wenn auch nur – aufgrund fehlender Innerlichkeit – unter Schwierigkeiten, aber nicht umgekehrt wie in den gegenwärtigen Naturwissenschaften, typischerweise etwa vom einzelligen Modellorganismus zum Menschen, von der Enzymreaktion zum Verhalten[198]: *„The plan is to go from the resolution of atoms to cells, organs and behaving animals."*

4.2.5.2 *Die vermittelnde Position von Hans Jonas*

Beim Übergang der anorganischen in die organische Seins-Stufe, d.h. bei der Absonderung letzterer vom Naturganzen im Urzustand, wird der Organismus von der Form, etwa eine Zelle durch die Plasmamembran oder ein Säugertier durch die Epidermis begrenzt und transformiert damit zur Objektivationsform. Dabei grenzt die Außen-/Umwelt an den Organismus an, wobei unter diesen das unmittelbar Umgebende, mit dem die chemischen Austauschvorgänge des Stoffwechsels stattfinden, verstanden wird. Die Unterscheidung von „Innen" und „Außen", welche nicht mit typischen Dualismen, wie etwa Geist-Materie verwechselt werden darf (s.o.), beruht nach Hans Jonas auf dem Abstandnehmen von der „alten" Außen-/Umwelt unter simultaner Selbstintegration des Organismus in die „neue" Außen-/Umwelt, die eben dadurch einen andersartigen „neuen" Status annimmt. Sie erfährt eben durch die Absonderung dieses Organismus eine – wenn auch geringe – Veränderung und geht mit diesem einen „neuen" Typus von Interaktion über den Stoffwechsel des Organismus ein.

4.2.5.2.1 Die Absonderung

Im Organismus objektiviert und individuiert sich also das Leben. Der Organismus ist eben nicht passiv eingefügt in die Außen-/Umwelt, wie Materie unter Materie, sondern ist dieser gegenüberstehend als aufnehmende, verbrauchende, sich selbst verbrauchende, permanent den Stoff wechselnde und regulierende Einheit und Ganzheit. Der Organismus repräsentiert „ein Stück Welt" als Koinzidenz von Innerlichkeit und Äußerlichkeit, verstanden als „Kontaktfläche" des Organismus mit seiner Außen-/Umwelt. Deshalb kann die Frage nach dem Sein nur vom Körper her angegangen werden: „.....*der lebendige und sterben könnende, Welt habende und selber als Stück zur Welt gehörige, fühlbare und fühlende Körper, dessen äußere Form Organismus und Kausalität und dessen innere Form Selbstsein und Finalität ist, ist das Memento.....der Frage.....was das Sein ist.*"Das „Selbst" des Organismus realisiert sich nur als Teil einer Außen-/Umwelt, in die hinein er sich integriert. Die „Selbstheit" muss damit zur Polarität von Selbst und Welt, Innen und Außen, Organismus und Umwelt führen. Den Organismus kennzeichnen untrennbar und unaufhebbar seine Fähigkeiten und seine Bedürftigkeit gegenüber der Außen-/Umwelt[199]:

---

198 Ladurner, Andreas: *Plenary Lecture HDC Seminar.* Monastery Seeon bei München December 2014.

199 Jonas 1994, S. 159.

Bedürftig an die Welt gewiesen, ist das Leben ihr zugewandt; zugewandt (offen gegen sie) ist es auf sie bezogen; auf sie bezogen ist es bereit für Begegnung; begegnungsbereit ist es fähig der Erfahrung; in der tätigen Selbstbesorgung seines Seins, primär in der Selbsttätigung der Stoffzufuhr, stiftet es von sich aus ständig Begegnung, aktualisiert es die Möglichkeit der Erfahrung; erfahrend ‚hat' es die ‚Welt'. So ist die ‚Welt' da vom ersten Beginn, und die grundsätzlichen Bedingungen der Erfahrung: ein Horizont, aufgetan durch die bloße Transzendenz des Mangels, der die Abgeschlossenheit innerer Identität in einen korrelativen Umkreis vitaler Beziehung ausweitet.

4.2.5.2.2 Die Individuierung

Das organische Gefüge ist nach Hans Jonas die erste Stufe der Abstandsnahme des Lebens von der Welt bei gleichzeitiger Bezogenheit auf die Welt. Die Bedürftigkeit des Organismus, die sich im stoffwechselnden Verhältnis zu seiner Außen-/Umwelt zeigt, ist die elementare Struktur seiner Weltoffenheit. Steigender Abstand und Bedürftigkeit zur Außen-/Umwelt führt für das Selbst auf immer höheren Stufen der Entwicklung zu einer immer weiteren Welt. Eine spezifische und individuelle Außen-/Umwelt ist immer nur diejenige des jeweiligen Organismus, der sich in ihr – durch eine besondere Weise der Abstandsnahme und des Bezogenseins – individuiert. Im Falle eines geringen Abstands bleibt Außen-/Umwelt und Selbst in sich reguliert, bei größerem Abstand „zwingt" Freiheit und Notwendigkeit das Selbst, sich mit einer nicht mehr angrenzenden und seine metabolischen Bedürfnisse unmittelbar befriedigenden Außen-/Umwelt in Beziehung zu setzen. Dabei führen aufsteigende Stufen der organischen Entwicklung zu (i) vermehrter Freiheit (im Hinblick auf die Art und Vielfalt des Stoffwechsels als Tätigkeit des Organismus), (ii) verstärkter Notwendigkeit (im Hinblick auf die Angewiesenheit auf seine Außen-/Umwelt) und (iii) zunehmender Individuierung des Selbst. Diese Auffassung von Hans Jonas hat gewisse Ähnlichkeit mit klassischen Ontologien und modernen Schichtenmodellen/Stufensystemen, entwickelt etwa von Aristoteles (**Abb. 3 oben**), Max Scheler (**Abb. 3 unten**) und Nicolai Hartmann (**Abb. 4**), die die Entwicklung von der Pflanze über das Tier zum Menschen „ganzheitlich" zu verstehen versuchen[200]:

> Man kann dieses ganze Verhältnis auch so ausdrücken: das Leben des Individuums geht in der sichtbaren Gestalt des Organismus nicht auf; der Organismus ist eben nicht das in seiner Epidermis eingeschlossene, sondern von Anbeginn das über sich hinausreichende und in seine reale Umwelt hineingespannte Wesen. Die Gegenglieder der Relationen, die seine Lebendigkeit ausmachen, liegen jenseits seiner Körpergrenze.

---

200 Hartmann, Nicolai: *Philosophie der Natur. Abriss der speziellen Kategorienlehre.* Walter de Gruyter: Berlin 1950, S. 527–528.

Abb. 3: Die Schichtenmodelle und Stufensysteme nach Aristoteles und Max Scheler.

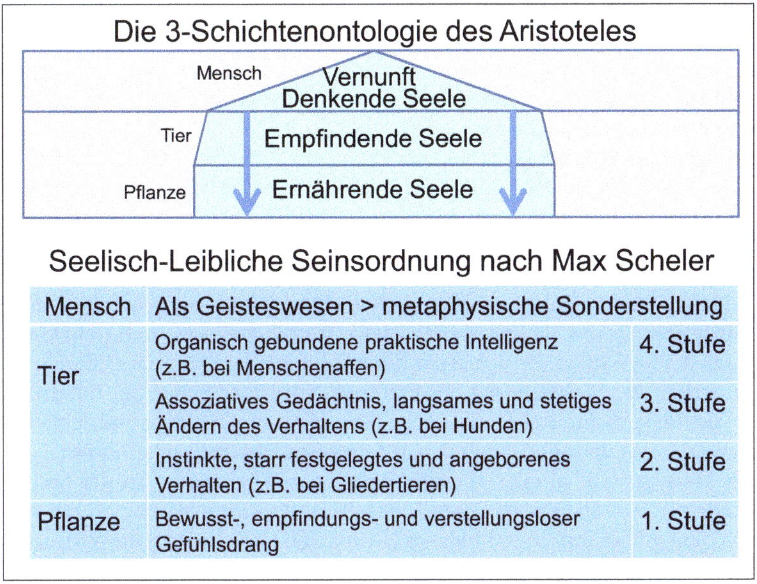

Abb. 4: Das Schichtenmodell und Stufensystem nach Nicolai Hartmann.

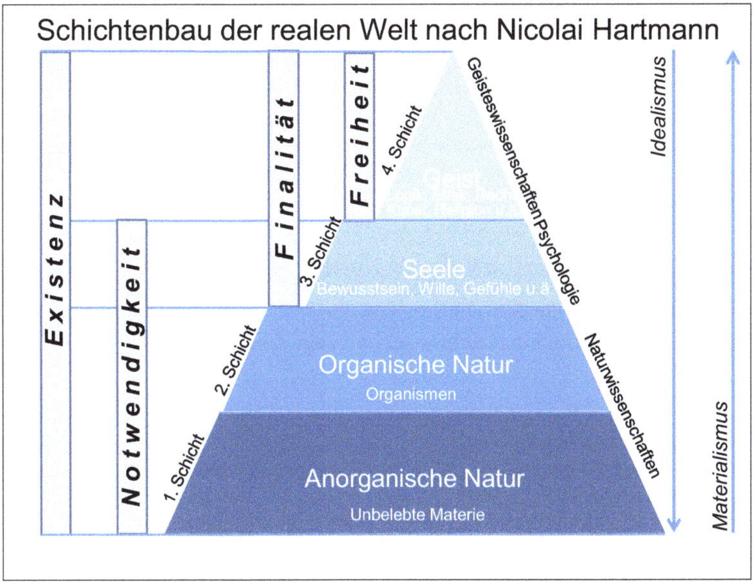

4.2.5.2.3 *Schichtenmodelle und Stufensysteme des Organischen*

Nach Hans Jonas verfügt erst das Tier über einen Abstand zwischen sich und den Gegenständen seiner Außen-/Umwelt, da erst der tierische Metabolismus mittelbares Handeln möglich und notwendig macht und damit das Tier nicht mehr wie die Pflanze bloß als festgefügter und an einen bestimmten Ort fixierter Teil der Außen-/Umwelt agiert.

Nach den klassischen Schichtenmodellen und Stufensystemen wird das Reich des Lebendigen als „ansteigende Stufenfolge" interpretiert mit den folgenden Charakteristika einer (i) progressiven Auflagerung von Schichten gemäß der organischen Funktionen von Lebewesen im Hinblick auf Begriffe der Wahrnehmung und des theoretischen Wissens (Perzeption), sowie des Handelns und der praktischen Macht (Motilität), (ii) Abhängigkeit der höheren Schicht von der niedrigeren, (iii) Beibehaltung aller niedrigeren Schichten in der jeweils nächsthöheren und (iv) Höherentwicklung der Merkmale, die sich in der Komplizierung der Form, der Differenzierung der Funktion, der Verbesserung der Empfindlichkeit der Sinne, der Intensität der Triebe, der Beherrschung der Glieder, des Vermögens zum Handeln und der Reflexion des Bewusstseins und schließlich im Griff nach der Wahrheit manifestiert.

Der Mensch wird in allen diesen Modellen und Systemen an der Spitze der Pyramide plaziert, ebenso von Hans Jonas. Dies wird gerechtfertigt durch ein von ihm erreichtes bzw. ihm zugestandenes Höchstmaß an (i) Freiheit im Wissen (Weite und Deutlichkeit seiner Erfahrung) und Handeln, (ii) Macht (Maß und Art seiner Einwirkung auf die Welt), (iii) Fragilität und Gefährdung und (iv) Verantwortung, die auf der ontologischen Befähigung des Menschen basiert, zwischen Alternativen des Handelns mit Wissen und Wollen wählen zu können (s.u.). Trotzdem bildet nach Jonas der Mensch deshalb nicht die *Krone der Schöpfung* und es besteht weder Anlass zu evolutionärem Optimismus, wie er etwa von Teilhard de Chardin vertreten wurde[201], noch zu metaphysischen „success stories", wie sie etwa von Alfred North Whitehead verfasst wurden[202]. Im Gegenteil, Hans Jonas begreift das pyramidale Schichtenmodell als fortschreitende Stufenleiter, deren Erklimmen mit Freiheit und Gefahr, Erfolg und Katastrophe verbunden sei, also ein Experiment mit steigenden Einsätzen und Risiken darstelle.

4.2.5.3 *Teleologie in der Natur- und Kulturphilosophie*

Aristoteles kommt bei der Betrachtung von Tieren zu der Überzeugung, dass in der Natur alles zweckmäßig eingerichtet sei und sein Ziel in sich selbst habe[203]:

---

201 Görres, Ida F.: *Sohn der Erde: Der Mensch Teilhard De Chardin – Drei Versuche.* Josef Knecht: Frankfurt a.M. 1971.

202 Whitehead, Alfred North: *Der Begriff der Natur.* Weinheim 1990.

203 Aristoteles: *Zur Methode der Naturforschung in Aristoteles Hauptwerk.* Kohlhammer: Stuttgart 1934, S. 380.

Denn in allem, was die Natur hervorbringt, ist etwas Bewundernswertes. Man erzählt von Heraklit, er habe einmal zu Fremden, die ihn besuchen wollten und die stehen blieben, als sie ihn sahen, dass er sich am Kamine wärmte, gesagt, sie möchten getrost eintreten, denn auch hier gebe es Götter: so muss man auch an die Untersuchung jedes einzelnen Lebewesens ohne Vorurteil herantreten, in der Überzeugung, dass wir in allen die Natur und ihre Schönheit finden. Denn das, was nicht zufällig, sondern zweckvoll ist, findet sich sogar hauptsächlich in den Werken der Natur.

4.2.5.3.1 Die Tierkunde des Aristoteles

Neben den physikalischen und chemischen Faktoren kommt beim Organismus noch ein neuer selbständiger „Naturfaktor" hinzu, für den Aristoteles den Begriff Entelechie eingeführt hat. Nach dem Biologen Hans Driesch ist diese Konstante nicht räumlicher Art, sondern wirkt nur in den Raum[204]: „*.....einem Körper Entelechie zuschreiben heißt, ihm einen Inbegriff von Möglichkeiten zuschreiben, welcher als Naturfaktur unzerlegbar ist, aber nur durch einen langen Satz gedankenmäßig ausgedrückt werden kann.*" Für die Zweckmäßigkeit in der Natur liefert Aristoteles zahlreiche Beispiele in seiner Tierkunde. Doch schon sein Schüler Theophrastus kritisiert diese teleologische Betrachtungsweise, denn bei der Wissenschaft gehe es nicht um Zweck-, sondern um Wirkursachen. Der schon hier erkennbare Streit zwischen kausalmechanistischem und teleologischem Denken setzt sich fort über Descartes und Paracelsus, Newton und Goethe bis ins 19. Jahrhundert mit dem Streit zwischen Mechanisten und Vitalisten. Biologische Vorstellungen begegnet man auch in der Geschichts- und Kulturphilosophie.

4.2.5.3.2 Die Kulturphilosophie von Oswald Spengler

Nach Oswald Spengler sind Kulturen große Lebewesen oder Organismen, die entstehen, wachsen, blühen und vergehen wie jedes einzelne Lebewesen. Sie haben ebenfalls ein bestimmtes Gepräge, eine sogenannte Kulturseele. Die Kulturseele ist – so wird metaphysisch vorausgesetzt – geprägte Form, die sich lebend entwickelt. Sie wirkt naturhaft und unbewusst. Ihre Entwicklung geht vom plötzlichen Erwachen aus dem „*urseelenhaften Zustand ewig kindlichen Menschentums*" zum Heranwachsen und Reifen, wobei alle Möglichkeiten entfaltet werden „*in der Gestalt von Völkern, Sprachen, Glaubenslehren, Künsten, Staaten, Wissenschaften*" bis zum Absterben in eine Art Urzustand der Gesamtkultur und zur abschließenden Rückkehr in das Urseelentum[205]: „*Diese Kulturen,.....Lebewesen höchsten Ranges, wachsen in einer erhabenen Zwecklosigkeit auf wie die Blumen auf dem Felde. Sie gehören, wie Pflanzen und Tiere, der lebendigen Natur Goethes, nicht der toten Newtons an.*"

---

204 Driesch, Hans: *Philosophie des Organischen.* Tübingen 1951, S. 594.

205 Spengler, Oswald: *Der Untergang des Abendlandes, Bd. 1: Gestalt und Wirklichkeit.* C.H. Beck: München 1918, S. 18.

Entsprechend diesem rein biologischen Kulturbegriff wird die Naturhaftigkeit der Kulturseele als allem Denken überlegen erklärt. Oswald Spengler unterscheidet acht Kulturen, die von der altägyptischen Hochkultur bis zur abendländischen oder westeuropäischen Kultur der Gegenwart reichen. Während die antike Kultur eine „apollinische Seele" aufweist, die Ruhe und Klarheit ausstrahlt, zeigt die abendländische Kulturseele faustische Züge. Faust, nach Goethe der immer strebende, um letzte Erkenntnis sich bemühende Mensch, wird zur Symbolfigur für die Dynamik des Abendlandes. Mit Spengler ist bereits die Epoche erreicht, in der offenbar zum ersten Mal in Deutschland von fachphilosophischer Seite der Versuch unternommen wurde, biologisch-naturwissenschaftliches Wissen der Zeit in philosophischen Systemen der Ontologie hinreichend zu berücksichtigen, nämlich in der philosophischen Anthropologie von Max Scheler und in der Realontologie von Nicolai Hartmann.

4.2.5.3.3 Die philosophische Anthropologie von Max Scheler

Max Scheler gilt als eigentlicher Begründer einer kritischen philosophischen Anthropologie, in der – vereinfacht dargestellt – folgende Grundgedanken entwickelt wurden[206]: Auf unserer Erde besteht eine psycho-physische, d.h. seelisch-leibliche Seinsordnung, bei der sich vier Stufen unterscheiden lassen (**Abb. 3 unten**). Die vier Stufen haben ihre Eigengesetzlichkeit und Unabhängigkeit. Es besteht aber eine Abhängigkeit von unten (Pflanze) nach oben, am mächtigsten ist die unterste Schicht, am ohnmächtigsten die höchste. Soweit es psycho-physisches Leben gibt, ist es für alle Lebewesen dasselbe, auch für den Menschen. Den Menschen nach seinem Seelenleben mehr als gradweise vom Tier zu trennen, dazu besteht nach Max Scheler nicht der geringste Grund. Doch viel bedeutsamer als der Gegensatz Seele-Leib ist der von Geist und Leben. Geist und Leben sind im Menschen aufeinander angewiesen und damit ursprünglich nicht feindlich einander gegenüber gestellt. Geist und Leben sind jedoch völlig wesensverschieden. Der Geist bedingt die metaphysische Sonderstellung des Menschen. *Das neue Prinzip* (Geist) steht außerhalb alles dessen, was wir Leben im weitesten Sinn nennen können. Das was den Menschen allein zum Menschen macht, ist nicht eine neue Stufe des Lebens, erst recht nicht nur eine Stufe der einen Manifestationsform dieses Lebens, der Psyche, sondern es ist ein allem und *„jedem Leben überhaupt, auch dem Menschen entgegengesetztes Prinzip"*, eine echte neue Wesenstatsache, die als solche überhaupt nicht auf die „natürliche Lebensevolution" zurückgeführt werden kann, sondern, wenn auf etwas, nur auf den obersten einen Grund der Dinge selbst zurückfällt, auf denselben Grund, dessen eine große Manifestation das Leben ist.

Nach Max Scheler weist der Mensch als Geisteswesen drei Merkmale auf, nämlich (i) Freiheit (weltoffen, weniger oder nicht mehr trieb- und umweltgebunden), (ii) eine unzerreißbare Struktureinheit von Welt-, Selbst- und Gottesbewusstsein und (iii) pure Aktualität, d.h. der Geist ist das einzige Sein, das selbst „gegenstandsunfähig"

206 Scheler, Max: *Die Stellung des Menschen im Kosmos.* Bouvier: München 1928.

ist und ein Sein nur „*im freien Vollzug seiner Akte*“ hat. Die psycho-physische Stufenordnung und das Primat des Geistes sind im abendländischen Denken nicht neu. Ohne Vorbild ist hingegen der Bezug zur Biologie und Psychologie seiner Zeit. Alle vier Stufen sind in der gleichen Gründlichkeit dargestellt wie das eben beschriebene *Neue Prinzip* des Menschen, der Geist. Jedoch ist dieses Prinzip heute so umstritten wie zu den Zeiten seiner Entwicklung durch Scheler.

4.2.5.3.4 Die Realontologie von Nicolai Hartmann

Die eine reale und von uns wahrnehmbare Welt ist nach Nicolai Hartmann kein Chaos, sondern ein Kosmos mit stufenartiger Ordnung[207]. Diese Ordnung wird von Hartmann mit dem Begriff „Schichtenbau“ charakterisiert. Die reale Welt besteht aus vier sogenannten Seinsschichten, deren Beziehungen zueinander durch bestimmte Prinzipien (Kategorien) definiert werden können (s. **Abb. 4**). Wie die Wissenschaften mannigfaltig aufeinander bezogen sind und notwendig ineinander übergreifen, so sind auch die vier Seinsschichten untereinander verbunden. Scharfe Grenzen existieren nicht, auch nicht zwischen dem seelischen und geistigen Bereich. Von den Schichtungsgesetzen, die Hartmann ausführlich darstellt, sind die wichtigsten, dass (i) jede Schicht ihre eigenen Prinzipien oder Kategorien besitzt und die Erklärung der Welt mittels *einer* Seinsschicht unmöglich ist, (ii) eine Abhängigkeit der Seinsschichten besteht, und zwar von unten nach oben, nicht umgekehrt, wobei die Abhängigkeit besagt, dass die Elemente der niederen Seinsschicht in der höheren enthalten sind (z.B. die Stoffe und ihre Reaktionen in den Organismen), (iii) die niederen Schichten ihre Eigengesetzlichkeit behaupten und sich als die stärkeren erweisen, wobei das „Gesetz der Stärke“ ein „Grundgesetz“ der kategorialen Abhängigkeit darstellt und (iv) die Abhängigkeit die Selbständigkeit (Autonomie) der Seinsschichten nicht aufhebt („Gesetz der Freiheit“).

Der Schichtenbau der realen Welt begegnet uns in Hartmanns Anthropologie in der Schichtung des Menschen wieder. Wie bei Max Scheler umfasst das psycho-physische Leben des Menschen alle Schichten der realen Welt. Der entscheidende Unterschied liegt in der Bewertung des Geistes, der bei Nicolai Hartmann im Gegensatz zu Max Scheler keine metaphysische Sonderstellung erhält. Die Welt als Schichtenbau ist sicherlich einseitig, es ist eine statische Schau der Welt. Doch Hartmanns Theorie gilt als ein Beweis für die Möglichkeit, ein philosophisches Gesamtbild „unserer Welt“ zu entwerfen, das alle Seinsbereiche berücksichtigt und zueinander in Beziehung setzt.

4.2.5.4 Die Teleologie von Hans Jonas

Die „neue“ Naturphilosophie von Hans Jonas hält den Jahrhundertstreit zwischen Mechanisten und Vitalisten für überholt und sieht von vornherein einen zweifachen Zugang zum Verständnis des Organischen: Einerseits grenze es an das Anorganische,

---

207 Hartmann, Nicolai: *Der Aufbau der realen Welt – Grundriss der allgemeinen Kategorienlehre.* Walter de Gruyter: Berlin 1940.

andererseits erführen die Menschen in ihnen selbst ihr Leben als Bewusstsein und Geist. Das Phänomen des Lebens müsse mit den Begriffen der Naturwissenschaften auf der einen und denen der Philosophie und der Psychologie auf der anderen Seite betrachtet werden. Nur so werde eine umfassende Erkenntnis dessen, was Leben ist, erreicht. Dieser Hinweis auf Begriff und Deutung des Lebens durch die „neue" Naturphilosophie zeigt die Bedeutung der Ergänzung und notwendigen Verbindung von konkreter forschender naturwissenschaftlicher Lebenserklärung auf der einen und reflektierender geisteswissenschaftlicher Besinnung auf das Leben und dessen Verstehen auf der anderen Seite, wie sie von Hans Jonas mit bis dahin nie realisierter Konsequenz erkannt und durchgeführt worden ist. Der Mensch sei als ein vernünftiges Wesen (*animal rationale*) nicht nur Teil der Natur, er stehe der Natur auch als Denkender und Erkennender, Wertender und Handelnder gegenüber.

Die Natur begreift Jonas ähnlich wie Aristoteles als Wachstums- und Entfaltungsprozess zur optimalen Verwirklichung ihres Wesens, wobei sie keiner Trennung von Sein („naturale" Tatsachen) und Sollen (ideale Normen) unterliegt, damit keine neutrale Größe darstellt, sondern vielmehr einen intrinsischen Wert besitzt. Auch der Stoffwechsel wird von Jonas teleologisch aufgefasst als bewusste Aktivität des Organismus, die in seinem Willen zum Leben gründet. Das Leben sei nach Anlage und Verhalten des Organismus für ihn ohnehin immer teleologisch, da (i) es eben keinen Organismus ohne Teleologie, keine Teleologie ohne Innerlichkeit gäbe, (ii) es dem Leben (auch in der einfachsten Form) nur darum *„geht, zu sein"*, (iii) im Organismus immer eine Dimension von Innerlichkeit und Subjektivität vorliege, wie abgeschwächt auch immer, (iv) die Innendimension des Organismus alles jenseits der Grenzen des eigenen Ichs als Nicht-Ich, als fremd, als Umwelt qualifiziere, (v) die Lebensentwicklung als „Selbstfortsetzung" zu interpretieren sei und (vi) die „Selbstheit und Individuation" zu *„radikaler Einzelheit und Heterogenität inmitten eines Universums homogen wechselbezogener Seiender"* führe.

Die zunehmende Abstandsnahme oder Absonderung hat nach Hans Jonas das Ziel zunehmender Freiheit, welche im Menschen entwicklungsgeschichtlich über die Vervollkommnung des Stoffwechsels, die zunehmende Bewegungsfreiheit, die Perfektionierung der Sinnesorgane, den Einsatz von Werkzeugen, die Schaffung von Bildern und Kunstwerken, die Bewusstwerdung der eigenen Sterblichkeit bis hin zur Selbsterkenntnis als der höchsten natürlichen Errungenschaft der Evolution führen sollte. Diese natürlichen Fähigkeiten seien dann in der Neuzeit durch die künstliche Errungenschaft der modernen Technologie ergänzt und schließlich von ihr abgelöst worden. Dabei sei es zu einer zunehmenden Verhinderung des Ziels der biologischen Evolution durch die schöpferische Freiheit gekommen, ermöglicht durch die den Menschen zur Verfügung stehenden technischen Mittel und seine organisatorische Macht. Konsequent teleologisch sieht Jonas eine Heraufkunft der menschlichen Freiheit gegenüber der Natur.

Hans Jonas erkennt also die Teleologie organischen Lebens in seiner Einheit, seiner Kontinuität und seinem Entwicklungszusammenhang an und ist genau darin Aristoteles ähnlich. Demgegenüber steht der Entwicklungsgedanke des frühen 19. Jahrhunderts, sowie der daran anschließende Lamarckismus und Darwinismus, die allesamt die Konstitution des Organismus mehr oder weniger ausschließlich über seine Bedingtheit durch die Außen-/Umwelt, d.h. über seine Reaktion auf die Aktion der Außen-/Umwelt erklären. Im Unterschied hierzu versteht Jonas die konstitutive Funktion der Umwelt als ein notwendiges Korrelat zum Organismus. Für ihn ist die *„formative Rolle der Umwelt"* für den Organismus einerseits unbezweifelbar, andererseits ist die Triebkraft des Lebens nicht als eine Vitalseele oder Lebenskraft und damit als Leistung einer autonomen Natur zu begreifen, sondern ausschließlich als Relation zwischen Organismus und Außen-/Umwelt. Unter Hans Jonas wird also die Evolutionstheorie unter aristotelischen Vorzeichen philosophisch neu strukturiert, im Sinne einer Entwicklung der Lebewesen nicht nur durch Permutation und Selektion indifferenter Elemente, also als mechanisches und blindes Geschehen, sondern als transzendierende Materie, welche im Denken des Menschen ihre Fähigkeit bewiesen hat, Zielstrebigkeit, Freiheit und Geist zu entwickeln.

4.2.6 Freiheit und Notwendigkeit

Hans Jonas sieht in der menschlichen Freiheit kein objektives philosophisches Datum, da die hierfür erforderliche Selbstobjektivierung ohne Selbstaufgabe, d.h. ohne Verzicht auf Absonderung nicht möglich sei und Freiheit als „Objekt" beobachtet oder festgelegt „zum unfreien Subjekt" würde[208]: *„Determiniert ist natürlich auch die Freiheit, insofern alles in ihr seinen Grund hat, aber das heißt eben: bestimmt durch Sinn, Neigung, Interesse und Wert, kurz, nach Gesetzen der Intentionalität, und dies ist es, was wir unter Freiheit verstehen."* Freiheit wird von Hans Jonas nicht nur „moralphilosophisch" als Handlungs- und Willensfreiheit verstanden, sondern vielmehr „naturphilosophisch" als die relative Unabhängigkeit der Form eines Organismus von dem jeweiligen Stoff, aus dem er besteht. Dieser sei in permanentem Wechsel begriffen, während die Form und damit die Individuation des Lebewesens als solche gewahrt blieben[209]:

> .....die ursprüngliche Verfassung des Organismus, selbst auf der Stufe der Einzeller, bekundet Individualität als ein Wagnis der Freiheit, mit der eine Form die Identität durch die Veränderung ihres Stoffes durchhält. Die Freiheit wird dialektisch durch Notwendigkeit aufgewogen, die Selbstständigkeit durch Abhängigkeit. Die vorgebildete Selbstheit hat von Anfang an ihr Gegenstück in der Andersheit der Welt.....

Offensichtlich ist für Hans Jonas die dem Organismus eigene Identität durch die relative Freiheit und Abhängigkeit vom Stoff bestimmt, die Grund-Freiheit des Organismus dagegen durch die relative Unabhängigkeit der Form vom Stoff. Die (Grund-)Freiheit wird also als *terminus technicus* verstanden, (i) als ontologisch beschreibender Begriff, (ii) unter Ausklammerung von allen bewusst-mentalen Bedeutungen, (iii) für die Beschreibung eines objektiv unterscheidbaren Seinsmodus,

---

208 Jonas 1994, S. 231.
209 Jonas 1994, S. 342.

(iv) als Art zu existieren, die dem Organischen *per se* zukommt, (v) der von allen Mitgliedern, aber keinem Nichtmitglied der Klasse Organismus geteilt wird, (vi) mit anthropomorpher Ausrichtung gegen die Moderne nach aristotelischer Tradition und (vii) als Ableitung des Begriffs Freiheit aus dem Organischen selbst und damit der europäischen Bewusstseinsphilosophie verhaftet.

Die Konsequenzen, die sich aus dieser Definition von Freiheit ergeben, sind vielfältig: (i) Die Freistellung der Form und ihre Emanzipation vom Substrat führen zu prekären Verhältnissen. Denn ohne die Aufnahme, Verarbeitung, Umwandlung und Ausscheidung von Stoff würde das organische Individuum zugrunde gehen. Die Freiheit der organischen Form, ihren Stoff zu wechseln, ist zugleich auch die unerlässliche Notwendigkeit für sie, eben dies zu tun. (ii) Dabei steigt mit der Komplexität der Form auch das Risiko: Je komplizierter der Stoffwechsel, je vielfältiger die Bedürfnisse eines Organismus sind, desto gefährdeter ist seine Existenz. In der Fähigkeit zum Überleben zeigt sich die Freiheit des Organischen, in der permanenten Drohung zu scheitern seine Bedürftigkeit. Die Freiheit liegt im Vermögen zum Stoffwechsel (bei Persistenz der Form), die Notwendigkeit in der Nötigung zum Stoffwechsel. (iii) Die Dialektik von Freiheit und Notwendigkeit führt zu einem prekären Status allen Lebens, also zur Möglichkeit, bei größtmöglicher Freiheit auch größtmögliche Fehler zu begehen, sich für Gutes oder Böses zu entscheiden. (iv) Die prinzipielle Bedürftigkeit allen Lebens nach Nahrung ist der Preis, den der einzelne Organismus für die relative Freiheit hinsichtlich seiner Möglichkeit zur Absonderung und Selbstintegration zahlen muss.

4.2.6.1 Freiheit des Stoffwechsels

Nach Hans Jonas ist die Dialektik von Freiheit und Notwendigkeit in Form der Freiheit zum Stoffwechsel bereits im niedrigsten Organismus, also der einzelnen Zelle als der Grundlage allen Lebens realisiert. Freiheit und Notwendigkeit zum Stoffwechsel sind also dialektisch gekoppelt, um das Leben erhalten zu können. Der Abstand zwischen Organismus und seiner Außen-/Umwelt bildet die ontologische Voraussetzung für Freiheit und den Spiel-/Freiraum, in dem der Organismus sich in Bezug auf seine Außen-/Umwelt verhalten kann und muss, denn er ist auf die Stoffe aus seiner Außen-/Umwelt zum Überleben angewiesen. Die Zunahme des Abstands zwischen Organismus und seiner Außen-/Umwelt im Laufe der biologischen Evolution führte zu einer Zunahme der Freiheit des Organismus, sich mittels seiner Organe in Bezug auf die Welt zu verhalten. Dies betrachtet Hans Jonas als den eigentlichen Fortschritt der Evolution, nämlich die Überbrückung des (mit der Evolution größer werdenden) Abstandes zwischen den beiden Polen der Lebens, zwischen Innenwelt und Außenwelt, Selbst und Welt, Organismus und Außen-/Umwelt, durch die im Laufe der Evolution zunehmende Freiheit (i) des Stoffwechsels, (ii) der Bewegungsfähigkeit und Motilität, (iii) der Wahrnehmungs- und Sinnesorgane, (iv) des Gefühls, (v) der Einbildungskraft, (vi) des Denkens und Geistigen, (vii) der Erschließung der Welt und (viii) der Selbsterkenntnis. Von größter Bedeutung für diese Überbrückung ist für Hans Jonas die Tatsache, dass die Menschen auf diese neue Aufgabe des „Brückenbauens“ vorbereitet sind.

4.2.6.2 Freiheit der Bewegung

Die Möglichkeit, lebensnotwendige Stoffe zu speichern, eine der wesentlichen Unterschiede zwischen Tier und Pflanze, ist Voraussetzung für Bewegungsfähigkeit und Motilität. Mit Hilfe dieser kann der Stoffwechsel als Erfolg der Bewegung – bei Finden von Nahrung – fortgesetzt werden. Dies ist jedoch verbunden mit der Gefahr von Mangel, Schmerz und Tod bei Aufzehrung der stofflichen Reserven. Somit wird das Überleben zu einer Sache des Verhaltens in Einzelaktionen. Das Überleben wird somit nicht (nur) durch angepasstes organisches Funktionieren gesichert, sondern gleichfalls durch „Ausgesetztsein“, Wachheit, Bemühen des Tieres im Gegensatz zum „Verstecktsein“, „Schlummern“ und zur Passivität der Pflanze. Als Endergebnis wird der Abstand zwischen Bedürftigkeit und Befriedigung mit Bewegungsorganen verringert und ein neuer Horizont der Begierde durch aktive Überwindung des physikalischen Abstandes zum begehrten Objekt aufgetan.

4.2.6.3 Freiheit der Wahrnehmung

Die Abstandszunahme und Abstandsüberbrückung erfordern einen Wahrnehmungsvorgang, denn eine Wahrheit über Distanz kann ohne Wahrnehmung nicht gewonnen werden. Die Wahrnehmung ist nach Hans Jonas Bestandteil der prozessualen Selbstintegration des Lebens, da (i) der Gesichtssinn die Separation von Organismus und Außen-/Umwelt erleichtert und dadurch den Abstand zwischen beiden vergrößert, wodurch ein neuer Typ von Mittelbarkeit entsteht, (ii) das Auge als Brücke in der zwischenleiblichen Sphäre dient, um die Spannung zwischen dem Abstandnehmen von der Außen-/Umwelt und Angewiesenheit auf eben diese Außen-/Umwelt auf einer neuen Stufe auszugleichen, (iii) gleichzeitig der Abstand zwischen Bedürftigkeit und Befriedigung durch Sinnesorgane verringert wird, (iv) die Aufdeckung von Ähnlichkeiten zwischen unserer leiblichen Struktur und der Struktur der Außen-/Umwelt das „Brückenbauen“ wesentlich erleichtert, (v) sich ein neuer Horizont durch aktive Überwindung des virtuellen Abstandes zum begehrten Objekt eröffnet und (vi) das durch den Sehsinn ermöglichte gleichzeitige Erkennen von räumlich auseinanderliegenden Objekten zu einem Zuwachs an Freiheit führt, im Hinblick auf die Möglichkeit zwischen verschiedenen Objekten frei auswählen zu können, bzw. sich in Bezug auf sie frei verhalten zu können.

4.2.6.4 Freiheit der Gefühle

Die Freiheit der Gefühle trägt als eine Möglichkeit der Reaktion auf die Außen-/Umwelt, wie etwa die Äußerung von Schmerz auf Bedürftigkeit bzw. von Lust bei Behebung des Mangels zum „Brückenbauen“ bei.

4.2.6.5 Freiheit der Einbildungskraft und des Denkens

Die Einbildungskraft als die Fähigkeit des Menschen und damit im Unterschied zum Tier, die ferne Außen-/Umwelt im Bewusstsein geistig zu repräsentieren, ermöglicht die symbolische Verdopplung der Welt im Hinblick auf symbolische Welt *versus* reale Außen-/Umwelt und birgt dabei die Gefahr einer verhängnisvollen Freiheit der Objektivation. Die Verdopplung kann dabei erreicht werden durch (i) die Benutzung von Werkzeugen (*Homo Faber*) im Hinblick auf willkürlich aufgehobene Naturobjekte oder auf die Fähigkeit, einen vorgefundenen Stoff nach einer von seinem Bewusstsein frei gewählten zweckmäßigen Form zu gestalten oder auf gezieltes Herstellen von Werkzeugen, (ii) die Herstellung von Bildern von beliebigen Objekten seiner Außen-/Umwelt (*Homo Pictor*) im Hinblick auf die absichtlich herbeigeführte äußere Ähnlichkeit eines künstlichen Objekts mit einem natürlichen, (iii) die Freiheit des Bildens, (iv) die Angewiesenheit auf die Formen der Natur, (v) die Möglichkeit, verschiedene Bilder unter unterschiedlichen Perspektiven herzustellen oder (vi) die unvollkommene Beziehung zwischen Bild und Original, die eben zu keiner exakten Verdopplung, sondern zu einer Differenz zwischen Bild und Original als Ausdruck der Freiheit führt, die aber dennoch – notwendigerweise – angemessen zur wahrgenommenen Sache selbst bleibt oder diese idealisiert, stilisiert oder substituiert bis hin zu Piktogrammen und der Schrift. Hans Jonas sieht also die Benutzung der Sprache lediglich als „Fortentwicklung“ der Bildbenutzung zur (i) Darstellung des Unähnlichen bis zum Nichtvorhandenen, die aber dennoch als angemessenes „Abbild“ funktionieren muss, (ii) Erschaffung neuer Objekte in Form einer schöpferischen Tätigkeit in Wissenschaft, Technik, Kunst oder Religion und (iii) „Transzendenz“ der Freiheit des Geistes.

Gemäß Hans Jonas besteht zwischen der Außen-/Umwelt eines Organismus und der Welt des Menschen in Form von Wissenschaft, Technik, Kunst oder Religion mehr als nur ein gradueller Unterschied, der aber prinzipiell überbrückbar erscheint über (i) die symbolische (d.h. nicht-identische) Verdopplung der Welt als Teil des Gesamtprozesses der Selbstintegration des Lebens wie auch als Umweg innerhalb des Gesamtweges des Lebens, das sich über die Verdopplung zu sich selbst in Beziehung setzt, um sich auf einer höheren Stufe wieder zu begegnen, (ii) die Sprache als mittelbarer Selbstbezug des Lebens, (iii) die Wissenschaft und Technik als Umweg in die Natur, zu der ein unmittelbarer Zugang nicht mehr möglich ist oder als Teil der menschlichen Außen-/Umwelt und Mittel zur Annäherung und Verringerung des Abstands zwischen Mensch und Außen-/Umwelt.

4.2.6.6 Freiheit der (Selbst)Erkenntnis und des Welterschließens

Hans Jonas interpretiert das Leben als durchlaufende Struktur von Freiheit und Bedürftigkeit, Abstand und Angewiesenheit, die es als zweckmäßig zu erkennen gilt. Dabei erkennt er im Erkenntnisproblem die letzte Stufe dieses Prozesses. Der Mensch erkennt sich in der Natur und seine Natur in sich und nimmt dadurch Teil am Lebensprozess. Nach Jonas bedeutet Erkennen Leben, nur mit anderen

Mitteln, nämlich denen der äußersten Mittelbarkeit über Begriffe, Kategorien und Ordnungen: *„Leben kann nur von Leben erkannt werden"*. *„Der Beobachter des Lebens muss vorbereitet sein durch das Leben."* Der Organismus und Leib muss also vorbereitet sein auf das Erkenntnisproblem „Leben". Nach Hans Jonas führt das Nachdenken über das begrenzte Dasein auf der Welt in Form von Bekenntnis oder das Infragestellen des Phänomens der Sterblichkeit zur äußersten Stufe der Freiheit als transzendierende Freiheit des Geistes. Die Selbstbeobachtung des Abstandes, in dem alle Dinge außer ihm selbst existieren, rufen in ihm über Selbstreflexion die Selbsterkenntnis hervor, dass er sich selbst immer nur als endliches sterbliches Objekt erkennen kann. Diese Selbstobjektivierung birgt die Gefahr des Entstehens von Zweideutigkeiten und Dualismen. Damit stellt für Hans Jonas die Freiheit der Selbsterkenntnis den äußersten und gefährlichsten Grad der menschlichen Freiheit dar[210]: *„Die Reflexion als solche, die mit der Selbstsorge und Selbstprüfung ja zugleich Selbstbespiegelung ist, birgt diese Zweideutigkeit wesenhaft in sich."*

Für Hans Jonas bedeutet das „Ich" in seiner Herausstellung aus der Außen-/Umwelt das größte Wagnis der Mittelbarkeit und Objektivation bzw. Individuation dar, indem es zu einer weitgehenden Entbindung des Menschen von seiner Umwelt führt oder noch schlimmer (mit den Worten von Max Scheler) zu einem: *„Hinaus des Lebens über sich selbst."* Das Selbst wird also mit sich selbst, anstelle mit der Außen-/Umwelt konfrontiert und damit wird der Mensch sich selbst zur Frage. Im Laufe dieses Prozesses wird Biologie durch philosophische Anthropologie abgelöst, die natürliche Evolution durch künstliche bzw. durch die Geschichte.

4.2.6.7 Freiheit als Wagnis

Für Hans Jonas ist die Freiheit im Menschen in der höchsten Entwicklungsstufe realisiert. Damit besteht auch die Freiheit des Sich-Versagens (angesichts der Gefahren der modernen Technologie) und der Selbstbegrenzung, die wiederum zur schöpferischen Freiheit führen soll. Schöpferische Freiheit und Freiheit der Schöpfung setzen also nach Jonas freiwillige Selbstbegrenzung, d.h. freiwilligen (partiellen und zeitweiligen) Verzicht der Freiheit des Schöpfers voraus. Dabei steht die Freiheit im Gleichgewicht zu einer korrelativen Notwendigkeit, die auf jeder ihrer Stufen im Anstieg zu höheren Graden der Unabhängigkeit als deren verstärkter Schatten in Form einer „positiven Dialektik" wiederkehrt.

4.2.6.7.1 Positive und negative Dialektik

Das aktive Suchen des zum Überleben notwendigen Stoffs in feindlicher Umwelt bedeutet für den Organismus ein Erfolgsrisiko. Im Falle des Menschen wird die unverantwortliche Ausübung seiner Macht über die Natur zur Zerstörung seiner Lebensgrundlage auf der Erde führen. Damit bringt der Missbrauch der Freiheit und Macht durch den Menschen, sowie seine fehlende Selbstbegrenzung in Form

210 Jonas 1992, S. 29.

einer „negativen Dialektik“ unweigerlich Unfreiheit für die Menschheit und die Gefahr mit sich, ein Opfer ihrer grenzenlosen Macht zu werden. Hans Jonas sieht diese negative Dialektik schon im Römerbrief (Kapitel 7) des Paulus erkannt[211]: *„Die Freiheit ist ihrer selbst im Letzten nicht mächtig; notwendig scheitert sie an ihren eigenen Möglichkeiten.“*

4.2.6.7.2 Gott, Schöpfung, Theodizee

In Gott sieht Hans Jonas den von den Menschen geforderten Machtverzicht nach Vollendung des Schöpfungsaktes oder bereits im Akt der Schöpfung in Form einer vollkommenen Entäußerung der Macht bereits vorweggenommen. Gott schafft damit die Bedingungen und die gestaltende Freiheit für eine sich entwickelnde Welt, also den Grund des Seins für die Erschaffung der Welt *ex nihilo* aufgrund seiner Freiheit. Damit verknüpft Gott sein Schicksal mit dem der Welt mit dem Ziel, sich selbst schließlich aus dem Prozess der kosmischen, biologischen und geistigen Evolution zurückzugewinnen. Nur dadurch hat der Mensch die Gelegenheit, (i) im irdischen Leben seiner Verantwortung gerecht zu werden, (ii) die Dominanz des Guten gegen das Böse täglich neu zu praktizieren, (iii) anstelle von Leidensbereitschaft der Verpflichtung zur physischen Rettung seiner selbst in Form der „Heiligkeit des Lebens“ nachzukommen und (iv) der Zerstörung der Ehrfurcht vor dem Leben durch die Macht der Wissenschaft und Technik zu entkommen. Für Jonas ist dem Menschen gerade die Ehrfurcht vor dem Leben und dessen „Heiligkeit“ durch den wissenschaftlichen und technologischen Fortschritt ausgetrieben worden, ohne durch eine adäquate Sinngebung ersetzt worden zu sein[212]:

> Nun zittern wir in der Nacktheit eines Nihilismus, in der größte Macht sich mit größter Leere paart, größtes Können mit geringstem Wissen über das: Wozu? Es ist die Frage, ob wir ohne die Wiederherstellung der Kategorie des Heiligen, die am gründlichsten durch die wissenschaftliche Aufklärung zerstört wurde, eine Ethik haben können, welche die extremen Kräfte zu zügeln vermag, die wir besitzen, ständig erweitern und auszuüben beinah gezwungen sind.

4.2.6.8 Freiheit und freier Wille

Zur Entwicklung des Verständnisses von „Selbst“ und der Moralfähigkeit des Menschen gibt Hans Jonas den Hinweis[213] *„das Selbst wird durch einen Bruch mit der Welt entdeckt“* und weist damit auf die radikale ontologische Differenz von Mensch und Natur hin. Diese Differenz ermöglicht[214]

---

211 Jonas, Hans: *Gnosis und spätantiker Geist. Die Botschaft des fremden Gottes. Meditationen über Paulus.* Insel: Frankfurt a.M. 1999.

212 Jonas, Hans: Rede anläßlich einer Preisverleihung in Italien 1993.

213 Jonas 1999, S. 314.

214 Jonas 1999, S. 314ff.

> das Geltendmachen einer ganz neuen Idee von menschlicher Freiheit, die sich deutlich von der ethischen Vorstellung unterscheidet, welche diesbezüglich die griechischen Philosophen entwickelten. Wie tiefgreifend der Mensch auch von der Natur, zu der er untrennbar gehört, bestimmt sein mag (und gerade bei der Ergründung seines Inneren entdeckt er ja Schicht um Schicht diese Abhängigkeit), so bleibt doch ein innerstes Zentrum, das nicht zum Bereich der Natur gehört und ihn über alle ihre Eingebungen und Notwendigkeiten erhebt.

Die Abstandsnahme und Entgegensetzung von Selbst und Welt löst unmittelbar ein „*Gefühl von akosmischer Freiheit aus*", das für Jonas in der „Gnosis" als eine jenseitsorientierte Vorstufe und in der Existentialphilosophie als diesseitige Stufe eines autonomen, d.h. Außen-/Umwelt-unabhängigen Selbst- und Weltverständnisses auftritt. Die Entstehung des Verständnisses, dass wir frei und selbstverantwortlich sind, führte offensichtlich zu einem menschheitsgeschichtlichen, wie auch eventuell persönlichkeitsgeschichtlichen Schockzustand, der möglicherweise nur über den Umweg des spätantiken mythologischen Dualismus der „Gnosis" oder des modernen Weltnihilismus des Existenzialismus zu kompensieren war. Ersterer verursachte die metaphysische Feinderklärung der Welt, Natur und Körperlichkeit/Leiblichkeit als böses dunkles Prinzip, letzterer erklärte diese zur sinnleeren Faktizität. Beide Kompensationen verweigern sich jeglichen begründbaren Kriterien oder einsichtigen Prinzipien für das moralische Urteilen mit der Konsequenz, dass das neu identifizierte Selbst unentdeckt einer Verantwortungslosigkeit für die Welt, wie auch für das eigene Verhalten und Urteilen verfällt.

Demgegenüber verfügt der Mensch gemäß Hans Jonas über einen freien Willen. Damit liegt keine vollständige Geschlossenheit des Kausalnexus vor und keine kausale Ohnmacht des Geistes als Epiphänomen. Freie Handlungen sind unter dem Einfluss eines freien Willens möglich. Jonas postuliert also einen Freiraum ohne Kausaldeterminismus für den subjektiven Geist, der aus der Materie hervorgegangen ist, ganz in Analogie zum Verhältnis von Quantenmechanik zu klassischer Physik. Demnach kann der subjektive Geist mit der Welt der Materie auf antikausale Weise interagieren. Für Hans Jonas ist der freie Wille Voraussetzung für das Prinzip Verantwortung.

4.2.6.9 Selbsterhalt, Selbstverpflichtung, Selbstbesorgnis, Sterblichkeit

Nach Hans Jonas ist der Sinn des Lebens das Selbstinteresse und der Selbsterhalt (Autopoiesis[215]) – beides nicht mit Egoismus zu verwechseln. In jedem einzelnen Lebensprozess erkennt man das überragende Interesse des Organismus an seinem eigenen Dasein und dessen unbegrenzten Fortgang. Damit besteht nach Jonas eine Selbstverpflichtung des Lebens auf seinen Fortbestand, ein „telos" mit vielfältigen Konsequenzen, für die der Vorwurf eines naturalistischen Fehlschlusses aus folgenden Gründen nicht erhoben werden kann: (i) Das Leben hat einen Wert an sich,

---

215 Müller 2016, S. 155.

den es zu bewahren gilt und zwar nur deshalb, weil es den Tod, seine Negation in sich selbst trägt. (ii) Die Bejahung der Existenz bedeutet Existenz als Interesse, die zu einer Aufgabe geworden ist und eben nicht das Verharren in dem gegebenen Naturzustand der Ursubstanz vor der Absonderung der lebendigen Form vom Naturganzen und der Welt in ihrer Gesamtheit. (iii) Der fortlaufende Stoffwechsel, mit dem die Form aus der Identität mit dem Stoff heraustritt, aber dennoch seiner bedürftig und mit ihm in Kontakt stehend und suchend, aber auch durch ihn zerstörbar bleibt, behauptet immer wieder den Wert des Seins gegen den Rückfall ins Nichts, die Absonderung vom *vs.* die Verschmelzung mit dem Naturganzen. (iv) Das „Ja" zum Sein, also das Leben, erfordert die simultane Anwesenheit der alternativen Möglichkeit, also des Todes, zu der „Nein" gesagt wird und die stets von Neuem abgewehrt werden muss. Es ist gerade die Herausforderung des „Nein", die das „Ja" erweckt und verstärkt. (v) Die Sterblichkeit ist die Voraussetzung, durch die allein Wert in das potenzielle „Ja" zum Sein in der ansonsten indifferenten Ursubstanz des Universums oder des Naturganzen hinzutreten kann. Darin liegt der eigentliche Sinn des Todes, denn „*Wert hat nur, was abhanden kommen kann*"[216]:

> Nur in der Konfrontation mit dem immer möglichen Nicht-Sein konnte das Sein dazu kommen, sich selbst zu fühlen, sich zu bejahen, sich zum eigenen Zweck zu machen..... So ist es nur ein scheinbares Paradox, dass es der Tod sein soll und seine Hinhaltung durch Akte der Selbsterhaltung, was der Selbstbejahung des Seins das Siegel aufdrückt.

(vi) Der Mensch obliegt einer Verantwortungsethik hinsichtlich seiner Pflicht zur Existenzbewahrung der gesamten Menschheit und hinsichtlich seiner Verantwortung für das Überleben von anderen Wesen mit Verantwortungsfähigkeit, kurz in der Übernahme der Verantwortung für die Bewahrung der Schöpfung. (vii) Die Selbstbesorgnis um den individuellen und kollektiven Selbsterhalt gelingt der Menschheit nur bei freiwilliger Selbstbeschränkung ihrer Freiheit, etwa in der Anwendung ihrer wissenschaftlich-technologischen Macht[217]:

> Die prinzipielle Bedürftigkeit allen Lebens nach Nahrung ist der Preis, den der einzelne Organismus für die relative Freiheit seiner Selbstintegration zahlen muss. Sobald mit dem ersten Lebewesen die Ganzheit als eigenständiger Kausalfaktor ins Sein getreten ist, verpflichtet sie zu ihrem Erhalt. Selbstverpflichtung des Lebens auf seinen Fortbestand: Der Sinn des Lebens – das Wie seines Erscheinens – ist die Sorge. Leben ist tätige Selbstbesorgung seines Seins, ist Selbstinteresse. Demnach ist ein Organismus ein solches Seiendes, dem es in seinem Sein (Leben) um dieses Sein (Überleben) selbst geht.

---

216 Jonas, Hans: *Leben, Wissenschaft, Verantwortung – Vom Sinn des Todes. Ausgewählte Texte.* Reclam: Stuttgart 2004, S. 208.

217 Jonas, Hans: *Das Prinzip Verantwortung. Versuch einer Ethik für die technologische Zivilisation.* Suhrkamp: Frankfurt a.M. 2003, S. 391.

In jedem einzelnen Lebensprozess erkennen wir das absolute Interesse des Organismus an seinem eigenen Dasein und dessen Fortgang. Kein Vorgang, der nicht das Leben selbst zum „telos“ hätte.....

.....Verantwortung ist die als Pflicht anerkannte Sorge um ein anderes Sein, die bei Bedrohung seiner Verletzlichkeit zur Besorgnis wird.

4.2.7 Anthropomorphismus – naiv oder adäquat?!

Die von Hans Jonas gewählte Begrifflichkeit für „Verantwortung“ als Sorge um ein anderes – menschliches oder nicht-menschliches – Sein ist oftmals als Anthropomorphismus kritisch beurteilt worden. Unter Anthropomorphismus wird allgemein die Übertragung vom Menschlichen auf Nicht-Menschliches verstanden, verbunden mit den Gefahren (i) einer Vermenschlichung anderer Lebewesen oder der Natur, (ii) einer verfehlten naiven Projektion von menschlichen Eigenschaften, Sehweisen oder Standpunkten, (iii) einer unangebrachten Anwendung von Eigenschaften der subjektiven Sphäre des Menschen auf die objektive Sphäre der Natur unter der Voraussetzung der radikalen Unterscheidung von Subjekt und Objekt (Dualismus) und (iv) einer Annahme von teleologischen und intentionalen Prozessen in der nicht-menschlichen Natur. Prinzipiell darf Anthropomorphismus nicht mit Anthropozentrismus, also dem lediglich menschlichen Interessen dienenden Denken und Handeln gleichgesetzt werden, obwohl fließende Übergänge zwischen Anthropomorphismus und Anthropozentrismus über die gesamte Menschheitsgeschichte zu beobachten waren und sind.

Hans Jonas wie viele seiner Philosophenkollegen, etwa Immanuel Kant in seiner Kritik an Johann Gottfried Herders organischen Kräften oder Nicolai Hartmann, lehnen naive anthropomorphistische und naiv-optimistische Projektionen vehement ab, aber nicht eine adäquat kontrollierte und kritische Anwendung des anthropomorphen Denkens, welches weder einen Anthropozentrismus, noch die uneingeschränkte menschliche Herrschaft über die Natur rechtfertigt und Abstand von den Gefahren der Vermenschlichung der Natur hält: *„Es gilt, die Betrachtung der Natur von anthropomorphen Zügen freizuhalten, denn eine Vermenschlichung der Natur kommt einem Rückfall in mythisches Denken gleich.“* Da Hans Jonas sein Freiheitsprinzip bereits auf der Ebene der Individuation des Lebens im nicht-menschlichen Organismus anwendet und dadurch eine Teleologie „von unten“ mit dem Wagnis der Freiheit bereits auf der untersten – nicht-menschlichen – Ebene begründet, entzieht er sich grundsätzlich jeglicher Anthropozentrismus-Kritik.

In der philosophischen Diskussion bleibt jedoch die Kritik oft nicht auf einem naiven Anthropomorphismus und Anthropozentrismus beschränkt, sondern wird zu einem allgemeinen sog. Anthropomorphismus-Verbot verlängert, welches offenbar überwiegend naturwissenschaftlich begründet wird. Demnach sei – naturwissenschaftliche – Erkenntnis (i) nicht auf den ursprünglichen Akt der Wirkung und Gegenwirkung, sondern auf die nachfolgenden Bearbeitungsschritte fokussiert, (ii) abhängig von der Neutralisierung der *„ursprünglichen Krafterfahrung meines eigenen Leibes in Aktion“*, die die ungefilterte Erfahrung des Anpralls der

Welt und damit die eigentliche Wahrnehmungsfunktion unmöglich macht, (iii) den Horizont für wählende Aufmerksamkeit, der die Ermöglichkeitsbedingung für die Freiheit der wissenschaftlichen Theorie ist, erst ermöglichend[218] („*Dem direkten Aufprall der Wirklichkeit, dem bedrängenden Tumult ihrer Nähe, ist die Distanz der Erscheinung abgewonnen*") und (iv) einen – oftmals als entscheidend empfundenen – Gewinn an Abstraktion, Distanzierung und Systematisierung mit sich bringend. Das Anthropomorphismus-Verbot stellt damit nach Hans Jonas eine rein subjektive Setzung und ein philosophisches (Vor)urteil dar, ein *a priori*-Dekret des Ausschlusses von teleologischem Denken aus der modernen Naturwissenschaft. Dieses wurde und wird durch ihren bisherigen Erfolg begünstigt und gerechtfertigt, kann aber nicht auf der Basis empirischer Daten und unabwendbarer Sachzwänge als induktives Ergebnis begründet werden und bleibt deshalb prinzipiell revidierbar.

4.2.7.1 Das Anthropomorphismus-Verbot

Die Verbannung des anthropomorphen Denkens zur Erlangung kausal-mechanistischer Erklärungen durch die Naturwissenschaft bringt für Hans Jonas schwerwiegende Konsequenzen für unseren vorbegrifflichen, wie auch wissenschaftlichen Naturzustand mit sich: (i) Der Mensch kann sich selbst nicht mehr anthropomorphisch auffassen. (ii) Der Selbsterfahrung des eigenen Lebens wird die Echtheit abgesprochen mit der Folge der Selbstentfremdung des Menschen. (iii) Die Realität des Menschen als leibliches Wesen und die teleologische Deutung ursprünglicher Leiblichkeit wird verkannt. (iv) Die Verständnisgrundlage für die Erfassung eines jeglichen kausal-mechanistischen Zusammenhangs durch die Naturwissenschaft geht verloren. Dies führt zum Verlust der Grundlage von wissenschaftlichen Erklärungs- und Verstehensansprüchen mit dem Ziel der kausalen Deutung der Welt, ebenso der adäquaten naturwissenschaftlichen oder naturphilosophischen Bestimmungen des Organischen und der notwendigen Verknüpfungen und Relationen in der Wirklichkeit. (v) Es muss ein „*ontologischer Sprung*" des Menschen mit seiner teleologischen Dimension „*aus dem Himmel*" mitten unter die Naturdinge unter Verlust der teleologischen Dimension postuliert werden. (vi) Leben wird auf Lebloses reduziert, die Existenz des Lebens in Begriffen des Leblosen erklärt und tote Materie als defizienter Modus der Eigenschaften des empfindenden Lebens aufgefasst. Zusammenfassend verurteilt Hans Jonas eine Biologie ohne Anthropomorphismus als eine Biologie ohne Leben und geißelt die moderne naturwissenschaftliche und molekulare Biologie als „*Ontologie des Todes*".

4.2.7.2 Adäquater Anthropomorphismus und „Embodiment"

Ein adäquater, d.h. nicht naiver Anthropomorphismus ist aus der Sicht von Hans Jonas schon deshalb unvermeidbar, da der Standpunkt des Menschen, d.h. seine „*Seh- und Denkweise der Dinge*" grundsätzlich nicht verlassen oder vermieden werden

218 Jonas 1973, S. 55.

kann. Damit ist jede Erkenntnis des Lebendigen notwendigerweise anthropomorph, da (i) das erkennende Subjekt ein Mensch ist, (ii) das erkannte Objekt nur mittels des Zugangs über im Menschen erfahrbare Eigenschaften erschlossen wird, (iii) *„point of view“* nicht *„point of nowhere“*, sondern *„view from (human) life“* ist und (iv) die verbale, aber auch non-verbale Kommunikation eben schlichtweg *„menschlich“* ist[219]:

> Tierisches Verhalten und Emotion muss mit den Worten menschlicher Sprache bezeugt werden. Doch ist dies nicht bloß als Zeichen der Verlegenheit zu verstehen – weil uns andere nicht-menschliche Worte fehlen. Er [Der Anthropomorphismus] ist, wenn er kritisch angewendet wird, auch ein Symbol der Partizipation, nämlich Teilnahme am organischen Leben. Kritische Anwendung bedeutet die Reflexion des Standpunktes unserer Beobachtung, der einerseits unseren Blick perspektivisch begrenzt, der aber andererseits ein Standpunkt im Leben ist. Und nur der durch das Leben vorbereitete Beobachter kann das Leben überhaupt sehen. Eine Biologie, die glaubt, auf einen Anthropomorphismus (als speziellen Zoomorphismus) verzichten zu können, wäre eine Biologie ohne Leben.

Wir sind also nach Hans Jonas nur deshalb in der Lage, das Leben zu erkennen, weil wir selbst lebendig sind und einen Körper haben (*„dass wir selber lebende Körper sind“*). Nur durch die Zeugenschaft unseres Leibes (*„lebendiger Leib als Urbild des Konkreten“*), den Jonas mit dem organischen Körper gleichsetzt, haben wir Zugang zum Leben und sind in der Lage, es zu verstehen. Das Leben in seiner Unmittelbarkeit von Innerlichkeit und Äußerlichkeit ermöglicht uns das einzige vollgegebene Konkrete der Erfahrung überhaupt, und eröffnet uns dadurch einen Zugang zum Bereich des Organischen. Wir erleben das Leben zugleich *„von innen“*, als *„Kenntnis von innen her“*, als unmittelbare *„Zeugenschaft unseres Leibes“*, um sich ihm in seinem angemessenen Verhältnis zu öffnen.

Nach Hans Jonas wird das Leben also durch *„nicht-leibliches Leben“* (z.B. leibloser, rein mathematisch operierender Gott), d.h. bei Verzicht auf anthropomorphe Deutung nicht erfassbar. Dem Leib kommt eine entscheidende Erkenntnisfunktion zu, da (i) die Wahrnehmung nicht bloß auf passiver Empfänglichkeit beruht, wie etwa noch von David Hume und Immanuel Kant angenommen worden war, sondern vielmehr entscheidend von aktivem Vermögen – wie genetische und phänomenologische Analysen der Sinnestätigkeit nahelegen – abhängt, das ursprünglich auf ein spezifisches Kräfteverhältnis zwischen dem Einwirken der Welt und der leiblichen Gegenwirkung zurückzuführen ist, (ii) nicht der reine Verstand, sondern nur das konkrete leibliche Leben im Widerspiel seiner sich selbst fühlenden Kräfte mit der Welt die Quelle aller menschlicher Vorstellungen über die aus Kraft und Widerstand resultierenden dynamischen Geschehen und deren kausale Beziehungen ist und (iii) der Schematismus gerichteter leiblicher Bewegung auf die Außen-/Umwelt zu (zum Austausch) und von ihr weg (zur Absonderung) als Erfahrungsgrundlage für die Dynamik des Wirklichen (nur) den endlichen, aber leiblichen Menschen erfasst:

219 Jonas 1994, S. 310.

„Leben als selbst-zentrierte Individualität, für sich seiend und in Gegenstellung gegen alle übrige Welt, mit einer wesentlichen Grenze zwischen innen und außen – trotz, ja auf der Grundlage des tatsächlichen Austausches."

Menschliche – individuelle und kollektive – Erfahrung und die persönliche (Lebens-)Geschichte sind damit nach Hans Jonas notwendig und untrennbar für ein Verständnis des Lebendigen. Die Menschen haben immer schon eine vorgängige Bekanntschaft mit dem Leben. Der Mensch steht im Zentrum des Phänomens Leben und stellt sich diesem nicht einfach gegenüber, als ob Leben ein neutrales Objekt seiner Erkenntnis wäre. Nur aufgrund seiner psycho-physischen Ganzheit und nicht etwa aufgrund von Vernunft ist der Mensch inmitten einer Welt von Organismen das Maß aller Dinge: *„Vielleicht ist in einem richtig verstandenen Sinn der Mensch doch das Maß aller Dinge."* Nach Jonas geben (i) ein adäquater Anthropomorphismus, (ii) die Anerkennung des Leibes als Erkenntnisfunktion und damit einhergehend die Wiedereinführung der Subjektivität in das Reich der Natur einschließlich des Menschen, (iii) die Betrachtungsweise von Organismen nicht nur funktional, sondern als psychophysische Einheit und (iv) die Anerkennung der Innerlichkeit und Subjektivität als Grundlage für die psycho-physischen Einheit, der Natur und dem Menschen einen Teil der Würde zurück, die ihnen mit den wissenschaftlichen Revolutionen der Neuzeit entzogen worden ist.

4.2.7.3 Die Verfügbarkeit und Beherrschung der Natur durch den Menschen

Während der Neolithischen Revolution verwandelte sich die passive planlose Ausbeutung der Natur durch Jagen und Sammeln – was die Natur eben her gab – und mit dem relativ geringen Abstand der Jäger und Sammler zur Natur hin zur aktiv geplanten Beherrschung der Natur durch Ackerbau und Viehzucht, einhergehend mit der Entwicklung von Städten. Daraus resultierte ein immer größer werdender Abstand zur Natur und die Entstehung von Dualismen, wie Stadt – Land, Kultur – Natur, Selbst – Außen-/Umwelt.

Dennoch war die ganze Antike hindurch das sittliche Universum auf den Nahkreis des menschlichen Handelns beschränkt, da (i) das öffentliche Leben der Polis als kleiner und das Ganze der Natur nicht gefährdender Sonderbereich des Universums wirkte, (ii) die Stadt als Enklave in der nicht-menschlichen Welt diente, (iii) die Kultur aktiv der Natur – auch mit Mitteln der Technik – abgerungen werden musste, (iv) Art und Umfang der technischen Indienstnahme der Natur nur marginal und oberflächlich blieben, (v) keine Bedrohung (des Gleichgewichts zwischen) der Natur und der Menschheit vorlag, (vi) Natur kein Gegenstand menschlicher Verantwortung war, (vii) Klugheit und Erfindungskraft den menschlichen Umgang mit der Natur prägten und (viii) angemessen kluge und begrenzte Technik zum Erreichen pragmatisch gesetzter Ziele benutzt wurde.

Mit der Aufklärung führte die Verschärfung der Dualismen Selbst-Außen/-Umwelt und Kultur-Natur vom reinen Beschreiben, Verstehen und Erklären der Naturphänomene zum Wunsch nach Verändern, Nutzbarmachen und Beherrschen der Natur.

Die Verwendung der Naturwissenschaften zur Naturbeherrschung wurde damit sanktioniert. In der Neuzeit bis hin zur Moderne der ersten Hälfte des 20. Jahrhunderts wurde die Stadt universal, breitete sich über die Natur aus und usurpierte ihren Platz. Damit entfiel die Grenze zwischen Stadt und Natur, menschlichem Leben und nicht-menschlicher Welt, Künstlichem und Natürlichem. Die Technik wurde als ungebremstes kumulatives Verfahren begriffen, durch das die gesamte Natur und auch das Leben des Menschen zur Disposition gestellt werden kann. Die entsprechenden Eingriffe wurden unumkehrbar und waren von einem Umfang, der die Natur zum neuen Gegenstand menschlicher Verantwortung machte.

Die 70er Jahre des letzten Jahrtausends brachten schließlich neue ethische Herausforderungen der technologischen Zivilisation, wie (i) die Bedrohung der gesamten irdischen Biosphäre und damit die Möglichkeit zum kollektiven Selbstmord durch menschliches Tun in Form von Atomkrieg, Atomenergie, Ausbeutung globaler Ressourcen, Waldsterben, ökologischem Kollaps, Überbevölkerung und Gentechnologie, (ii) die dramatische Zunahme der gezielten Verfügbarkeit und Beherrschung der Natur in Form zunehmender Reichweite und Eingriffstiefe technischer Manipulation, sowie zunehmender Beeinflussbarkeit der menschlichen Natur und (iii) das zunehmende Ausmaß arbeitsteiliger und systemisch vermittelter Handlungssequenzen, einhergehend mit zunehmender Distanz zwischen Akteuren und Handlungsergebnissen, sowie zunehmender Ungewissheit hinsichtlich langfristig wirksamer Handlungsfolgen[220]:

> Einst war es die Religion, die uns mit dem Richterspruch am Ende der Tage drohte. Heute ist es unser gequälter Planet selbst, der die Ankunft dieses Tages voraussagt. Diese letzte Offenbarung kommt nicht vom Berg Sinai, nicht von jenem Berg der Predigt, auch nicht vom Bo-Baum Buddhas – es ist die Anklage der stummen Kreatur, die uns mahnt, unsere ehrgeizige Allmacht zu zähmen, damit wir nicht allesamt zu Grunde gehen in einer Wüste, die sich einst als Schöpfung präsentierte.

4.3 Die Naturethik

Die traditionelle „Alte Ethik“ zeichnet sich nach Hans Jonas durch folgende Charakteristika aus: (i) Sie ist eine Nächsten-Ethik, (ii) ihr Umgang mit der Natur in Form der Kunstfertigkeit („techne“) ist ethisch neutral, (iii) sie ist ethisch relevant nur für Handlungen zwischen Menschen, also für Mitmenschen, (iv) sie hat die Zukunft der Gesamtmenschheit nicht im Blick, (v) sie setzt für ethisches Handeln die Konstanz des Menschen voraus, da er selbst nicht Gegenstand umformender „techne“ ist, (vi) sie basiert auf der Annahme, dass die Folgen, also das Wohl oder Übel der Handlung stets in unmittelbarer Reichweite der Handlung sind, (vii) sie geht davon aus, dass Handelnder und von der Handlung Betroffener eine gemeinsame Gegenwart teilen und (viii) sie erfasst lediglich einzelne Täter und Taten.

---

220 Jonas 1993.

4.3.1 „Alte und Neue Ethik"

Diese Charakterisierung trifft nach Hans Jonas eben auf alle deontologischen, konsequenzialistischen und utilitaristischen Ethiken zu, da die „Alten Ethiken" (i) auf den Nahbereich zwischenmenschlicher Interaktionen beschränkt bleiben, (ii) sich nicht zuständig für Pflichten gegenüber zukünftigen Generationen fühlen, (iii) sich nicht zuständig für Pflichten gegenüber nicht-menschlicher Natur fühlen, (iv) die Existenz der Menschheit als gegeben voraussetzen und (v) eine Pflicht zur Erhaltung der Existenz der Menschheit nicht begründen können.

Die von Hans Jonas so bezeichnete „Neue Ethik" soll hingegen folgende Rahmenbedingungen berücksichtigen: (i) Der Umgang mit Natur muss aufgrund ihrer Verletzlichkeit durch neue Technologien zum menschlichen „Treugut" werden und hat moralischen Anspruch an die Menschheit. (ii) Der Status des Menschen hat sich verändert durch den Wandel vom *homo sapiens* zum *Homo faber.* (iii) Das Schicksal des Menschen ist vom Zustand der durch ihn gefährdeten Natur abhängig. (iv) Der Mensch selbst ist Gegenstand technischer Intervention. Wegen des Ausmaßes, der Unumkehrbarkeit und des kumulativen Charakters der technologischen Eingriffe in die Natur darf die „Neue Ethik" zu keiner Begrenzung hinsichtlich Nähe und Gleichzeitigkeit der Ereignisse führen. Wegen der zeitlichen und räumlichen Fernwirkungen muss die Anwesenheit des Menschen in der Welt ihr Gegenstand sein. Diese Anwesenheit ist gekennzeichnet durch (i) kollektive Täter und Taten, (ii) die Veränderung des menschlichen Verhaltens im Hinblick auf die zunehmende Absonderung des Menschen vom Naturganzen und damit Separierung von der Außen-/Umwelt, (iii) das Angewiesen-Sein auf die Außen-/Umwelt, die Bedürftigkeit als Organismus und die Abhängigkeit als Leib und (iv) den Versuch der radikalen Naturbeherrschung, wie er etwa im *Transhumanismus* angestrebt wird[221]: *„Die technologischen Möglichkeiten gegenseitiger Vernichtung sind inzwischen so groß geworden, dass nur mehr eine Ethik der Verantwortung die Menschheit vor ihrer endgültigen Selbstzerstörung retten kann."*

4.3.2 Die Fundierung der „Neuen Ethik"

Für die sog. „Neue Ethik" sind moralische Urteile objektiv, d.h. sie gelten unabhängig vom urteilenden Subjekt. Bei Annahme einer naturalistischen Basis für moralische Objektivität leiten sich moralische Erkenntnisse und Tatsachen aus empirischen Erkenntnissen und natürlichen Tatsachen ab. Dadurch wird aber nach David Hume eine unstatthafter „Sein-Sollens-Übergang" oder nach Gerald E. Moore ein naturalistischer Fehlschluss vollzogen. Dagegen sind bei Annahme einer „intuitionistischen" Basis moralische Erkenntnisse strukturell von anderer Art als natürliche Tatsachen und leiten sich aus einer spezifischen Form von nicht-empirischer intuitiver Erkenntnis ab. Obwohl gemäß Richard Hare Naturalismus und Intuitionismus

221 Jonas 2003.

unvereinbar sind, vollzieht Hans Jonas eine Synthese zwischen diesen beiden moralischen Begründungstheorien mit einem sog. moralischen Realismus.

4.3.2.1 Moralischer Realismus

Die Basis hierfür liefert die neoaristotelische und phänomenologische Naturphilosophie (einschließlich der Heidegger'schen Daseinsanalyse) mit ihrem alternativen Naturzugang jenseits des objektivierenden empiristischen Erfahrungsbegriffs der Naturwissenschaften. Hierfür benutzt Hans Jonas eine naturalistische, aber nicht unkritische Moralbegründung (auf die auch – unter umgekehrten Vorzeichen – etwa der Sozialdarwinismus zurückgreift) und erkennt in der normgebenden Natur eine grundsätzlich empirisch erforschbare. Damit definiert er das Naturrecht als Recht auf Freiheit in Kombination mit der Pflicht zur Verantwortung und damit als von Empirie unabhängiges rechtsmoralisches Grundprinzip, *quasi* als ein Naturgesetz. Damit fundiert Hans Jonas moralische Rechtfertigung nicht auf der „naturalen" Natur, womit er dem Vorwurf des logischen „Sein-Sollens-Fehlschlusses" entgeht, sondern auf dem *quasi* Naturgesetz des Rechts auf Freiheit und der Notwendigkeit von Verantwortung.

4.3.2.2 Wert- und Selbstzweckhaftigkeit

Hans Jonas benötigt drei Argumentationsschritte zur Begründung seiner „Neuen Ethik", (i) den Nachweis einer im Menschen kulminierenden objektiven intrinsischen Zweckhaftigkeit der gesamten Natur *per se*, also den Einsatz eines teleologischen Naturbegriffs unabhängig von menschlichen Interpretationen, (ii) den Nachweis der Zweckhaftigkeit als Gut *per se* und (iii) die Ableitung einer kategorischen Pflicht zur Erhaltung dieses Gutes. Dabei unterstützt die moralische Intuition den naturalistischen Befund einer notwendigen *„Selbstbejahung des Seins"*. Es gibt nach Jonas also eine intuitive Erfahrung der objektiven Wert- bzw. Selbstzweckhaftigkeit des Seins. Als Beispiel führt er den schutzlosen Säugling an[222]: *„Man weiß intuitiv, dass ich für ihn zu sorgen habe, dass der Säugling einen mich verpflichtenden Eigenwert hat. Sieh hin und du weißt."*

Für Hans Jonas gilt ein *„Ontisches Paradigma"* für die unwidersprechlich evidente Koinzidenz von Sein und Wert. Das Sein (des Neugeborenen) ist somit als Wert gegeben und damit das ontologische Dogma der Trennung von Sein und Sollen falsifiziert. Dabei erlangt die intuitive Erfahrung des Eigenwerts des Seienden häufig erst durch die *„Heuristik der Furcht"* Gewicht, d.h. wenn das Seiende als bedroht wahrgenommen wird. Dieser offenbar wertethische Intuitionismus von Hans Jonas weist Parallelen zur Moralphilosophie Max Schelers auf, indem für beide eine intuitive Vorzugsevidenz im Akt des Wählens vorliegt und das unmittelbare Fühlen eines Wertes ganz unabhängig von Urteil und Überlegung erfolgt[223]: *„Nicht mehr Lust des*

---

222 Jonas 2003, S. 235–236.
223 Jonas 2003, S. 365.

Erkennens, sondern Furcht vor dem Kommenden oder Furcht um den Menschen wird da zum Hauptmotiv des Denkens, und dieses selbst stellt sich dar als ein Akt eben der Verantwortung, deren Begriff in ihr erarbeitet und mittelbar wird.“

4.3.3 Ein „Neuer Kategorischer Imperativ“

> Handle so, dass die Wirkungen deiner Handlung verträglich sind mit der Permanenz echten menschlichen Lebens auf Erden[224].
> Gefährde nicht die Bedingungen für den indefiniten Fortbestand der Menschheit auf Erden.
> Handle so, dass du die Grundlagen deiner eigenen Existenz nicht ruinierst[225].

Folgende Charakteristika lassen sich für den „Neuen Kategorischen Imperativ“ von Hans Jonas anführen: (i) Es handelt sich um ein Moralprinzip und eine globale Makroethik, welche künftige (ungeborene) vernünftige Menschen zum Subjekt von Rechten macht und die kategorische Pflicht zur Natur- und Menschheitsbewahrung begründet. (ii) Er ist nicht universal gültig, d.h. er liefert keine Begründung der Gesamtheit einer natürlichen Werteordnung und für alle Konfliktsituationen und er bleibt mit seinem Anwendungsbereich auf bestimmte Handlungssituationen beschränkt. (iii) Er bewertet nicht einzelne oder individuelle (irrelevante oder fatale) Handlungspraxen und kann deshalb als Ergänzung, aber nicht als Ersatz der bisherigen (deontologischen) Ethiken gelten, wobei die Möglichkeit der Kollision mit individueller Pflichtenethik nicht ausgeschlossen werden kann. (iv) Er ist als Notstandsethik, Vermeidungsethik oder Verantwortungsethik zur Abwendung des äußersten Übels („Apokalypsenvermeidungsethik“), etwa bei drohender Überlastung der irdischen Biosphäre und daraus resultierendem Gattungssuizid oder für das Überleben der Gattung Mensch einzusetzen. (v) Er bewertet komplexe Entwicklungspfade menschlichen Handelns unter Berücksichtigung von Kosten, Risiken und Ungewissheiten auf verschiedenen Ebenen. (vi) Seine Grundprinzipien, die „unwiderlegbar“ begründet sind, orientieren sich weder am Pragmatismus noch an (allgemeiner) Akzeptanz. Nach Hans Jonas konnten die „Alten Ethiken“, einschließlich des Kantschen „Kategorischen Imperativs“, diese Kriterien nicht erfüllen, weshalb deren Revision oder Transformation nicht zielführend gewesen wären.

4.3.3.1 Begrifflichkeiten

Da Hans Jonas die Priorität der Permanenz des (Über)Lebens einfordert, stellt sich unmittelbar die Frage nach der Abwägung zwischen diesem Leitziel der Überlebenssicherung der Menschheit und Menschheitsbewahrung gegenüber anderen Forderungen der traditionellen „Alten Ethik“, wie Freiheits-, Gerechtigkeits- und Partizipationsforderungen. Welche Forderung genießt prinzipielle Vorrangigkeit,

---

224 Jonas 2003, S. 36.
225 Schmid, Wilhelm: *Ökologische Lebenskunst.* Suhrkamp: Frankfurt a.M. 2008.

welche nur zeitweilige Priorität? Offenbar ist die Feststellung einer „angemessenen" Effizienz der dem Gattungserhalt dienenden Maßnahmen im Vergleich zu daraus eventuell resultierenden moralische Härten im Sinne der bisherigen „Alten Ethik" unabdingbar. Aber welches Maß an Gefahrenabwehr rechtfertigt welche Einschnitte im Hinblick auf Grundfreiheiten, Partizipationsmöglichkeiten und soziale Teilhaberechte? Hierauf hat Jonas keine eindeutige Antwort gegeben, etwa als Angabe einer Rangordnung oder eines höherstufigen Kriteriums. Deshalb bleibt die Priorität der Permanenz als Kriterium merkwürdig „unscharf".

Hinsichtlich der Frage, was unter echtem menschlichen Leben zu verstehen sei, ist Hans Jonas dagegen zu größerer Klarheit vorgedrungen, indem er von diesem den Erhalt der Bedingungen und Grundlagen für die moralische Verantwortungsfähigkeit hinsichtlich der Fortexistenz der Menschheit einfordert. Damit einhergehend führe vernünftiges Wissen zum Erhalt der Würde des Menschen und freies Wollen zum Erhalt der Freiheit des Menschen.

Den an sich offenen Begriff der Verantwortung deutet Hans Jonas „objektivistisch", indem (i) die Verantwortungsinstanz (das „Gegenüber" der Verantwortung) in den Verantwortungsgegenstand hinein (in das „Wofür" der Verantwortung) verlagert wird, d.h. die werthaften Gegenstände menschlicher Fürsorge die Menschen moralisch in die Pflicht nehmen, (ii) die moralische Verantwortung strikt asymmetrisch und nicht-reziprok wirkt, d.h. der Macht eines Moralsubjektes über etwas anderes entspringt, das sich dadurch in ein Verantwortungsobjekt verwandelt und der menschlichen wohlwollenden Fürsorge anvertraut wird und (iii) nur die prospektive Verantwortung für „Zu-Tuendes" als normativ gehaltvoll gehalten wird, dagegen die retrospektive Verantwortung als eine rein kausale Zuschreibung und normativ neutral interpretiert wird (wie etwa der Bademeister für den Tod des Schwimmers „verantwortlich" ist).

4.3.3.2 *Die Praxis* – In Dubio Pro Malo

Nach Hans Jonas ist die Beschaffung einer Vorstellung oder fundierten Idee von den zunehmenden Fern- und Spätwirkungen menschlichen Handelns gerade aufgrund der wachsenden räumlichen und zeitlichen Reichweite menschlicher Handlungsmacht als erste Pflicht einer Zukunftsethik zu bewerten. Dadurch ergäbe sich eine zunehmende Bedeutung des empirischen Wissens zur ethischen Urteilsfindung[226]:

> Unter solchen Umständen wird Wissen zu einer vordringlichen Pflicht über alles hinaus, was je vorher für seine Rolle in Anspruch genommen wurde, und das Wissen muss dem kausalen Ausmaß unseres Handelns größengleich sein[227]. Wir wissen erst, was auf dem Spiel steht, wenn wir wissen, dass es auf dem Spiel steht.

---

226 Jonas 2003, S. 8.
227 Jonas 2003, S. 8.

Trotzdem werden Zukunftsprognosen und Folgenabschätzungen auch in Zukunft immer – wenn auch in unterschiedlichem Grade – fehlbar und unzureichend bleiben[228]. Die Tatsache aber, dass das vorhersagende dem technischen Wissen nicht wirklich größengleich sein kann, das heißt, dass ersteres hinter dem technischen Wissen, das unserem Handeln die Macht gibt, zurückbleibt, nimmt selbst ethische Bedeutung an. Die Kluft zwischen der Kraft des Vorherwissens und der Macht des Tuns erzeugt ein neues ethisches Problem. Deshalb hat Hans Jonas im Umgang mit den verbleibenden Ungewissheiten und Restrisiken die Entscheidungsregel *„in dubio pro malo"* aufgestellt[229]: *„.....wenn im Zweifel, gib der schlimmeren Prognose vor der besseren Gehör, denn die Einsätze sind zu groß geworden für das Spiel."* Aus dieser Regel resultieren eine Reihe von bedeutsamen praktischen Forderungen, wie nach (i) einer Erweiterung der Grundrechte durch Grundpflichten, (ii) der Entscheidung über technische Neuentwicklungen und -einführungen irreversibler Art durch die Legislative und nicht über Marktmechanismen, verbunden mit einer wesentlichen Einschränkung der Freiheit des (kapitalistischen) Marktes, (iii) einem individuellen Verzicht auf Konsum (*Bescheide Dich selbst)* und (iv) der Bevorzugung eines sozialistischen Wirtschaftssystems, da dieses besser in der Lage sei, ökologische Politik zu realisieren als die (freie) Marktwirtschaft.

Dabei grenzt Hans Jonas seine „Neue Zukunftsethik" als anti-optimistisch und nicht dem Prinzip Hoffnung, sondern dem Prinzip Verantwortung verpflichtet, mit Nachdruck von den positiven Utopien und dem – gemäß Jonas – naiven Zukunftsglauben des *Prinzip Hoffnung* von Ernest Bloch ab[230]:

> Ernest Bloch erscheint die Unterwerfung der Natur vordringlicher als ihre Erhaltung, entwertet ständig die Gegenwart durch den Verweis auf eine durch nichts gerechtfertigte ferne Zukunft und konzipiert schließlich die Entfaltung des Reichs der Freiheit als belanglose Freizeitgesellschaft. Verantwortung ist dringender nötiger als Hoffnung[231].

An diesen Überlegungen von Hans Jonas zur Risikobereitschaft der modernen wissenschaftlich-technologisch geprägten Welt anschließend hat der Soziologe Ulrich Beck den Begriff der „Risikogesellschaft" geprägt[232]. In seinen Analysen gibt er offensichtlich Jonas recht, dass die Produktion von Risiken integraler Bestandteil des modernen Lebens geworden ist, obwohl man diese Risiken nicht mehr adäquat beurteilen noch effektiv beherrschen kann. Nachfolgend erweiterte Beck den naturphilosophischen Ansatz von Jonas um eine sozialwissenschaftliche Komponente, indem es ihm nicht nur darum ging festzustellen, wie die Güter und Wohltaten ungleich verteilt werden, sondern umgekehrt, wie die Übel und Risiken – die schädlichen

---

228 Jonas 2003, S. 28.

229 Jonas 2003, S. 70.

230 Bloch, Ernest: *Das Prinzip Hoffnung*. Suhrkamp: Berlin 2013.

231 Jonas, Hans: *Technik, Medizin und Ethik. Zur Praxis des Prinzips Verantwortung. Friedenspreis des Deutschen Buchhandels*. Suhrkamp: Frankfurt a.M. 1987.

232 Beck, Ulrich: *Risikogesellschaft – Auf dem Weg in eine andere Moderne*. Suhrkamp: Berlin 2015.

Nebenfolgen der industriell- und finanzkapitalistischen Welt für Mensch und Natur – produziert und ungleich verteilt werden. Die Katastrophe von Tschernobyl und die aktuellen ökologischen Veränderungen geben den vorauseilenden Diagnosen von Ulrich Beck und Hans Jonas eine beängstigende Evidenz.

4.3.3.2.1 Beispiel Forschungsfreiheit

Die klassische deskriptive, „schauende" oder theoretische Naturwissenschaft der Antike und des Mittelalters kam ohne „praktischen Eingriff" in die Natur durch Experimente zu ihren Erkenntnissen (wie es heute vielleicht nur noch der theoretischen Physik, systematischen Botanik oder Astronomie gelingt). Damit war nach Hans Jonas das Recht auf Forschungsfreiheit ausreichend gerechtfertigt. Im Gegensatz hierzu führt die erklärende, experimentelle oder praktische Naturwissenschaft der Neuzeit und der Gegenwart in zweifacher Weise systematische „praktische Eingriffe" in die Natur durch über (i) Experimente als versuchsweise Anwendung noch ungesicherter Forschungshypothesen in der Grundlagenforschung (z.B. in den Neurowissenschaften) und (ii) die technologische Anwendung von experimentellen Methoden mit wirtschaftlichem Nutzen (z.B. in der Gentechnologie). In beiden Fällen ist für Jonas die typische Forschungsfreiheit nicht mehr gerechtfertigt, in ersterem wegen der Gültigkeit der Regel *„in dubio pro malo"* als Konsequenz des mit der Technologie verbundenen Restrisikos und in letzterem wegen der „verschmolzenen" Gesamtprozedur, bei der die Grenzen zwischen theoretischer und praktischer, reiner und angewandter Forschung verschwimmen. Denn die Wissenschaftler werden zunehmend zu Entrepreneurs für den gewinnbringenden Vertrieb ihrer eigenen Forschungsergebnisse[233]:

> Dass in der modernen Naturforschung die ehemalige Unterscheidung zwischen „reiner" und „angewandter" Wissenschaft, also zwischen Theorie und Praxis, zunehmend schwindet, indem beide sich schon in der Forschungsprozedur selbst verschmelzen... folgt...dass das so gepaarte das vormals dem ersten Gliede allein zugebilligte Recht auf unbedingte interne Freiheit...nicht mehr besitzt.

Die Lösung sieht Hans Jonas vorzugsweise in der verantwortlichen Selbstbeschränkung der Wissenschaftler bei gleichzeitiger Wahrung ihrer Autonomie. Dies sieht er im – bisher einzig dokumentierten Beispiel für ein – Forschungsmoratorium der Asilomar-Konferenz 1975 für gentechnisches Arbeiten erfolgreich verwirklicht. Angesichts des nicht auszuschließenden Scheiterns der Selbstbeschränkung in Zukunft hält Jonas notfalls Maßnahmen externer Wissenschaftskontrolle, wie indirekte Beeinflussung und Steuerung durch Vergabe von öffentlichen Fördergeldern oder direkte stringente Regelungen und Vorschriften, wie etwa bei der Tierschutzverordnung, für angebracht oder gar für zwingend erforderlich. Dagegen stehen viele „betroffene" Wissenschaftler jeglicher Einflussnahme auf „ihre" Wissenschaft sowohl „von innen" wie auch „von außen" her äußerst kritisch gegenüber.

233 Jonas 1987, S. 107.

4.3.3.2.2 Beispiel Humanexperimente

Hans Jonas fordert als unbedingte Voraussetzungen für medizinische Experimente an Probanden (i) die freie und informierte Einwilligung der Probanden als Form der Selbst-Verpflichtung, (ii) die Einwilligungsfähigkeit der Probanden gemäß folgender Kriterien von absteigender Gewichtung, nämlich Wissen über den Forschungszweck und die -methode, Motivation durch Identifikation mit dem Forschungszweck (und nicht durch Geld) und Entscheidungsfreiheit, die Patienten in einer Notlage offenbar nicht besitzen können und (iii) die Wertigkeit des Zwecks. Dabei gilt der Grundsatz, je geringer die Einwilligungsfähigkeit (ii) desto zwingender die aufwiegende Rechtfertigung durch den Zweck (iii). Bei Anwendung dieser Kriterien ergibt sich zwangsläufig die „moralische" (absteigende) Rangfolge mit 1. Wissenschaftlern in Form von Selbstversuchen, 2. gesunden Personen mit prinzipiellem Erkrankungsrisiko, 3. Patienten mit der spezifischen Erkrankung und 4. Tieren mit dieser auf „natürlichem" oder „künstlichem" Weg hervorgebrachten Krankheit. Diese Argumentation und Rangordnung lässt also klinische Studien und Tierexperimente faktisch unmoralisch erscheinen.

4.3.3.2.3 Beispiel genetische Beratung und Manipulation

Hans Jonas fordert als unbedingte Voraussetzungen für den Einsatz von Gentechnologie im medizinischen Bereich (i) eine klare Trennung zwischen Therapie und nicht-therapeutischer Veränderung oder Verbesserung des Menschen in Einklang mit der aristotelischen Naturphilosophie, da er nur die Prävention und Therapie von Erbkrankheiten für potenziell vertretbar hält und (ii) den Schutz des Kernbereichs der eigenen Identität, der gerade durch die Abhängigkeit vom Zufall der natürlichen Genrekombination (die aber *per se* keinen zu schützenden Wert darstellt) unabhängig und unantastbar von tiefgreifenden, irreversiblen und radikal asymmetrischen Eingriffen durch andere bleiben muss.

Bei Anwendung dieser Kriterien ergibt sich zwangsläufig die „moralische" (absteigende) Rangfolge 1. genetische Beratung, da der erst „konzipierte" Ungeborene ohne „Recht zum Dasein" sei, 2. pränatale Diagnostik, trotz der prinzipiellen Gefahr, dass die Scheu vor einer Tötung des Fötus weiter schwinden könnte, 3. Keimbahntherapie, gegen die Hans Jonas keine kategorischen, aber die pragmatischen Bedenken eines hohen „technischen" Risikos von Keimbahneingriffen, sowie der Möglichkeit von nicht-autorisierten Humanexperimenten einwendet und 4. Klonierung von Menschen, welche das Recht zum Nicht-Wissen verletzt, da die von den Erzeugern vorgenommene genetische Festlegung des Klons mit dem individuellen Recht auf freie Entwicklung einer eigenen unverfügbaren personalen Identität kollidiert, die nach eigenem Wissen nur einmal existiert:

> Sich als Abklatsch eines Seins zu wissen, das sich schon in einem Leben offenbart hat, muss die Authentizität des Selbstseins ersticken, die Freiheit des sich erst Entdeckens, sich selbst und die anderen Überraschens mit dem, was in einem steckt; und dasselbe unerlaubte Wissen erstickt die Unbefangenheit der Umwelt gegenüber dem neuen

> und eben doch nicht neuen Ankömmling. Ein Grundrecht auf Nichtwissen, das zur existentiellen Freiheit unerlässlich gehört, ist hier vorgreifend verletzt[234].
> Da Individuen, die noch nicht konzipiert sind, kein Recht zum Dasein geltend machen können, ist es ethisch unbedenklich, wenn antizipierendes Mitleid mit einem abstrakt vorgestellten Subjekt entscheidet, ihm die Existenz zu ersparen, um ihm das.....vorgestellte Leiden zu ersparen[235]

Die Problematik der eindeutigen Trennung zwischen therapeutischer und nichttherapeutischer Anwendung gentechnologischer Methoden, also die Voraussetzung (i), wird für Hans Jonas durch das Fehlen von adäquaten Kriterien für gesund *vs.* krank, erwünscht *vs.* unerwünscht, nützlich *vs.* schädlich, negative *vs.* positive Eugenik, psycho-physisches *vs.* soziales Merkmal entscheidend verschärft. Deshalb sind nach Jonas auch die Ziele der *Transhumanisten* nach einer technologischen Verbesserung der Menschheit prinzipiell zum Scheitern verurteilt[236]:

> .....leicht geschehen, dass der vorbeugende Eifer, beim Entscheiden darüber, welche Gene oder Genpakete die Ausscheidung verdienen, den Begriff „pathogen" auf „unerwünscht" in weiterem, etwa sozialem Sinn ausdehnt.....Jedes Einschleichen anderer als strikt medizinischer Wertbegriffe, selbst deren Zulassung über die ernsteste, lebensmindernde Klasse hinaus.....muss verhindert werden.

4.4 Kritik am *Prinzip Verantwortung*

Die Einwände gegen den „Neuen Kategorischen Imperativ" von Hans Jonas sind mannigfaltig und intensiv. Seine Kritiker unterstellen ein „tutoristisches" Prinzip seiner „Apokalypsenvermeidungsethik", welches nur zur Abwendung von Katastrophen mit extrem geringen Eintrittswahrscheinlichkeiten und nur für inakzeptable Restrisiken und fatale Schadensgrößen geeignet sei. Dagegen wäre bei eng umgrenzten und möglicherweise tolerablen Schäden die Annahme der ungünstigsten Prognose als irrational zu bewerten. Ferner sei die ungünstigste Prognose nur dann eindeutig, wenn neue Handlungsweisen mit bestimmten Risiken lediglich innovativ wären und nicht zugleich ältere und stärker risikobehaftete Methoden funktionell ersetzen könnten.

Auch der Vorwurf des generellen Konservatismus gegenüber technologischer und wissenschaftlicher Innovation wurde und wird häufig erhoben, da Jonas in dieser scheinbar ausschließlich einen eingleisig fortschreitenden Entwicklungsprozess zu einem katastrophalen „Zuviel" ausmacht. Damit einher geht die Argumentation einer Fortschrittsfeindlichkeit und pseudorationalen Wissenschaftskritik bis hin zum „Feind" der Rationalität, die etwa Ernest Gellner gegen Hans Jonas erhoben hat[237].

---

234 Jonas 1987, S. 200.
235 Jonas 1987, S. 172.
236 Jonas 1987, S. 174.
237 Gellner, Ernest: *Words and things, a critical account of linguistic philosophy and a study in ideology.* Beacon: Boston 1959.

Auch die Kritik von Jonas an der Marktwirtschaft ist auf wenig Gegenliebe gestoßen. So wirft ihm Karl Hohmann aufgrund der Nichtberücksichtigung von moralischen Dilemmata-Strukturen fehlendes ökonomisches Wissen vor[238]. Das moralische Appellieren an die Verantwortung für die Zukunft der Menschheit entkoppelt von ökonomischem Handeln und der Berücksichtigung des Eigennutzens sei – wie die Vergangenheit leidvoll lehrt habe – sinnlos und berge die Gefahr einer „Ökodiktatur". In eine ähnliche Richtung zielt auch die Kritik an der Verpflichtung *„auf die Fortdauer der Anwesenheit in der Welt"*, da diese zur Rechtfertigung eines Totalitarismus des Überlebens der Menschheit um jeden Preis dienen könne, dem sogar die Menschenrechte geopfert werden dürften.

Auch eher philosophische Einwände werde gegen Jonas' *Prinzip Verantwortung* geltend gemacht. So diene die Überbewertung bzw. Überhöhung der menschlichen Freiheit und des Menschen der Abwehr eines als Gegenbild aufgebauten materialistischen Denkens, die aber durch angreifbare naturwissenschaftliche Theoreme, wie etwa der Freiheit des Stoffwechsels, materiell abgeleitet würden. Absolute Freiheit lasse sich aber nicht begründen, nur setzen.

Des weiteren stößt die manchmal unkritische bis unpräzise Verwendung sprachlicher Begriffe durch Hans Jonas, die sicherlich unter dem Einfluss der Heidegger'schen Diktion steht, bei seinen – kommunikationstheoretisch interessierten – Philosophenkollegen auf wenig Verständnis. Für eine Naturphilosophie und Naturethik der zweiten Hälfte des 20. Jahrhunderts sei sie vom Diskurs über Begrifflichkeiten durch die angelsächsische Sprachphilosophie und analytische Philosophie zu wenig befruchtet worden.

Eine zu geringe Berücksichtigung der menschlichen Gemeinschaft und Gesellschaft im *Prinzip Verantwortung* verorten auch sozialanthropologisch oder kommunitaristisch orientierte Philosophen. Das Abstandnehmen des Organismus und die dadurch bewirkte Selbstindividuation sei fast ausschließlich als seine Absonderung vom Naturganzen interpretiert, aber nicht von Mitmenschen oder anderen Gesellschaftsmitgliedern. Dadurch erscheine der individuelle Organismus oder seine Selbstheit zwar im Spannungsfeld zwischen Freiheit und Abhängigkeit von der Außen- und Umwelt, aber nicht von der Gemeinschaft der Lebewesen oder Gesellschaft der Menschen.

4.5 Der „robuste unaufgeregte" Realismus des Julian Nida-Rümelin

Nach Julian Nida-Rümelin ist die Bedeutung von epistemischen Revolutionen für unsere (moralischen) Überzeugungen begrenzt, da wissenschaftliche Theorien (i) für unser lebensweltliches Wissen und unsere empirische Erfahrung oftmals irrelevant und für das (praktische) Leben nicht nötig sind, (ii) wenig Einfluss auf unsere Alltagserfahrungen und unsere Alltagspraxis besitzen, wie etwa der Angriff der modernen Physik auf unser Verständnis der Konstanz von Raum und Zeit,

238 Hohmann, Karl: *Sollen und Können – Grenzen und Bedingungen der Individualmoral.* Iberia / European University Press: Wien 2014.

(iii) keine Änderungen unseres Weltbildes als Ganzes, sondern allenfalls Modifikationen von Teilaspekten mit sich bringen und (iv) ihre scheinbare pragmatische Bedeutung durch (wissenschaftliche) Autoritätsansprüche „künstlich" herbeizuführen oder wenigstens zu erhöhen versuchen.

Allerdings sind graduelle Unterschiede in der Erschütterbarkeit unserer Alltagserfahrungen und Überzeugungen durch epistemische Revolutionen in den Einzelwissenschaften zu beobachten, wobei diese im Zentrum unserer strukturierten Lebenswelt, also im Mesokosmos generell deutlich geringer ausfallen als in der – weniger realistischen und aufgrund der geringeren (praktischen) Bedeutung ungefährlicheren – Peripherie unserer Lebenswelt, also im Mikro- und Makrokosmos. Dieses offenkundige Scheitern von peripheren wissenschaftlichen Theorien, zentrale Alltagserfahrungen des Mesokosmos „neu" zu interpretieren und zu erklären, hat seine Ursache in (i) der Existenz des Mesokosmos unabhängig davon, wie er etwa durch die Physik beschrieben wird, (ii) der fehlenden Notwendigkeit, aber auch Möglichkeit, die Gewissheiten des Mesokosmos „noch" gewisser zu machen und (iii) der Unmöglichkeit, mentale Gegenstände unserer Lebenswelt, wie Wahrnehmungen, Empfindungen, Intentionen, propositionale und nicht-propositionale Einstellungen, Wünsche, Überzeugungen und Erwartungen, die ebenfalls „real" und gewissermaßen „Entitäten" des Mesokosmos darstellen, ernsthaft zu bezweifeln. Die Naturwissenschaften, wie Physik, Biologie oder Psychologie, können also die Existenz oder Nicht-Existenz von physischen und psychischen Gegenständen der menschlichen Lebenswelt nicht beweisen, sondern müssen mit der von allen Menschen geteilten Lebenswelt und der lebensweltlichen Praxis des Gründe Gebens und Nehmens kompatibel sein.

Nichtsdestotrotz besteht nach Nida-Rümelin die prinzipielle Möglichkeit, dass die Peripherie, also naturwissenschaftliche Theorien, auf das Zentrum der menschlichen Lebenswelt Einfluss nehmen. Für Hans Jonas hat gerade diese Einflussnahme der Naturwissenschaft und Technologie in der Neuzeit und Gegenwart eine überragende und gleichzeitig gefährliche Bedeutung erlangt, die mit der Unterscheidung von Peripherie und Zentrum der Lebenswelt des Menschen möglicherweise unterschätzt wird.

4.5.1 Die gelungene Begründung

Während für Hans Jonas bei epistemischen Differenzen hinsichtlich einer infrage stehenden empirisch oder normativ objektiven (also nicht subjektiven) Proposition oder Überzeugung als Teil der Welt, etwa hinsichtlich der Bewertung des Gefahrenpotenzials einer bestimmten neuartigen Technologie, generell das Prinzip *in dubio pro malo* zur Anwendung kommen soll (s.o.), setzt Julian Nida-Rümelin auf die Rationalität von Entscheidungen, die gelungene Begründungen zur Voraussetzung hat[239]: *„Wir bringen Gründe vor, um Überzeugungen zu rechtfertigen; Überzeugungen, dass es sich so*

239 Nida-Rümelin, Julian: *Veritas filia temporis.* Hauptvortrag XXIII. Deutscher Kongress für Philosophie, Münster 2014.

und nicht anders verhält, dass diese Handlung geboten ist oder nicht, dass diese emotive Einstellung gerechtfertigt ist oder nicht."

Begründungen sind nach Nida-Rümelin Relationen zwischen Tatsachen und dem zu Begründenden und besitzen eine logische Struktur, stellen aber selbst keine Tatsachen dar. Begründungen könnten nie isoliert betrachtet und diskutiert werden, da sie immer in ein System von Gründen eingebettet vorlägen, die für die Diskutierenden meistens nur teilweise (gleichzeitig) ersichtlich seien. Basis und Voraussetzung für erfolgreiche und vernünftige Begründungen seien also (i) die Nicht-Berücksichtigung von Fragestellungen, die sich nicht erörtern lassen, da sie durch Bezug auf verschiedene Lebenswelten hervorgerufen wurden und (ii) das Nicht-Verlassen des Kontextes des Unbezweifelten und Unbezweifelbaren, der auf der geteilten Lebenswelt basiert[240]:

> Manches lässt sich erst infrage stellen, wenn sehr vieles andere schon infrage gestellt worden ist.....Der robuste Realismus unserer Lebenswelt ist kein ontologisches Postulat, sondern ein Merkmal des epistemischen Systems, innerhalb dessen wir uns bewegen, bewegen müssen, zu dem es keine Alternative gibt. Die Option, auf empirische oder normative Wahrheitsansprüche zu verzichten, gibt es nicht, weil wir das epistemische System der geteilten Lebensform nicht verlassen können.

Eine mögliche epistemische Differenz zwischen Diskutierenden verschwindet nur bei Erfüllung der folgenden Voraussetzungen: (i) Die Lebenswelt (lebensweltliche Praxis) und das damit intrinsisch und unlösbar verbundene Hintergrundwissen muss von dem Dialogpartner geteilt werden, wozu der praktische und theoretische Hintergrund des Fraglosen und Selbstverständlichen gehört, für den keine Gründe anführt werden können, ohne die vormals geteilte Lebensform zu verlassen und deshalb auch nicht vorgebracht werden müssen und der neben empirischen Sachverhalten auch mentale, intentionale, evaluative und normative Elemente aufweisen kann[241]:

> Wir wollen wissen, was richtig ist und was falsch und zu diesem Zwecke wägen wir Gründe ab. Die Unsicherheiten sind groß genug, um diesem Spiel des Gründe Gebens und Nehmens immer wieder neue Nahrung zu geben. Wir spielen dieses Spiel, weil wir epistemische Optimisten sind, weil wir hoffen, dass wir normative Irrtümer durch Deliberation klären können. Unsere Lebensform ist eine deliberative, sie ist ohne das Abwägen theoretischer und praktischer Gründe nicht möglich. Für ihre beiden Zentralbegriffe – den der Überzeugung und den der Handlung – ist Deliberation sogar konstitutiv.

(ii) Die Dialogpartner müssen gemeinsame nicht bezweifelte Propositionen teilen. (iii) Die begründenden Argumente müssen mit theoretischer und praktischer Funktion ausgestattet sein, damit sie (nicht nur) unsere zukünftigen epistemischen und normativen Überzeugungen (theoretische Vernunft), sondern auch unsere Handlungsweisen (praktische Vernunft) innerhalb der gemeinsamen Lebenswelt effektiv

---

240 Nida-Rümelin 2014.

241 Nida-Rümelin 2014.

beeinflussen können. Diese Kriterien werden vom Rationalismus, der vorgibt, Sachverhalte seien aus unbezweifelbaren Hintergrundwissen deduktiv ableitbar, wie auch vom globalen Skeptizismus, der Übereinstimmung mit den Tatsachen als Forderung für Wohlbegründetheit fallen lässt, nicht erfüllt.

4.5.2 Der Freiheitsbegriff

Im Unterschied zur naturphilosophischen Definition des Freiheitsbegriffs im Hinblick auf die Freiheit des Organischen durch Hans Jonas begreift Julian Nida-Rümelin die menschliche Freiheit als *„Autorschaft des eigenen Lebens“*. Dabei agiere das Individuum nur dann als „Autor“, wenn seine Handlungen, Urteile und emotiven Einstellungen wohlbegründet seien. Diese Wohlbegründetheit garantiere Autorschaft und Freiheit. Dagegen sei die individuelle wie auch kollektive Neufestlegung und Neuschaffung des Beurteilungsrahmens für empirische Tatsachen und Handlungen, also der Welt der Gründe, innerhalb einer gewählten Lebenswelt unmöglich. Dies erfordere das Verlassen der bestehenden Lebenswelt und die Vernichtung der alten Gründe, da (i) die Begründenden stets Teil des Spiels des Begründens, d.h. der geteilten Praxis des Gründe Gebens und Nehmens innerhalb der geteilten Lebenswelt seien, (ii) kein externer erkenntnistheoretischen Standpunkt möglich sei, von dem aus das *„Flussbett“* aus Hintergrundwissen und geteilten empirischen und normativen Sachverhalten *ab ovo* neu gegraben werden könnte (**Abb. 5**)

Abb. 5: Ähnlichkeiten und Unterschiede im Begriff der Freiheit zwischen Hans Jonas und Julian Nida-Rümelin.

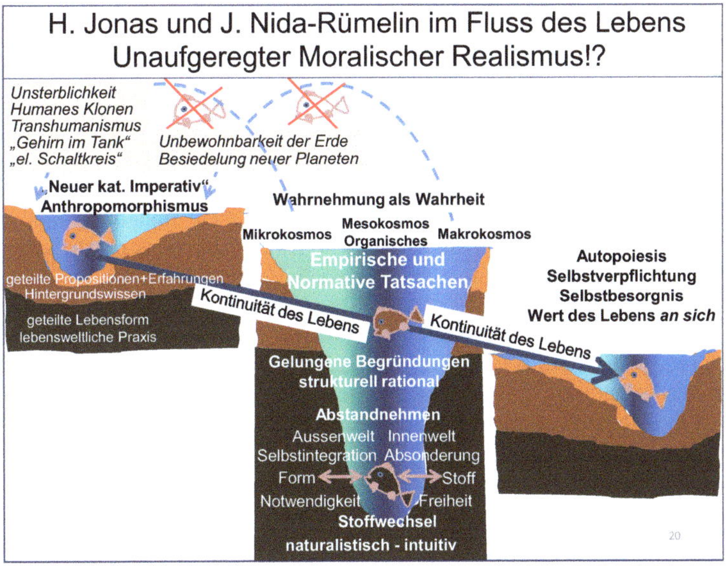

und (iii) eine teilweise Verlegung des *„Flussbettes“* immer nur unter Berücksichtigung des gesamten Flussverlaufes mit all seinen Zu- und Abflüssen einer auf Gründen basierten diskursiven Lebenswelt stattfinde, einschließlich einer unübersehbaren Vielzahl von Komponenten und Strukturmerkmalen des gesamten Flusssystems. Eine Neuanlage oder eine komplette, wie auch teilweise Verlegung eines *„Flussbettes“* müsse immer lebensweltlich eingebettet sein oder bleiben und die Erfordernisse von anderen Flüssen oder Einschränkungen durch diese berücksichtigen. Ansonsten werde das neue *„Flussbett“* einen irrationalen Verlauf annehmen mit der Gefahr einer „Überschwemmung“ der inadäquat einbezogenen Lebenswelt mit schlecht begründeten Meinungen und Handlungen[242]: *„Der philosophische Zweifel, der über das, was sich vernünftigerweise bezweifeln lässt, hinausgeht, ist unseriös mit zerstörerischen Folgen.“*

4.6 „Im Fluss des Lebens“ – Ludwig Wittgenstein

Tiefgehende Einwände gegen allumfassende Zweifel hegt auch Ludwig Wittgenstein. Nach ihm ist der Zweifel nur im Sprachspiel sinnvoll, das wiederum in die Lebensform eingebettet ist. Nur wenn der Zweifel Teil des Sprachspiels, etwa der Naturwissenschaft oder meines Weltbildes ist und dieses eine Komponente der geteilten Lebenswelt, etwa der westlichen Kultur darstellt, sei ein Zweifel möglich:

> Es kann z.B. sein, dass unser ganzes Forschen so eingestellt ist, dass dadurch gewisse Sätze, wenn sie je ausgesprochen werden, abseits allen Zweifels stehen. Sie liegen abseits von der Straße, auf der sich das Forschen bewegt[243].
> Aber mein Weltbild habe ich nicht, weil ich mich von seiner Richtigkeit überzeugt habe; auch nicht, weil ich von seiner Richtigkeit überzeugt bin. Sondern es ist der überkommene Hintergrund, auf welchem ich zwischen wahr und falsch unterscheide[244].

Umgekehrt kann das Inbetrachtziehen eines Fehlers oder die Annahme einer Unsicherheit über einen bestimmten Sachverhalt aufgrund deren intrinsischer Verknüpfung mit der entsprechenden Lebensform und dem darin fundierten Sprachspiel schlichtweg sinnvoll sein. Sowohl Syntax als auch Semantik der Sprache *per se* sind zunächst durchaus kompatibel mit der formalen Bildung von Sätzen, die bezweifeln, was eigentlich nicht bezweifelt werden kann, also mit dem Stellen von unsinnigen Fragen. Nach Wittgenstein ist der sprachliche Zweifel an etwas in der Außenwelt Gegebenem nur dann sinnvoll, wenn innerhalb der von den Diskursteilnehmern geteilten Lebensform zunächst ein System von Sätzen (= Gewissheiten) angenommen wird, welches nicht bezweifelt werden kann.

Während nun Julian Nida-Rümelin lediglich einen Übergang von der – unbedeutenden – Peripherie (der Naturwissenschaften) zum Zentrum unserer Lebenswelt für möglich und statthaft hält, die geteilte Lebenswelt aber grundsätzlich als

242 Nida-Rümelin 2014.
243 Wittgenstein, Ludwig: *Über Gewissheit.* Suhrkamp: Frankfurt a.M. 1984, § 88.
244 Wittgenstein 1984, § 94.

starres Korsett interpretiert, innerhalb dessen Stangen, d.h. Grenzen, zukünftige Umkonstruktionen und Anpassungen ausschließlich stattfinden können, kann sich für Ludwig Wittgenstein die Lebensform – langsam und kontinuierlich – verändern und neue Sprachspiele und Zweifel hervorbringen, während alte verschwinden:

> Die Mythologie [i.e. die unbezweifelten Sätze] kann wieder in Fluss geraten, das Flussbett der Gedanken sich verschieben. Aber ich unterscheide zwischen der Bewegung des Wassers im Flussbett und der Verschiebung dieses; obwohl es eine scharfe Trennung der beiden nicht gibt[245].
> Ja, das Ufer jenes Flusses besteht zum Teil aus hartem Gestein, das keiner oder einer unmerkbaren Änderung unterliegt, und teils aus Sand, der bald dort weg- und angeschwemmt wird[246].

Das System und die Gewissheiten sind für ihn also nicht starr, sondern diese sind aufgrund ihrer engen Verknüpfung mit den sich dynamisch und flexibel anpassenden oder radikal umstürzenden Lebenswelten einem permanenten Wandel unterworfen. Im Laufe dieses Prozesses mag eine Wertaussage, die bisher als Kriterium für die Wahrheit oder Falschheit eines Beobachtungssatzes diente, in einen empirischen Satz überführt werden oder umgekehrt ein Beobachtungssatz in ein normatives Urteil (siehe **Abb. 5**). Somit sind für Wittgenstein – im Gegensatz zu Nida-Rümelin – Sätze, die unabhängig von der gewählten Lebensform wahr sind und unter keiner Lebensform bezweifelt werden können, grundsätzlich nicht denk- und aussprechbar. Ist für Hans Jonas die Wahrnehmung eine Voraussetzung und Basis für Wahrheit (s.o.), ist diese für Ludwig Wittgenstein konstitutiv für das Sprachspiel des „Sich-Überzeugens", das – nicht nur – aber doch ganz wesentlich auf empirischen Sätzen aufbaut, die ihrerseits – nicht die einzige – aber doch eine wesentliche Komponente der Lebensform des (rational) argumentierenden Menschen darstellen[247]: *„Ich weiß nicht, ob ich Hände habe – Sieh näher hin.*" Dagegen teilen Ludwig Wittgenstein und Julian Nida-Rümelin die Auffassung, dass die von Menschen als Mitglieder einer gemeinsamen Lebensform hervorgebrachte Überzeugung von der Wahrheit oder Falschheit eines Satzes oder Satzsystems nicht grundsätzlich von einer Wertaussage oder einem normativen Urteil verschieden ist[248]. Denn bei Abweichung der eigenen Überzeugung von der „Wahrheit der Lebensform" ist der Mensch nicht gezwungen, an seinem Bezugssystem festzuhalten, sondern kann dieses, *das Flussbett*, modifizieren und anpassen[249]:

> Man könnte sich vorstellen, dass gewisse Sätze von der Form der Erfahrungssätze erstarrt wären und als Leitung für die nicht erstarrten flüssigen Erfahrungssätze funktionierten; und dass sich dieses Verhältnis mit der Zeit änderte, indem flüssige Sätze erstarrten und feste flüssig würden.

245 Wittgenstein 1984, § 97.
246 Wittgenstein 1984, § 99.
247 Wittgenstein 1984, § 1.
248 Nida-Rümelin 2014.
249 Wittgenstein 1984, § 96.

Demnach zeigt sich sowohl für Ludwig Wittgenstein als auch Julian Nida-Rümelin der feste Glaube an einen (unbegründeten) Satz nicht im Denken und Sprechen dieser Überzeugung innerhalb der mit anderen Menschen geteilten Lebenswelt, sondern ausschließlich in der konkreten, diese Überzeugung „sedimentierenden" Handlungspraxis. Demnach besteht die Therapie des Zweiflers und Skeptikers, der an allem – denkend und sprechend – zweifeln möchte, im Aufzeigen der Grundlosigkeit, Unnötigkeit und Unmöglichkeit des unbegrenzten – „theoretischen" – Zweifels und seiner Elimination zugunsten des begrenzten – „praktischen" – Zweifels oder anders formuliert in der Anerkennung des Relativen bei Ablehnung der (postmodernen) Beliebigkeit[250].

4.7 Hans Jonas, Julian Nida-Rümelin, Ludwig Wittgenstein und *Human Enhancement*

Abschließend sei der Versuch gestattet, den Unterschied in der Bezweifelbarkeit von empirischen und normativen Sachverhalten zwischen den Philosophien von Hans Jonas, Julian Nida-Rümelin und Ludwig Wittgenstein am Beispiel des *Human Enhancement* – zugegebenermaßen sehr spekulativ – zu verdeutlichen (**Abb. 5**). Die Anhänger von *Human Enhancement* sind der Auffassung, dass es sinnvoll und wünschenswert und prinzipiell machbar sei, die Menschheit auf (gen)technologischem Weg zu verbessern, so etwa im Hinblick auf ihre Fähigkeit, auf Planeten fern der Erde und ohne Krankheit zu (über)leben (s. **Kapitel 3**). Die hieraus resultierenden Vorteile einer Unabhängigkeit von den begrenzten Ressourcen der Erde für die Menschheit und der Unsterblichkeit für das Individuum würden für die Anhänger von *Human Enhancement* auch die Konstruktion von neuen artifiziellen Lebenswelten rechtfertigen, wie „Leben" des isolierten Gehirns in einem mit Nährflüssigkeit gefüllten Tank oder „Leben" als elektronischer und digital operierender Schaltkreis.

Nach Hans Jonas verbietet sich aufgrund des *Prinzips Verantwortung* grundsätzlich und unausweichlich jeder Gedanke an derartige *„anorganische Lebenswelten"*.

Nach Julian Nida-Rümelin repräsentieren jene prinzipiell vorstellbaren Lebenswelten grundsätzlich Neukonstruktionen, die außerhalb unserer – gegenwärtig – geteilten und von allen akzeptierten Lebenswelt diskutiert und durchgeführt werden müssten und deshalb als irrational und potentiell gefährlich zu verwerfen sind.

Nach Ludwig Wittgenstein ist vorstellbar, dass sich unsere gegenwärtigen Lebensformen mit den ihnen zugrundeliegenden Sprachspielen und Regeln, die ein Bezweifeln und Diskutieren der von den Anhängern von *Human Enhancement* projektierten Lebensformen, da eben außerhalb unserer gegenwärtig praktizierten Lebenswelt liegend, nicht gestatten, mit der Zeit langsam in verbesserte Lebensformen und Sprachspiele verwandeln, die den sinnvollen Zweifel und Diskurs der verbesserten Lebensformen erlauben würden. Damit wäre aber nach Wittgenstein die unabdingbare und hinreichende Voraussetzung für eine normative Beurteilung

250 Nida-Rümelin 2014.

der Ziele des *Human Enhancement* – im nunmehr geteilten Sprachspiel zusammen mit der dazugehörigen Lebensform – geschaffen worden.

Dagegen bleibt für Jonas und Nida-Rümelin entgegen den den Menschen als relativ denkendes und handelndes Subjekt begreifenden skeptischen Ethiken der Neuzeit und Gegenwart der ontologische bzw. realistische Ansatz gültig, indem sich, was moralisch gut und richtig ist, nicht aus primär subjektiver Reflexion durch die Individuen relativistisch abgeleitet werden kann, sondern im Sein des Organismus bzw. in der vernünftigen Begründung durch den Menschen selbst gleichsam unhintergehbar objektiv und realistisch vorgezeichnet ist. In diesem Sinn muss jegliche normative Beurteilung des *Human Enhancement* entweder „naturalistisch-intuitionistisch" oder „strukturell-rationalistisch" fundiert sein oder sie ist als unmoralisch oder sinnlos zu verwerfen. Ist es deshalb angemessen, die ethischen Ansätze von Hans Jonas und Julian Nida-Rümelin beide als „unaufgeregt realistisch" zu charakterisieren?

„We are challenged to develop a public health approach that responds to the globalised world. The present global health crisis is not primarily one of disease, but one of governance.....“

Ilona Kickbusch[251]

5. Vom verantwortlichen Umgang II – Die globale Steuerung der Gesundheit

Gemäß der in den westlichen industrialisierten Ländern gegenwärtig weit verbreiteten Auffassung vom menschlichen Körper und Gehirn als „Körpermaschine“ bzw. „Gehirncomputer“ ist unter Gesundheit und Krankheit der störungsfreie oder gestörte Funktionsablauf körperlicher und psychischer Lebensvorgänge zu verstehen. Demgegenüber definierte die WHO noch im Jahr 1946 Gesundheit als einen Zustand des vollkommenen körperlichen, geistigen und sozialen Wohlbefindens und nicht über die bloße Abwesenheit von Krankheit oder Gebrechen und hat wegen der apparenten normativen „Geladenheit“ ihrer Definition nachfolgend heftige Kritik geerntet. Parallel zur Entwicklung des Modells der/des funktionalen oder defekten Maschine/Computers für den gesunden oder kranken Körper bzw. Geist veränderte sich auch das Denken über die für das „Umschalten“ von gesund auf krank verantwortlichen Ursachen[252].

5.1 Vorstellungen von Gesundheit und Krankheit im Wandel der Zeit

In der Antike bis einschließlich des Mittelalters und damit der Hochzeit des Christentums wurde der Mensch mit seinem Körper und Geist unabdingbar als ein in die göttliche Schöpfungsordnung fest eingebetteter Bestandteil (unter vielen anderen) verstanden. Der jeweils zugewiesene Platz oder Zustand innerhalb dieser Ordnung als Reicher oder Armer, Herrscher oder Sklave oder eben Gesunder oder Kranker war von dem betroffenen Individuum selbst oder anderen Menschen kaum beeinflussbar, sondern determiniert von dem (unergründlichen) Willen der Götter oder Gottes. Die individuelle Gesundheit stellte demnach kein persönliches Gut dar, über das nach Belieben verfügt werden kann und darf, sondern wurde als Ausdruck der Integration des Menschen in eine (durch Gott) vorbestimmte Schöpfungsordnung interpretiert.

---

251 Kickbusch, Ilona: “Tackling the political determinants of global health”. *British Medical Journal* 331, 2005, S. 246–247.

252 Franke, Alexa: *Modelle von Gesundheit und Krankheit.* Hans Huber Hogrefe AG: Bern 2006.

5.1.1 Individuelle Gesundheit

Mit Neuzeit und Aufklärung und den damit einhergehenden naturwissenschaftlichen und medizinischen Erfolgen wurde die Vorstellung von den überwiegend „passiven" und „unmenschlichen" Gründen für Gesundheit oder Krankheit völlig aufgegeben. Nicht länger mehr wurden Fügung und Schicksal für Gesundheit und Krankheit verantwortlich gemacht, sondern diese als differenzierende Manifestation des individuellen Lebensstils ausgemacht. Damit wird Gesundheit, im Zuge der industriellen Revolution häufig mit Arbeitsfähigkeit gleichgesetzt, beeinflussbar durch die persönliche günstige Lebensführung, etwa Mäßigkeit und Ausgeglichenheit und abhängig vom sparsamen und effektiven (individuellen und gesellschaftlichen) Umgang mit den Lebensressourcen[253]. In der Moderne erfuhr dieses „aktive" und „menschliche" Gesundheits-/Krankheitsbild keine grundlegende Änderung mehr, sondern vielmehr seine von der gegenwärtigen „scientific community" akzeptierte und als unumstößlich verteidigte Ausformulierung.

Getrieben von den unzweifelhaft enormen Errungenschaften der Lebenswissenschaften und der molekularen Medizin im 20./21. Jahrhundert und der damit gekoppelten Erkenntnis von der Auslösung oder Beeinflussung aller gesundheitlichen (oder wenigstens aller körperlichen) Probleme durch natürlich-biologische und/oder gesellschaftlich-soziale Prozesse, erscheinen diese prinzipiell lösbar, ihre Lösung ledig abhängig vom Forschungsaufwand an Zeit und Geld[254]. Gezieltes Eingreifen in die pathogenen Prozesse durch Wissenschaft/Medizin und Gesellschaft/Politik sei deshalb im Hinblick einer verbesserten Prädiktion, Diagnose und Therapie von individueller Erkrankung, selbst oder gerade im Falle einer Zivilisationskrankheit möglich, notwendig und wünschenswert.

5.1.2 Globale Gesundheit

Als fundamentales Ergebnis der modernen Lebenswissenschaften und molekularen Medizin wird allgemein akzeptiert, dass Gesundheit/Krankheit durch biologische über Gene gesteuerte Gesetzmäßigkeiten in inniger und kaum auflösbarer Wechselwirkung mit den sozialen Lebens- und Umweltbedingungen kausal determiniert wird. Dabei entpuppt sich die relative Bedeutung, die den Genen („nature") gegenüber der Gesellschaft oder Erziehung („nurture") zugeschrieben wird, als soziales, zeit- und kulturabhängiges Konstrukt. Unabhängig von dieser oftmals unergiebigen relativen Zuschreibung konnte im Rahmen entsprechender Studien der empirische Nachweis der gesellschaftlichen Verursachung oder zumindest Beeinflussung der Lebensqualität und der Mortalitätsraten eindrucksvoll erbracht werden. Diese Parameter des Gesundheitsstatus wiesen eindeutige Korrelationen mit Mustern der

253 Keupp, Heiner: „Gesundheit/Krankheit". In: Farzin S. / Jordan S. (Hrsg.): *Lexikon Soziologie und Sozialtheorie.* Reclam: Stuttgart 2008, S. 90–92.

254 Richter, Matthias / Hurrelmann, Klaus: *Gesundheitliche Ungleichheit. Grundlagen, Probleme, Perspektiven.* Wiesbaden 2006.

gesellschaftlichen Ungleichheit auf, wie Abhängigkeiten von der Geschlechtszugehörigkeit, vom Einkommen und der sozialen Herkunft. Auch wurde ihre positive und systematische Beeinflussbarkeit sowohl im Hinblick auf individuelle Krankheitsverläufe durch präventive und therapeutische Maßnahmen, etwa in den vielen Projekten der Gesundheitsförderung (Public Health Programme, Selbsthilfegruppen), wie auch bezüglich relevanter gesellschaftlicher Diskurse über Gesundheit und Krankheit durch die Aktionen medizinkritischer Bewegungen nachgewiesen[255].

In der Gesamtheit führte die Entstehung des Bewusstseins von der Beeinflussbarkeit des Funktionszustandes der menschlichen „Körpermaschine" und des menschlichen „Gehirncomputers", also von Gesundheit und Krankheit, zu einer rasanten „Beschleunigung" der Entwicklung der westlichen Gesundheitssysteme mit den Konsequenzen einer weitgehenden „Medikalisierung", Professionalisierung, „Monetarisierung" und eines „Healthism". Unter letzterem ist der unverblümte Anspruch zu verstehen, dass sämtliche (gesellschaftlichen) Aktivitäten ausnahmslos in den Dienst der (individuellen) Gesundheit stehen sollten und umgekehrt, dass sich das Individuum diesem gesellschaftlichen Anspruch auf positive Beeinflussung seiner Gesundheit bedingungslos unterzuordnen habe. Der weithin akzeptierte Begriff der „globalen Gesundheit" nach Kaplan und Mitarbeitern als[256]

> an area for study, research, and practice that places a priority on improving health and achieving equity in health for all people worldwide and emphasizes transnational health issues, determinants and solutions......It involves many disciplines within and beyond the health sciences and promotes interdisciplinary collaboration and is a synthesis of population based-prevention with individual-level care.

könnte folglich als Versuch der westlichen Welt interpretiert werden, die (nach westlichen Kriterien definierte) Gesundheit von allen Menschen durch bestimmte (nach westlichen Kriterien durchgeführte) Studien, Forschungsaktivitäten und wissenschaftliche Praktiken verbessern und auf ein einheitliches (nach westlichen Kriterien festgelegtes) Niveau heben zu wollen.

Unberührt von dieser Kritik wurde die Anerkennung des Rechts auf Gesundheit als Menschenrecht durch die UN-Deklaration des Jahres 1948 „global"[257]. Interessanterweise umfasste diese Deklaration neben dem Gesundheitsstatus die offenbar wesentlichen sozialen und politischen Determinanten für Gesundheit, wie adäquaten Lebensstandard und Teilnahme am politischen Leben. Sie erhielt dabei den Status internationaler Gesetze, deren Realisierung primär den Nationalstaaten

---

255 Benatar, Solly R. / Gill, Stephen / Bakker, Isabella: "Making progress in global health: The need for new paradigms". *International Affairs* 85, 2009, S. 347–371.

256 Kaplan, J.R. / Bond, T.C. / Merson, M.H.: "Towards a common definition of global health". *Lancet* 373, 2009, S. 1993–1995.

257 Ooms, Gorik / Hammonds, Rachel: "Global governance of health and the requirements of human rights". *Global Policy* 3, 2012, S. 476–479.

auf individueller und kooperativer Ebene zur Pflicht gemacht wurde[258]. Die globale und politische Natur der Gesundheit wurde bereits von Rudolf Virchow erkannt. Eine systematische Fortsetzung erfuhren seine Überlegungen aber erst in der „Alma-Ata-Deklaration“ aus dem Jahr 1978, der Kommission über soziale Determinanten der Gesundheit und der „Oslo Ministerial Declaration on Global Health“ des Jahres 2007: *„Gesundheit muss eine höhere Priorität im globalen politischen Handeln der Staaten einnehmen als der Handel, Rechte des geistigen Eigentums, Konflikt- und Krisen-Management, Strategien der Entwicklung und Expansion und Außenpolitik.“* Die World Health Organisation gab für ihren Kampf für Gleichheit in der globalen Gesundheit für den Zeitraum bis 2015 die folgenden acht globalen Ziele aus („Webpage“ NOEXCUSE2015 Die UN Millenniumkampagne Deutschland – Die UN Millenniumentwicklungsziele):

- Eradicate extreme poverty and hunger
- Achieve universal primary education
- Promote gender equality and empower women
- Reduce child mortality (d.h. für 2015 Reduktion der Todesfälle bei Kindern unter 5 Jahren von 12,6 Mill. im Jahr 1990 auf 6,6 Mill.)
- Improve maternal health
- Combat HIV / AIDS, malaria and other diseases (d.h. bis 2015 Reduktion der Zahl an neuen HIV Infektionen um 33% bezogen auf 2001, sowie Reduktion der Tuberkulose-Fälle unter HIV-negativen Tuberkulose-Erkrankten)
- Ensure environmental sustainability
- Implement global partnership for development

5.2 Ungleichheiten im globalen Gesundheitsstatus und ihre politischen Determinanten

Allerdings erscheint gegenwärtig die Umsetzung des Menschenrechts auf Gesundheit weltweit noch recht schwach und unvollständig zu sein, denn unwillige Nationalstaaten können kaum zur Einhaltung gezwungen werden, auch wegen fehlender Überwachungs- und Kontrollmechanismen und unzureichender Kenntnis der Zusammenhänge zwischen allen gesundheitsrelevanten Bereichen und Akteuren weltweit. In den nachfolgenden Ausführungen wird deshalb versucht, den Nutzen (i) der Analyse von Ungleichheiten im Gesundheitsstatus zwischen Bevölkerungsgruppen weltweit, (ii) der Identifizierung ihrer global vernetzten gesellschaftlichen und politischen Einflussfaktoren und (iii) der Entwicklung von globalen und politisch realisierbaren Kontrollmöglichkeiten für diese Determinanten der „(Un)Gleichheit“ der Gesundheit aller Menschen herauszuarbeiten.

258 Bambra, Clare / Fox, Debbie / Scott-Samuel, Alex: “Towards a politics of health”. *Health Promotion International* 20, 2005, S. 187–193.

5.2.1 Die Messung des Gesundheitsstatus

Als Hauptindikatoren für den Gesundheitsstatus werden weltweit verschiedene Mortalitätsraten herangezogen, (i) für Neugeborene unter 28 Tage, (ii) für Babys unter 1 Jahr, (iii) für Kinder unter 5 Jahren, jeweils bestimmt als Todesfälle auf 1000 Lebendgeburten in einem bestimmten Jahr und (iv) für Mütter bestimmt als Todesfälle in Folge von Schwangerschaft und Komplikationen bei der Geburt auf 100000 Lebendgeburten in einem bestimmten Jahr. Ferner gelten als quantifizierbare Parameter für Gesundheit (i) die Lebenserwartung bei der Geburt bestimmt als die durchschnittliche Zahl an Lebensjahren für Neugeborene und (ii) die Anzahl der in einem bestimmten Zeitraum neu von einer bestimmten Infektionskrankheit Heimgesuchten. In der Tat ist es gelungen, die Mortalitätsrate bei Kindern unter 5 Jahre von 12,6 Mill. im Jahr 1990 auf 6,6 Mill. im Jahr 2012 zu reduzieren, die Zahl der neu mit HIV Infizierten zwischen 2001 und 2012 um 33% zu vermindern[259] und die Zahl der Tuberkulose-Fälle, sowie der Todesfälle unter (HIV-negativen) an Tuberkulose Erkrankten signifikant zu senken. Die Weltgemeinschaft scheint sich also durchaus auf einem erfolgreichen Weg hin zu mehr globaler Gesundheit zu bewegen. Gibt es also – einmal abgesehen von der immer gültigen Forderung nach mehr Quantität, d.h. nach zusätzlichen Lebensjahren für alle – trotzdem noch qualitative Defizite in der globalen Gesundheit?

5.2.2 Defizite und Ungleichheit in der „globalen Gesundheit“

Tatsächlich stehen dem kontinuierlichen Anstieg der globalen durchschnittlichen Lebenserwartung während der vergangenen Jahrzehnte eine Vielzahl trauriger Fakten der Ungleichheit im globalen Gesundheitsstatus gegenüber:

- 842 Millionen Menschen leiden an chronischer Unterernährung oder Hunger
- 1 von 6 Kindern in Entwicklungsländern leidet an Untergewicht
- 40% der Todesfälle von Kindern unter 5 Jahren lässt sich auf Unterernährung zurückführen
- Die globale Nahrungsmittelproduktion deckt 120% des täglichen globalen | Kalorienbedarfs
- 1,5 Milliarden Menschen sind in ihrer körperlichen Unversehrtheit bedroht durch unmittelbare Angriffe oder schwerwiegenden körperlichen Stress aufgrund von Angst, Verlusten oder Auslösung von sozialen Bindungen in Regionen geprägt durch chronische Unsicherheit, Besatzung und Krieg
- Die Lebenserwartung variiert um 21 Jahre zwischen den Ländern mit dem höchsten und niedrigsten „human development index“

259 t'Hoen, Ellen / Berger, Jonathan / Calmy Alexandra / Moon, Suerie: "Driving a decade of change: HIV/AIDS, patents and access to medicine for all". *Journal of the International AIDS Society* 14, 2011, S. 15.

- In 18 von 26 Ländern mit den ausgeprägtesten Verminderungen der Kindersterblichkeit im vergangenen Jahrzehnt vergrößert sich der Unterschied der Mortalität bei den ärmsten 20% der Kinder
- Die Mortalitätsrate für Babys, Kindern und Mütter ist (zu) hoch (im Jahr 2014 starben ungefähr 10000 Babys an jedem Tag dieses Jahres auf der Welt, bevor sie 4 Wochen alt waren, mehr als 750000 Kinder im Jahr an Masern und etwa 529000 Frauen während der Geburt)
- Fast 1,6 Millionen Menschen sterben im Jahr an Tuberkulose
- Die drei häufigsten Todesursachen von Kindern unter 5 Jahren in Entwicklungsländern stellen therapeutisch relativ leicht beherrschbare Krankheiten wie Lungenentzündung, Durchfall und Malaria dar und nicht etwa Unfälle, Kriegswirren, Masern, AIDS, Tuberkulose, Kinderlähmung, Windpocken und andere schwieriger zu bekämpfende Infektionskrankheiten oder Unterernährung
- (Zu) Viele Menschen in Entwicklungsländern leiden an chronischer Unterernährung (40% der Todesfälle von Kindern unter 15 Jahre lassen sich darauf zurückführen), Hunger (im Jahr 2014 842 Millionen) und Untergewicht (im Jahr 2014 eines von sechs Kindern)
- Die globale tatsächliche Nahrungsmittelproduktion ist seit vielen Jahren in der Lage, gut 120% des täglichen globalen Kalorienbedarfs zu decken
- (Zu) Viele Menschen sind in ihrer körperlichen Unversehrtheit bedroht durch unmittelbare körperliche Angriffe oder schwerwiegenden körperlichen Stress aufgrund von Angst, Verlusten oder Auflösung von sozialen Bindungen in Regionen, welche durch permanente Unsicherheit, Besatzung und Krieg geprägt sind (im Jahr 2014 ungefähr 1,5 Milliarden)
- Die Differenz in der Lebenserwartung zwischen den Ländern mit dem höchsten und niedrigsten „Human Development Index“ ist (zu) groß (gut 21 Jahre im Jahr 2014)
- In 18 von 26 Ländern mit den am deutlichsten ausgeprägten Reduktionen der Kindermortalität von 2005 bis 2014 hat sich der Unterschied in der Mortalität bei den ärmsten 20% der Kinder weiter erhöht
- Die Schere der Lebenserwartung in der Europäischen Region von 1950 bis 2014 hat sich (überraschenderweise) weiter auseinander bewegt[260]. Die Ungleichheit in der „globale Gesundheit“ lässt sich auch eindrucksvoll beim direkten Vergleich wesentlicher Indikatoren zwischen Liberia und den USA nachweisen[261] **(Tab. 1)**, wie auch bei der Gegenüberstellung der Länder mit den höchsten Kindermortalitäten (Sierra Leone 270 Todesfälle pro 1000 Lebensgeburten, Angola 260,

260 Carrera, C. / Azrack, A. / Begkoyian, G. et al.: "The comparative cost-effectiveness of an equity-focused approach to child survival, health, and nutrition: a modeling approach". *Lancet* 380, 2012, S. 1341–1351.

261 Hogan, M.C. / Foreman, K.J. / Naghavi, M. et al.: "Maternal mortality for 181 countries, 1980–2008: a systematic analysis of progress towards Millenium Development Goal 5". *Lancet* 375, 2010, S. 355–356.

Afghanistan 257, Niger 253, Liberia 235) und den USA (6,7 gesamt, 13,6 für Farbige „non-hispanic", 5,7 für Weiße „non-hispanic").

Tab. 1: Vergleich wichtiger Kriterien für die Bewertung des nationalen Gesundheitsstatus zwischen Liberia und USA

Indikatoren	**Liberia (2007)**	**USA (2005–2007)**
Bevölkerung	3,2 Millionen	300 Millionen
Lebenserwartung für Frauen bei Geburt	44 Jahre	81 Jahre
Lebenserwartung Männer + Frauen um 1900	46 Jahre	47 Jahre
Erwartung für gesundes Leben für Frauen bei Geburt	37 Jahre	71 Jahre
Gesamtaufwand für Gesundheit pro Kopf	US$ 22	US$ 6697
Mortalitätsrate für Mütter (pro 100000 Lebendgeburten)	994	14
Mortalitätsrate unter 5 Jahren (pro 1000 Lebendgeburten)	110	8
Mortalitätsrate bei Kindern (pro 1000 Lebendgeburten)	71	7
Fertilitätsrate pro Frau	5,2	<2.0
Feststellung der Todesursache	<25%	100%

5.2.3 Determinanten der Ungleichheit in der „globalen Gesundheit"

Obige Fakten zur Ungleichheit in der „globalen Gesundheit" weisen bereits eindrücklich auf die globale „Natur" ihrer Determinanten hin. Vor allem die Verknüpfung zwischen Gesundheitsstatus und Entwicklungsstand im Hinblick auf das Bildungs- und Erziehungssystem, die sozialen Hierarchien und die Verteilung von Reichtum und Armut eines Landes gilt mittlerweile als Hauptursache für viele globale Gesundheitsprobleme, aus der sich zwangsläufig die Notwendigkeit für eine Zusammenarbeit vieler verschiedener Akteure aus vielen (auch Nicht-)Gesundheitsbereichen ergibt[262]. Im Konzert der allgemein akzeptierten wichtigen globalen Gesundheitskonzepte, die v.a. die Bedeutung der Kultur für die Gesundheit, die globale Belastung durch Krankheit, den demographischen und wissenschaftlichen Wandel oder die Organisation und Funktion von nationalen Gesundheitssystemen

262 Birn, Anne-Emanuelle: "Making it politic(al): closing the gap in a generation: health equity through action on the social determinants of health". *Social Medicine* 4, 2009, S. 166–182.

herausstellen, kommt dem Ziel und der Strategie der Identifizierung der Determinanten für die (Ungleichheit der) globale(n) Gesundheit eine herausragende Bedeutung zu[263] [264]. Dies gilt vor allem für solche, die mit rationalen und realistischen Aktivitäten vermieden werden könnten und deren systematische Duldung „automatisch" zu Ungerechtigkeiten führt, wie „The Commission on Social Determinants of Health" immer wieder betont: *„Where systematic differences in health are judged to be avoidable by reasonable action they are, quite simply, unfair. It is this that we label health inequity."*

5.2.3.1 Biologische Varianz und individuelle Risikofaktoren

Die Erforschung der biologischen Determinanten für Krankheit, d.h. von Veränderungen am Genotyp (Mutationen und Polymorphismen in Genen) und Phänotyp (strukturelle und funktionelle Modifikationen in den durch diese Gene determinierten und spezifizierten Proteinen) mit den daraus resultierenden Funktionsabweichungen und Defekten in der Physiologie (z.B. Stoffwechsel, Wachstum, Entwicklung) der betroffenen „Körpermaschine" oder des betroffenen „Gehirncomputers" (s.o.) adressiert ausschließlich die individuelle Gesundheit und Krankheit. Dadurch soll die durch die genetische Konstitution des Individuums, aber auch die durch seine spezifischen Umweltbedingungen und sein Verhalten bedingten kausalen Ursachen und molekularen Mechanismen für die Erkrankung erfasst werden. Dabei wird auf die Rekonstruktion einer linearen Ursache (= defektes Gen > defektes Protein > defekte zelluläre Funktion > defektes Organ) – Wirkungskette (= defekte „Körpermaschine" oder defekter „Gehirncomputer" > Krankheit) einschließlich der Identifizierung des „dazwischenliegenden" vermittelnden molekularen Mechanismus' großer Wert gelegt. Die primäre Absicht besteht dabei in der „Reparatur" des erkrankten Körpers, also der defekten „Körpermaschine" oder des defekten „Gehirncomputers", einschließlich präventiver Maßnahmen (z.B. Massenimmunisierungen) zum Schutz und Erhalt seiner Gesundheit bzw. ihrer Funktion. Dieser Ansatz ist deshalb so attraktiv und von unbestreitbarem Wert, da seine Erfolge in der auf Medizintechnologie basierenden Diagnose und Therapie im Laufe der letzten 150 Jahre offensichtlich und „quantifizierbar" geworden sind, auch etwa als "Return of Investment", also als Gesamtkosten pro Zahl der geretteten Leben. So konnte die Zahl der Todesfälle bei Kindern unter 5 Jahren von 12 Millionen im Jahr 1990 auf 6,6 Millionen im Jahr 2012, die Sterblichkeit bei Schwangeren von 1990 auf 2010 um 50% und die Zahl der mit HIV neu Infizierten erstmals nach Jahrzehnten gesenkt werden. Diese Erfolge gingen einher mit deutlich erhöhten nationalen und internationalen Investitionen von staatlichen und nicht-staatlichen Organisationen

---

263 Whitehead, Margaret: "The concepts and principles of equity and health". *International Journal of Health Services* 22, 1992, S. 429–445.
264 Kickbusch 2005, S. 246–247.

in das Gesundheitswesen und mit dem relativ stärksten (nämlich 5-fachen) Anstieg der Entwicklungshilfe (seit statistischer Erhebung) von 1990 bis 2010.

5.2.3.2 Politische Determinanten des Gesundheitsstatus

Es gibt allerdings auch Determinanten des Gesundheitsstatus, die nicht mit technischen und molekularbiologischen Mitteln diagnostiziert und geheilt werden können. Diese sind auch nicht allein im Gesundheitssektor auszumachen, da sie mehr an die Gerechtigkeit bei der Verteilung der sozioökonomischen Macht und Ressourcen gekoppelt sind als an die biologische Varianz. Im Nicht-Erfassen von gesundheitsschädlichen Einflüssen und Kräften der globalen Weltwirtschaft und Politik liegen deshalb die Grenzen der Analyse des individuellen biologischen Status und seiner Varianz. Trotzdem lag der Fokus von internationalen Gesundheitsprogrammen und -investitionen bisher auf der Erforschung der Pathogenese von spezifischen Krankheiten und von Interventionsmöglichkeiten. „Globale Gesundheit" wurde lediglich als Management-Problem aufgefasst ohne Berücksichtigung von Interessenskonflikten und ungleicher Machtverteilung als die den Ungleichheiten zugrundeliegenden Mechanismen. Zugleich führte die Behandlung von sozial und politisch bedingten Ungleichheiten im Gesundheitsstatus als Probleme für eine ausschließlich mit Hilfe von Technologie und Wissenschaft erreichbare Lösung und als Aufgaben für adäquates Medizin-Management zwangsläufig zu einer „Entpolitisierung" mit der Gefahr von allzu simplifizierenden und wundersamen Lösungsansätzen und „Rezepten", die eher die Symptome als die Ursachen behandeln.

5.2.3.2.1 Empirische Daten

Empirische Daten beweisen eindeutig den Zusammenhang zwischen der gesellschaftlichen, politischen und wirtschaftlichen Situation von Bevölkerungsgruppen, etwa zwischen ihrem Wohlergehen in der Kindheit, ihrer Armut, ihrer sozioökonomischen Ungleichheit und der Gewalt zwischen und innerhalb von Ländern einerseits und ihrem Gesundheitsstatus, etwa körperlichen und geistigen Krankheiten, Depressionen, Adipositas und Drogenmissbrauch andererseits. Dabei sind die Ärmsten in den armen Ländern am meisten betroffen. Je größer jedoch die (soziale) Ungleichheit in einer Gesellschaft ist, desto ungünstiger fallen die Konsequenzen und Erträge für alle aus, einschließlich der Bestgestellten[265]. Die sozialen Normen und die Sozialpolitik, welche die ungerechte Verteilung von und den Zugriff auf Wohlstand und die erforderlichen sozialen Ressourcen tolerieren oder gar verstärken, schaffen systematische Ungleichheiten in den täglichen Lebensbedingungen, wie in der Sicherheit des Wohnens, in der adäquaten Kommunikation, im Zusammengehörigkeitsgefühl, im Zugang zu gesunden Lebensmitteln, im Zugang zu einer medizinischen Grundversorgung, in der Befriedigung durch Arbeit und in

265 Kickbusch, Ilona: "Mapping the future of public health: Action on global health". *Canadian Journal of Public Health* 97, 2006, S. 6–8.

der Sicherheit der Arbeitsbedingungen, die die Lebens- und Gesundheitschancen entscheidend beeinflussen.

Die Ungleichheit in den Lebensbedingungen zeigt sich etwa darin, dass (i) mehr als 80% der Weltbevölkerung nicht durch eine adäquate Sozialversicherung geschützt sind, (ii) die globale Arbeitslosigkeit kontinuierlich von 168,9 Millionen im Jahr 2007 auf 197,3 Millionen in Jahr 2012 angestiegen ist, (iii) unter den Beschäftigten weltweit 27% (854 Millionen) mit weniger als 2 US$ pro Tag auskommen müssen und davon über 60% in Südost-Asien und Mittelafrika leben, (iv) viele der 300 Millionen Menschen aus Urbevölkerungen vielfältigen Diskriminierungen ausgesetzt sind, die sie von der Befriedigung ihrer Grundbedürfnisse und vom Einfordern ihrer berechtigten Ansprüche abhalten, (v) Mädchen und Frauen im Vergleich zu Jungen und Männern Nachteile hinsichtlich adäquater Erziehungs- und Beschäftigungsmöglichkeiten haben und (vi) Frauen global immer noch Bevormundung hinsichtlich Familienplanung und Sexualleben erfahren, wodurch sie nur über eine eingeschränkte Kontrolle über ihre eigenen Lebensumstände verfügen.

Weitere Beispiele, dass Aktivitäten ohne unmittelbaren Gesundheitsbezug die Gesundheit negativ beeinflussen können, liefern die Aktivitäten von internationalen Organisationen: So führen die Handelsabkommen der World Trade Organisation (WTO) über Subventionen der Landwirtschaft in Entwicklungsländern regelmäßig zu einer Benachteiligung von Kleinbauern gegenüber Großgrundbesitzern aufgrund ihrer geringeren Wettbewerbsfähigkeit. Dies geht für die Kleinbauern mit einer unsicheren Lebensmittelversorgung, Unterernährung und einer erhöhten Anfälligkeit gegenüber Infektionskrankheiten, sowie mit unzureichenden Finanzierungsmöglichkeiten von Medikamenten und Therapien einher. Dabei ist wichtig festzuhalten, dass politische Determinanten *per se* weder „gut" noch „schlecht" sind. Aber ihre direkten oder indirekten Konsequenzen können positive oder negative Auswirkungen auf die Gesundheit der Betroffenen haben. Dies lässt sich gut an einem Abkommen der WHO über die Begrenzung der Anwerbung von Gesundheitspersonal aus armen Ländern mit dem größten Gesundheitsbedarf durch reiche Länder erkennen. Dieses Abkommen resultierte tatsächlich in einer gerechteren Verteilung des Gesundheitspersonals und einem verbesserten Zugang zu Gesundheitsleistungen in armen Ländern.

5.2.3.2.2 Asymmetrische Machtverteilung

Die ungleiche Verteilung von Macht, Geld und Ressourcen zwischen Individuen (z.B. Alte-Junge, Männer-Frauen) und Gruppen (z.B. Einheimische-Migranten, arme-reiche Länder, kleine-große Firmen, nationale-internationale Organisationen) stellt eine bedeutende politische Determinante für die „globale" Gesundheit und ihre Ungleichheit dar[266]. So erwirtschaften die reichen Länder, die 16% der Weltbevölkerung ausmachen, über 70% des globalen „Gross Domestic Product" (GDP), also des

266 Lee, Kelley: "How do we move forward on the social determinants of health: The global governance challenges". *Crit. Public Health* 20, 2010, S. 5–14.

über alle Länder aufaddierten Bruttoinlandsprodukts. So können private Konzerne, wie etwa die fünf größten Pharmaunternehmen mit zusammen 800 Milliarden US$ Marktkapitalisierung die Arbeitsbedingungen (z.B. Stress, gesundheitsschädliche Produktionsmethoden), die Bezahlung, die Umweltbelastung (z.B. Emissionen während der Produktion) und die Qualität der Produkte (z.B. gesundheitsschädliche Inhaltsstoffe) für die Bevölkerung auf der Ebene des Beschäftigten, Kunden oder Anliegers bestimmen und die Geschäfte von kleineren konkurrierenden Firmen erheblich (negativ) beeinflussen. So sind große und medienwirksame nicht-staatliche Organisationen und Stiftungen, wie etwa die „Bill & Melinda Gates Foundation" mit einem Stiftungsvermögen von 36 Milliarden US$ in der Lage, über ihre Förderpolitik einen entscheidenden Einfluss auf globale politische Agenden zu nehmen[267].

5.2.3.2.3 Normative Macht

Der Einfluss von Personen und Organisationen auf die öffentliche und politische Meinungsbildung im Hinblick auf das normative Denken und Handeln im Gesundheitssektor und Sozialbereich muss eindeutig den politischen Determinanten zugerechnet werden. Internationale „non-governmental organisations" (NGOs), wie etwa „Ärzte ohne Grenzen" oder „Occupy", können über globale Netzwerke einen kompetenten Zugriff auf Medien entwickeln und ihre hohe öffentliche Reputation vermag trotz begrenzter Mittel einen großen normativen Einfluss auszuüben, v.a. in finanziell schwachen Ländern, wie etwa Costa Rica, Cuba und Kerala. Dieser beschränkt sich nicht nur auf die Gestaltung von globalen Agenden, die öffentliche Mobilisierung, die aktive Teilnahme an der Politik und eine relevante editorische Tätigkeit, sondern umfasst auch die Beeinflussung und Konstituierung von Expertengremien, wie etwa das „Intergovernmental Panel on Climate Change", sowie die Beratung von Regierungen und deren Beeinflussung.

5.2.3.2.4 Marktdominanz und „neoliberale harte" Maßnahmen zur Entwicklung armer Länder

Die von globalen Finanzinstitutionen entwickelte Strategie der sog. Härtemaßnahmen als „first-line" Maßnahme zur wirtschaftlichen Erholung von armen Ländern, welche Strukturmaßnahmen, staatliche Budgetkürzungen, den Ausgleich von Handels- und fiskalischen Defiziten, die Deregulation der Wirtschaft, die Privatisierung staatlicher Unternehmen, die Privatisierung öffentlicher Programme (z.B. des Gesundheitssystems), die Förderung freier Märkte und die Forderung nach „kleinen" Regierungen umfasst, besitzt das Potenzial für umfassenden Einfluss auf

267 McCoy, David / Kembhavi, Gayatri / Patel, Jinesh / Luintel, Akish: "The Bill & Melinda Gates Foundation's grant-making programme for global health". *Lancet* 373, 2009, S. 1645–1653.

die Gesundheit und Wohlfahrt der betroffenen Bevölkerungen[268]. Entscheidend ist hierbei jedoch, dass dieser Effekt für die Initiatoren nur von sekundärer Bedeutung ist, denn in erster Linie geht es um die Sicherung der Interessen der Kreditgeber gegenüber den Kreditnehmern. In Anbetracht dieses Ziels erscheint die Überprüfung der Auswirkungen ihrer Finanzpolitik auf den Gesundheitsstatus eines einzelnen Landes oder bestimmter Bevölkerungsgruppen als nicht zielführend oder sogar kontraproduktiv[269].

Demgegenüber erhebt die globale Finanzpolitik und das Prinzip der Dominanz des Marktes den Anspruch, die wichtigsten Voraussetzungen für eine globale Marktwirtschaft zu unterstützen, nämlich (i) die Liberalisierung der transnationalen Geldflüsse, (ii) die globale Integration der Märkte, (iii) die fehlenden Institutionen zur Beeinflussung flüchtiger Märkte, (iv) die schrumpfende staatliche Kontrolle der Kapitalflüsse in und aus Ländern, (v) das unaufhörliche Wachstum der globalen Märkte im Hinblick auf Waren, Geld, Informationen, Ideen und Werte, (vi) die Beschränkung der Einflussnahme der Nationalstaaten und (vii) die Ausdehnung der Macht von nicht-staatlichen Akteuren, wie Industrie und Banken. Die Konsequenzen dieser Strategie sind vielfach und befördern zweifelsfrei und effizient (i) das ungleiche Wachstum zwischen und innerhalb von Ländern, (ii) den Zuwachs an Wohlstand und Gesundheit für viele (aber nicht alle), (iii) die negativen Effekte auf Umwelt und das Sozialwesen, (iv) die ungleiche Machtverteilung zwischen Regierungen von Entwicklungsländern gegenüber multinationalen Konzernen und Investoren, (v) ein Defizit an Transparenz und Demokratie, (vi) die Mechanismen zur Verteidigung der Rechte der Investoren und (vii) die Möglichkeiten der Investoren, sich der Verantwortung für negative Effekte auf arme Länder zu entziehen.

5.2.3.2.4.1 Beispiel globale Finanzkrise und Griechenland

In Griechenland führte die globale Finanzkrise der Jahre 2007/2008 über komplexe Mechanismen, die u.a. in der Herabstufung der Rentenpapiere, in der Unmöglichkeit der Abwertung der Währung und in der Abhängigkeit von weiteren ausländischen Krediten wurzeln, zu einer extremen Überschuldung. Die Konsequenz hierauf waren harte Forderungen der Geldgeber nach (zum Teil) drastischen Kürzungen in den Sektoren Bildung, Sozialsystem und Gesundheitssystem, in den Löhnen und Gehältern allgemein und in der Zahl der Arbeitsplätze im öffentlichen Bereich. Ihre – zunächst – weitgehende Befolgung durch die griechische Regierung resultierte in schwerwiegenden wirtschaftlichen Folgen, so in ausgeprägten Rückgängen der Wirtschaftsleistung, der Steuereinnahmen und der staatlichen Ausgaben für den öffentlichen Bereich (d.h. der Staatsquote) und gleichzeitig zu einem deutlichen Anstieg der Arbeitslosigkeit bei den 15- bis 24-Jährigen im Jahr 2012 auf 55,2%

268 Labonté, Ronald / Schreker, Ted: "Globalization and social determinants of health: The role of the global marketplace (part 2 of 3)". *Global Health* 3, 2007, S. 6.

269 Horton, Richard: "The global financial crisis: An acute threat to health". *Lancet* 373, 2009, S. 355–356.

(OECD 16,2%). Die den Gesundheitssektor betreffenden Maßnahmen beinhalteten die Kürzung des Budgets für soziale Sicherung und Gesundheit um jeweils 40%, den eingeschränkten Zugang zu Medikamenten und zum Gesundheitssystem, drastische Anstiege in der Zahl der Wohnsitzlosen und in der Verbrechensrate, eine wachsende Unsicherheit in der Nahrungsmittelversorgung und eine Zunahme von familiären Problemen, wie etwa Scheidungen und privaten Überschuldungen[270].

Insgesamt lässt sich anhand des Falls Griechenland und anderer Beispiele, wie die in der Vergangenheit geübte Praxis der Kreditvergabe an die ärmsten afrikanischen Länder, unzweifelhaft der negative Effekt von „Härtemaßnahmen" auf die Gesundheit, v.a. der armen und ärmsten Teile der Bevölkerung der betroffenen Länder konstatieren[271]. Aufgrund der asymmetrischen Machtverteilung und Marktdominanz verfügen Nationalstaaten nur über beschränkte Möglichkeiten, die Wohlfahrt und Gesundheit ihrer Bevölkerung zu schützen. Gleichzeitig besteht für die Nationalstaaten ein Interessenkonflikt zwischen dem Vertrauen der globalen Finanzmärkte in sie und dem Schutz der Gesundheit ihrer Bevölkerung durch sie. Verschärft wird dieser Konflikt oftmals durch mächtige internationale (finanz)politische Akteure, die ohne Verantwortlichkeit für die Auswirkungen ihrer Entscheidungen auf den Gesundheitsstatus der armen Länder bei der Konstruktion von finanziellen Unterstützungspaketen und „Härtemaßnahmen" diesen nicht (ausreichend) berücksichtigen.

5.2.3.2.4.2 Alternativen zu „Härtemaßnahmen"

Angesichts dieser Konsequenzen für arme Länder stellt sich die Frage nach Alternativen zu den „Härtemaßnahmen" und nach potenziellen Strategien zur Vermeidung ihrer Auswirkungen auf den Gesundheitssektor. Unmittelbar vor Beginn der Weltwirtschaftskrise in den späten 20er Jahren des 20. Jahrhunderts schlug John Maynard Keynes die Ankurbelung der Wirtschaft mit Hilfe einer Steigerung der öffentlichen Ausgaben und von staatlichen Konjunkturprogrammen vor. In Anlehnung an den britischen Ökonomen hat Island versucht, seinen in Folge der globalen Finanzkrise 2007/2008 aufgetürmten Schulden durch eine Finanzpolitik Herr zu werden, die den Gesundheitssektor und die Wohlfahrt seine Bevölkerung schützt, also mit keinen wesentlichen negativen Effekten auf den Gesundheitsstatus verbunden ist und trotzdem zur Erholung der Binnenwirtschaft beiträgt. Hierfür verweigerte die isländische Regierung die Akzeptanz und Durchführung der von den internationalen Finanzmärkten geforderten „Härtemaßnahmen", erhöhte die öffentlichen Ausgaben im Sozialbereich und im Gesundheitssektor, gewährte keine staatliche Hilfe für private Banken zur Kompensation ihrer Verluste, nahm keine Kredite von globalen Finanzinstitutionen auf, wertete die isländische Währung ab,

270 Ruckert, Arne / Labonte, Ronald: "The global financial crisis and health equity: Toward a conceptual framework". *Crit. Public Health* 22, 2012, S. 267–279.

271 Karanikolos, K. / Mladovsky, P. / Cylus, J. et al.: "Financial crisis, austerity, and health in Europe". *Lancet* 381, 2013, S. 1323–1331.

führte Zölle auf bestimmte importierte Waren ein, erhöhte die Steuern auf Alkohol und Tabak, steigerte die Vergabe von öffentlichen Aufträgen v.a. im Hinblick auf die Stimulation des Arbeitsmarktes und investierte kräftig in das soziale Sicherungssystem. Die benefitären Konsequenzen dieser „alternativen“ Aktivitäten stellten sich mit einer gewissen zeitlichen Verzögerung ein, indem die Finanzkrise keinen Einfluss auf den Gesundheitsstatus der Nation ausüben konnte, das Wachstum der isländischen Wirtschaft signifikant anstieg und die Arbeitslosigkeit auf unter 5% im Jahr 2013 fiel. Selbst der internationale Währungsfond kam zur Schlussfolgerung, dass die gewaltigen Investitionen in das soziale Sicherungssystem für die wirtschaftliche Erholung und Wohlfahrt Islands entscheidend waren.

Mittlerweile wird – möglicherweise als Reaktion auf „Island“ – die Abwägung von Gesundheit, Sozialsystemen und Ökosystemen jeweils für sich oder in Kombination gegenüber ausschließlich ökonomischen Interessen und Marktkräften zunehmend in Frage gestellt und ihr negativer Einfluss auf nachhaltige Entwicklung erkannt. Diese geänderte Einstellung manifestierte sich in vielfältigen weltweiten Reaktionen gegen „Härtemaßnahmen“. Die „UN Right-to-Health and Right-to-Health Obligations“ fordern internationale Kooperationen zur Förderung von Gesundheit und die Implementierung von koordinierten internationalen „Finanz-Pools“ auf der Basis von vertraglich festgelegten obligatorischen Beiträgen der reichen Länder. Bürgerrechtsbewegungen in Europa argumentieren gegen die negativen Effekte der Aktivitäten der Weltbank und des internationalen Währungsfonds IMF auf den Gesundheitsstatus in Entwicklungsländern und gegen die weitere Deregulation der Finanz- und Handelsmärkte. Lateinamerikanische Länder, etwa organisiert im „Latin American Reserve Fund“ kämpfen gegen neoliberale Orthodoxien und für einen bedingungslosen Ausgleich ihrer negativen Zahlungsbilanzen ohne Forderung nach Strukturveränderungsprogrammen.

5.2.3.2.4.3 Soziale Sicherungssysteme

Die Bedeutung eines globalen sozialen Sicherungsnetzes als wirkungsvollstes System um Ungleichheit im Gesundheitsstatus auf nationaler Ebene zu bekämpfen geht auch aus Erklärungen der „Commission on Social Determinants of Health UN 2010“ und des Europäischen Ablegers der WHO hervor[272]. Demnach könnte ein integriertes System der Sozialpolitik die Einkommenssicherheit (durch bedingungslose Grundeinkommen in Form von Geld, Sachmitteln und Renten, durch Unterstützung für Behinderte, Kinder, Arbeitslose und Geringbeschäftigte und durch Beschäftigungsgarantien) und den Zugang zu sozialen Diensten (d.h. zu wesentlichen und bezahlbaren Sozialleistungen in den Bereichen Gesundheit, Wasser, Hygiene, Erziehung, Nahrungsmittelversorgung, Wohnung und anderen national festgelegten Bereichen) für alle Bürger eines Landes garantieren. Dabei sollten „schwache“ Gruppen besonders berücksichtigt und die Menschen rund um den Lebenszyklus

272 Marmot, M. / Allen, J. / Bell, R. et al.: “WHO European review of social determinants of health and the health divide”. *Lancet* 380, 2012, S. 1011–1029.

geschützt und gestärkt werden[273]. Hierbei seien durchaus Anpassungen an nationale Erfordernisse und Erkenntnisse möglich, notwendig und wünschenswert.

Trotzdem sind soziale Sicherungssysteme in armen Ländern bis heute kaum eingeführt worden. Die wesentlichen Gründe hierfür sind (i) die zur Finanzierung eines sozialen Sicherungssystems zu geringen Steuereinnahmen, (ii) die Forderungen von globalen Finanzinstitutionen nach Ausgabenkürzung und „Schrumpfung" des Staats und (iii) die häufig anzutreffende parallele Entwicklung der Erhöhung der sozialen Ausgaben und des Rückgangs der staatlichen Einnahmen aus Export und Steuern[274].

5.2.3.2.4.4 Marktkontrolle

Den Nationalstaaten gelingt die Begrenzung der negativen Effekte des Marktes auf der nationalen Ebene unter Erhaltung seiner positiven selbst mehr oder weniger gut, und das vornehmlich über die Aufrechterhaltung und Stabilisierung der Regeln, innerhalb derer der Markt operieren darf und über die Etablierung von Institutionen und Implementierung von Maßnahmen zum Schutz der Bevölkerung vor den Konsequenzen (völlig) deregulierter liberaler Märkte. Demgegenüber existieren auf dem Weltmarkt und der internationalen Ebene keine entsprechenden Werkzeuge für eine globale soziale Sicherung, eine globale Wettbewerbskontrolle, eine globale Sicherung der Transparenz und Regulation der Märkte und eine globale Durchsetzung bereits akzeptierter globaler Gesetze über internationale Gerichtshöfe[275]. Diese Defizite manifestieren sich etwa im Fehlen eines Prozesses und einer Kontrolle für eine globale Arzneimittelzulassung.

5.2.3.2.4.5 Normen

Unverzichtbar für eine globale Marktkontrolle sind globale Normen. Für den Sektor Gesundheit versteht man hierunter (i) transnationale Normen, politische Praktiken und Handlungsweisen, die aus den politischen Interaktionen zwischen allen die Gesundheit beeinflussenden Sektoren resultieren und (ii) alle Regeln zur Beeinflussung des gesundheitsrelevanten Verhaltens, die weit ausgedehnte soziale Normen bis hin zu spezifischen politischen Vorgehensweisen (z.B. Handelsabkommen) umfassen können. Dabei werden verschiedene Operationsweisen unterschieden. Globale Normen leiten soziale Interaktionen, bestimmen, was als Problem der globalen Kontrolle angesehen oder akzeptiert wird und wählen bestimmte Lösungsmöglichkeiten aus oder schließen andere aus. Hingegen sind Normen der

---

273 Bradley, E.H. / Elkins, B.R. / Herrin, J. et al.: "Health and social services expenditures: Associations with health outcomes". *British Medical Journal of Qualitative Safety* 20, 2011, S. 826–831.

274 Lee, Kelley / Ingram, A. / Lock, K. et al.: "Bridging health and foreign policy: The role of health impact assessments". *Bulletins of the World Health Organisation* 85, 2007, S. 207–211.

275 Thow, Anne M. / Hawkes, Corinna: "The implications of trade liberalization for diet and health: A case study from Central America". *Global Health* 5, 2009, S. 5.

Repräsentation, Abstimmung, Transparenz und Nachvollziehbarkeit immer bezogen auf die Teilnehmer und Akteure der globalen Entscheidungsprozesse, die durch diese auf Basis ihrer unterschiedlichen Werte, Interessen und Macht geschaffen und beeinflusst werden.

Normen schränken einerseits politische Handlungen und Auswahlmöglichkeiten ein und bereiten andererseits durch Schaffung und Garantieren eines fairen Wettbewerbs Gelegenheiten für neue Prozesse. Dabei beinhalten sie keine unveränderlichen „Wahrheiten", sondern gelten als zeit- und kulturabhängig, sowie als politisch motiviert. Nach Finnemore und Sikkink[276] folgt ihre Entstehung einem komplexen vierstufigen Prozess, nämlich (i) Aufkommen und Verbreitung der Idee mit nachfolgender Überzeugung einer kritischen „Masse" von Meinungsbildnern, Politikern und Regierungen vom Nutzen der neuen Norm bis hin zur Überschreitung einer kritischen Schwelle für den normativen Wechsel, (ii) „Kaskaden-Phase" der Überzeugung von anderen Akteuren in diesem Bereich, der Norm zu folgen (z.B. von Firmen) bis zu deren Anerkennung als „Qualitätssicherungsmaßnahme" von allen relevanten Akteuren, (iii) Internalisierungsphase der Norm mit allgemeiner Anerkennung als sinnvoll und notwendig und (iv) Verschwinden der Norm als Gegenstand der öffentlichen Debatte. Ein Beispiel für diesen Prozess findet sich in der Norm, dass extreme Armut unmenschlich und moralisch inakzeptabel ist und ausgelöscht werden muss, die die Phase (iii) ihrer Internalisierung erst Ende des 20. Jahrhunderts abschließen konnte[277].

Häufig tritt während der Entstehung einer globalen Norm ein Kompetition mit anderen globalen oder nationalen Regeln auf, wofür der Tabakmarkt ein anschauliches Beispiel liefert[278]. Während im 20. Jahrhundert 100 Millionen vorzeitige Todesfälle auf Tabakkonsum zurückzuführen waren, belaufen sich die kalkulierten Vorhersagen für das 21. Jahrhundert auf eine Milliarde. So wurde die durch politische Maßnahmen herbeigeführte Verkleinerung des Tabakmarktes in reichen Ländern durch das Erschließen neuer Absatzmärkte in Ländern mit mittlerem und niedrigem Einkommen (mit 80% der weltweit eine Milliarde Raucher) überkompensiert. Laut WHO gilt Tabakgenuss als Marker für soziale Ungleichheit, da seine Konsequenzen die benachteiligten Gruppen der Gesellschaft am meisten beträfen. Die WHO „Framework Convention on Tobacco Control" aus dem Jahr 2003 empfahl die Erhöhung der Tabaksteuern, Werbe-Verbote oder wenigstens Einschränkungen, Warn-Hinweise auf Verpackungen, Regeln für die Produktqualität und Vorschriften zur Luftreinhaltung.

---

276 Finnemore, Martha / Sikkink, Kathyryn: "International norm dynamics and political change". *International Organisations* 52, 1998, S. 887–917.

277 Fukuda-Parr, Sakiko / Hulme, David: *International norm dynamics and the end of poverty: Understanding the Millenium Development Goals (MDGs).* Brooks World Poverty Institute University Manchester: Manchester 2009.

278 Lencucha, Raphael / Kothari, Anita / Labonte, Ronald: "The role of non-governmental organisations in global health diplomacy: Negotiating the framework convention on tobacco control". *Health Policy Plan* 26, 2011, S. 405–412.

In einem „Investor-State Dispute“ („return of bilateral investment *vs.* national regulation“) schlug die Tabakindustrie zurück. So verklagte Philip Morris Uruguay wegen der gesetzlichen Verpflichtung zu graphischen Warnhinweisen, Australien wegen der Forderung nach deutlichen und ehrlichen Verpackungen und Kanada wegen des Verbots der Packungshinweise „leicht“ oder „mild”. Interessanterweise wurden und werden die Verhandlungen nicht in den Ländern geführt, gegen deren nationale Normen durch den Kläger verstoßen wird, sondern im Land des Klägers, der die globale Geltung einer für ihn vorteilhaften Norm durchsetzen will, nämlich am Gerichtshof des „International Centre for the Settlement of Investment Disputes (ICSID)” bei der Weltbank in Washington DC, USA.

5.2.3.2.5 Wissen und intellektuelles Eigentum

Gesundheitsrelevantes Wissen wird von der globalen Gemeinschaft der Forscher aus den verschiedenen Lebenswissenschaften erzeugt und manifestiert sich in einer enormen Datenfülle und Informationen zur Verbesserung der Gesundheitspolitik, Gesundheitssysteme, Gesundheitstechnologien, Praktiken, Ansichten und Einstellungen zur optimalen Prädiktion, Prognose, Diagnose und Therapie von Krankheiten, sowie zur Weiterentwicklung der biomedizinischen Forschung und Wirkstofffindung. Der globale (öffentliche und private) Aufwand belief sich im Jahr 2010 auf 240 Milliarden US$. Kernfrage ist und bleibt, für welche Individuen und Gruppen das gesundheitsrelevante Wissen eigentlich geschaffen werden soll und wird, also Gesundheit und Nutzen für wen?

5.2.3.2.5.1 Obligatorische Lizenzen

Prinzipiell handelt es sich bei gesundheitsrelevantem Wissen wie bei jedem anderen Wissen um ein öffentlich zugängliches globales Gut. Praktisch ist jedoch der Zugang beschränkt über Geheimhaltung seitens der Wissenden, d.h. der Forscher oder über intellektuelle Eigentumsrechte. Letztere führen im Regelfall über die globale Patentgesetzgebung zu hohen Kosten für neue Medikamente, die diese für Länder mit niedrigem und mittlerem Einkommen oftmals unerschwinglich machen. Um trotzdem Zugang zu neuen patentierten Medikamenten und den dadurch erzielten therapeutischen Fortschritten zu erhalten, haben einige Länder die Möglichkeit der obligatorischen Lizenznahme von patentierten Medikamenten zur Nutzung von generischen Versionen dieser Wirkstoffe gegen die Zahlung von Gebühren, sog. „Royalities“, an die Patentinhaber eingeführt. Diese liegen jedoch üblicherweise (sehr) deutlich unter den Kosten für das Originalmedikament oder für eine „ordentliche“ Lizenzvergabe durch den Patentinhaber. Ein eindrucksvolles Beispiel hierfür lieferte die obligatorische Lizenz, die Indien im Jahr 2013 für den Wirkstoff *Sorafenib*, einem neuen von Bayer Pharma entwickelten und 2012 zugelassenen Medikament gegen Leber- und Nieren-Krebs, einseitig von Bayer „nahm“. Die von den indischen Behörden festgelegten „Royalities“ von 6–7% des Preises für das daraufhin von einem indischen Pharmaunternehmen hergestellte Generikum ließen die monatlichen Behandlungskosten von 5000 US$ für das originale *Sorafenib* von Bayer auf 160 US$ schrumpfen.

5.2.3.2.5.2 Das Recht auf geistiges Eigentum und gleichen Gesundheitsstatus – TRIPS

Die WTO hat zur Durchsetzung und Bewahrung des Rechts auf geistiges Eigentum unter dem Einfluss der Regierungen der führenden forschenden Nationen (USA, Europa und Japan) und der besonders forschungsintensiven Industriebranchen (Pharma und Informationstechnologie) in der beiderseitigen Erwartung von Vorteilen für das Exportwachstum globale Normen unter der Bezeichnung TRIPS („Trade-Related Aspects of Intellectual Property Rights") eingeführt. Die Statuten der WTO bringen mit sich, dass nach Abschluss von globalen Vereinbarungen Änderungen an diesen kaum mehr möglich sind, da hierfür die Zustimmung aller Mitgliedsländer erforderlich ist. Die Akzeptanz der Einführung von TRIPS durch Länder mit niedrigem und mittlerem Einkommen konnte durch kleine Zugeständnisse in der Patenterteilung und Lizenzvergabe für die Bereiche Landwirtschaft und Textilien erreicht werden.

Die Beurteilung von TRIPS und der damit verfolgten Ziele fällt zweischneidig aus. Zum einen ist die Motivation einer Offenlegung von Information und Wissen, der Schaffung eines zeitlich begrenzten Monopols für 20 Jahre zur Kompensation der Forschungsinvestitionen und der globalen Harmonisierung der Minimalanforderungen für den Schutz geistigen Eigentums durchaus der erwünschten Bereitschaft für private Investitionen in Forschung und Innovation dienlich. Zum anderen soll mit TRIPS sicherlich der Ausschluss bestimmter – kommerziell – besonders attraktiver Technologien und Produkte vom Patentschutz verhindert und die Erteilung von obligatorischen Lizenzen aufgrund öffentlichen Interesses (siehe Beispiel *Sorafenib*) begrenzt werden. TRIPS würde damit letztlich Ungleichheiten in der globalen Gesundheit für die Patentlaufzeit von jeweils 20–25 Jahren „zementieren"[279]. Dass diese Gefahren tatsächlich nicht von der Hand zu weisen sind, zeigt eine kurzer Vergleich: Vor TRIPS gab es viele bekannte Ausnahmeregelungen und Limitationen hinsichtlich des Schutzes geistigen Eigentums für bestimmte Nahrungsmittel, Medikamente, Landwirtschaftstechnologien und Bildungsgüter durch die nationalen Patentgesetze und zwar nicht nur in Ländern mit niedrigen und mittleren Einkommen, sondern auch in der EU. Nach TRIPS findet sich eine fast durchgängige Monopolpreisgestaltung für Medikamente, die für arme Länder oftmals mit unbezahlbaren Preisen und deshalb mit deutlich erschwerter Zugänglichkeit für (auch essenzielle) Medikamente einhergeht. Dadurch können diese Länder ihre Pflicht zum Schutz der Gesundheit der Bevölkerung nicht mehr erfüllen.

Darüberhinaus unterstützt der Patentschutz gemäß TRIPS nicht die Erforschung von für arme Länder typischen Krankheiten, wie etwa Infektionskrankheiten, sondern von typischen Zivilisationskrankheiten der westlichen industrialisierten Welt, wie etwa Altersdiabetes und Herz-Kreislauferkrankungen, da diese wegen der erforderlichen (lebens-)langen Therapie wesentlich profitabler sind. Das vom

279 Beall, Reed / Kuhn, Randall: "Trends in compulsory licensing of pharmaceuticals since the Doha Declaration: A database analysis". *PloS Medicine* 9, 2012, e1001154.

„Global Forum for Health Research" bereits im Jahr 1990 konstatierte sogenannte „10/90 gap", wonach für 90% der Weltbevölkerung nur 10% der gesamten Forschungsausgaben für Gesundheit aufgebracht werden, ist die logische Folge.

Weitere einschneidende Nachteile von TRIPS für Länder mit niedrigem und mittlerem Einkommen sind (i) der Nettotransfer zu reichen Ländern über „ordentliche" Lizenznahmen und die Zahlung von „Royalities" durch die armen Länder, (ii) die Begrenzung des Zugangs zu gesundheitsrelevanten Informationen, Kenntnissen und Technologien, (iii) die Hemmung der wirtschaftlichen Entwicklung einschließlich der eigenen Pharmaindustrie und (iv) die Vergrößerung der Wissensunterschiede zwischen armen und reichen Ländern über Copyright und Kosten für Journals und Monographien.

Trotzdem oder gerade deshalb sind seit gut 10 Jahren globale Ansätze zu einer veränderten normativen Einstellung zum Recht auf Schutz des geistigen Eigentums erkennbar. So konstatierte die „WTO Doha Declaration on TRIPS and Public Health" im Jahr 2001, dass TRIPS nicht davon abhält oder zumindest abhalten sollte, dass die Mitgliedsnationen die Gesundheit ihrer Bevölkerung schützen wollen und können und auch tatsächlich schützen. Tatsächlich wurden im Jahr 2009 rund 90% der HIV-Medikamente in armen Ländern als Generika vertrieben. Auch bildet sich bei armen Ländern verstärkt ein Bewusstsein über die Notwendigkeit einer gemeinsamen Strategie zum Vorgehen gegen überhöhte Medikamentenpreise der westlichen Pharmaindustrie aus. Dazu zählen das Einfordern (i) von Flexibilität, wie obligatorische Lizenzen, (ii) eines erleichterten Zugangs zu Medikamenten gegen Tuberkulose, Malaria und andere Tropenkrankheiten, (iii) von Schenkungsprogrammen der Pharmaindustrie, (iv) von Preisnachlässen für die ärmsten Länder, (v) der Aufnahme von bisher vernachlässigten Krankheiten in das Portfolio der internationalen Pharmakonzerne (26 Entwicklungsprojekte mit 3 Milliarden US$ Kosten im Jahr 2011 gegenüber Fehlanzeige im Jahr 2000), (vi) der Möglichkeit zu „Open-Access-Publikationen" (2013: 5000 Journals) und (vii) des freien Zugangs zu öffentlich geförderten Forschungsarbeiten nach einem Jahr über geeignete Online-Plattformen, etwa nach den Vorbild des „National Institute of Health" (NIH) der USA[280]. Diese Forderungen erhalten durch intensive Beobachtungsaktivitäten von Bürgerrechtsbewegungen und Analysten zusätzliches Gewicht.

Trotzdem bleiben im Bereich der TRIPS-Vereinbarungen allgemein und besonders hinsichtlich der Regulation von gesundheitsrelevantem Wissen noch viele Probleme zu lösen. So sind diese weiterhin zu wenig flexibel und transparent, da undemokratisch entstanden und führen zu unangemessen hohen Kosten für arme Länder, nicht zuletzt aufgrund der mit einzelnen Mitgliedsnationen nachverhandelten „TRIPS-plus Provisions", welche zu nochmals ungünstigeren Konditionen führten. Und das globale – nach vergleichbaren westlichen Regeln agierende – Gesundheitsforschungssystem

280 Suber, Peter: "Ensuring open access for publicly funded research". *British Medical Journal* 345, 2012, e5184.

gilt zu Recht weiterhin als ineffizient, fragmentiert, zu teuer und dennoch als unzureichend finanziert.

5.2.3.2.6 Sicherheit der Ernährung

Unter Sicherheit der Ernährung wird im allgemeinen der physische, soziale und wirtschaftliche Zugang von allen Menschen zu allen Zeiten zu ausreichender, sicherer und vollwertiger Nahrung verstanden, welche die täglichen Erfordernisse und Nahrungsmittelpräferenzen für ein aktives und gesundes Leben erfüllt. Sie muss zweifelsfrei zu den Determinanten für den Gesundheitsstatus und dessen Ungleichheit gerechnet werden angesichts der Tatsachen, dass (i) einer von sieben Menschen unterernährt ist, (ii) viele an „verborgenem Hunger" aufgrund fehlender essentieller Nährstoffe, wie etwa Vitamine und Aminosäuren leiden und (iii) umgekehrt 1,3 Milliarden Menschen übergewichtig oder fettleibig sind. Die globale „doppelte Last" von Überernährung und Unterernährung reflektiert ein Höchstmaß an Ungleichheit im globalen Gesundheitsstatus. Da letztendlich transnationale politische Faktoren bestimmen, was und wie viel die Menschen essen, ist Ernährung als bedeutende politische Determinante für die globale Gesundheit zu betrachten. Dies wird überdeutlich durch das globale Verteilungsproblem von Nahrungsmitteln exemplifiziert, denn die globale Nahrungsmittelproduktion steigt kontinuierlich an und deckt gegenwärtig etwa 120% des globalen Kalorien- und Nahrungsmittelbedarfs unter der Annahme einer für alle Menschen gleich gesunden Ernährung.

5.2.3.2.6.1 Globale Faktoren für die Sicherheit der Ernährung

Viele Faktoren und Einflussgrößen bestimmen die Sicherheit der Ernährung. Dazu zählen (i) durch landwirtschaftliche Handelsabkommen und (Finanz)Spekulation verursachte „flüchtige" Preise mit einem Anstieg um 70% von 2004 auf 2008, einhergehend mit einer Zunahme an extremer Armut von 130 auf 150 Millionen Menschen und an hungrigen Menschen in unsicherer Ernährungslage um 40 Millionen auf 963 Millionen, (ii) der Ersatz von Nahrungsmitteln aus heimischem Getreide durch solche aus Importgetreide, (iii) die Vermarktung ungesunder Nahrungsmittel, wie etwa von hoch prozessierten energiereichen Nahrungsmitteln, die jedoch bezogen auf den gleichen Energiegehalt für einen bestimmten Preis deutlich billiger ist als weniger prozessierte und die zur Ausbildung eines sozialen Gradienten hinsichtlich der Nahrungsqualität beiträgt, (iv) die Liberalisierung der landwirtschaftlichen Industrie in armen Ländern seit 1980, etwa durch das „WTO Agreement on Agriculture" im Jahr 1994[281], als Voraussetzung für internationale Unterstützung und Kredite, (v) die

281 Gonzales, Carmen G.: "Institionalizing inequality: The WTO agreement on agriculture, food security, and developing countries". *Columbia Journal of Environmental Law* 27, 2002, S. 433–490.

Einschränkung von Subventionen für die einheimischen Bauern und für den Export heimischer Produkte und (vi) die unkontrollierte Öffnung der eigenen Märkte für direkte fremde Investitionen[282]. Die hieraus für die lokale Nahrungsmittelproduktion resultierenden negativen Konsequenzen der Verdrängung durch die stark subventionierte Landwirtschaft der USA und der EU, häufig gekoppelt an Preisreduktionen für die heimischen Produkte, führt regelmäßig zu einer wachsenden Abhängigkeit von Nahrungsmittelimporten und zur Unsicherheit in der Versorgungslage.

Kurioserweise ging die Liberalisierung der Märkte in Ländern mittleren Einkommens einher mit einem vermehrten Auftreten von Adipositas, da die Öffnung der Nahrungsmittelmärkte für internationale Konzerne einen Anstieg des Konsums von relativ billigen kalorienreichen Softdrinks und hoch prozessierten Nahrungsmitteln wie „Fast Food" verursachte. Auf der Basis unzureichender Information beurteilt der Verbraucher ein Nahrungsmittel nach Preis und Marketing-getriebenen Geschmacksgewohnheiten und nicht nach Ernährungswert und Auswirkungen auf die eigene Gesundheit. Dieses Wahlverhalten der heimischen Verbraucher und die Expansionspolitik der internationalen Supermarktketten tragen gemeinsam zur Verdrängung der kleinen heimischen Hersteller vom globalen Nahrungsmittelmarkt bei. Die Wertschöpfungskette der globalen Nahrungsmittelkonzerne umfasst eben „global" die Produktion, den Transport, die Verteilung und – ganz entscheidend – das Marketing mit weitreichenden Konsequenzen für die Bauern und die Verbraucher in Ländern mit niedrigem und mittlerem Einkommen.

5.2.3.2.6.2 Gründe für die globale Nahrungsmittelkrise 2007/2008

Die globale Nahrungsmittelkrise der Jahre 2007/2008 offenbarte auf dramatische Weise die politische Natur der die Ernährungssicherheit beeinflussenden Faktoren, (i) mächtige Akteure, deren Ziele weder Nahrungsmittelsicherheit noch Gesundheit umfassen, (ii) Ungleichheit zwischen Haushalten, die einen hohen bzw. geringen Anteil ihres Einkommens für Nahrung einsetzen, zwischen Ländern, die Netto-Importeure bzw. Exporteure für Nahrungsmittel sind, zwischen einheimischen Bauern und kleinen Firmen bzw. multinationalen Konzernen und zwischen Konsumenten bzw. Investoren, die über Nahrungsmittelpreise spekulieren, (iii) schwerwiegende Mängel im globalen Kontrollsystem ohne eine einzige globale Institution mit Autorität und Verantwortlichkeit für die Sicherung der Nahrungsmittelversorgung, (iv) fehlende Mechanismen, um mächtige Akteure für die gesundheitsrelevanten Auswirkungen ihres Handelns in die Verantwortung zu nehmen, (v) fehlende Kontrolle der Nahrungsmittelproduktion/-verteilung, (vi) Anstieg der Preise für Getreide aufgrund der Kompetition der Getreideverwertung zwischen Futtermittel

282 Gonzales, Carmen G.: "The global food system, environmental protection, and human rights". *Natural Resources and Environment* 26, 2012, S. 97–119.

für Biotreibstoffe oder für die Fleischproduktion einerseits und Nahrungsmittel andererseits in der Folge geänderter Ernährungsgewohnheiten (erhöhter Fleischkonsum) und Energiekonzepte (Nachhaltigkeit, Erneuerbarkeit) in aufsteigenden Ländern und (vii) exzessive Finanzspekulation, angeregt durch die geringen Gewinnaussichten auf anderen Märkten und die völlige Freigabe der Märkte für Getreide. In der Kombination verursachten oder begünstigten diese Faktoren extreme und kurzfristige Preisveränderungen für Nahrungsgetreide[283].

5.2.3.2.6.3 Konsequenzen aus der globalen Nahrungsmittelkrise 2007/2008

Zur Verhinderung oder zumindest Begrenzung der dramatischen Folgen von möglichen zukünftigen globalen Nahrungsmittelkrisen für Länder mit niedrigem und mittlerem Einkommen wurde die „Comprehensive Framework of Action on Food Security UN Task Force" unter der Beteiligung von Weltbank, IMF, OECD und WTO im Jahr 2008 gegründet. Der Schwerpunkt lag auf politischen Maßnahmen zur (i) Einführung sozialer Sicherungssysteme, (ii) Sicherung von langfristigen Produktionskapazitäten, (iii) Verbesserung der Verdienstmöglichkeiten für heimische Erzeuger und (iv) Schaffung von Anreizen für internationale Investitionen, welche die Interessen letzterer priorisieren. Darüberhinaus wurde das „Committee on World Food Security" unter Beteiligung staatlicher und nicht-staatlicher Organisationen im Jahr 2009 als Politikforum für die Vertretung von kleinen Nahrungsmittelproduzenten und (städtischen) Verbrauchern mit geringem Einkommen ins Leben gerufen. Es setzt auf ein hochkarätiges Expertengremium aus unabhängigen Wissenschaftlern und Vertretern von Bürgerrechtsbewegungen zur Sicherung der Nahrungsmittelversorgung und für die Identifikation der strukturellen Gründe für die inadäquate globale Kontrolle über die Nahrungsmittelproduktion.

5.2.3.2.7 Gestaltungsraum für Gesundheitspolitik

Wie oben aufgezeigt, werden Aktivitäten des Gesundheitssektors durch vielfältige Entscheidungen außerhalb dieses Bereichs beeinflusst. Trotzdem oder gerade deshalb ist der politische Handlungsspielraum für diese Aktivitäten begrenzt durch (i) Einführung globaler Standards und Normen aus anderen Bereichen, auch auf der nationalen Ebene, (ii) Unterordnung der Aspekte des Gesundheitssektors unter andere (nationale oder globale) Ziele, wie etwa dem Wirtschaftswachstum (siehe Regulierungen auf dem Tabaksektor) oder der nationalen Sicherheit, (iii) Weigerung von Regierungen, internationale Abkommen zu unterzeichnen, die Nachteile für die (Gesundheit der) Nation mit sich bringen, wie etwa Ausnahmeregelungen für

283 Narula, Smita: "Reclaiming the right to food as a normative response to the global food crisis". *Yale Human Rights Dev. Law Journal* 13, 2010, S. 403.

Tabak, Medikamente, Nahrungsmittel, (iv) Verteidigung von „Länder-spezifischen" Regelungen, wie etwa Sozialausgaben, (v) schwierige Durchsetzung der „The Health in All Policies" auf globaler Ebene, (vi) Beschränkung der WHO auf staatliche Gesundheitsminister ohne Einbeziehung weiterer (nicht-)staatlicher Akteure, wodurch ein breiterer Ansatz unter Einbeziehung von sozialen Determinanten, Klimawechsel oder Gewalt verhindert wird[284], (vii) mangelnde Integrations- und Koordinationsfähigkeit zwischen politischem, öffentlichem und privatem Willen und (viii) Vertretung der Gesundheit durch schwache Institutionen gegenüber politisch starken Sektoren, wie Handel und Sicherheit.

5.2.3.2.8 Zusammenfassung – Politische Determinanten für globale Gesundheit

Politische Determinanten können Ungleichheit im Gesundheitsstatus zwischen Bevölkerungsgruppen innerhalb einer Nation oder zwischen verschiedenen Nationen hervorrufen. Diese Ungleichheit führt zu Ungerechtigkeit. Die gegenwärtige globale Kontrolle ist unzureichend zum Schutz der globalen Gesundheit. Folgende Forderungen werden deshalb von einflussreichen global agierenden stattlichen und nicht-staatlichen Organisationen, wie der *Oslo Ministerial Declaration on Global Health 2007* („*The Commission on Social Determinants of Health looked at the causes of the causes – The Commission on Global Governance for Health will look at the causes of the causes of the causes – The political determinants of health*"), mit zunehmendem Nachdruck erhoben: (i) Jeder sollte eine faire Möglichkeit haben, das eigene „Gesundheitspotenzial" voll auszuschöpfen. (ii) Jedem steht politische Einflussmöglichkeit und adäquate Vertretung hinsichtlich seines Gesundheitspotenzials zu, insbesondere unter Berücksichtigung von sozialen und politischen Interaktionen und der Möglichkeit, den eigenen Ansprüchen Gehör zu verschaffen. (iii) Ziel ist nicht, alle Ungleichheiten zwischen den individuellen Gesundheitszuständen auszugleichen oder zu eliminieren, um für alle quantitativ und qualitativ die gleiche Gesundheit zu erzielen. (iv) Ziel ist die Elimination solcher Ungleichheiten, welche auf die vermeidbare und ungerechte Verteilung von politischen Determinanten zurückzuführen sind. Deren Natur ist deutlich vom biologischen Status und der biologischen Varianz abzugrenzen (**Abb. 6,** grüne Umrandung), wobei das gesundheitsrelevante Verhalten zwar überwiegend politisch, aber auch – in geringerem Umfang – biologisch determiniert wird, während die physikalische Umwelt, der Zugang zu Gesundheitssystemen und die gesellschaftliche Umwelt ausschließlich der politischen Einflussnahme unterliegen.

---

284 Brown, Theodore M. / Cueto, Marcus / Fee, Elizabeth: "The World Health Organization and the transition from 'international' to 'global' public health". *American Journal of Public Health* 96, 2006, S. 62–72.

Abb. 6: Zusammenfassung der natürlichen, biologischen, sozialen, politischen und ökonomischen Determinanten für globale Gesundheit.

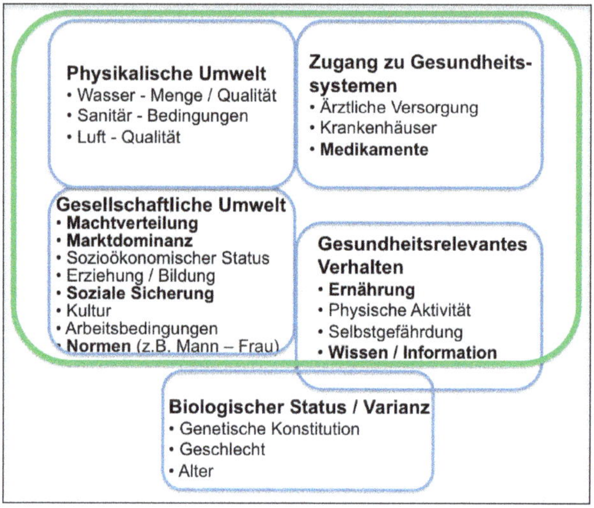

5.2.4 Politische Räume zur globalen Kontrolle von Gesundheit

Seit dem Aufkommen von Nationalstaaten ist es deren Aufgabe, das Recht der Bevölkerung auf Gesundheit zu respektieren, zu schützen und durchzusetzen. In der globalen Welt jedoch liegen viele wichtige Determinanten des Gesundheitsstatus jenseits des Einflusses der einzelnen Regierungen, sind also „global". Dies trifft v.a. für die politischen Determinanten des Gesundheitsstatus zu, welche auf lokaler, regionaler, nationaler und transnationaler sozial-gesellschaftlicher Ebene operieren[285]. Wie bereits dargelegt, sind diese Abhängigkeiten und Interaktionen bisher nur unzureichend analysiert und berücksichtigt worden, da sie komplex und schwierig zu verstehen sind, häufig als umstritten bis unwillkommen angesehen werden und politisch sensitiv behandelt werden müssen. Darüberhinaus ist es von großer Bedeutung, diejenigen Systemfehler zu identifizieren, die eine globale Kontrolle von Gesundheit verhindern, indem sie entweder die Einführung von positiven Determinanten oder ein Vorgehen gegen negative Determinanten blockieren.

285 Frenk, Julio / Moon, Sueri: "Governance challenges in global health". *New England Journal of Medicine* 368, 2013, S. 936–942.

5.2.4.1 Definitionen und Abgrenzungen

Es können drei politische Räume unterschieden werden, in denen der Gesundheitsstatus auf globaler Ebene kontrolliert werden kann und muss (**Abb. 7**, nach Kickbusch und Szabo[286]).

Abb. 7: Schematische Darstellung der politischen Räume für die globale Kontrolle der Gesundheit.

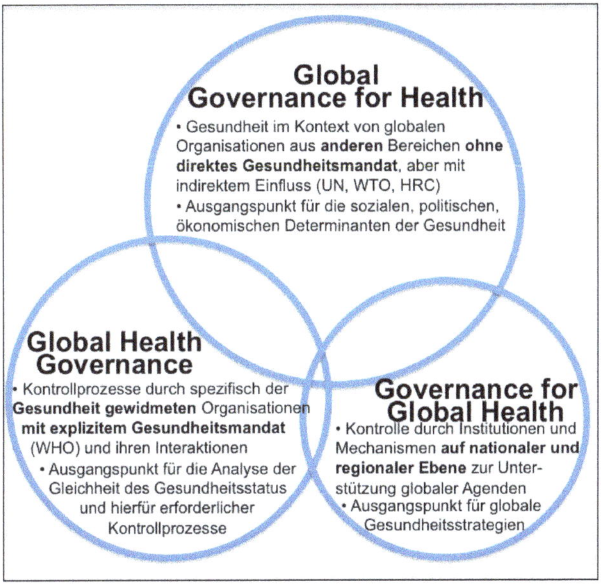

Die „Governance for Global Health" beschränkt sich auf die Kontrolle durch Organisationen auf lokaler, regionaler und nationaler Ebene, um damit die Ausarbeitung von globalen Strategien und Agenden durch internationale Institutionen zu unterstützen. Die „Global Health Governance" begreift sich als Kontrolle des globalen Gesundheitssystems. Sie umfasst alle Personen und Institutionen, die <u>unmittelbar</u> mit dem Sektor Gesundheit befasst sind, wie etwa Ärzte und Gesundheitsämter. Sie hat den Anspruch auf Nutzung von formalen und informellen Institutionen, Regeln und Prozessen durch Staaten und Regierungs- sowie Nicht-Regierungs-Organisationen,

286 Kickbusch, Ilona / Cassar Szabo M.M.: "A new governance space for health". *Global Health Action* 7, 2014, 23507 – http://dx.doi.org/10.3402/gha.v7.23507.

um einer bestimmten (einzelnen) Herausforderung an die Gesundheit effizient begegnen zu können, die mit großer Wahrscheinlichkeit eine übernationale kollektive Anstrengung erfordern wird (z.B. Bekämpfung von AIDS, Geschlechtskrankheiten). Die „Global Governance for Health" umfasst dagegen alle Sektoren, die Gesundheit beeinflussen und zu ihrer Ungleichheit beitragen können. Dabei richtet sie ein besonderes Augenmerk auf solche, die aus verschiedenen Gründen bisher zu wenig für die Entwicklung effizienter Kontrollstrategien berücksichtigt worden sind: [It] "*considers the many actors and forces outside global health systems and the ways in which they influence health and health inequities directly and indirectly* [and] *addresses the disjunction between the explosion in investments in health and the lack of attention to health in other sectors.*" Der primäre Fokus der „Global Governance for Health" liegt dabei nicht auf der verbesserten Kontrolle von globalen Gesundheitssektoren und –bereichen selbst, sondern auf dem Operieren und Interagieren von globalen Kontrollprozessen außerhalb des Gesundheitsbereichs, um eine erfolgreiche und nachhaltige „Global Health Governance" bzw. „Governance for Global Health" durch die auf internationaler bzw. nationaler und regionaler Ebene wirkenden Akteure zu garantieren.

5.2.4.2 Ziele einer „Global Governance for Health"

Ausgangspunkt für den normativen Anspruch der „Global Governance for Health" stellt die Auffassung dar, dass das globale Wirtschaftssystem einer Weltbevölkerung mit gesunden Menschen in nachhaltigen Gesellschaften innerhalb der Grenzen der Natur dienen sollte. Daraus leitet sie ihre Forderungen ab nach (i) Gleichheit der Gesundheit als Verpflichtung für alle relevanten Sektoren, (ii) Identifizierung der globalen politischen Determinanten des Gesundheitsstatus, (iii) Erreichung globaler Akzeptanz darüber, dass enorme Unterschiede im Gesundheitsstatus moralisch inakzeptabel und kein biologisches Phänomen sind, sondern das Ergebnis einer „toxischen" Kombination von ungenügender Sozialpolitik, ungerechten wirtschaftlichen Strukturen und schlechter Politik. Damit interpretiert die „Global Governance for Health" Gesundheit als politische Herausforderung und nicht bloß als wissenschaftlich-technisches Problem. Nach Thakur und Weiss soll sie eine neue, alle relevanten Bereiche vernetzende globale Agenda zur Schaffung nachhaltiger Gesundheit und Wohlfahrt für alle hervorbringen[287]:

> Globale Kontrolle umfasst den Komplex aus formalen und informellen Institutionen, Mechanismen, Beziehungen und Vorgängen zwischen und unter Staaten, Märkten, Bürgern und Regierungs- sowie Nicht-Regierungsorganisationen, über welche kollektive Interessen weltweit festgestellt und artikuliert werden, Rechte und Pflichten aufgestellt und eingefordert werden und Unterschiede vermittelt und kompensiert werden.

287 Thakur, Ramesh / Weiss, Thomas G.: *The UN and global governance: An idea and its prospects.* Indiana University Press: Bloomington 2006.

5.2.4.3 *Arbeitspläne einer „Global Governance for Health"*

Zur Erreichung ihrer Ziele beabsichtigt die „Global Governance for Health" die Verabschiedung von Arbeitsplänen für (i) die Identifikation von transnationalen Aktivitäten mit ungerechten negativen Effekten auf die Gesundheit, die von Nationalstaaten, weltweit agierenden Firmen oder global wirkenden Nicht-Regierungsorganisationen beabsichtigt oder unbeabsichtigt durchgeführt werden, (ii) die Verknüpfung des Potenzials, welches in globalen Normen, globalem Wissen und relevanten Institutionen enthalten ist, (iii) die Bewusstmachung bei Politikern aller relevanten Bereiche, internationalen Organisationen und Bürgern, dass und wie globale politische Determinanten Ungleichheiten im Gesundheitsstatus hervorrufen und verstärken können, (iv) die Initiierung einer globalen öffentlichen Diskussion, wie relevante Determinanten aktiv angegangen und eventuell eliminiert werden können, (v) die Einführung globaler Kontrollmechanismen im Falle der Beeinflussung oder Beeinträchtigung der Gesundheit durch transnationale Faktoren, (vi) das aktive Eingreifen über den Gesundheitssektor und den einzelnen Nationalstaat hinaus, (vii) die Anerkennung der Verantwortlichkeit der Nationalstaaten hinsichtlich Achtung, Schutz und Verwirklichung des Rechts auf Gesundheit ihrer Bevölkerungen und (viii) die Einführung von globalen sozialen Normen und sozialen Sicherungssystemen.

Diese Arbeitspläne sollten durch die Regierungen als Mitglieder von Organisationen und Plattformen aus allen Bereichen (z.B. WHO, WTO, IMF, World Bank, Committee on World Food Security, ILO, UN Human Rights Council) verabschiedet und mit der Unterstützung durch relevante zwischen-staatliche Organisationen aus den Bereichen Finanzen, Handel, Arbeit, Nahrungsmittel, Umwelt, Menschenrechte, Migration, Sicherheit, sowie durch nicht-staatliche Akteure, wie Bürgerrechtsbewegungen und NGOs, betroffene oder interessierte Bürger, akademische und nicht-akademische Experten, Medien, Unternehmen und universitäre oder außeruniversitäre Forschungseinrichtungen realisiert werden. Diese Akteure stellen somit in ihrer Gesamtheit die eigentlichen Mitglieder und Akteure der „Global Governance for Health" dar.

5.2.4.4 *Potenzielle Organisationsformen einer „Global Governance for Health"*

Eine durch alle Akteure konstituierte Plattform würde ein Forum mit ausreichend Raum (i) zur kompetenten Erfassung eines Problems, (ii) zum Verfassen relevanter Agenden, (iii) zur Diskussion politischer Strategien, (iv) zur Identifikation von Barrieren, (v) zur Ausarbeitung konkreter Lösungsvorschläge für neue Kontrollprozesse, (vi) zur Verteilung und Bewertung von relevanten Informationen, (vii) zur Beeinflussung von Normen und Meinungen und (viii) zum Erarbeiten von Empfehlungen an Entscheidungsträger wie Regierungen, sowie an einflussreiche Akteure wie NGOs und Bürgerrechtler.

5.2.4.4.1 Eine UN-Plattform der Akteure

Die Arbeitsweise der Plattform wäre flexibel, elastisch und transparent, da sie den uneingeschränkten Zugang zu allen Informationen und Informanten, sowie zu ihren Kontrolleinrichtungen garantieren könnte. Die Plattform würde unabhängig von der WHO agieren, die gleichwohl als Mitglied und als der UN-Akteur für Gesundheit mit normativer Kraft auftreten könnte. Der Anspruch der Plattform ginge allerdings weit über den Gesundheitssektor und die UN hinaus. Dadurch gelänge eine Stärkung und Ergänzung der WHO um multidisziplinäre politische Ansätze für nicht-übertragbare Erkrankungen, wie Zivilisationskrankheiten und ihre sozioökonomischen Determinanten.

Vor der Implementierung der Plattform müssten allerdings noch wichtige offene Punkte geklärt werden, nämlich (i) die formale Verknüpfung mit der UN und den teilnehmenden zwischen-staatlichen Organisationen, sozialen Bewegungen und öffentlichen Widerstandsgruppen, (ii) die Lokalisierung eines kleinen Sekretariats an einem erreichbaren und bezahlbaren Ort, (iii) die Form der Repräsentation von wichtigen Gruppen nicht-staatlicher Akteure, Regierungen und regionalen Vertretern mit Hilfe rotierender Mitgliedschaft und (iv) besondere Möglichkeiten für Länder mit niedrigem Einkommen und für andere schwache und benachteiligte Akteure.

5.2.4.4.2 Ein unabhängiges wissenschaftliches Netzwerk

Ein Netzwerk aus international renommierten akademischen Institutionen und weltweiten „Centers of Excellence“ könnte die besten „Köpfe“ zur Erforschung der mangelnden Effizienz der bisherigen verschiedenen globalen Kontrollinstrumente zur Beseitigung von Ungleichheit im globalen Gesundheitsstatus vereinigen. Es wäre verantwortlich für (i) die Beschaffung der relevanten Informationen über die Gesamtheit der politischen Determinanten, (ii) die Auswahl der besten gegenwärtigen Analysemethoden, (iii) die Bewertung, Diskussion und Kommunikation der Ergebnisse quer über alle relevanten Disziplinen und (iv) die Bereitstellung von unabhängigen transparenten Strategievorschlägen zur globalen Einführung von neuartigen Kontrollinstrumenten durch die UN und andere autorisierte internationale Organisationen.

Dabei müsste das Netzwerk in der Lage und willens sein, (i) Entscheidungen zu beeinflussen, bevor diese gefällt werden, (ii) die Auswirkungen der eigenen Lösungsvorschläge und Entscheidungen nach deren Umsetzung auf den globalen Gesundheitsstatus nachzuverfolgen, (iii) das (ungleiche) System der Wissensproduktion zu hinterfragen, (iv) zur Verbreiterung der Wissensbasis durch Einbeziehung alternativer Sourcen der Erkenntnisgewinnung beizutragen und (v) ein „Priorisieren“ der Gesundheits-Wissensproduktion für die unmittelbar Betroffenen vorzunehmen gemäß dem Leitgedanken der „Global Governance of Health“ (Ole Petter Ottersen, President of the University of Oslo, Head, Commission on Global Governance for Health): *„Accountability embodies the duty to transmit information* *and knowledge from people who have it to those who need it and to help ensure that available knowledge is being used to the benefit for the society at large.“*

Zu den Voraussetzungen für ein erfolgreiches Operieren des Netzwerks zählen u.a. der Erhalt eines UN-Mandats, die Garantie seiner wissenschaftlichen Unabhängigkeit, das Zurückgreifen einzig auf überprüfbare Daten und deren „State-of-the-Art“ Analyse und die Gründung und der Aufbau durch die Regierungen der führenden Forschungsnationen und/oder nicht-staatliche Organisationen, wie etwa international angesehene Universitäten und globale akademische Konsortien.

5.2.4.4.3 Ein System zur Auftragsvergabe

Durch die organisierte und systematische Vergabe von Aufträgen an internationale Institutionen könnten diese veranlasst werden, die Auswirkungen ihrer eigenen Politik und Handlungen auf die Gleichheit des Gesundheitsstatus selbst zu untersuchen und neuen durch sie selbst (beabsichtigt oder unbeabsichtigt) ausgelösten Bedrohungen für die Gesundheit besondere Aufmerksamkeit zu schenken. Die erfolgreich bearbeiteten Aufträge würden auf der ersten Ebene wissenschaftliche Evidenz für andere Entscheidungsträger in vergleichbaren Handlungssituationen liefern, in ihrer Vernetzung mit bereits vorhandenem Wissen auf der nächsten Ebene zu neuen Perspektiven für die Politik und zu deren Mobilisierung anregen. Dies träfe umso mehr zu, wenn die strategischen und operativen Vorschläge dann von anderen staatlichen und nicht-staatlichen Organisationen, wie IMF, Weltbank, WTO und WHO, unvoreingenommen ausgewertet und bei deren Entscheidungsfindungen angemessen berücksichtigt werden würden.

5.2.5 Hindernisse für die globale Kontrolle des Gesundheitsstatus

Als Hauptursachen für die unzureichenden bis fehlenden Kontrollinstrumente zur Begrenzung von Ungleichheiten in der globalen Gesundheit können eine Vielzahl von Faktoren ausgemacht werden.

5.2.5.1 Fehlen einer globalen Demokratie

Unterentwickelte demokratische Strukturen und die mangelnde Akzeptanz von basalen demokratischen Normen und Vorgehensweisen außerhalb des Nationalstaats können maßgeblich zur Ungleichheit in der globalen Gesundheit beitragen. Dem muss mit einer Reihe von Forderungen und Maßnahmen entschieden entgegengetreten werden. Dazu zählen (i) der Anspruch auf gleiches Recht der Teilnahme und gerechten Repräsentation aller relevanten Akteure der „Global Governance for Health“ nach dem Prinzip „one person, one vote“, was den von internationalen Institutionen, wie IMF und Weltbank, üblicherweise benutzten Abstimmungsmodi „one nation state, one vote“ or „one nation state, many votes“ entgegensteht, (ii) die Aufgabe der Proportionalität zwischen politischer und ökonomischer Macht von Nationen und den (negativen) Auswirkungen ihrer Machtausübung auf den Gesundheitsstatus anderer Länder, indem reiche Länder mit ihrem starken Einfluss ungünstige Effekte in armen Ländern auslösen, selbst aber relativ unbehelligt bleiben, (iii) eine zufriedenstellende Berücksichtigung von nicht-staatlichen Akteuren, wie Bürgerrechtsorganisationen, Randgruppen, Gesundheitsexperten, NGOs und einzelnen Bürgern und (iv) die Zurückdrängung der deutlich besseren Möglichkeiten der Einflussnahme für die (Pharma-)Industrie.

Diese Defizite und die daraus erwachsenen Notwendigkeiten sind zwar in den letzten Jahren erkannt worden und führten zur Gründung von „World Health Assembly" für soziale Medien, „UN World We Want" für „Open Online" Consultationen, „UN ILO Committee on World Food Security" für den öffentlichen Zugang zu Dokumenten und Treffen, sowie für regelmäßige Mitteilungen an Interessierte. Damit sind Änderungen und Verbesserungen bisher nur in der Informationspolitik erreichbar und auch erreicht worden, nicht jedoch in den Entscheidungsprozessen selbst.

5.2.5.2 Ungenügende Zurechenbarkeit

Verantwortlichkeit und Zurechenbarkeit wird als Mittel zur Begrenzung von Macht und zur Dienstbarmachung für die Menschen betrachtet, die von der Machtausübung anderer mittelbar oder unmittelbar betroffen sind, also für die schweigende Mehrheit bis hin zu „minoren" Randgruppen. Hinsichtlich des Sektors Gesundheit erscheint es schwierig bis unmöglich zu sein, die Auswirkungen von Gesetzen, Normen und politischen Strategien einem einzelnen Entscheidungsprozess oder Akteur zuzurechnen. Die Gründe hierfür sind (i) die Beteiligung von vielen transnationalen Akteuren und Prozessen, (ii) das Fehlen einer globalen politischen Autorität, um Staaten, Konzerne oder nicht-staatliche Akteure zur Verantwortung zu ziehen, die gegen international vereinbarte Regeln, Standards oder Normen verstoßen, (iii) die Möglichkeit von internationalen Konzernen zum Lavieren zwischen und Umgehen von nationalen Rechtsprechungen, (iv) die Besserstellung von internationalen Konzernen im Vergleich zu den sie kontrollierenden Regierungen und (v) die unklare Verteilung der Zurechenbarkeit zwischen Institutionen und Bürgern.

5.2.5.3 Mangelnde Transparenz

Erst Transparenz ermöglicht Zurechenbarkeit und ist deshalb auch in allen gesundheitsrelevanten Sektoren Voraussetzung für die globale Kontrolle von globalen Akteuren und Prozessen. Diese Forderung wird jedoch konterkariert durch (oft bilaterale) Handels- und Investitionsabkommen zwischen Regierungen hinter verschlossenen Türen oder geheime Abkommen zwischen Firmen und Regierungen, wie etwa über Patente und Lizenzen für Medikamente.

Es muss jedoch berücksichtigt werden, dass eine verbesserte Transparenz allein nicht ausreichend für das „In-Verantwortung-Nehmen" ist. Dazu muss eine adäquate Rechtsprechung der internationalen extraterritorialen Gerichtshöfe hinzutreten. Dabei etwa gelang dem „International Criminal Court" (ICC) in 10 Jahren die

Verhandlung von lediglich 10 Fällen und die Verurteilung von nur einer Person[288]. Insgesamt stehen also immer noch zu wenige und oft nur unzureichende (rechtliche und finanzielle) Mittel zur Ermittlung der Verantwortlichkeit und ihrer Umsetzung im Rahmen der „Global Governance for Health“ zur Verfügung.

5.2.5.4 Starrheit der Institutionen

Die Flexibilität von Institutionen, wie etwa Behörden, gegenüber veränderten sozioökonomischen und ökologischen Bedingungen bei gleichzeitiger kritischer Zurückhaltung gegenüber opportunistischen Versuchen von Akteuren, ungerechtfertigten Einfluss auf diese zu nehmen, ist Voraussetzung für die Legitimierung und Effizienz dieser Institutionen. Mangelnde Flexibilität manifestiert sich (i) im Widerstand gegen Reformen und Veränderungen, (ii) in der Beibehaltung von Fehlern in einmal etablierten Regelwerken, (iii) in der Aufrechterhaltung von Nachteilen für bestimmte Personengruppen, (iv) im Festhalten an altmodischen und anachronistischen Strukturen, wie sich etwa der UN Sicherheitsrat mit seinen permanenten Mitgliedern als Gremium der Sieger des 2. Weltkriegs inszeniert oder wie das „TRIPS Agreement on Agriculture“ auf die Zustimmung aller WTO Mitglieder angewiesen ist[289], (v) im Festhalten am „Status Quo“ und (vi) in der Zementierung oder gar im Ausbau von (einseitigen) Interessenslagen, meistens zugunsten der reichen einflussreichen Länder. Die wesentlichen Ursachen für die Starrheit und Inflexibilität von Institutionen liegen in der Anhäufung und im Erhalt von Macht, sowie in der Angst, Macht und Einfluss zu verlieren.

Eine (radikale) Lösung bestünde in der Neugründung der entsprechenden Institutionen, wodurch (i) ein Pluralismus der Kontrollinstrumente, (ii) die Entstehung neuer regionaler Schauplätze und Interessensgruppen, sowie von gemeinsamen Initiativen mit mehreren Partnern und (iii) die Etablierung freiwilliger Standards gefördert werden könnten. Dies haben die „BRIC“ Staaten durch die Gründung einer gemeinsamen Bank zur Förderung ihrer Entwicklung bereits eindrücklich demonstriert.

5.2.5.5 Unvollständige und fragmentierte Vereinbarungen

Die wirtschaftliche Globalisierung hat die politische Entwicklung von Institutionen, welche den globalen Markt effektiv steuern und die Gesellschaft gegen Marktversagen schützen sollten, überrannt. Die resultierende Unterregulierung brachte und bringt weitreichende Folgen – v.a. für schwache Personengruppen – mit sich, wie etwa den Anreiz zur Spekulation auf dem Nahrungsmittelmarkt aufgrund flüchtiger Preise und unsicherer Versorgung mit Nahrungsmitteln oder die Ausdehnung des Marktes für ungesunde Nahrungsmittel. Die bloße Vereinbarung von Regeln oder

---

288 Leval, Pierre N.: "The long arm of international law: Giving victims of human rights abuses their day in court". *Foreign Affairs* 92, 2013, S. 19–21.

289 Gonzales 2002.

Normen ohne die gleichzeitige Implementierung von schlagkräftigen Mechanismen der Durchsetzung ist sicherlich nicht ausreichend. So führte etwa die Entstehung eines Marktes für Beschäftigte im Gesundheitswesen zur ihrer Abwanderung von armen in reiche Länder, obwohl ein – allerdings nicht-bindender und ohne Vollzugsmechanismen ausgestatteter – „WHO Global Code of Practice on the International Recruitment of Health Personnel" verabschiedet worden war.

Auch die Unvollständigkeit von Vereinbarungen, wie etwa die für den grenzübergreifenden Transport giftiger Chemikalien durch die „Minamata Convention on Mercury" aus dem Jahr 2013, die nur weitere 22 potentiell gefährliche Chemikalien umfasst[290], und deren Fragmentierung in viele Systeme verhindern eine globale Kontrolle von gesundheitsrelevanten Determinanten. Sie erschweren Entscheidungen durch eine einzelne Autorität mit Kompetenz, Verantwortlichkeit und ausreichender Kapazität und begünstigen solche von individuellen Akteuren, etwa von Regierungen, Verbrauchern, Industrie oder Investoren, die dann unkoordiniert und dereguliert bleiben.

5.3 Zusammenfassung der Probleme und „The Lancet – University of Oslo Commission on Global Governance for Health: Declaration 2014"

Obige Beobachtungen und die daraus abgeleiteten Forderungen lassen sich wie folgt zusammenfassen:

(i) Es herrschen enorme Ungleichheiten im Gesundheitsstatus.
(ii) Es gibt eine Vielzahl von Determinanten des Gesundheitsstatus, wie biologische Konstitution, Einkommen, sozialer Stand und Bildung.
(iii) Die meisten Determinanten sind politischer Natur und damit nicht unmittelbar Bestandteil des Gesundheitssektors.
(iv) Internationale Kooperationen und Interaktionen und deren globale Kontrolle sind Voraussetzung für die Lösung der meisten globalen Gesundheitsprobleme.
(v) Die Veränderungen der Umwelt, Umweltzerstörung, Klimawechsel, zunehmende Verstädterung, sich kontinuierlich und immer schneller verändernde tägliche Lebens- und Freizeitgewohnheiten und neue Technologien mit immer kürzeren Lebenszyklen stellen weitere zukünftige Herausforderungen für die Lösung oder zumindest Abmilderung der Ungleichheit in der globalen Gesundheit dar.
(vi) Die Sensibilisierung der Menschen für das Recht auf Gesundheit als Menschenrecht muss verstärkt werden.
(vii) **Die Gesundheit eines jeden einzelnen von uns ist verknüpft mit der Gesundheit von uns allen.**

---

290 Yanez, L. / Ortiz, D. / Calderon, J. et al.: "Overview of human health and chemical mixtures". *Environmental Health Perspectives* 110(suppl. 6), 2002, S. 901–909.

Die nachfolgend wiedergegebene „Lancet – University of Oslo Commission on Global Governance for Health: Declaration 2014“[291] ist als globale Anstrengung anzusehen, eine gerechtere Verteilung von Gesundheitsversorgungsleistungen auf der gesamten Welt für die Zukunft herbeizuführen:

- First, it is about negotiating for health outcomes that save and improve people's lives in a global world; this is usually done in the face of many other interests in the context of international organisations
- Second, it is about using health as an entry point to improve the relationship between people and countries
- Third, it is about using health as a bridge for peace and enabling health and humanitarian action in times of war and crisis
- As the epidemic of noncommunicable diseases sweeps the globe, public health is challenged to address major market forces that have a negative impact on health
- Good global health begins at home
- Health is a precondition, outcome and indicator of sustainable development
- For better global governance, we need able health diplomats who will ensure that
  - in a global world no one is left behind
  - we have strong systems of global solidarity and cooperation
  - we ensure not only the health of people but the health of the planet

291 Ottersen, Ole P. / Dasgupta, Jashodhara / Blouin, Chantal et al.: "The Lancet-University of Oslo Commission on Global Governance for Health". *Lancet* http://dx.doi.org/10.1016/S0140-6736(13)62407-1.

„Lebendig ist wer wach bleibt
sich den anderen schenkt
das Bessere hingibt
niemals rechnet.

Lebendig ist wer das Leben liebt
seine Begräbnisse seine Feste
wer Märchen und Mythen
auf den ödesten Bergen findet.“

Luigi Nono[292]

6. Vom eigenverantwortlichen Umgang – Die Priorisierung bei der Verteilung von Gesundheitsversorgungsleistungen

In philosophischen Diskussionen über hinreichende Voraussetzungen zur ökonomischen Anwendung des Begriffs Gerechtigkeit werden seit David Hume typischerweise zwei Bedingungen unterschieden, zum einen die (objektive) Bedingung der „gemäßigten Güterknappheit“, zum anderen die (subjektive) Bedingung des „eingeschränkten Egoismus“[293]. Hume ging nämlich davon aus, dass die (moralische) Bewertung von Handlungen unter dem Aspekt der Gerechtigkeit im allgemeinen nur unter bestimmten Bedingungen des „Kompromisses“ hinsichtlich der Ressourcen und der agierenden Personen Sinn machen, nämlich bei Abwesenheit von sowohl Überfluss als auch absoluter Knappheit der Ressourcen und bei Personen, die weder völlig altruistisch noch völlig egoistisch handeln[294]. Denn im Falle von Überfluss und ausreichender Verfügbarkeit der Ressource für alle Betroffenen sei eine Diskussion über Verteilungsgerechtigkeit ebenso überflüssig wie in der umgekehrten Situation einer absoluten Knappheit, die auch beim besten Willen aller Betroffenen die Vorstellung einer gerechten Verteilung *ad absurdum* führe. Debatten über Verteilungsgerechtigkeit würden auch dann hinfällig, falls ausgesprochen selbstlos und altruistisch handelnde Akteure in der Art von Heiligen sich der Distribution der betreffenden Ressource annehmen würden. Dieselben Konsequenzen träten ein, falls ausschließlich egoistische Akteure agierten und jeweils alle Ressourcen für ihre eigenen Interessen einforderten. In diesem Zusammenhang bleibt unklar,

292 Nono, Luigi: Aus: *Intolleranza*, dt. Übersetzung von Alfred Andersch, Ars Viva: Mainz 1962.
293 Schramme, Thomas: „Verteilungsgerechtigkeit ohne Verteilungsgleichheit“. *Analyse & Kritik* 21, 1999, S. 171–191.
294 Hume, David: *An enquiry concerning the principles of morals.* Clarendon Press: Oxford 1777.

ob und wie die subjektive Gerechtigkeitsbedingung durch den *Homo oeconomicus* erfüllt werden kann, ob dieser also als „eingeschränkter“ oder als „absoluter“ Egoist agieren soll und tatsächlich agiert[295].

6.1 „Gesundheitsgüter“ als Ressource

Die beschränkte und maßvolle Güterknappheit bildet also eine der Voraussetzungen für jede sinnvolle Auseinandersetzung mit Verteilungsgerechtigkeit und ist somit mit Sicherheit als unabdingbares und konstitutives Element eines jeglichen Gesundheitsversorgungssystems anzusehen. Gleichzeitig wird durch diese ganz im Sinne von David Hume die Debatte über Gerechtigkeit im Hinblick auf die Verteilung des Guts Gesundheit durch Gesundheitsversorgungssysteme gerechtfertigt. Dabei sind Gesundheitsleistungen, wie etwa medikamentöse Gewichts-, Blutdruck- und Cholesterin-senkende Therapien bei adipösen Personen, der Kategorie der kontingent knappen Güter zuzurechnen. Diese sind nur deshalb kontingent knapp, weil sie zwar durch menschliche Gesellschaftssysteme mit ihren prinzipiell ausreichenden Ressourcen bedarfsdeckend oder sogar im Überfluss produziert werden könnten, aber trotzdem letzten Endes wegen Organisations-, Allokations- oder Bewertungsgründen dem Phänomen der Knappheit anheimfallen. Daneben gibt es auch bei Gesundheitsleistungen kontingent nicht knappe Güter, für die zumindest in westlichen (marktwirtschaftlich operierenden) Gesellschaften *de facto* eine Verteilung ohne Knappheit erfolgt, wie etwa Messungen des BMI, Blutdrucks und Cholesterins von adipösen Personen. Im Hinblick auf die kontingent knappen „Gesundheitsgüter“ scheinen der Gesellschaft bzw. den für das Gesundheitsversorgungssystem verantwortlichen Politikern und Institutionen die Nutzung der Ressourcen für andere Projekte aus expliziten oder impliziten Gründen wichtiger zu sein. In solche Entscheidungen, bestimmte Güter nicht mehr oder nicht in ausreichender Menge produzieren zu wollen, die letzten Endes ethisch mehr oder weniger gut begründet sein werden, sollten typischerweise sehr unterschiedliche Beschreibungsdimensionen, Beurteilungskriterien und Bewertungssysteme einfließen. So sind etwa Grenznutzenüberlegungen anzustellen, wenn die Kosten sehr hoch, der potenzielle Nutzen aber sehr gering ausfallen würden, so dass die Einbeziehung des Gesamtbudgets die entsprechende Behandlung unvernünftig oder gar unmöglich erscheinen lässt. Ein Ergebnis der Grenznutzenanalyse könnte auch lauten, dass die Therapie zwar prinzipiell erbracht werden kann, aber nur um den Preis der Sprengung des bestehenden Budgets mit der Konsequenz, dass Einsparungen und Abstriche in anderen gesellschaftlichen Bereichen außerhalb des Gesundheitsversorgungssystems vorgenommen werden müssten. Unvermeidlich

295 Birnbacher, Dieter: „Wie gerecht ist das deutsche System der Gesundheitsversorgung?“ In: Brudermüller G. / Seelmann K. (Hrsg.): *Zweiklassenmedizin?* Königshausen & Neumann: Würzburg 2012, S. 9–30.

laufen also alle anwendbaren Begründungen für die Bereitstellung von kontingent knappen „Gesundheitsgütern“ auf deren Priorisierung hinaus.

6.1.1 Priorisierung von Gesundheitsgütern

Das Aufeinandertreffen des enormen technisch-medizinischen Fortschritts und der hinsichtlich Zahl, Altersverteilung und sozialer Schichtung drastisch veränderten Bevölkerungsstruktur hat vor dem Hintergrund begrenzter Ressourcen in den Gesundheitsversorgungssystemen vieler westlicher Länder in den letzten 50 Jahren zu einem hohen Kostendruck geführt. Als Konsequenz kann bereits heute oder wird spätestens in Zukunft nicht mehr jede Therapie, die medizinisch notwendig und sinnvoll ist, für jedes Gesellschaftsmitglied uneingeschränkt zur Verfügung gestellt werden können[296]. Damit erscheinen Priorisierungen unumgänglich zu werden mit der Aufgabenstellung, mehrstufige Rangreihen für Indikationen, Therapieformen und Patientengruppen auf der Basis von (durch gesellschaftlichen Diskurs) vereinbarten „Priorisierungs- und Posteriorisierungskriterien“ zu definieren. Diese Rangreihen könnten von öffentlichen Gesundheitsversorgungssystemen zur Festlegung von Gesundheitsleistungen herangezogen werden, die entweder vollständig von der Versichertengemeinschaft (hohe Priorität) oder vom Patienten selbst (niedere Priorität) oder von beiden Parteien zu bestimmten Teilen über Zusatzversicherung oder Zuzahlung (mittlere Priorität) zu bestreiten wären.

Die „Priorisierungs- und Posteriorisierungskriterien“ können gemäß ihrer Akzeptanz durch Patienten, Ärzte, Wissenschaftler, Gesundheitspolitiker und Krankenversicherten innerhalb der (westlichen) Gesellschaften in drei Klassen eingeteilt werden[297]. (i) Hohe Akzeptanz: Schweregrad einer Erkrankung gemäß geltender medizinischer Bewertungsmaßstäbe, einschließlich Prognose und mögliche Reversibilität. (ii) Unterschiedliche Akzeptanz (je nach Gesellschaftsform und -struktur): Pathogenetische Mechanismen, die mehr oder weniger direkt oder indirekt mit der Erkrankung in Zusammenhang gebracht werden, einschließlich Verhalten und Lebensstil, aber auch Alter des Patienten. (iii) Geringe Akzeptanz: Häufigkeit von Krankheiten, einschließlich Zivilisationskrankheiten, die durch den westlichen Lebensstil und die damit verbundenen Verhaltensweisen begünstigt oder sogar verursacht werden. Die offenbar niedrige Priorisierung von Zivilisationskrankheiten, v.a. durch die Öffentlichkeit, steht dabei in merkwürdigem Konflikt zu deren rasant steigenden Häufigkeiten in den westlichen Industrienationen, aber auch in den Schwellenländern (BRIC), einhergehend mit zunehmenden Problemen für die jeweiligen Gesundheitsversorgungssysteme.

---

296 Fuchs, Christoph: „Prioritäten setzen: Gerechte Leistungsverteilung muss offen diskutiert werden“. *Deutsches Ärzteblatt* 108, 2011, S. A1356-A1359.

297 Cappelen, Alexander W. / Norheim, Ole F.: “Responsibility, fairness and rationing in health”. *Health Policy* 76, 2006, S. 312–319.

6.1.2 Extrinsische und intrinsische Risikofaktoren am Beispiel Adipositas

Laut der nach der Weltgesundheitsorganisation (WHO) gültigen Definition aus dem Jahr 2000 gelten erwachsene Menschen ab einem „Body Mass Index“ (BMI) von 25 als übergewichtig und ab 30 als krankhaft adipös[298]. In den meisten westlichen Industrienationen beträgt der Anteil übergewichtiger und adipöser Männer oder Frauen im Alter zwischen 18 und 80 Jahren typischerweise zwischen 45 und 70%. Der relative Anteil steigt mit dem Alter, aber auch Jugendliche und Heranwachsende sind zunehmend betroffen. Da die relativen Zuwächse an übergewichtigen und adipösen Menschen in den BRIC-Ländern am größten sind und diese vermutlich innerhalb der nächsten ein bis zwei Jahrzehnte das Niveau der westlichen Industrienationen erreicht haben werden, muss von einer globalen Epidemie oder Pandemie gesprochen werden[299] [300].

Übergewicht und selbst Adipositas wird im Allgemeinen kein Krankheitswert *per se* zugesprochen. Sie gelten vielmehr als Risikofaktoren für die Pathogenese von zahlreichen chronischen Erkrankungen, wie Diabetes Mellitus Typ II, kardiovaskuläre Krankheiten, Darmkrebs und Erkrankungen der Gelenke und der Psyche[301]. Dadurch werden sowohl die Lebensqualität, wie auch die Lebenserwartung signifikant vermindert[302], aber auch die direkten und indirekten Kosten für die jeweiligen Gesundheitsversorgungssysteme drastisch erhöht[303].

Die physiologische Ursache für Übergewicht und Adipositas liegt in einer Dysbalanz zwischen Energieaufnahme und Energieverbrauch durch den Körper. Eine positive Energiebilanz (d.h. es werden mehr Kalorien über die Nahrung aufgenommen als durch körperliche Aktivität und den zellulären Grundumsatz verbraucht) führt letztlich zu einer Speicherung der „überflüssigen“ Energie in Form von Fett. Diese Speicherung, d.h. das Anlegen von Fettdepots, ist *per se* nicht angeboren, sondern unmittelbare Konsequenz des individuellen Handelns. Übergewichtige oder adipöse Personen werden also nicht als solche geboren, sondern durch ihre (eigenhändigen) Aktionen und die daraus resultierenden Risikofaktoren dazu gemacht. Diejenigen mit dem größten Einfluss lassen sich in zwei Kategorien

---

298 World Health Organization (WHO): “Obesity: preventing and managing the global epidemic. Report of a WHO consultation”. *WHO Technical Report Series* No. 894, 2000, Genf 2000.

299 De Schutter 2011.

300 World Health Organization (WHO) 2000.

301 Prospective Studies Collaboration (PSC): “Body-mass index and cause-specific mortality in 900,000 adults: Collaborative analyses of 57 prospective studies”. *The Lancet* 373, 2009, S. 1083–1096.

302 World Health Organization (WHO): “The world health report: reducing risks, promoting healthy life”. Genf 2002.

303 Knoll, Klaus-Peter / Hauner, Hans: „Kosten der Adipositas in der Bundesrepublik Deutschland – Eine aktuelle Krankheitsstudie“. *Adipositas* 2, 2008, S. 204–210.

einteilen, (i) ungesunde Ernährungsgewohnheiten einschließlich Fett-, Kohlenhydrat-, Tabak- und Alkoholkonsum und (ii) Mangel an körperlicher Aktivität.

Allerdings nehmen Gene indirekt Einfluss auf die Energieaufnahme und den Energieverbrauch, indem sie die Stärke des Sättigungs- oder Hungergefühls als Reaktion auf die Aufnahme und Speicherung einer bestimmten Kalorienmenge kontrollieren bzw. die Effizienz der Energieverwertung bei körperlicher Tätigkeit oder durch den zellulären Grundstoffwechsel determinieren. Personen mit ineffizienter Umwandlung von Energie in Muskelarbeit oder biosynthetische Leistungen ihrer Zellen „verheizen" die aufgenommene Energie, die dann nicht mehr als Fett und Kohlenhydrate gespeichert werden kann. Dieser geringe „Wirkungsgrad" prädisponiert sie für relative Schlankheit. Umgekehrt sind Personen mit hohem „Wirkungsgrad", d.h. mit effizienter Energieumwandlung in Muskel- und Biosyntheseleistungen, prädisponiert für Übergewicht und Adipositas. Diese genetische Prädisposition für Unterschiede in der Effizienz der Energiespeicherung und des Energieverbrauchs, also im „Wirkungsgrad" zwischen Individuen ist letztlich verantwortlich für die kolportierte (und zugegebenermaßen triviale) Vorstellung von (bemitleidenswerten) Personen, die bereits beim bloßen Anblick einer Sahnetorte zunehmen, während andere (beneidenswerte) die selbige verzehren, ohne (scheinbar) auch nur ein Gramm an Gewicht zuzulegen. Die Natur als *„Lotterie des Lebens"* agiert eben „ungerecht".

Bei der Pathogenese der Adipositas kooperieren – typisch für eine multifaktorielle Erkrankung – biologisch-materielle Komponenten wie Gene (schätzungsweise bis zu 10000) in multiplen Kombinationen und Interaktionen (schätzungsweise mehr als die Zahl der Adipösen, die jemals auf der Erde gelebt haben werden) mit psychisch-diskursiven Faktoren wie Angst, Stress, affektiven Störungen, negativen Körpergefühlen, (vergeblichen) Diätversuchen, mit dem Lebensstil wie mangelnde Bewegung, erhöhter Computer- und Fernsehkonsum und mit dem Lernverhalten wie Kenntnisse über Nahrungsmittel, individuelle und familiäre Gewohnheiten, Belohnungen. Daraus entwickelt sich ein dichtes komplexes Netz aus sich gegenseitig bedingenden und beeinflussenden Risikofaktoren wie körperliche Inaktivität, über dem Bedarf liegende Energiezufuhr, gestörtes Essverhalten, übergewichtige Eltern, Lebensveränderungen (Heirat, Trennung, Berufswechsel), Schwangerschaft, Alter, verminderte Mobilität, Depression, deren Kategorisierung in biologisch/endogen oder um-/außenweltbedingt/exogen wenig sinnvoll erscheint. Vielmehr ist die Bedeutung der Risikofaktoren und des von ihnen konstituierten Netzwerks vor dem Hintergrund der biologischen und kulturellen Evolution zu analysieren.

Tatsächlich wurde das menschliche Genom im Laufe der biologischen und kulturellen Evolution in Richtung der Maximierung der Energiespeicherung und Minimierung des Energieverbrauchs, also Maximierung des „Wirkungsgrads" durch natürliche Selektion optimiert mit der physiologischen Konsequenz, dass Menschen eine von der Natur vorgegebene oder durch die Kultur bereitgestellte Energiemenge in Form von Nahrung aufgrund der entsprechenden prädisponierenden Gene sehr effizient speichern und nutzen können. Andererseits ist das menschliche Genom universell und hat sich während der vergangenen 20000 Jahre nicht mehr entscheidend verändert. Die Zunahme der Häufigkeit von Übergewicht und Adipositas in den letzten Jahrzehnten und zwar vornehmlich in bestimmten Kulturzonen lässt sich somit nicht über Mutationen im menschlichen Genom mit dem resultierenden Phänotyp einer drastisch erhöhten positiven Energiebilanz erklären. Durch diese würde sich (lediglich) die individuelle Sensitivität bzw. Effizienz hinsichtlich der über die Nahrung aufgenommenen Energie und der weiteren Energieaufnahme bzw. ihrer Speicherung und Verwertung verändern. Die Menge der aufgenommenen Energie wird aber letztlich durch den individuellen Akt der Nahrungsaufnahme bestimmt und dieser hängt entscheidend vom sozio-kulturellen Umfeld ab, in dem dieser Akt vollzogen wird. Wohl bekannt sind die negativen Zusammenhänge zwischen sozialer Schichtzugehörigkeit, Bildungsniveau, Erziehungsintensität oder Pro-Kopf-Nettoeinkommen einerseits und dem BMI andererseits[304]. Auch die Ernährungsgewohnheiten und das Ausmaß der regelmäßigen körperlichen Aktivität beeinflussen entscheidend die menschliche Energiebilanz und gerade hier hat sich in den letzten Jahrzehnten in den westlichen Industrienationen ein typischer Wandel vollzogen. Die Verfügbarkeit von kalorienreichen, überwiegend fett- und kohlenhydrathaltigen Nahrungsmitteln rund um die Uhr und an fast jedem Ort hat drastisch zugenommen mit der Konsequenz einer deutlich erhöhten durchschnittlichen Kalorienaufnahme pro Person und Tag, so etwa in den USA[305]. Gleichzeitig ist der durchschnittliche Kalorienverbrauch aufgrund verminderter körperlicher Aktivität während der beruflichen Tätigkeit (z.B. Computerarbeitsplätze anstelle von Handwerk) und veränderter Freizeitgewohnheiten (z.B. Computerspiele anstelle von Sport) signifikant gesunken. Der Zusammenhang zwischen Lebensform, Ernährungsweise, Generationenzahl und der Pathogenese von Adipositas lässt sich im Sinne eines vereinfachenden Narrativs als Entkopplung zwischen der biologischen und kulturellen Evolution des Menschen darstellen. So bemerkten der amerikanische Ernährungsphysiologe Loren Cordain und Mitarbeiter[306]:

> Profound changes in environment (i.e. diet and other life style conditions) that began with the introduction of agriculture and animal husbandry 10,000 years ago occurred too recently, in evolutionary terms, for the human genome to adjust. In conjunction with this discordance between our ancient, genetically determined biology and nutritional, cultural and activity patterns of contemporary Western populations, many of the so-called diseases of civizilisation have emerged.

Tatsächlich verbrachte der Mensch 120000 bis 150000 Generationen als Vegetarier und 120000 bis 140000 Generationen als Jäger und Sammler bis er vor 400 bis 500

304 Costa-Font, Joan / Gil, Joan: "What lies behind socio-economic inequalities in obesity in Spain? A decomposition approach". *Food Policy* 33, 2008, S. 61–73.

305 Cutler, David M. / Glaeser, Edward L. / Shapiro, Jesse M.: "Why have American become more obese?" *Journal of Economic Perspectives* 17, 2003, S. 93–118.

306 Cordain, Loren / Eaton, Boyd S. / Sebastian Anthony / Mann, Neil / Lindeberg, Staffan / Watkins, Bruce A. / O'Keefe, James H. / Brand-Miller, Janette: "Origins and evolution of the Western diet: health implications for the 21st century1'2". *Am. J. Clin. Nutr.* 81, 2005, S. 341–354.

Generationen in Folge der neolithischen Revolution mit dem Ackerbau und der Viehzucht begann. Da es rund 1000 Generationen für eine nachhaltige Anpassung an neue Ernährungsweisen bedarf, ist die Menschheit genetisch gesehen immer noch als Jäger und Sammler zu begreifen.

6.2 Voraussetzungen für die individuelle Zuschreibung der Verantwortung für den gesundheitsbezogenen Lebensstil

Im Folgenden sollen wesentliche Aspekte der Argumentation für und gegen die Berücksichtigung der Eigenverantwortung in Gesundheitsversorgungssystemen und die dadurch gerechtfertigten Politikinstrumente am Beispiel der Zivilisationskrankheit Adipositas dargelegt werden. Der entscheidende Punkt für die Berücksichtigung von Eigenverantwortung bei der Gesundheitsversorgung von übergewichtigen und adipösen Personen liegt nun darin, ob ungesunde Ernährungsgewohnheiten und/oder inadäquate körperliche Aktivität von den Betroffenen wenigstens partiell selbst zu verantworten sind. Hat die Person ihren gesundheitsbezogenen Lebensstil aufgrund ihrer persönlichen Präferenzen auf informierter, bewusster und freier Basis gewählt, könnte im Einklang mit vielen normativen Ethikkonzepten von ihrer Eigenverantwortung ausgegangen werden. Andererseits wurde argumentiert, dass Menschen ihr gesundheitsschädliches Verhalten mit hoher Wahrscheinlichkeit adäquat verändern und damit hinsichtlich ihres gesundheitsrelevanten Lebensstils eigenverantwortlich agieren würden, wenn sie über vollständige Informationen, adäquate kognitive Fähigkeiten und genügend Willensstärke verfügen könnten[307]. Wird diese positive und optimistische Einschätzung allerdings nicht durch die fast täglich (selbst-)erfahrene oder auch durch zahlreiche epistemiologische und medizinsoziologische Studien nachgewiesene Resistenz gegenüber jeglicher Veränderung zugunsten einer gesünderen Lebensführung widerlegt? Oder ist tatsächlich in der Mehrzahl dieser Fälle schlichtweg die Informationsdichte, die Bewusstseinsstärke oder die Willensfreiheit nicht ausreichend?

6.2.1 Information

Im Hinblick auf Adipositas kann von informierter Wahl dann gesprochen werden, wenn die Person weiß, dass eine positive Energiebilanz über längere Zeit zu Gewichtszunahme und Adipositas mit seinen ernsthaften Folgeerkrankungen führt. Natürlich ist das Ausmaß der Gewichtsentwicklung bei vergleichbarer Energieaufnahme aus den oben angeführten genetischen Ursachen individuell unterschiedlich. Auch lässt sich diese unterschiedliche „Sensitivität“ durch molekulargenetische Tests noch nicht mit großer Sicherheit vorhersagen und nimmt die Genauigkeit mit

307 Thaler, Richard H. / Sunstein, Cass R.: “Libertarian paternalism”. *The American Economic Review – Papers and Proceedings* 93, 2003, S. 175–179.

früheren Zeitpunkten der Prädiktion (z.B. bei Kindern) deutlich ab. Dies liegt an der pathophysiologischen Natur der Prädisposition zu erhöhter Energieaufnahme bzw. vermindertem Energieverbrauch, an der sehr viele Gene mit oftmals nur geringfügigen und deshalb schwierig zu identifizierenden molekularen Veränderungen in multiplen komplexen Kombinationen beteiligt sind. Trotzdem kann durchaus davon ausgegangen werden, dass jedes Individuum durch Eigenbeobachtung und den täglichen und untrügerischen „Selbsttest" sehr wohl weiß, ob es Träger von Prädispositionsgenen ist, durch die es im Vergleich zu Familienmitgliedern und Freunden schneller oder langsamer mit Übergewicht oder Adipositas konfrontiert werden könnte. Damit ist die erste wesentliche Voraussetzung für eine Verantwortungszuschreibung erfüllt.

6.2.2 Bewusstsein

Von bewusster Wahl kann dann gesprochen werden, wenn das Individuum die Konsequenzen, die die beabsichtigte Handlungsweise für seine eigene Gesundheit zukünftig wahrscheinlich mit sich bringen wird, rational zu beurteilen in der Lage ist und diese als Basis für die Priorisierung seiner Präferenzen heranzieht. Es ist davon auszugehen, dass die gewaltige Informationsflut durch die allgegenwärtige Medizinpublizistik zumindest in den westlichen Industrienationen die Verfügbarkeit der zur eigenen Beurteilung und Präferenzfindung erforderlichen medizinischen Kenntnisse garantiert. Ein Individuum kann sich also bewusst für einen hinsichtlich der Nahrungsaufnahme ausschweifenden oder in Bezug auf körperliche Aktivität minimierenden Lebensstil entscheiden, weil es das augenblickliche mit dem Essen bzw. dem Faulenzen verbundene Lustgefühl gegenüber der wahrscheinlichen Abwesenheit von Adipositas-bedingten Erkrankungen im Alter oder selbst gegenüber einer möglichen reduzierten Lebenserwartung präferiert. Selbstverständlich sind die Übergänge zwischen bewusster und spontaner – auf ohne tiefere Reflexion gegründeter – Priorisierung von Präferenzen fließend. Dies zeigt sich etwa in den von adipösen Patienten zur Begründung ihres Bewegungsmangels häufig angeführten Ursachen, nämlich fehlender Spaß, fehlende Zeit, körperliche Schwierigkeiten bei der Durchführung von intensiver Bewegung und psychisches Unwohlsein bis Scham bei sportlicher Aktivität[308]. In jedem Fall spielen mehr oder weniger bewusste Präferenzen bei der Wahl des gesundheitsrelevanten Lebensstils im Hinblick auf Ernährung und körperliche Aktivität eine entscheidende Rolle[309]. Damit ist auch die zweite wesentliche Voraussetzung für eine Verantwortungszuschreibung erfüllt.

308 Charness, Garry / Gneezy, Uri: "Incentives to exercise". *Econometrica* 77, 2009, S. 909–931.

309 Olsen, Jan A.: "Concepts of equity and fairness in health and health outcome". In: Glied S. / Smith P.C. (Hrsg.): *The Oxford Handbook of Health Economics*. Oxford University Press: Oxford 2011.

6.2.3 Freier Wille

Im Mittelpunkt der Frage, ob der Mensch frei entscheiden kann (Indeterminismus) oder ob das menschliche Wollen und Handeln zufallsfrei vorausbestimmt ist (Determinismus), steht das Verhältnis von Ursache und Wirkung. Die Vorausbestimmtheit des Menschen wird entweder durch eine Bestimmung durch Gott oder durch eine alles durchwaltende Kausalität begründet. Einer solchen Position zufolge lassen sich alle Ereignisse in Vergangenheit und Zukunft über das Kausalprinzip eindeutig zuordnen. Demnach unterliegen auch psychische und neurologische Ereignisse psychologischen und neurobiologischen Gesetzen, so wie die physikalische und physiologische Natur den Naturgesetzen unterliegt und die gesamte empirische Welt lückenlos kausal determiniert erscheint. Weiterhin kann der Mensch durch die Interaktion zwischen seinem genetischen Code und seiner Biographie als vorausbestimmt verstanden werden. Dazu zählen seine prä-, peri- und postnatale physische und psychische Entwicklung, sowie die ihn vorausgehende „Geschichte" und das ihn umgebende gesellschaftliche Sein. Dabei ist allen Determinismen gemein, dass sie der Annahme menschlicher Willensfreiheit und von Verantwortlichkeit des Menschen für sein Tun widersprechen.

Demgegenüber steht der Indeterminismus, der davon ausgeht, dass jedes Individuum außerhalb eines (nur) physikalischen Erklärens, aber innerhalb eines phänomenologischen Verstehens dem kausalen Naturzusammenhang entzogen ist. Demnach sei der Mensch für sein Handeln verantwortlich. Mit Bezug auf das Führen eines gesundheitsbezogenen Lebensstils kann von freier Wahl dann gesprochen werden, wenn die Entscheidung für eine ungesunde Verhaltensweise ausschließlich auf dem eigenen Willen beruht und nicht durch intrinsische oder extrinsische Faktoren, wie etwa Einschränkungen in der persönlichen Mobilität bzw. fehlende Zugangsmöglichkeit zu gesunden Nahrungsmitteln oder eine auf falschen Informationen und Argumenten beruhende Meinungsänderung, verursacht worden ist.

Aber selbst bei Abwesenheit solcher Faktoren kann die Existenz eines freien Willens abhängig von dem zugrundeliegenden Menschenbild hinterfragt werden. Naturwissenschaftliche Ansätze interpretieren Ergebnisse der Neurobiologie und Hirnforschung der letzten zehn Jahre dabei eher in einem deterministischen Sinn, während philosophisch-anthropologische Ansätze eher geneigt sind, dem Menschen prinzipielle Entscheidungsfreiheit zuzugestehen. Die zwischen diesen Ansätzen in der Vergangenheit geführte und gegenwärtig immer noch stattfindende Diskussion war und ist häufig durch sogenannte Kategorienfehler hinsichtlich des Begriffs Wille belastet. Dadurch entstanden in Kombination mit wissenschaftlichen Missverständnissen, etwa über den Begriff Erblichkeit, wenig hilfreiche Analysen des relativen Anteils von Determinismus *versus* Indeterminismus bis hin zu apparent exakten Prozentangaben, die an die seit drei Jahrhunderten in ähnlich unergiebiger Weise geführte „Nature-Nurture-Debatte" erinnern.

6.2.3.1 *Kommunitarismus*

Sicherlich gibt es Unterschiede in der Ausprägung des individuellen Willens, die zum Teil genetisch erklärt werden können. Mit großer Wahrscheinlichkeit operiert dabei ein komplexes Netzwerk von (noch zu identifizierenden) Genen, die das Individuum eher für Willensstärke oder Willensschwäche prädisponieren. Damit ist aber nicht bereits die finale Entscheidung des Individuums für eine bestimmte Handlungsoption festgelegt, also ob es etwa beim Anblick einer Sahnetorte „stark" bleibt oder bei der Benutzung eines Fitness-Gerätes „schwach" wird. Und sicherlich wird die Ausprägung der individuellen Willensstärke auch durch den sozio-kulturellen Hintergrund (mit-)geprägt. Dabei schreiben westliche Kulturen mit ihrem seit Jahrhunderten dominierenden Individualismus, kultivierten Autonomiebewusstsein und zur Schau gestellten „Selbst" dem freien Willen des Individuums einen größeren Stellenwert zu als (ost-)asiatische Länder. Diese pflegen eine eher „kommunitaristische" Einstellung zum Individuum als nicht-autonomer Teil eines komplexen (Gesamt-)Organismus, das ohne diesen, also ohne die Aktionen und Reaktionen der Gesellschaft nicht erklär- und verstehbar sei und durch sie gleichsam erst existent werde. Nach Charles Taylor kann das Handeln des Menschen in diesem – „kommunitaristischen" – Sinn nicht als frei gelten, da es stets und ohne Ausnahme – wenn auch in unterschiedlichem Ausmaß – zu Konsequenzen für andere Akteure innerhalb seines unmittelbaren Umfelds, seiner lokalen Gemeinschaft oder seines globalen Wirkungsbereichs führen werde[310]. Umgekehrt sei jedes menschliche Handeln direkt oder indirekt, gewollt oder ungewollt, bewusst oder unbewusst mit den Aktionen anderer Gemeinschaftsmitglieder verknüpft und dadurch von diesen beeinflusst oder gar gesteuert[311]. Die Entscheidung des übergewichtigen Individuums für einen ungesunden Lebensstil mit hoher Kalorienaufnahme und wenig körperlicher Aktivität würde demnach also nicht nur Konsequenzen für ihn selbst im Hinblick auf die Entwicklung von Adipositas und Folgeschäden haben, sondern auch den Lebensweg und das Wohlergehen von vielen anderen Personen lokal und/oder weltweit positiv oder negativ beeinflussen, die etwa an der Produktion der Kalorien beteiligt (z.B. Rinderzüchter in Argentinien) oder in die Adipositas-Therapie (z.B. Pharmaforscher) involviert seien. Diese Interpretation enthält somit eine klare Absage an die libertäre Grundeinstellung, wonach jedes (freie) Handeln eines Individuums zu akzeptieren sei, sofern dadurch die Freiheit des Handelns anderer Gemeinschaftsmitglieder nicht (wesentlich) beeinträchtigt werde, und dies wäre – gottlob – oft der Fall[312]. Aber (streng) „kommunitaristisch" interpretiert, gibt es diese Freiheit des intersubjektiven Handelns grundsätzlich nicht.

---

310 Taylor, Charles: *Negative Freiheit. Zur Kritik des neuzeitlichen Individualismus.* Suhrkamp: Frankfurt a.M. 1992.

311 Rosa, Hartmut: *Identität and kulturelle Praxis. Politische Philosophie nach Charles Taylor.* Suhrkamp: Frankfurt a.M. 1998.

312 Honneth, Axel: „Nachwort". In: *Negative Freiheit. Zur Kritik des neuzeitlichen Individualismus.* Suhrkamp: Frankfurt a.M. 1992, S. 295–314.

6.2.3.2 *Strukturalismus*

Die Kritik an einer freien, bewussten und selbstverantworteten, aber einsamen Handlungswahl durch die Individuen wird durch die Großtheorie des Strukturalismus weiter vertieft. Claude Levi-Strauss zeigte in systematischen Untersuchungen der Mythen verschiedenster Völker dieser Welt, dass mythische Erzählungen immer wieder vergleichbare Formen besitzen, dass sie in vergleichbarer Weise immer wieder bei den verschiedenen Kulturen wiederkehren[313]. Die diesen Erzählungen zugrundeliegenden Strukturen, seien es Mythen aus Südamerika oder Vorderasien, zeigen vergleichbare archetypische Strukturen und Motive. In der Konsequenz reduzierte Levi-Strauss das Subjekt auf einen Träger unbewusst wirksamer Strukturen. Bei einem solchen Subjekt kann von seiner Individualität nicht mehr die Rede sein, da die einzelnen Menschen in ihrem Denken, Sprechen, Wünschen, Bedürfnissen und Verhalten unbewusst und ungewollt bestimmten Denk- und Sprachstrukturen folgen, die ihnen durch ihr Weltbild, ihre Mythen und ihre Lebensform aufgezwungen und durch welche sie determiniert werden. Dies beweist die Ähnlichkeit der Mythen, der Verwandtschaftsverhältnisse und der Erzählungen und Narrative rund um den Erdball, über die sich die Menschen früherer Kulturen verstehen und interpretieren. Das Subjekt ist in strukturalistischer Sehweise nur der Träger unbewusst wirksamer Strukturen, die auf der sprachlichen und kulturellen Oberfläche kleinere und größere Abwandlungen erfahren. Die Menschen meinen zwar, dass sie aufgrund bestimmter Auffassungen und auf der Basis ihrer Kreativität und Spontanität „frei" und „autonom" entscheiden oder sich an bestimmten moralischen Werten orientieren würden. Aber bei unvoreingenommener Analyse erkennt man, dass sie tatsächlich überwiegend den Vorgaben folgen, die ihnen der interne, durch universelle Strukturen determinierte Funktionsmechanismus ihres Geistes vorschreibt[314]. Die Sozialwissenschaften haben in der zweiten Hälfte des 20. Jahrhunderts diese Strukturen, diese Regelmäßigkeiten, auf welchen das (relativ) bewusstlose Verhalten der Menschen basiert, systematisch untersucht. Diese strukturanthropologischen Erkenntnisse finden ihre Entsprechung in neuronalen Strukturen, die die Hirnforschung und Neurobiologie der letzten 20 Jahre für die Determiniertheit des menschlichen Handelns verantwortlich macht. Und lässt sich die offenkundige Präferenz von Milliarden von Menschen in allen Kulturkreisen für zuckerhaltige Softdrinks und fettreiche westliche Diät, ein Phänomen, das unter dem Fachbegriff der „Cocolonization" mittlerweile auch die Länder Indien und China mit allen Konsequenzen für die Adipositas-Entwicklung ihrer Bevölkerungen heimsucht, nicht elegant auf das Operieren von universellen Strukturen zurückführen?

---

313 Levi-Strauss, Claude: *Das wilde Denken.* Suhrkamp: Frankfurt a.M. 1968, S. 284 and 302.

314 Levi-Strauss, Claude: *Strukturale Anthropologie.* Suhrkamp: Frankfurt a.M. 1972.

6.2.3.3 Existenzialismus

Immanuel Kant[315] wie auch Jean-Paul Sartre[316] beantworteten in ihren jeweiligen Anthropologien auf die Frage, was der Mensch ist, nicht mit einem bestimmten Wesen (z.B. *animal rationale, homo ludens, homo faber, zoon politikon*), das durch die wie auch immer beschaffene „menschliche Natur" festgelegt sei, sondern mit all dem, was er als frei handelndes Individuum selbst aus sich mache. Sartre zog daraus drastische Konsequenzen für das menschliche Existieren in dem Sinne, dass der Mensch nur über seine Handlungen zum Urheber seiner selbst werde, sich also aus sich selbst heraus erschaffe und damit letztlich für sich selbst verantwortlich werde. Damit stehe der Mensch vor der Aufgabe, aus sich selbst und aus sich heraus das Beste zu machen, oder in den Worten Jean-Paul Sartres, er müsse sich selbst entwerfen. Da der Mensch nicht nur in dem, was er über sich theoretisch denkt, sondern auch und vor allem wie er praktisch handelt, sein eigener Entwurf sei, so sei er denn auch für diesen – seinen – Selbstentwurf verantwortlich und dafür, es so *„zu machen, dass eine Welt existiert*[317]".

Auf der Basis dieser elementaren Entscheidung ist der Mensch aber nicht nur für sich selbst, sondern auch für alle anderen verantwortlich. In gewisser Hinsicht tritt der Mensch unter dieser Bedingung der Verantwortung, indem was er tut, sich selbst und den anderen gegenüber als Gesetzgeber auf. Dabei gibt es für Sartre keine allgemein gültige Gesetzesmoral, keine unantastbaren Sollensregeln oder unhinterfragbaren höchsten Werte, auf die man sich berufen könnte mit der Sartre'schen Konsequenz, dass *„der Mensch dazu verurteilt ist, frei zu sein*". Unter dieser Bestimmung hat er keine Chance, anders zu agieren als frei zu sein. Jeder Einzelne sieht sich damit vor die Herausforderung gestellt, für die freie Wahl seiner Überzeugungen, Aufgaben, Wünsche, Intentionen und Handlungen die alleinige Verantwortung übernehmen zu müssen. Damit verweist Jean-Paul Sartre auf ein paradoxes Verhältnis zwischen den Zufälligkeiten des Lebens: Auf der einen Seite steht die *„Lotterie der Natur und des Lebens*", etwa die genetische Prädisposition für Übergewicht und Adipositas, sowie die Übermacht der sozio-kulturellen Verhältnisse, wie die gesellschaftlichen Institutionen, denen man hilflos ausgeliefert ist und die eine effiziente Behebung der resultierenden Missstände verhindern. Auf der anderen Seite ist die totale Verantwortung zu verorten, die der Mensch übernehmen muss trotz seiner geringen Möglichkeiten, die Dinge verändern zu können. Aus diesem Spannungsverhältnis spricht der Geist und das Pathos des Existenzialismus. Die Verurteilung zur Freiheit, etwa die Entscheidung des Übergewichtigen hinsichtlich

---

315 Kant, Immanuel: *Anthropologie in pragmatischer Hinsicht 1798.* Ausgabe der Preußischen Akademie der Wissenschaften AA VII, 199: Berlin 1900ff.

316 Sartre, Jean-Paul: „Ist der Existenzialismus ein Humanismus?" In: *Drei Essays: Ist der Existenzialismus ein Humanismus?, Materialismus und Revolution, Betrachtungen zur Judenfrage.* Berlin 1965.

317 Sartre, Jean-Paul: *Kritik der dialektischen Vernunft.* Rowohlt: Reinbek bei Hamburg.

des eigenverantwortlichen gesundheitsbezogenen Lebensstils für ungesunde Ernährung und marginale körperliche Aktivität, würde also im vollen Bewusstsein der intrinsischen und extrinsischen Faktoren, etwa der Prädispositionsgene und des sozio-kulturellen Hintergrunds erfolgen, denen gegenüber kaum Beeinflussungsmöglichkeiten bestehen.

Nach Jean-Paul Sartre ist der Mensch somit ununterbrochen vor Wahlsituationen gestellt. Das Leben werde dadurch zu einer Aneinanderreihung von Wahlen, für die es keine allgemein gültigen Richtlinien, Regeln oder übergeordneten Institutionen gäbe, die einem die Wahl abnehmen. Die getroffenen Wahlen, für die man dann auch zur Verantwortung herangezogen werde, müssten deshalb vom Einzelnen immer wieder auf ihre Richtigkeit überprüft werden und richteten sich vor allem nach den Erfordernissen der Situation, die von den Wählenden individuell zu definieren seien. Dieser offenkundige Prozess der Individualisierung sei soziologisch gesehen eine historische Tatsache. Die sich permanent verändernden gesellschaftlichen Verhältnisse würden die Menschen zwingen, sich immer wieder neu über ihre Gebrauchs- und Bildungsgüter, ihre Arbeitsplatz- und Freizeitgestaltung, sowie ihre Gesundheitsversorgung und ihren gesundheitsbezogenen Lebensstil entscheiden zu müssen. Da permanent und unendlich viele Wahlentscheidungen vom Einzelnen zu fällen seien, da sich nichts mehr von selbst verstehe und jede Wahl auf den zurückfalle, der entscheidet, könne sich der Einzelne somit selbst so verstehen, dass er sich über diese Wahlen ununterbrochen selbst „erfinden" oder „erschaffen", d.h. individualisieren müsse. Das Individuum sei dann durch die Summe dieser Wahlen definiert, *„sie zeigen, wer man selbst ist"*. Demnach verstünde, entwerfe, antizipiere oder erschaffe sich das Individuum über die verschiedenen Wahlen, die es getroffen hat.

Spätestens hier würden Realisten, also die Kommunitaristen und die Strukturalisten, den Existenzialisten entgegnen, dass die Menschen nicht absolut frei sind, sondern dass sie in ihren Entscheidungen häufig (außerordentlich) großer Abhängigkeit ausgesetzt sind. Natürlich würden sie in dem einen oder anderen Fall frei wählen, aber viel häufiger würden sie gewählt, würden zu dieser oder jener Wahl verführt oder gedrängt werden. Auch kreise der Einzelne in seinen Vorstellungen während der Wahl nicht nur in/um sich selbst, sei nicht nur in und mit dem, was er denkt und versteht, bei sich selbst. Das typische Szenario, in dem Entscheidungen getroffen werden, sei nicht ein solipsistisches „Abgekapselt-Sein" gegenüber der übrigen Welt, sei nicht ein Allein- und Verlassen-Sein, sei nicht ein Tragen des gesamten Gewichts der Welt auf den eigenen Schultern. Die intersubjektive und damit von anderen abhängige oder durch andere manipulierbare Komponente beim Treffen von Entscheidungen und bei der Wahl von Handlungen werde von den Existenzialisten einfach nicht wirklich und adäquat berücksichtigt.

Doch lässt sich gerade die in zahlreichen Familien-, Zwillings- und Populationsstudien gemessene relativ geringe Erblichkeit von Übergewicht und Adipositas, wie auch deren (immer noch) höhere Prävalenz in westlichen im Vergleich zu östlichen Kulturen dahingehend interpretieren, dass der Einfluss sowohl der genetischen wie auch der sozio-kulturellen Komponente auf die Ausprägung der Willensstärke durch die individuelle Entscheidung überwunden werden kann[318]. Nur wenn man akzeptiert, dass eine wesentliche Voraussetzung für „Mensch-Sein" die Möglichkeit zur freien Entscheidung – und sei es unter ungünstigsten genetischen und soziokulturellen Bedingungen – darstellt, ist die dritte wesentliche Voraussetzung für eine individuelle Verantwortungszuschreibung bei der – damit freien – Wahl des gesundheitsbezogenen Lebensstils erfüllt (**Abb. 8**).

Abb. 8: Kritische Parameter der Entscheidung für einen gesundheitsbezogenen Lebensstil.

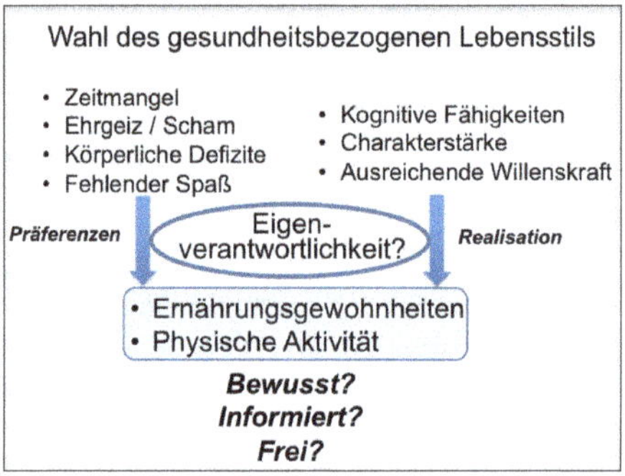

6.2.4 Das Konzept der Eigenverantwortlichkeit in der Rezeption

Die Frage, ob das Gewähren oder Vorenthalten von kontingent knappen „Gesundheitsgütern" im Rahmen eines öffentlichen Gesundheitsversorgungssystems zu (Un-)Gleichheit und damit zu (Un-)Gerechtigkeit führt, lässt sich nicht beantworten, ohne sich mit der tieferen Problematik auseinandergesetzt zu haben, wie das Recht auf Gesundheitsversorgungsleistungen überhaupt konstituiert werden kann. Einige der Theorien zur Begründung eines Rechts auf das „Grundgut" Gesundheit bauen auf anspruchsvollen Voraussetzungen auf, nämlich dass das Recht auf Gesundheit etwas Natur- oder Gottgegebenes sei und damit in der menschengemachten Gesellschaftsordnung als Recht lediglich abzubilden sei. Andere Theorien gehen davon aus, dass jeder Mensch selbst eine Würde besitzt, die ihm gegenüber jedem anderen Menschen einen Grund gibt, ihn auch und gerade hinsichtlich seiner Gesundheit rücksichtsvoll zu behandeln, ja ihm sogar das Recht verleiht, Gesundheitsversorgungsleistungen von der Öffentlichkeit einzufordern. Die Annahme solcher Voraussetzungen ist prinzipiell sehr umstritten, aber auch was dem Willen Gottes oder der Natur oder der Würde des Menschen im Hinblick auf Gesundheitsversorgungsleistungen nun genau entsprechen würde.

318 Buchanan, Allen / Brock, Dan W. / Daniels, Norman / Wikler, Daniel: *From chance to choice: Genetics and justice.* Cambridge University Press: Cambridge 2001.

Möglicherweise ist anstelle des Anspruchs auf umfassende Fundierung eine Strategie minimalistischer Begründungen zielführender, die sich lediglich um die Frage bemüht, was eine moralische Einstellung, Denkweise und Begründung zum Problem der Verteilung von Gesundheitsgütern überhaupt auszeichnet und erfordert oder anders formuliert[319],

> welche Regelung oder Handlungsweise aller würde man im Hinblick auf das Problem der Verteilung von Gesundheitsgütern befürworten, wenn man darüber unparteiisch nachdenken könnte, d.h. wenn man sich vorstellt, dass man in jeder Rolle sein könnte, die zu dem Problem gehört oder führt?

6.2.4.1 Die Idee der Unparteilichkeit

Das hiermit angesprochene Verfahren der unparteiischen Abwägung setzt voraus, dass sich die Abwägenden in die jeweiligen Positionen aller Handlungsbetroffenen hineinversetzen und die jeweiligen Interessen gleich wichtig nehmen. Moralisches Denken setzt demnach also die neutrale Abwägung aller Vor- und Nachteile, die aus möglichen Handlungen resultieren können, unter Berücksichtigung aller Betroffenen voraus. Dabei stellt die zugrundeliegende Aufforderung, das Problem auch einmal aus der Position eines anderen Betroffenen zu analysieren, das wahrscheinlich am weitesten verbreitete Paradigma für moralisches Denken in der Menschheitsgeschichte dar. Man findet es als „Goldene Regel" in der Bergpredigt Christi[320] und in den Reden des Buddha[321]. Diejenige Handlungsweise, die nach unparteiischer Abwägung der aus ihr resultierenden Vor- und Nachteile die Mehrheit der Betroffenen zufriedenstellt, wird als moralisch richtig bewertet.

Unglücklicherweise ist die Forderung nach Unparteilichkeit in der Praxis aufgrund des Fehlens adäquater und objektiver Kriterien für den Nachweis ihrer Erfüllung schwierig zu erfüllen. John Rawls hat in der zweiten Hälfte des 20. Jahrhunderts mit seiner „*Theorie der Gerechtigkeit*" das Gedankenexperiment des „*Schleiers des Unwissens*" eingeführt, mit dessen Hilfe das Szenario einer fiktiven Unparteilichkeit durchgespielt werden kann[322]. Hinter dem „*Schleier des Unwissens*" verbirgt sich eine einfache und konsequente Überlegung: Wenn sich jemand für Verteilungsprinzipien hinsichtlich Gesundheitsgütern zu entscheiden hat, und über das Wesen und die Konsequenzen von Gesundheit und Krankheit zwar Bescheid weiß, aber über sich selbst, d.h. über seinen eigenen Gesundheitsstatus keinerlei Kenntnisse verfügt und somit auch nicht wissen kann, welche der zu entscheidenden Verteilungsprinzipien ihm zum Vorteil gereichen könnten, dann wird er

---

319 Pfannkuche, Walter: „Prinzipien einer gerechten Rationierung im Gesundheitswesen". In: Dengler K. / Fangerau H. (Hrsg.): *Zuteilungskriterien im Gesundheitswesen: Grenzen und Alternativen.* transcript: Bielefeld 2013.

320 Lukas-Evangelium: *Bergpredikt Christi.* VI, 31.

321 Buddha: *Reden des Buddha.* Reclam: Stuttgart 1993, S. 40f.

322 Rawls, John: *A theory of justice.* Harvard University Press: Cambridge (Mass.) 1971.

konsequenterweise und unabdingbar zu einer Wahl unter allgemeineren Kriterien genötigt. Der *„Schleier des Unwissens“* bringt damit die spezifische Individualität zum Schweigen, da seine Textur so eng gewebt ist, dass nur noch die Umrisse des Allgemeinen wahrzunehmen sind. Die sich selbst unkenntlich gewordenen Subjekte orientieren sich bei ihren gesundheitsrelevanten Entscheidungen nicht an dem, was für dieses Individuum und möglicherweise nur für dieses selbst „gesund“ ist, sondern ausschließlich an dem, was für alle und daher auch für dieses Individuum „gesund“ ist. Die Individuen präferieren allgemeine Verteilungsprinzipien für Gesundheitsgüter, die universell für alle Gesellschaftsmitglieder nützlich sind und den Individuen im Urzustand ein Instrument zur Verfügung stellen, um trotz ihres Unwissens über den eigenen Gesundheitsstatus eine rationale, am Eigeninteresse orientierte Entscheidung zu treffen. Jedes Selbstinteresse analysiert die zur Entscheidung anstehenden Verteilungsprinzipien unter der Perspektive der elementaren Gesundheitsversorgungsleistungen und sucht für diese das für sich vorteilhafteste Verteilungsmuster aus. Dieses ist aber aufgrund des *„Schleiers des Unwissens“*, der das Selbstinteresse so effizient anonymisiert, das für jedes Gesellschaftsmitglied nützlichste und wird daher das von allen gleichermaßen gewollte Verteilungsmuster für Gesundheitsgüter.

Somit kann mit Hilfe des Konzepts der Unparteilichkeit der Begriff des Rechts auf Gesundheitsversorgungsleistungen durch die Öffentlichkeit definiert werden als diejenigen Handlungsweisen und Prinzipien zur Verteilung von kontingent knappen „Gesundheitsgütern“, von denen alle Gesellschaftsmitglieder aus einer unparteiischen Perspektive heraus wollen würden, dass diese durch ein für alle verbindliches Regelwerk garantiert und mit Hilfe eines wirkungsvollen Sanktionssystems geschützt werden[323]. Allerdings wird man aufgrund der Tatsache, dass Menschen sowohl in ihrer Gewichtung von verschiedenen „(Gesundheits-)Gütern“ gegeneinander, als auch in ihrer Risikobereitschaft deutliche Unterschiede aufweisen, bei der Anwendung des Konzepts der Unparteilichkeit mit zwei Problemen konfrontiert: (i) Das „Gleichwichtig-Nehmen“ der Interessen aller Betroffenen ist eine essenzielle Komponente des moralischen Denkens. Aber es ist beileibe nicht ausgeschlossen, dass im Laufe der unparteiischen Betrachtung die Verschiedenartigkeit und Unvereinbarkeit der individuellen Interessen, sowie in der Konsequenz infolge knapper Ressourcen auch die Nicht-Realisierbarkeit zumindest einiger der Interessen zu Tage tritt. Wie kann man nun verfahren, wenn man – auch bei größter Anstrengung – nicht allen Betroffenen ihre Wünsche nach bestimmten Gesundheitsversorgungsleistungen gleichzeitig vollständig erfüllen kann? Die Utilitaristen würden dann auf die Maximierung der Gesamtgesundheitsversorgungsleistung für die Gesellschaft abzielen. Die Egalitaristen würden eher die Gleichverteilung der zur Verfügung stehenden Gesundheitsgüter verfolgen. Die „Rawlsianer“ wiederum – in

323 Kersting, Wolfgang: „Gerechtigkeitsethische Überlegungen zur Gesundheitsversorgung“. In: Schöffski O. / Schulenberg J.M.v.d. (Hrsg.): *Gesundheitsökonomische Evaluationen.* Springer: Berlin / Heidelberg / New York 2008, S. 23–47.

der Ablehnung beider Extrempositionen – würden versuchen, die schlechtest- oder geringstmögliche Gesundheitsversorgungsleistung nach dem „Maximin-Prinzip" für alle so gut wie möglich auszugestalten und zu verteilen. (ii) Typischerweise nennen Menschen eine Vielzahl von Interessen, von deren Erfüllung sie ihr Wohlbefinden abhängig machen. Für eine moralische Lösung müsste man also die Bedeutung einer bestimmten Gesundheitsversorgungsleistung für die Person kennen, um diese dann mit den Zufriedenheitszuständen von anderen Personen vergleichen zu können. Angesichts der extremen Komplexität dieses Ansatzes ist es opportun, sich auf transzendentale „Gesundheitsgüter" zu beschränken, also auf solche, über die jeder Mensch unbedingt verfügen muss, damit er überhaupt irgendwelche Ziele verfolgen kann. Die Konzentration auf transzendentale „Gesundheitsgüter" entlastet somit das moralische Denken, befreit es aber nicht vom Problem der Gewichtung[324]. Ob man an Leukämie erkrankt oder nicht, ist – abgesehen von einer ungewollten Exposition gegenüber dem pathogenen Agens – der „*Lotterie des Lebens*" oder der Natur anzulasten. Aber moderne Gesellschaften bieten ihren Bürgern im Erkrankungsfall die Möglichkeit, sich dem Schicksal zu ergeben oder auf den garantierten Anspruch auf eine bestimmte öffentliche Gesundheitsversorgungsleistung zurückzugreifen. Natürlich ist eine Krankenversicherung mit Kosten verbunden und deshalb hat jedes Gesellschaftsmitglied abzuwägen, wie viel es für einen Zuwachs an Sicherheit bereit ist auszugeben, bzw. gewillt ist, in anderen Lebensbereichen, wie etwa in der Freizeitgestaltung, Einschränkungen zu akzeptieren.

Es ist nun naheliegend, für die allgemeine gesellschaftliche Akzeptanz einer Krankenversicherung, zumindest wenn diese nur die Basisversorgung abdecken soll, kein großes Problem zu sehen. Denn Güter, die für die Mehrheit der Gesellschaftsmitglieder besonders wichtig sind, und Gesundheit gehört zweifelsfrei dazu, sollten als plausible Kandidaten für die Absicherung durch einen Rechtsschutz allgemein akzeptiert sein. Doch diese anfängliche Plausibilität ist leider von nicht allzu großer Tragfähigkeit hinsichtlich der Meinungen über den Umfang der positiven Absicherungsintensität gegenüber Krankheiten. Letztlich geht es bei diesem Problem um Güterabwägungen, nämlich Gesundheit *versus* Bildung *versus* Kultur *versus* Sportprogramme und vieles mehr. Der Prozess der Abwägung wird nicht dadurch erleichtert, dass sich die Menschen der transzendentalen Natur der Gesundheit als ein alle anderen Güter erst ermöglichendes Gut bewusst werden. Denn nur die Wenigsten würden bereit sein, wirklich alles für sie irgendwie Mögliche und Praktizierbare für ihre eigene Gesunderhaltung zu tun, wenn ihnen nicht gleichzeitig oder besser bereits zuvor andere für sie ebenfalls wichtige und gute Dinge widerfahren, wie etwa eine befriedigende berufliche Tätigkeit, ein schönes Zuhause oder ein erfülltes Familienleben. Auch wenn ein akut an Krebs Erkrankter möglicherweise alle ihm zur Verfügung stehenden Ressourcen für seine Therapie nutzen würde, kann daraus nicht abgeleitet werden, dass er präventiv alle ihm zugänglichen Mittel beiseite legen und akkumulieren würde, um im Falle eines Ausbrechens von Krebs möglichst

324 Schurz, Günter: „Der Wert des menschlichen Lebens". *Ethica* 4, 1996, S. 23–45.

gut vorbereitet zu sein oder dass er seine Ressourcen vollständig dafür aufwenden würde, um mit Hilfe von präventivmedizinischen Maßnahmen, wie Vorsorgeuntersuchungen, die beginnende Pathogenese möglichst frühzeitig erkennen zu können.

Die Anerkennung von Gesundheit als transzendentales Gut ist eben auch für rational handelnde Menschen normalerweise nicht mit der Konsequenz verbunden, alle verfügbaren Ressourcen ausschließlich für die Risikominimierung hinsichtlich des Eintretens von Erkrankungen einsetzen zu wollen. Eine absolute Priorität, die auf der „Natur" der absoluten Abwägung gründen würde und für alle Gesellschaftsmitglieder zu gelten hätte, existiert nicht, sondern lediglich eine Vielzahl von individuellen Abwägungen, aus denen wahrscheinlich ebenso viele unterschiedliche Rangreihen für verschiedene Güter resultieren, wie Menschen existieren. Deshalb ist es auch wenig hilfreich, bei schwer erkrankten Personen einen Anspruch auf Hilfe unmittelbar aus der Würde des Menschen ableiten zu wollen. Gewiss ist der Wunsch dieser Menschen nach adäquater Hilfe nur zu gut zu verstehen. Aber dies bedeutet nicht, dass sie nach unparteilicher Abwägung unter dem *„Schleier des Nicht-Wissens"*, d.h. unwissend, ob sie von dieser Krankheit jemals betroffen sein werden, selbst willens wären, Mittel für die Therapie von bereits oder zukünftig Erkrankten zur Verfügung zu stellen.

Damit wird klar, warum ein Rechtsanspruch auf Gesundheitsversorgungsleistungen nicht für jede Theorie der Verteilungsgerechtigkeit eine selbstverständliche Komponente darstellt. Aufgrund der enormen Unterschiede in der Güterabwägung zwischen den Individuen wird es in jeder Gesellschaft Mitglieder geben, die die gegenwärtig realisierte und rechtlich verbindliche Regelung der Absicherung für zu weitgehend oder, im Gegenteil, für zu wenig wirksam halten. Diesen Divergenzen kann mit Rationalität auf theoretischem Pfad nicht begegnet werden. Umso dringlicher ist das Problem, wie eine Gemeinschaft mit ihnen praktisch umgehen sollte. Ist es möglicherweise sinnvoller, anstatt zwischen verschiedenen Gütern abzuwägen vielmehr innerhalb des Guts Gesundheit zu priorisieren und für die Verteilung der Gesundheitsversorgungsleistungen solche Kriterien anzuwenden, über die sich ein gesellschaftlicher Konsens (möglicherweise) erzielen lässt, wie etwa die Berücksichtigung der Eigenverantwortung?

6.2.4.2 Bewertung durch die Öffentlichkeit

Im Unterschied zu den gegenwärtigen gesundheitsökonomischen Bewertungsverfahren, die eine Differenzierung eines Krankheitszustandes als selbst- oder fremdverschuldet explizit nicht beinhalten, scheint die Bevölkerung im Allgemeinen und damit das intuitive menschliche Reaktionsmuster die Ätiologie und Pathogenese von Erkrankungen indirekt und im Hintergrund des Bewusstseins bei ihrer Bewertung und Priorisierung von Gesundheitsversorgungsleistungen zu berücksichtigen. So zeigen Untersuchungen zur Bewertung psychischer Erkrankungen, dass die Bereitschaft der Studienteilnehmer zur Zu- und Verteilung von Ressourcen für Gesundheitsversorgungsleistungen stark davon abhängig gemacht wird, ob die zu therapierenden Krankheiten vom Patienten als selbst verschuldet gelten, etwa durch extensiven Alkohol- oder Rauschgiftkonsum oder ob deren Pathogenese nicht in positive Korrelation zum Verhalten des Patienten gebracht und damit als fremdverschuldet angesehen werden kann[325]. Offensichtlich spielt bei der Frage nach der Zuteilung von Gesundheitsversorgungsleistungen der Wert der wahrgenommenen Eigenverantwortlichkeit gegenüber dem eigenen Leben bzw. der eigenen Gesundheit für die Bevölkerung eine zusätzliche zentrale Rolle. Dabei scheint die Akzeptanz für Ausgaben hinsichtlich fremdverschuldeter Erkrankungen gegenüber solchen für selbstverschuldete bedeutend ausgeprägter zu sein[326]. Diese Differenzierung in Bezug auf die Bereitschaft, Geld in Gesundheitsversorgungsleistungen zu investieren, lässt sich auch mit dem Wunsch nach sozialer Distanz zu auf psychologischem und sozialem Hintergrund basierenden Krankheiten, wie Alkoholismus und Rauschgiftsucht, aber auch bipolare Erkrankungen, in Verbindung bringen. Mit anderen Worten korreliert die individuell antizipierte hohe persönliche Eigenverantwortlichkeit für eine bestimmte Krankheit negativ mit der individuellen Bereitschaft, solidarisch Geld für entsprechende Gesundheitsversorgungsleistungen zur Verfügung zu stellen[327].

Stimmt man diesem Zusammenhang grundsätzlich zu, muss sicherlich hinterfragt werden, ob und wann eine Mittelkürzung durch eine solche individuell antizipierte persönliche Verantwortlichkeit und apparente Kausalität für die eigene Gesundheit gerechtfertigt ist. Eine vom Autor durchgeführte (nicht-repräsentative) Befragung von Mitarbeitern des Instituts für Diabetes und Adipositas am Helmholtz-Zentrum München (89 Befragte beiderlei Geschlechts von 19–45 Jahre, September-Dezember 2015) ergab folgende Rangreihe nach steigender Eigenverantwortlichkeit für die Ätiologie der Erkrankung: 1. Typische monogene Erbkrankheiten wie Bluterkrankheit, Mukoviszidose oder Chorea Huntington; 2. Bakterielle oder virale Infektionskrankheiten; 3. Krebserkrankungen der Lunge, Haut, Darm oder Leber; 4. Erkrankungen des Herz-Kreislaufsystems und Stoffwechsels wie koronare Herzerkrankungen, Diabetes Mellitus Typ II; 5. Adipositas, Rauschgiftsucht, Fettleber und Alkoholismus mit ihren jeweiligen Folgeerkrankungen. Auf den ersten Blick scheint diese „intuitive" Klassifizierung für den gesunden (und möglicherweise naturwissenschaftlich vorgebildeten) Menschenverstand plausibel und nachvollziehber zu sein.

Trotzdem lässt sie sich nicht rechtfertigen, weder über die „rationale" Definition der Eigenverantwortlichkeit als in der Kontrolle des Individuums liegend, etwa über die Beeinflussung entsprechend extrinsischer Faktoren, wie der Nahrungsaufnahme oder des Ausgesetzt-Seins gegenüber infektiösen Agenzien, noch über die Definition

---

325 Schomerus, Georg / Matschinger, Herbert / Angermeyer, Matthias C.: "Preferences of the public regarding cutbacks in expenditure for patient care". *Social Psychiatry and Psychiatric Epidemiology* 41, 2006, S. 369–377.

326 Diederich, Adele / Jones, Andrew M.: „Zur Akzeptanz von Eigenverantwortung als Posteriorisierungskriterium". *Bundesgesundheitsblatt* 53, 2010, S. 896–902.

327 Gaertner, Wulff / Schokkaert, Ernest: *Empirical social choice: Questionaire-experimental studies on distributive justice.* Cambridge University Press: Cambridge (Mass.) 2011.

der Fremdverantwortung als außerhalb der individuellen Kontrolle liegend, etwa wegen der Nicht-Beeinflussbarkeit entsprechender intrinsischer oder extrinsischer Faktoren, wie des genetischen oder sozio-kulturellen Hintergrunds. Denn gemäß dieser – durch wissenschaftliche Erkenntnisse zwar suggerierten, aber letztlich nur über den gesellschaftlichen Diskurs wirksamen und lebensfähigen Definitionen würden die beiden Extrempositionen einerseits durch monogene Erbkrankheiten als vollständig fremdverantwortet (da durch einen von den Eltern übertragenen Defekt in einem Gen verursacht) und andererseits durch Infektionskrankheiten als vollständig eigenverantwortet (da durch dem infektiösen Agens „freiwilliges Ausgesetzt-Sein" etwa infolge ungeschützten Geschlechtsverkehrs oder Reisens in durch Seuchen belastete Länder – das Wissen hierüber vorausgesetzt – verursacht) repräsentiert. Dagegen nähmen alle anderen Erkrankungen aufgrund ihrer durch unterschiedliche Anteile und Kombinationen von individuell kontrollierbaren und nicht-kontrollierbaren extrinsischen oder intrinsischen Faktoren intermediäre Positionen ein. Diese voneinander abweichenden „intuitiven" bzw. „rationalen" Rangreihen decken sich nun interessanterweise nicht mit denjenigen der für die verschiedenen Indikationen aufgebrachten Forschungsmittel und Therapiekosten in Europa und den USA für die Jahre 2008–2010: Die Gesundheitsversorgungsleistungen pro Patient nahmen von den typischen Zivilisationserkrankungen Herzkreislauf, Krebs und Stoffwechsel über Infektionskrankheiten zu monogenen Erbkrankheiten hin ab, die mit riesigem Abstand das Schlusslicht bildeten. Offensichtlich erfolgt die gesellschaftspolitische Bewertung und Rechtfertigung von Gesundheitsversorgungsleistungen gerade nicht über die Zuschreibung und Berücksichtigung von Eigenverantwortlichkeit bei der Ätiologie der Erkrankung, denn dann müsste ein substantieller Anteil der öffentlichen Gesundheitsausgaben für die Therapie von monogenen Erbkrankheiten eingesetzt werden.

Diese Interpretation erfuhr eine unabhängige Bestätigung in der indifferenten Bewertung der Eigenverantwortlichkeit von Personen durch die öffentliche Meinung, die Sportarten mit erwiesenem hohen Verletzungsrisiko ausüben, wie etwa Motorradfahren oder Klettern. Eigentlich müssten auch bei diesen, wie Georg Marckmann argumentierte, die Mittel für Gesundheitsversorgungsleistungen gekürzt werden[328 329], und tatsächlich haben einige Krankenkassen und Gesundheitspolitiker eine derartige Strategie – mit bisher geringem Erfolg – durchzusetzen versucht. Am Ende sieht sich auch die öffentliche Meinung mit dem ethisch brisanten Problem der Grenzziehung von verantwortet/selbstverschuldet *vs.* unverantwortet/fremdverschuldet konfrontiert. Dabei erscheint der Versuch der graduellen Grenzziehung willkürlich und diese selbst individuell aushandelbar zu sein, wodurch eine gesamtgesellschaftliche

---

328 Marckmann, Gerd / Siebert, Ullrich: „Prioritäten in der Gesundheitsversorgung: Was können wir aus dem ‚Oregon Health Plan' lernen?" *Deutsche Medizinische Wochenschrift* 127, 2002, S. 1601–1604.

329 Marckmann, Gerd: „Verteilungsgerechtigkeit in der Gesundheitsversorgung". In: Schulz S. / Steigleder K. / Fangerau H. / Paul N. (Hrsg.): *Geschichte, Theorie und Ethik der Medizin. Eine Einführung*. Suhrkamp: Frankfurt a.M. 2006, S. 183–208.

„objektive" Bewertung auf der Basis von gesundheitsökonomischen Bewertungsverfahren bedeutend erschwert, wenn nicht gar verhindert wird.

Unabhängig davon müsste zum einen geprüft werden, ob und inwiefern intuitive Reaktionsmuster der Öffentlichkeit im Hinblick auf die Bereitschaft zur Gewährung oder Kürzung von Gesundheitsversorgungsleistungen in die operativen gesundheitsökonomischen Bewertungsverfahren bereits Eingang gefunden haben. Zum anderen wäre zu untersuchen, inwieweit durch Gesundheitspolitiker und Gesundheitsökonomen errechnete Priorisierungslisten auf Nicht-Akzeptanz und Unverständnis in der allgemeinen Bevölkerung treffen würden. In Ergänzung oder alternativ zu derartigen möglicherweise wissenschaftlich begründbaren oder auch nur pseudowissenschaftlich plausiblen professionellen Prioritätssetzungen gilt es zu verhandeln, ob und inwiefern intuitive Bewertungen auf der Basis des gesunden Menschenverstands oder „Bauchgefühls" der Öffentlichkeit überhaupt in Entscheidungen über Leistungsbegrenzungen und in die Zuteilungsdebatte über Gesundheitsleistungen einfließen sollten, ohne sich des Vorwurfs der plebiszitären Willkür, des Zeitgeists und des Opportunismus auszusetzen.

6.3 Möglichkeiten einer Verknüpfung zwischen Eigenverantwortung und gesundheitsbezogenem Lebensstil

Die Kopplung des gesundheitsbezogenen Lebensstils an die Eigenverantwortung kann prinzipiell über Kostenbeteiligungen, d.h. Zuzahlung zu und Erstattung von Behandlungskosten[330] oder über (befristete oder zeitlich unbefristete) Leistungsbeschränkung bis hin zur Vorenthaltung von therapeutischen Maßnahmen[331] erfolgen. Die Klassifizierung von Kostenbeteiligungen wiederum kann generell danach erfolgen, ob diese bereits bei (Nicht-)Umsetzung des gesundheitsrelevanten Verhaltens oder erst beim Eintreten der daraus resultierenden (negativen) bzw. positiven Konsequenzen wirksam werden. Beispiele für die erste Kategorie stellen Lenkungssteuern dar, wie etwa die Fettsteuer, oder Subventionen, wie etwa die monetäre Unterstützung von Sportvereinen oder von Produzenten von ökologisch produzierten fettarmen Nahrungsmitteln. Mit Hilfe solcher Lenkungssteuern und dem durch sie erzeugten monetären „Druck" auf die Besteuerten wird versucht, das Verhalten (von wenigstens einem Teil) der Bevölkerung in Richtung gesundheitsfördernd auf ein von wissenschaftlichen Befunden gestütztes Maß zu lenken, etwa durch verminderten oder erhöhten Konsum eines ungesunden bzw. gesunden Nahrungsmittels. Häufig wird versucht, diese Verhaltensbeeinflussung der Besteuerten durch Anpassung der relativen Preise zu erreichen. In dieser Hinsicht müsste gegen die in

330 Alber, Katrin / Kliemt, Hartmut / Nagel, Eckhard: „Selbstverantwortung als Kriterium kaum operationalisierbar". *Deutsches Ärzteblatt* 106, 2009, S. A1361-A1363.

331 Feiring, Eli: "Lifestyle, responsibility and justice". *Journal of Medical Ethics* 34, 2008, S. 33–36.

vielen Ländern, so auch in Deutschland üblichen zu niedrigen Preise für ungesunde fettreiche Nahrungsmittel und gleichzeitig gegen die zu hohen Preise für gesunde hochwertige angegangen werden[332].

Oftmals wird jedoch der (staatliche) Versuch, auf die Ernährungsgewohnheiten seiner Bürger gesundheitsfördernd einwirken zu wollen, als paternalistische Einflussnahme auf die Freiheit des konsumierenden Individuums aufgefasst. Dies betrifft etwa die in jüngerer Zeit in verschiedenen europäischen Ländern auf ungesunde Lebensmittel und deren Inhaltsstoffe erhobenen Sondersteuern[333], wie die sogenannte „Fettsteuer" in Dänemark und Ungarn für Nahrungsmittel mit einem besonders hohen Gehalt an gesättigten Lipiden[334]. Ilse Aigner, Bundesministerin für Ernährung, Landwirtschaft und Verbraucherschutz[335] lehnt deren Einführung in Deutschland mit der entsprechenden Argumentation ab: *„Ich will den Menschen nicht vorschreiben, was sie essen sollen.....In Wirklichkeit geht es bei solchen Strafsteuern nicht darum, dass die Menschen schlanker werden, sondern dass die Staatskasse voller wird."* Demnach sei die „Fettsteuer" in eine Reihe mit der Kraftfahrzeug-, Alkohol-, Tabak- und Mineralölsteuer zu stellen, mit deren Hilfe der Staat seine Bürger über Gebühr belaste und ihnen obendrein noch den Spaß verderbe. Allerdings wird diese Kritik in anderen Ländern und Organisationen nicht geteilt. So sprach der Sonderbeauftragte für das Recht auf Nahrungsmittel Olivier de Schutter im Jahr 2011 eine Empfehlung für den Typ der „Fettsteuer" aus: *„The introduction of food taxes and subsidies to promote a healthy diet constitutes a cost-effective and low-cost population-wide intervention that can have a significant impact."*[336]

Hinsichtlich der zweiten Kategorie der Konsequenzen-bezogenen Kostenbeteiligungen wäre die direkte Abhängigkeit der Steuerhöhe vom BMI oder von der körperlichen Fitness des betroffenen Besteuerten denkbar. In diesem Sinn wird in Japan bereits seit längerem eine Strafzahlung gegen Gemeinden oder Firmen verhängt, falls es deren Bewohnern bzw. Mitarbeitern nicht gelungen ist, vorher vereinbarte Kriterien für die Reduktion ihres BMI oder Bauchumfangs in einem bestimmten Zeitraum zu erfüllen[337]. Doch erfordert eine Verknüpfung von Eigenverantwortung und gesundheitsbezogenem Lebensstil nicht nur gesellschaftspolitische Instrumente, die bei ungesundem Lebensstil adäquate Verhaltensänderungen bei den betroffenen Individuen auslösen können oder diese monetär bestrafen. Auch

---

332 Alemanno, Alberto / Carreno, Ignacio: "Fat taxes in the EU between fiscal austerity and the fight against obesity". *European Journal of Risk Regulation* 4, 2011.

333 Alemanno / Carreno 2011, S. 571–576.

334 Holt, Ed: "Hungary to introduce broad range of fat taxes". *The Lancet* 378, 2011, S. 755.

335 Aigner, Ilse: „Ich will den Menschen nicht vorschreiben, was sie essen sollen". Interview in der BILD-Zeitung vom 16.01.2012. Homepage des Bundesministeriums für Ernährung, Landwirtschaft und Verbraucherschutz 2012.

336 De Schutter, Olivier: UN-General Assembly: Report submitted by the special rapporteur on the right to food (A/HRC/19/59) vom 26.12.2011. Homepage 2011.

337 Alemanno / Carreno 2011.

die Gesellschaft und der Staat tragen Verantwortung, indem diese Institutionen das einen gesundheitsbezogenen Lebensstil fördernde Lebensumfeld zu schaffen, zu garantieren und kontinuierlich zu verbessern haben, etwa in Gestalt von medizinischen Informationen zu den Spätfolgen von Adipositas, von Regeln und Einschränkungen für die Bewerbung von ungesunden Nahrungsmitteln, von Subventionen oder Abgaben für gesunde bzw. ungesunde Nahrungsmittel oder von Subventionen für öffentliche Sportprogramme[338].

6.4 Gründe für die Berücksichtigung von Eigenverantwortlichkeit bei der Verteilung von Gesundheitsversorgungsleistungen

Für die meisten Theorien der sozialen Gerechtigkeit steht das Problem der gerechten (Um-)Verteilung von den Ergebnissen des persönlichen Wohlstands und Einkommens im Mittelpunkt des Interesses. Im Unterschied hierzu betonen die Gerechtigkeitstheorien von John Rawls[339] und Ronald Dworkin[340] die Notwendigkeit einer Berücksichtigung des Zustandekommens der Ergebnisse. Diese wie auch alle davon abgeleiteten und auch auf das Gesundheitsversorgungssystem übertragenen Konzepte müssten konsequenterweise unverschuldete Nachteile bzw. unverdiente Vorteile von verschuldeten Nachteilen bzw. verdienten Vorteilen unterscheiden und damit als notwendige Voraussetzung eine Grenze zwischen dem Unverantworteten und dem Verantworteten ziehen[341]. Die erforderliche Grenzziehung ist zuerst in Dworkins *Theorie der Ressourcengleichheit* oder „equality of resources[342]" vollzogen worden. Demnach hätten die Individuen solche Konsequenzen auf sich zu nehmen, die durch ihre offenbar freien Entscheidungen über bestimmte mit Risiko verbundene Handlungen oder Verhaltensweisen, wie den gesundheitsbezogenen Lebensstil, verursacht worden sind oder dem sog. „Option Luck" geschuldet sind. Im Gegensatz hierzu sollten Ungleichheiten in Ressourcen, deren Ursprung in der biologischen und sozio-kulturellen „*Lotterie des Lebens*" zu verorten und deshalb als Ergebnis von sog. „Brute Luck" zu interpretieren seien[343], von der Gesellschaft kompensiert werden. Unter den hierbei relevanten Ressourcen sind es vor allem

338 Olsen, Jan A.: *Principles in health economics and policy.* Oxford University Press: Oxford 2009.

339 Rawls 1971.

340 Dworkin, Ronald: "What is equality? Part 2": Equality of resources: *Philosophy and Public Affairs* 10, 1981, S. 283–345.

341 Hübner, Dietmar: *Die Bilder der Gerechtigkeit: Zur Metaphorik des Verteilens.* Mentis: Paderborn 2009.

342 Dworkin 1981.

343 Buyx, Alena M.: „Eigenverantwortung als Verteilungskriterium im Gesundheitswesen: Theoretische Grundlagen und praktische Umsetzung". *Ethik in der Medizin* 17, 2005, S. 269–283.

intrinsische Faktoren, wie etwa eine genetische Prädisposition für Adipositas oder ein bestimmtes sozio-kulturelles Umfeld, welches bereits während der Kindheit das Ernährungsverhalten des Betroffenen ungünstig geprägt haben könnte. Zur besseren Argumentation wurde eine Klassifizierung in eine rückwärts oder vorwärts gerichtete Bewertung der Eigenverantwortlichkeit vorgeschlagen[344].

6.4.1 Die rückwärts gerichtete oder retrospektive Bewertung durch den liberalen Egalitarismus

Bei der retrospektiven Bewertung von Fairness-Argumenten für eine Berücksichtigung von Eigenverantwortung bei der Gesundheitsversorgung wird das bisherige gesundheitsbezogene Verhalten des Individuums entlang seiner Lebensgeschichte bei der solidarischen Verteilung von Kosten auf das Gesundheitssystem und Leistungen für den Betroffenen miteinbezogen. Dabei ist von entscheidender Bedeutung, inwieweit der gesundheitsbezogene Lebensstil des Betroffenen selbst zur Pathogenese der Erkrankung und zum Ausmaß der erforderlichen therapeutischen Maßnahmen beigetragen hat. Sodann ist zu klären, in welchem Umfang der erkannte individuelle Beitrag letztlich bei der Anwendung der entsprechenden Instrumente zur Berücksichtigung der Eigenverantwortung Eingang finden soll[345]. Über diese Kopplung des Beitrags des Individuums und die Konsequenz für das Individuum muss vor Anwendung gesellschaftlicher Konsens erreicht werden (**Abb. 9**).

Abb. 9: Die retrospektive Bewertung der Eigenverantwortlichkeit bei der Gesundheitsversorgung durch den liberalen Egalitarismus.

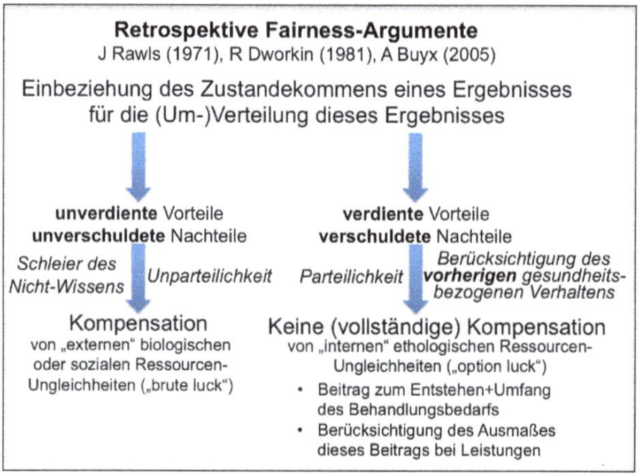

344 Cappelen, Alexander W. / Norheim, Ole F.: "Responsibility in health care: a liberal egalitarian approach". *Journal of Medical Ethics* 31, 2005, S. 476–480.

345 Olsen 2011.

Ziel eines gerechten Gesundheitsversorgungssystems wäre demnach, in einem ersten Schritt eine Gleichverteilung oder Kompensation der relevanten Ressourcen herzustellen, so dass dadurch jedes Individuum die gleiche Freiheit in der Nutzung dieser Ressourcen erlangt und – das ist der Kern des Liberalismus-Arguments – aber dann auch in einem zweiten Schritt für die adäquate Nutzung der Ressourcen verantwortlich gemacht werden kann. In diese Zuschreibung von Verantwortlichkeit ist also der liberale Gedanke eingebettet, dass sich die Freiheit der Bürger insbesondere in der Verantwortungsübernahme für das eigene Verhalten manifestiert. Die Vorbedingung der Gleichverteilung oder Kompensation von Ressourcen setzt allerdings voraus, dass ihre Ungleichverteilung gemessen werden kann und für ihre Kompensation geeignete Mittel und Methoden zur Verfügung stehen. Das sind durchaus heikle Voraussetzungen, denn wie sollen etwa die relativen Unterschiede in der genetischen Prädisposition für Übergewicht und Adipositas, die auf unzählige unterschiedliche Genkombinationen in den betroffenen Individuen zurückzuführen sind, untereinander „abgerechnet" werden und wie sollen die genetischen und sozio-kulturellen Einflussfaktoren gegeneinander in Beziehung gesetzt und abgewogen werden? Wenig dienlich wäre es wohl, an dieser Stelle auf pseudowissenschaftliche Prozentsätze für die intrinsischen und extrinsischen Effektgrößen zurückzugreifen, ähnlich der klassischen „Nature-Nurture-Debatte" für Intelligenz oder Zivilisationskrankheiten (s.o.).

Als Konsequenz wurde in einigen Gerechtigkeitstheorien vorgeschlagen, als Vorbedingung des Auszugleichenden für die Berücksichtigung der Eigenverantwortung nicht den Ausgleich der Ressourcen anzustreben, sondern Chancengleichheit für Wohlfahrt[346], gleiche Zugangsmöglichkeiten zu Vorteilen[347] oder Gleichheit in den Fähigkeiten[348]. Insgesamt gesehen beruhen diese Ansätze, die mittlerweile auch vermehrt in der Gesundheitsökonomik diskutiert werden[349], auf dem Konzept der Chancengleichheit und nehmen damit eine Mittelstellung zwischen den Extrempositionen der Ergebnis- und der Ressourcengleichheit ein[350]. Dabei ist ihnen gemeinsam, dass nur Ungleichheiten, die dem Unverantworteten zuzurechnen sind, durch die Gesellschaft so weit wie möglich kompensiert werden sollen. Doch stößt man hier erneut auf die Schwierigkeit der Grenzziehung. Häufig trifft man auf die Position, dass Ungleichheiten, die nicht durch vom Individuum zu kontrollierende Einflussfaktoren verursacht werden, wie etwa die Ergebnisse der natürlichen und sozialen Lotterie, also angeborene (ungünstige) Merkmale und frühkindlich durch sozio-kulturelle Einflüsse erworbene (negative) Eigenschaften, beseitigt werden sollen. Im Gegensatz hierzu sollen diejenigen Ungleichheiten unangetastet bleiben, deren

346 Arneson, Richard J.: "Equality and equal opportunity of welfare". *Philosophical Studies* 56, 1989, S. 159–194.
347 Cohen, Gerald A.: "On the currency of egalitarian justice". Ethics 99, 1989, S. 906–944.
348 Sen, Amartya K.: *Inequality reexamined.* Oxford University Press: Oxford 1992.
349 Dias, Pedro R. / Jones, Andrew M.: "Giving equality of opportunity a fair innings". *Health Economics* 16, 2007, S. 109–112.
350 Fleurbaey, Marc: "Equality and responsibility". *European Economic Review* 39, 1995, S. 683–689.

zugrundeliegende Einflussfaktoren vom Individuum kontrolliert werden können[351]. Damit wird das Problem aber nur zur Frage verlagert, welche Einflussfaktoren eine Person uneingeschränkt kontrollieren kann. Dabei kommt der freiwilligen, bewussten und informierten Entscheidung eine zentrale Bedeutung zu[352]. Aber auch der Umfang der Kontrolle durch die betroffene Person ist in die Bewertung einzubeziehen. Für die zu differenzierenden Faktoren, die den Gesundheitszustand eines Individuums entscheidend beeinflussen, werden die Extrempositionen durch die genetischen Prädispositionen und Merkmale einerseits und durch den gesundheitsbezogenen Lebensstil andererseits eingenommen. Seine Wahl, wie etwa ungesunde Ernährung und Bewegungsmangel, gilt dabei als Manifestation individueller Präferenzen, wobei durchaus über den Grad des freiwilligen und bewussten Handelns kontrovers diskutiert wurde und wird. Auch deshalb ist die Grenzziehung zwischen den wohl unstrittig durch das Individuum nicht kontrollierbaren genetischen Eigenschaften und dem individuell steuerbaren gesundheitsbezogenen Lebensstil ein bis heute nicht befriedigend gelöstes Problem.

Nach Festlegung dieser Grenze muss die Gesellschaft eine Entscheidung über die Behandlung der dadurch voneinander getrennten Verantwortungsbereiche treffen. Gemäß der Theorie des liberalen Egalitarismus ist für den Bereich des Unverantworteten das Gleichheitsprinzip anzuwenden, wodurch das betroffene Individuum eine möglichst vollständige Kompensation bis hin zur Nivellierung des ungerechten und gesundheitlich nachteiligen Unterschiedes durch die Gesellschaft oder die Gemeinschaft der Versicherten erfahren muss. Für den Bereich des Verantworteten gilt hingegen das liberale Verantwortlichkeitsprinzip, nach dem der resultierende (nur scheinbar) ungerechte und gesundheitlich nachteilige Unterschied nicht verändert werden darf und damit die Verteilung des Guts Gesundheit zwischen dem Betroffenen und anderen Gesellschaftsmitgliedern unangetastet bleiben muss.

Der liberale Egalitarismus kann aber um das Solidaritätsprinzip erweitert werden, indem eine pluralistische und liberale Gesellschaft auf ein Zusammengehörigkeitsgefühl setzt oder setzen sollte[353]. Voraussetzung hierfür ist, dass in der Gesellschaft weitgehende Übereinstimmung darüber herrscht, (i) was ein „gutes Leben" ausmacht und (ii) welche für seine Realisierung notwendigen gemeinsamen Institutionen akzeptiert werden sollen. Damit rückt ein Für- und Miteinander in den Mittelpunkt, aber auch eine Reziprozität der Verpflichtungen der einzelnen Gesellschaftsmitglieder gegenüber der Solidargemeinschaft. Darunter ist auch das Abwenden von Schaden für das Gesundheitsversorgungssystem selbst zu verstehen. Indem das Individuum verantwortlich mit seiner eigenen Gesundheit umgeht, schont es die Ressourcen des Gesundheitsversorgungssystems, die dadurch anderen Mitgliedern zur Verfügung

351 Cappelen / Norheim 2005.

352 Olsen 2011.

353 Buyx, Alena M.: "Personal responsibility for health as a rationing criterion: why we don't like it and why may be we should". *Journal of Medical Ethics* 31, 2008, S. 476–480.

stehen. Doch auch hier scheint in der Praxis wieder eine Grenzziehung nötig zu werden, um den Umfang des zu fordernden verantwortungsbewussten Verhaltens realistisch zu begrenzen und von überhöhten Idealvorstellungen abzugrenzen.

6.4.2 Die vorwärts gerichtete Bewertung

Während die Fairness-Begründungen für Eigenverantwortlichkeit im Gesundheitsversorgungssystem auf retrospektiven Argumenten basieren, gibt es eine Reihe von vorwärts gerichteten zukunftsbezogenen Priorisierungskriterien (**Abb. 10**), wie etwa die Konsequenzen für den Betroffenen im Falle einer Nicht-Behandlung, die nachgewiesene Wirksamkeit der verschiedenen Therapieformen, stringente Kosten-Nutzen-Analysen und die Perspektive auf positive Veränderungen im gesundheitsbezogenen Lebensstil des Betroffenen[354].

Abb. 10: Die vorwärts gerichtete Bewertung für Eigenverantwortlichkeit bei der Gesundheitsversorgung durch den liberalen Egalitarismus.

Vorwärtsgerichtete (Zukunfts- und Alternativen-bezogene) Argumente

- Konsequenzen im Falle der Nicht-Behandlung
- Kosten-Nutzen (Wirksamkeits)-Bewertung der Behandlung
- Alter

- Anreiz zur Änderung des zukünftigen gesundheitsbezogenen Lebensstils

Individueller
- Direkte Regulation – Verbote
- Leistungsbeschränkungen (unbefristet, befristet)
- Kostenbeteiligungen (Zuzahlungen, partielle bis komplette Eigenleistungen)
- **Lenkungssteuern (z.B. Fettsteuer)**, Subventionen (z.B. Sportclub)
- Strafsteuer (Japan: BMI Mitarbeiter einer Firma, Einwohner einer Gemeinde)

Staatlicher
- Aufklärung
- Verbesserung der Lebensumstände

Vorwärts gerichtete Anreizargumente können grundsätzlich aber auch für die Berücksichtigung von Eigenverantwortlichkeit eingesetzt werden, etwa um eine Änderung im zukünftigen gesundheitsbezogenen Verhalten zu stimulieren und den Bürgern durch (positive oder negative) Anreize, aber auch durch umfassende Information erweiterte Möglichkeiten zur Verbesserung ihrer eigenen Gesundheit zur Verfügung zu stellen. Es existieren zahlreiche Instrumente, um das individuelle Verhalten direkt (etwa über Verbote) oder indirekt (etwa über die Aussicht, eine erforderliche Behandlung überhaupt nicht oder erst später zu erhalten oder über höhere Zuzahlungen

354 Cappelen / Norheim 2005 and 2006.

zu einer Behandlung) zu beeinflussen. Dabei ist in jedem Fall Voraussetzung, dass die Betroffenen vorausschauend handeln, und gerade dies trifft häufig nicht zu. So benötigen adipöse Patienten häufig psychologische Unterstützung, um ihr gesundheitsbezogenes Verhalten, etwa über Diäten oder Sportprogramme, dauerhaft – wie eigentlich gewünscht – zu ändern[355]. Auch der staatlichen Steuerung von Preisen, etwa von Nahrungsmitteln, kommt hierbei eine wichtige Aufgabe zu, ohne dass diese mit paternalistischen Argumenten begründet werden muss[356] und dadurch bei den Gesellschaftsmitgliedern zu prinzipiellen Vorbehalten Anlass geben könnte. Monetäre Anreize, wie Steuern und Subventionen stellen dann sinnvolle Instrumente dar, falls ausreichende Informationen hinsichtlich möglicher Ausweich- und Nachfragereaktionen der Betroffenen vorliegen. Studien mit adipösen Patienten zeigten, dass diese ihre Essgewohnheiten auf Preiserhöhungen durch Steuern hin weniger ausgeprägt verändern als normal-gewichtige Personen[357]. Damit würden sich zwar wahrscheinlich neue Fälle von Adipositas verhindern, aber kaum das Ernährungsverhalten von bereits adipösen Patienten positiv beeinflussen lassen. Dagegen könnten finanzielle Beiträge zu Maßnahmen der Gesundheitsförderung, wie Besuche im Fitnessstudio oder der Beitritt zu einem Sportverein, zu einer längerfristigen Veränderung des gesundheitsbezogenen Verhaltens in die gewünschte Richtung führen, vor allem bei Personen, die vorher kaum Sport getrieben haben[358]. Überraschenderweise hielt dieser positive Effekt an, selbst als die Zahlungen später eingestellt wurden. Als weitere und vielleicht letzte Instrumente der vorwärts gerichteten Perspektive sind mehr oder weniger ausgeprägte Zuzahlungen zur Therapie und Behandlungsausschlüsse anzusehen, etwa falls Anweisungen für eine moderat kalorienreduzierte Ernährung nicht eingehalten wurden oder eine vor einer Magen-Bypass-Operation als notwendig erachtete Gewichtsreduktion nicht zustande kam.

6.5 Gründe für die Ablehnung von Eigenverantwortlichkeit bei der Verteilung von Gesundheitsversorgungsleistungen

Es wird häufig argumentiert (**Abb. 11**), dass es sowohl für die betroffenen als auch für die behandelnden Personen eine inakzeptable Situation darstelle, einem Patienten allein auf der Basis eines „falsch“ gewählten gesundheitsbezogenen Verhaltens, welches für die gegenwärtige Behandlungsbedürftigkeit als ursächlich verantwortlich angesehen werde (wofür aber ein von den Experten akzeptierter klinischer Nachweis häufig fehle), die erforderlichen therapeutischen Maßnahmen vorzuenthalten[359].

---

355 Feiring 2008.
356 Thaler / Sunstein 2003.
357 Alemanno / Carreno 2011.
358 Charness / Gneezy 2009.
359 Anderson, Elizabeth S.: “What is the point of equality?” *Ethics* 109, 1999, S. 287–337.

6.5.1 Menschlichkeit

Gemäß einer weit verbreiteten Sehweise müssten dagegen gleiche durch Krankheit bedingte Einschränkungen vielmehr auch gleich behandelt werden – ohne Berücksichtigung ihrer (nachgewiesenen oder vermeintlichen) Ursache[360]. Gemäß liberalegalitärer Argumentation ist jedoch der Vorwurf der Ungleichbehandlung nicht gerechtfertigt, da ja auf gleiche individuell zu verantwortende Entscheidungen die gleiche Reaktion erfolge, während durch unverantwortete Faktoren verursachte Ungleichheiten kompensiert würden[361]. Setze man weiterhin bereits bei der Entscheidung der Betroffenen selbst an, etwa durch Steuerung des Konsums fettreicher Nahrung mit Hilfe einer „Fettsteuer", und nicht erst bei den Konsequenzen der Entscheidung für die Patienten, so könnte ihre Therapie auch weiterhin unabhängig von den Ursachen der Erkrankung erfolgen[362]. Ferner erscheint es fast selbstverständlich, dass im Falle der Berücksichtigung von Eigenverantwortlichkeit andere Kriterien wie Dringlichkeit und Notwendigkeit flankierend anzuwenden sind, um eventuell resultierende „Härtefälle" abzufedern[363] [364].

Abb. 11: Gründe für die Ablehnung von Eigenverantwortlichkeit bei der Gesundheitsversorgung – I.

Humanitärer Einwand
➔gleiche Gesundheitseinschränkung gleich behandeln unabhängig von der Entstehung

Liberaler Einwand
➔außerordentliche Bedeutung von Gesundheit:
Voraussetzung für die Wahrnehmung grundlegender (Menschen-)Rechte

Paternalismus („healthism")
➔Staat als vollständig informierter und wohlmeinender „Gesundheitsplaner"
➔Individuum kein souveräner Konsument in Sachen „Adipositas"
➔libertarian/soft paternalism: bei mangelnder Willensstärke / Information
> Staat verbessert Rahmenbedingungen für individuelle Entscheidungen
> Preisbeeinflussung durch Steuern und Subventionen (gesundes *vs.* ungesundes Essen)
> kein Vorenthalten, da (ungesunde) Alternativen weiterhin verfügbar
> indirekte Verhaltensbeeinflussung

360 Wikler, Daniel: "Personal and social responsibility for health". In: Anand S. / Peter F. / Sen A.K. (Hrsg.): *Public health, ethics, and equity.* Oxford University Press: Oxford 2004.

361 Vincent, Nicole A.: "What do you mean I should take responsibility for my own ill health?" *Journal of Applied Ethics and Philosophy* 1, 2009, S. 39–51.

362 Cappelen / Norheim 2005.

363 Buyx 2005.

364 Cappelen / Norheim 2006.

6.5.2 Liberalität

Das vollständige Vorenthalten von therapeutischen Maßnahmen, auch wenn dieses aufgrund von selbstverantwortetem Fehlverhalten des Patienten begründbar wäre, kann mit drastischen Folgen für den Patienten verbunden sein, etwa mit eingeschränkten Möglichkeiten der Wahrnehmung grundlegender Rechte oder der Chancengleichheit, und erscheint deshalb für viele liberal Denkende als kaum tolerierbar[365]. Auch dieses Argument kann mit der vorwärts gerichteten Strategie, die gerade nicht die Konsequenzen aus Fehlverhalten, sondern nur die vorherigen individuellen Entscheidungen, etwa durch individuelle Konsumbeeinflussung, einbezieht und keine Auswirkungen auf die tatsächlichen therapeutischen Maßnahmen ableitet, entkräftet werden[366]. Umgekehrt könnte überspitzt gefragt werden, ob angesichts chronischer und systemimmanenter Ressourcenknappheit in der Gesundheitsversorgung eine selbst zu verantwortende therapeutische Bedürftigkeit durch weitere Verschärfung der Ressourcenknappheit nicht die Möglichkeiten von anderen Patienten einschränkt, die ihre Ansprüche aus einer von unverantworteten Faktoren verursachten Bedürftigkeit ableiten.

6.5.3 Vorwurf des Paternalismus

Als Paternalismus oder „healthism“ werden vielfach direkte oder indirekte Eingriffe des Staates gebrandmarkt, die den Bürgern einen bestimmten gesundheitsbezogenen Lebensstil nahelegen oder gar vorschreiben[367] [368]. Es ist aber fraglich, ob der Staat als wohlmeinender und vollständig informierter Stratege für die Gesundheit seiner Bürger agieren könne. Möglicherweise ist das Individuum als souveräner Konsument besser in der Lage zu beurteilen, was ihm gut tut, als der Staat. Doch trifft dies wirklich zu, etwa im Fall von Zivilisationskrankheiten wie Adipositas? Wenn gemäß aktueller Befragungen und Statistiken 95% aller begonnenen Diäten und Sportprogramme erfolglos abgebrochen werden, dann mögen die Betroffenen zwar den Wunsch nach einem Erfolg hegen. Sie scheinen aber kaum über die hierfür erforderliche Willensstärke zu verfügen, um wirklich in ihrem eigenen Interesse handeln und ihr gesundheitliches Ziel ohne „sanften Druck von außen“ erreichen zu können. In diesem Sinn könnte ein Eingreifen des Staates im Rahmen des liberalen oder „weichen“ Paternalismus gerechtfertigt werden, wenn durch die dadurch bedingte Verhaltensänderung der Bürger deren Gesundheitszustand (wesentlich) verbessert werden kann[369] [370]. Als „liberal“ oder „soft“ werden die folgenden staatlichen Eingriffsmöglichkeiten angesehen. (i) Verbesserung der Rahmenbedingungen für

365 Daniels 1985.
366 Cappelen / Norheim 2005.
367 Olsen 2009.
368 Olsen 2011.
369 Thaler / Sunstein / Cass 2003.
370 Holm, Soren: “Obesity interventions and ethics”. *Obesity Reviews* 8 (Suppl. 1), 2007, S. 207–210.

individuelle Entscheidungen, etwa durch Bereitstellung und Aufbereitung adäquater Informationen, besonders dann, wenn Individuen offenbar aufgrund unvollständiger Kenntnisse – unbewusst – gegen ihre eigenen Interessen handeln und (ii) indirekte Implementierung von Verhaltensstandards über Preisbeeinflussung durch Steuern und Subventionen, etwa resultierend in der Verbilligung von gesunden und Verteuerung von ungesunden Nahrungsmitteln. Als „liberal" oder „soft" an diesem Paternalismus gilt auch, dass grundsätzlich „falsche" individuelle Entscheidungen weiterhin möglich sind, da sämtliche „ungesunde" Alternativen weiterhin verfügbar bleiben und den Bürgern nicht vorenthalten werden. Natürlich ist die Grenze zwischen dem „harten" und „weichen" oder „liberalen" Paternalismus fließend und muss laufend hinsichtlich der Tiefe und des Umfangs der staatlichen Eingriffe neu definiert werden.

6.5.4 Fairness

Zivilisationserkrankungen wie Adipositas werden gemäß der allgemein akzeptierten wissenschaftlichen Kriterien sowohl von verantworteten wie auch unverantworteten Risikofaktoren verursacht. Dadurch können bei Personen, gleiche Entscheidungen, die sie etwa über ihr Ernährungs- und Bewegungsverhalten getroffen haben, aufgrund unterschiedlicher und durch sie nicht kontrollierbarer intrinsischer oder extrinsischer Faktoren, wie die genetische Prädisposition oder Umweltgifte, zu äußerst unterschiedlichen Konsequenzen, also etwa zu Adipositas oder Normalgewicht führen. Wird nun ausschließlich der apparente Zusammenhang zwischen gesundheitsbezogenem ungesunden Lebensstil und Adipositas herangezogen, um daraus das Recht auf Behandlungsvorbehalt oder Zuzahlungen abzuleiten, würde ein Teil der Betroffenen möglicherweise für zu viel verantwortlich gemacht. Diese Argumentation wäre natürlich bei einer vorwärts gerichteten auf die Beeinflussung des gesundheitsbezogenen Lebensstils zielenden Strategie hinfällig. Auch bei Anwendung einer retrospektiven Strategie ließe sich die Kritik mangelnder Fairness abschwächen. Denn unter der realistischen Voraussetzung, dass sich die ungleiche (und ungerechte) Verteilung der Natur hinsichtlich der genetischen Prädisposition für Adipositas in der Zukunft durch diagnostische molekulargenetische Tests oder bereits gegenwärtig durch die Selbsterfahrung rechtzeitig feststellen lässt, reicht ein verantwortetes, mit erhöhtem Adipositas-Risiko verbundenes gesundheitsbezogenes Verhalten aus, um den dann tatsächlich adipösen Patienten über Zuzahlungen oder eine Steuer zumindest für die zu erwartenden höheren Therapiekosten aufgrund seines Fehlverhaltens – auf einer rationalen und fairen Entscheidungsgrundlage – zu belangen. Bei entsprechendem Kenntnisstand der Betroffenen über ihr – (zugegebenermaßen) unverantwortetes – erhöhtes Risiko für eine Erkrankung, wie etwa bei einer genetischen Prädisposition für Adipositas, ist die Berücksichtigung der Möglichkeit zur freien und bewussten Entscheidung nicht als unfair zu verurteilen[371].

371 Grossarth, Jan: „Fett- und Zuckersteuer: Die süße Verführung". In: FAZ.NET vom 19.03.2012, Homepage der *Frankfurter Allgemeinen Zeitung* 2012.

6.5.5 Vorwurf der Voreingenommenheit

Wie bereits mehrfach angesprochen, ist die Bestimmung der von den Individuen kontrollierbaren intrinsischen und extrinsischen Risikofaktoren wissenschaftlich durchaus schwierig und kann von meritokratischen Ansprüchen[372] oder platten Vorurteilen[373] durchsetzt sein. Dies kann zu einer vorschnellen und zu umfangreichen Zuweisung von Verantwortlichkeit für eine bestimmte Erkrankung bei bestimmten Patienten führen, vor allem auch weil Meinungsbildner in der Bevölkerung oft nicht frei von unterschwelligen Motiven und Unterstellungen sind[374]. So werden in Befragungen häufig Zuzahlungen zu Behandlungen von selbstverschuldeten Erkrankungen gefordert, die die tatsächlichen Behandlungskosten übersteigen sollen und somit ein Bestrafungselement aufweisen[375]. Es ist nicht davon auszugehen, dass sich das Problem der Nicht-Neutralität wissenschaftlich durch erhöhte Genauigkeit und Zuverlässigkeit der Prädiktion von intrinsischen Risikofaktoren über Gendiagnostik und Biomarkeranalytik in der Zukunft beheben lassen wird.

6.5.6 Gefahr der doppelten Bestrafung

Selbst wenn extrinsische Faktoren, die den gesundheitsbezogenen Lebensstil mit beeinflussen, teilweise von den Individuen selbst kontrolliert werden können, wie etwa Bildung und Einkommen, so könnte man bei Personen, die zu wenig über diese Ressourcen verfügen, im Falle einer „Posteriorisierung" von einer doppelten Bestrafung sprechen[376] (**Abb. 10**). Die Eliminierung von Ungleichheiten aufgrund der sozialen „*Lotterie des Lebens*" wird auch von liberalen Egalitaristen gefordert. Und in der Tat könnte eine Lenkungssteuer wie die Fettsteuer auf eine doppelte Bestrafung hinauslaufen, da ärmere Bevölkerungsschichten gezwungen sind, preiswertere und damit aber oftmals ungesündere Lebensmittel zu kaufen. Zum einen seien sie einem erhöhten Risiko, etwa für Adipositas, ausgesetzt, zum anderen würden sie mit der Einführung einer Fettsteuer dann erneut (finanziell) belastet werden. Allerdings zeigten empirische Studien, dass einkommensschwache Haushalte für viele Produkte bei Preiserhöhung oftmals preiselastisch agieren oder auf andere ebenfalls günstige und ungesunde Lebensmittel ausweichen[377]. Dennoch erscheint es sinnvoll, den (einkommensschwachen) Konsumenten durch eine geschickte Kombination von Steuern auf ungesunde Nahrungsmittel und Subventionen für die gesunden Nahrungsmittel das Umschwenken auf einen gesunden Lebensstil zu

---

372 Hübner 2009.
373 Wikler 2004.
374 Martin, Mike W.: "Responsibility for health and blaming victims". *Journal of Medical Humanities* 22, 2001, S. 95–114.
375 Schokkaert, Erik / Devooght, Kurt: "Responsibility-fair compensation in different cultures". *Social choice and welfare* 21, 2003, S. 207–242.
376 Alber / Kliemt / Nagel 2009.
377 Alemanno / Carreno 2011.

erleichtern. Allerdings erfordert die Einführung gesunder Nahrungsmittel genaue Informationen im Hinblick auf mögliche Nachfrageelastizitäten und Substitutionsbeziehungen für bestimmte Bevölkerungsgruppen.

Abb. 12: Gründe für die Ablehnung von Eigenverantwortlichkeit bei der Gesundheitsversorgung – II.

Kausalitäts-Einwand
→Zusammenhang zwischen gesundheitsbezogenem Verhalten und Erkrankung oft schwierig zu erkennen und zu bewerten)

Fairness-Einwand
→bei gleicher Entscheidung unterschiedliche Konsequenz (z.B. gleiche Kalorienaufnahme führt zu unterschiedlichem BMI (genetische Disposition)
→wissenschaftlich-quantitativ kaum zu fassen, abhängig vom state-of-the-art knowledge
→Bestimmung der (Risiko-)Faktoren, die unter „vollständiger" Kontrolle / freier Entscheidung stehen, schwierig
→Willensfreiheit *vs.* Determinismus, genetische Basis des Verhaltens
→retrospektiv: Zeitpunkt der Feststellung des „Urzustandes"/Ausgangsverteilung

Nicht-Neutralität, Meritokratie, „blaming victims"
→subjektive Beurteilung der Selbstverschuldung, je nach persönlicher Situation
→oft mit „Bestrafungselement"
→„moralisches Freikaufen"

Gefahr der doppelten Bestrafung
→Einfluss von Bildung, Einkommen, sozialem Umfeld nicht berücksichtigt
→„Fettsteuer" trifft ärmere Bevölkerungsschichten härter

6.5.7 Verschlechterung der Arzt-Patienten-Beziehung

Der Vorwurf einer möglichen Gefährdung der Arzt-Patienten-Beziehung entfällt, wenn die Koppelung der Eigenverantwortlichkeit an den gesundheitsbezogenen Lebensstil vorwärtsgerichtet über das zukünftige gesundheitsrelevante Verhalten und nicht retrospektiv über die Konsequenzen erfolgt[378]. Bei Anwendung einer Lenkungssteuer hat der Arzt weder die Pflicht, die Ursache der diagnostizierten Adipositas zu bestimmen, noch die Aufgabe, dem Patienten die erforderliche therapeutische Maßnahme vorzuenthalten (**Abb. 13**).

378 Alber / Kliemt / Nagel 2009.

Abb. 13: Gründe für die Ablehnung von Eigenverantwortlichkeit bei der Gesundheitsversorgung – III.

Einwand der praktischen Umsetzbarkeit

➔Gefährdung der Arzt-Patienten-Beziehung
> keine Ursachenforschung nötig
> kein Ausschluss von einer Therapiemöglichkeit

➔Nicht-besteuerbares Verhalten
> Bewegungsmangel
> Notwendigkeit für verschiedene Instrumente zur Entscheidungssteuerung für gesundheitsrelevantes Verhalten (Aufklärung, Bonus-/Malussysteme)

➔Erhöhung der Staatseinnahmen („doppelte Dividende")
> Lenkungssteuer läuft dem Fiskalzweck zuwider (Substitutionsbeziehungen)
> Fairness: Steuer soll erwartete Kosten nicht übersteigen
- schwierig zu bestimmen
- Kombination von Steuern und Subventionen, um ein Umschwenken von ungesunden (teurer) zu gesunden (preiswerteren) Produkten zu triggern

6.6 Gerechte Gesundheitsversorgungsleistungen – Ein Fazit

Der Einfluss von Verhaltensweisen des Individuums auf seinen tatsächlichen oder künftigen Gesundheitsstatus wird allgemein kolportiert und anerkannt. Kontrovers bleibt hingegen die Diskussion, ob und in welchem Umfang dieser individuelle Anteil als offensichtliche Eigenverantwortung für die persönliche Gesundheitsversorgung herangezogen werden soll und darf. Eine Klärung erscheint in erster Linie für Zivilisationskrankheiten wie Adipositas von großem gesellschaftspolitischem Interesse zu sein. Mehr noch als heute gilt dies für die Zukunft angesichts ihrer generellen Verbreitung, ihrer Zunahme auch bei Jugendlichen und ihrer komplexen pleiotropen Verursachung durch genetische Prädisposition und den sozio-kulturellen Hintergrund. Diese intrinsischen und extrinsischen Faktoren beeinflussen sowohl die individuellen Ernährungsgewohnheiten, wie die körperlichen Aktivitäten und Energieumsätze. Für eine Berücksichtigung der Eigenverantwortung sprechen Fairness-Argumente, die sich auf das – vor der Erkrankung – apparent unvernünftige Verhalten beziehen (z.B. Selbstbeteiligung bei gefährlichen Sportarten), aber auch Anreiz-Argumente, die auf eine – nach Ausbruch der Erkrankung – vernünftige Verhaltensänderung abzielen, wodurch eine Linderung oder gar Heilung der Erkrankung resultieren könnte (z.B. reduzierter Konsum von besonders fettreichen Nahrungsmitteln nach deren Besteuerung).

Es lassen sich aber auch eine Reihe von gewichtigen Gründen gegen eine Berücksichtigung von Eigenverantwortung anführen, wie die Abneigung gegen eine paternalistische Attitüde des Staates, die möglichen Konsequenzen eines *quasi* zweifachen „Zur-Verantwortung-Ziehens" der Betroffenen und das im Hintergrund wohl – bewusst oder unbewusst – vorherrschende Motiv einer Bestrafung der Betroffenen für ihr Fehlverhalten. Im Unterschied zu anderen sozialen Grundgütern führt im Falle des Guts Gesundheit das Prinzip der fairen Chancengleichheit alleine nicht zu sozialer Gerechtigkeit in einer Gesellschaft. Wahrscheinlich muss dieses Prinzip mit spezifischen Werkzeugen der Gesundheitspolitik kombiniert werden, die auch die individuelle Eigenverantwortung vorwärtsgerichtet oder retrospektiv, sowie die Solidargemeinschaft der Versicherten miteinbeziehen.

Zahlreiche Argumente sprechen für bzw. gegen die Berücksichtigung der Eigenverantwortlichkeit als Priorisierungskriterium bei der Verteilung von Kosten für medizinische Leistungen im öffentlichen Gesundheitsversorgungssystem. Die retrospektive Argumentation, die auf eine Verknüpfung zwischen dem selbstgewählten gesundheitsbezogenen Lebensstil und der Verantwortlichkeitszuschreibung abzielt, ist dann besonders umstritten, wenn scheinbar individuelles Fehlverhalten mit Zuzahlungen zu oder Vorenthaltungen von therapeutischen Maßnahmen geahndet werden soll. Denn die Grenzziehung zwischen Verantwortetem und Unverantwortetem, also letztlich zwischen Faktoren, die der individuellen Kontrolle unterliegen oder eben nicht, als Ursache für komplexe Erkrankungen, wie etwa für die Zivilisationskrankheit Adipositas, wird gegenwärtig recht kontrovers diskutiert und wird auch zukünftig umstritten bleiben, und zwar sowohl aus naturwissenschaftlich-biologischer wie auch philosophisch-anthropologischer Sicht. Auf breitere Akzeptanz stößt hingegen – zumindest aus liberal-egalitärer Interpretation – eine auf retrospektive Fairness-Argumente gegründete Verantwortlichkeitszuschreibung mittels Lenkungssteuern, da diese an den individuellen Handlungsentscheidungen und nicht an deren Konsequenzen ansetzen. Dadurch werden die eigenverantworteten zukünftigen Kosten solidarisch gedeckt und eben nicht der Gemeinschaft aufgebürdet. Trotzdem bleibt die liberale Idee der Zuschreibung individueller Freiheiten – zumindest in gewissem Umfang – erhalten. Die vorwärts gerichtete Argumentation dient dagegen dem Ziel, die individuellen Möglichkeiten für einen gesundheitsbezogenen Lebensstil in der Zukunft zu verbessern, etwa über die Einführung von Steuern und Subventionen auf ungesunde bzw. gesunde Nahrungsmittel.

Unstrittig erscheint, dass die Gemeinschaft die Kosten für Gesundheitsversorgungsleistungen, die nicht auf einen eigenverantworteten gesundheitsbezogenen Lebensstil zurückzuführen sind, als Kompensation für die natürliche/biologische und soziale „*Lotterie des Lebens*“ zu tragen hat. Darüberhinaus müssen die staatlichen Institutionen geeignete Rahmenbedingungen für ein verbessertes individuelles Gesundheitsverhalten schaffen, etwa durch adäquate Information für die Betroffenen. Zwecks Erzielung einer breiten Akzeptanz müssen alle diese Instrumente in einer Weise implementiert werden, dass sie eher dem liberalen oder „soften“ als dem harten Paternalismus zugerechnet werden können. Lenkungssteuern, wie etwa eine Fettsteuer, erfüllen diese Bedingungen und entgehen darüber hinaus dem Vorwurf des Verstoßes gegen humanitäre und liberale Grundsätze der Fairness, sowie der Verschlechterung des Arzt-Patienten-Verhältnisses. Aber es muss sichergestellt sein, dass das eigentliche Ziel von Lenkungssteuern die Verbesserung der individuellen

Möglichkeiten zur Gesundheitsvorsorge darstellt und nicht die (direkte) Entlastung des Staatshaushalts durch die Steuereinnahmen[379].

Zusammenfassend lässt sich also feststellen (**Abb. 14**), dass Eigenverantwortlichkeit als „Priorisierungs- und Posteriorisierungskriterium" für die Verteilung von Gesundheitsversorgungsleistungen gegenwärtig umstritten ist und auch so bleiben wird. Ursache hierfür ist die Schwierigkeit der Grenzziehung zwischen Verantwortetem und Unverantwortetem, die letztlich auf der Frage der Indeterminiertheit oder Determiniertheit des menschlichen Handelns gründet, sowie das Problem der Nicht-Neutralität der Eigenverantwortlichkeit. Allerdings können bei undogmatischer Vorgehensweise durchaus politische Instrumente identifiziert werden, die zur Realisierung einer apparent vernünftigen Mittelposition führen. Dadurch würde – zumindest in westlichen Industrienationen – eine Verknüpfung der Ideen von der individuellen Handlungsfreiheit und der gesellschaftlichen Solidarität erreicht werden.

Abb. 14: Eigenverantwortlichkeit zwischen Lenkungssteuer und Kompensation – Ein Kompromiss.

Versuch einer Synthese

Eigenverantwortung als Priorisierungs-/Posteriorisierungs-Kriterium

➔ **Lenkungssteuer** zur Beeinflussung des gesundheitsbezogenen Verhaltens

> retrospektiv „fair", da ***individuelle Entscheidungen*** (selbstgewählten Lebensstil, gesundheitsbezogenes Verhalten) – ***nicht die Konsequenz*** – erfassend
> solidarisch, da selbst-verantwortete erwartete ***Kosten deckend***
> liberal, da individuelle ***Freiheiten berücksichtigend***
> vorwärtsgerichtet sinnvoll, da ***individuelle Verhaltensänderung induzierend*** (bei Berücksichtigung der Nachfrageelastizitäten und möglicher Substitutionen)

Verantwortung des Staates (Libertärer statt „harter" Paternalismus)

➔ **Kompensation** von biologischen/sozialen Ressourcen-Ungleichheiten

> ***geeignete Rahmenbedingungen*** zur individuellen Gesundheitsverbesserung
> Aufklärung, ***umfassende Information***
> Individuelle ***„neutrale" Belastung*** durch Steuern und Subventionen
> ***Haushaltentlastung*** durch eingesparte Gesundheitsausgaben

379 McColl, Karen: "Fat taxes and the financial crisis". *The Lancet* 373, 2009, S. 797–798.

„Es gibt ein Bild von Klee, das Angelus Novus heißt. Ein Engel ist darauf dargestellt, der aussieht, als wäre er im Begriff, sich von etwas zu entfernen, worauf er starrt. Seine Augen sind aufgerissen, sein Mund steht offen und seine Flügel sind ausgespannt. Der Engel der Geschichte muss so aussehen. Er hat das Antlitz der Vergangenheit zugewendet. Wo eine Kette von Begebenheiten vor uns erscheint, da sieht er eine einzige Katastrophe, die unablässig Trümmer auf Trümmer häuft und sie ihm vor die Füße schleudert. Er möchte wohl verweilen, die Toten wecken und das Zerschlagene zusammenfügen. Aber ein Sturm weht vom Paradiese her, der sich in seinen Flügeln verfangen hat und so stark ist, dass der Engel sie nicht mehr schließen kann. Dieser Sturm treibt ihn unaufhaltsam in die Zukunft, der er den Rücken kehrt, während der Trümmerhaufen vor ihm zum Himmel wächst. Das, was wir den Fortschritt nennen, ist dieser Sturm."

Walter Benjamin[380]

7. Vom fairen Umgang I – Die biologische Ableitung des Julian Huxley, John Haldane und Lancelot Hogben

Angesichts der Bedrohung der zivilisierten bürgerlich demokratischen Ordnung durch den Nationalsozialismus schrieb der englische Biologe und Philosoph Julian Sorell Huxley (J.S.H.) mitten im 2. Weltkrieg über den vermeintlichen Beitrag der „Laissez-faire-Demokratien" mit ihren mechanistischen und ökonomischen Idealen zur bevorstehenden Katastrophe[381]:

> Sie wurden in Freiheit gegründet und versprachen Wohlstand und Gleichheit. Anstatt in Freiheit fanden sich die Menschen jedoch als Sklaven einer unpersönlichen Maschine des Marktes wieder, ihre rein politische Gleichberechtigung wurde begleitet von größter ökonomischer und sozialer Ungleichheit und das Versprechen von Wohlstand wurde ersetzt durch allgemeine Unsicherheit und Frustration.

Damit argumentierte J.S.H. gegen den unverhohlenen Individualismus einer Philosophie nach dem Motto „der Markt werde schon alles richten" und für eine gesellschaftliche Perspektive, in der Solidarität, Toleranz und Altruismus als ethische Werte anerkannt und befolgt werden. Die theoretische Grundlage, ja sogar moralische Rechtfertigung für den Aufbau einer solchen sozialen und altruistischen Gesellschaft verortete er in der Biologie[382]. Dies erscheint umso erstaunlicher, da sein Großvater, der bekannte Evolutionsbiologie Thomas Henry Huxley, die Ableitung von ethischen Normen für die menschliche Gesellschaft aus der Evolutionsbiologie

380 Benjamin, Walter: „Über den Begriff der Geschichte – These IX". In: Tiedemann R. / Schweppenhäuser H. (Hrsg.): *Gesammelte Schriften* (Band I.2: Abhandlungen). Suhrkamp: Frankfurt a.M. 1980, S. 697f.

381 Huxley, Julian: *The Uniqueness of Man.* Chatto & Windus: London 1941, S. 8.

382 Huxley 1941, S. 9.

stets vehement und kompromisslos als typischen naturalistischen Fehlschluss abgelehnt hatte. In einem imaginären Interview mit seinem verstorbenen Großvater versuchte J.S.H. die scharfe und „übergangslose" Trennung zwischen (scheinbar) objektiven Erkenntnissen der Evolutionslehre und (naturgemäß) subjektiven Handlungsanweisungen und den daraus resultierenden fehlenden „Sinn" des Kosmos, sowie dessen „Ziellosigkeit" mit dem Hinweis auf ein Missverständnis der in der biologischen Evolution waltenden Kräfte aufzuheben[383]:

> Dort [in dem Buch *Evolution and Ethics* 1893] schreibst du....., dass die ethische Entwicklung der Gesellschaft nicht auf der Nachahmung des kosmischen Prozesses beruhe, sondern im Kampf gegen diesen, und mit diesem kosmischen Prozess hast du natürlich vor allem den rücksichtslosen Kampf ums Überleben gemeint. Als Anhänger der Evolutionstheorie habe ich nie begriffen, wie der Mensch, der ja selber ein Teil der Natur ist, sein Schicksal erfüllen kann, indem er gegen den Prozess ankämpft, aus dem er hervorging.

7.1 Biologische und kulturelle Evolution

In der Katastrophe des 2. Weltkriegs wollte J.S.H. den Wiederaufbau und die Entwicklung der künftigen Weltordnung nicht von menschlicher Beliebigkeit und Willkür abhängig machen. Stattdessen suchte er nach einer umfassenden Fundierung in der Natur und Biologie, der sich auch der Mensch als diesen objektiven Gesetzmäßigkeiten unterworfener Bestandteil nicht entziehen könne. Entscheidend ist hierbei, welche Eigenschaften und Gesetzmäßigkeiten J.S.H. der Natur, genauer der Evolution zuschrieb. Noch für seinen Großvater Thomas Henry war die Evolution ein permanenter unerbittlicher Kampf um Leben und Tod gewesen, jedes Lebewesen gegen alle anderen Lebewesen. Im Gegensatz hierzu betonte J.S.H. jetzt die gleichberechtigte, wenn nicht gar entscheidende Rolle der Kooperation zwischen intelligenten Lebewesen, die für deren weitere Entwicklung von kaum zu überschätzendem Vorteil sei. Denn es sei nun durch neuere wissenschaftliche Erkenntnisse offenkundig, dass[384] „*Wettbewerb innerhalb der Art möglicherweise der Art als Ganze weder einen Vorteil noch einen Fortschritt bringt, und in manchen Fällen konnte gezeigt werden, dass er sogar schädlich ist.*" Gemäß der Interpretation von J.S.H. lässt sich also aus der biologischen Evolution eine Ethik der Solidarität und des friedlichen Miteinanders ableiten. Die Evolution stehe somit nicht im Gegensatz zur menschlichen Gesellschaft, sondern bilde deren naturgesetzliche Grundlage. Dieses biologische „Naturgesetz" vom Nachteil der Konkurrenz, aber vom Vorteil

---

383 Huxley, Julian: "Message from another age: An imaginary interview between Julian Huxley and Thomas Henry Huxley". In: The Listener (15. Oktober 1942), zitiert nach Huxley J.S. (JSH) Papers 1899–1980, MS 50. Woodson Research Center, Fondren Library, Rice University Series VI: Publications by Julian Huxley, Box 98, 1936–1943, Folder 1942, S. 501.

384 Huxley 1942, S. 509.

der Kooperation hinsichtlich einer treibenden Kraft für den gesellschaftlichen Fortschritt stellte für J.S.H. das Grundprinzip für jede demokratische Entwicklung dar und lieferte für ihn damit die wissenschaftlich begründete moralische Autorität für Kooperation und gegen Krieg zwischen Mitgliedern ein und derselben Gesellschaft, aber auch zwischen Bürgern von verschiedenen Ländern. J.S.H. erblickte hierin also eine Lösung für die meisten Probleme sowohl innerhalb einer nationalistischen, wie auch global geprägten Welt, die er als *wissenschaftlichen Humanismus* oder als *Transhumanismus* bezeichnet hat[385]:

> Der [wissenschaftliche] Humanismus kann, mit Hilfe des Bildes, das die Wissenschaft beisteuert, einen Rahmen bereitstellen, der stark genug ist, um Halt zu geben. Im Licht der Evolution kann er eine grenzenlose Möglichkeit zum menschlichen Fortschritt ausmachen. Und er kann diese Möglichkeit als Fortsetzung des langen Prozesses biologischen Fortschritts erkennen, der vor der Entstehung des Menschen stattgefunden hat.

Wesentliche Grundzüge des *Transhumanismus* erarbeitete J.S.H. in der Auseinandersetzung mit den Ideen über die *Methoden und Ursachen der Evolution*[386] des amerikanischen Biologen und Embryologen Edwin Grant Conklin (E.G.C.). Nach E.G.C. besteht die Evolution in der Abfolge von spezialisierten Tiergruppen, die aus allgemeineren Formen durch geographische Verteilung und Anpassung an die jeweiligen Umweltverhältnisse hervorgegangen sind. Fossilbefunde belegten, dass eine zu einseitige Differenzierung von der allgemeinen zur speziellen Form zu deren Aussterben führen könne. Dann nehme eine neue, weniger oder anders spezialisierte Form den Platz der falsch oder überspezialisierten Form ein und werde (vorläufig) dominierend. Der Mensch sei die (bisher) letzte Form in der Abfolge von dominierenden Tierformen. Für E.G.C. war es nicht ausgeschlossen, dass auch der Mensch aufgrund seines hohen Anpassungsgrades an spezifische Umweltverhältnisse (z.B. Ackerbau und Viehzucht, Sesshaftigkeit in sehr großen Siedlungen) und die dadurch verursachte Differenzierung zu einer sehr speziellen Form eine Sackgasse der biologischen Evolution darstelle. Aber E.G.C. erkannte in der kulturellen Evolution eine neue zusätzliche Dimension, die den Menschen von der Tierwelt abgrenze und ihm einen über die biologische Evolution hinausgehenden und anhaltenden Fortschritt durch bessere Kontrolle seiner Außen-/Umwelt und zunehmende Unabhängigkeit von dieser garantiere. Diese Beherrschung der Außen-/Umwelt erfordert nach E.G.C. eine immer besser ausgefeilte integrierte Arbeitsteilung, wofür wiederum eine enge Kooperation zwischen den Mitgliedern einer Gruppe oder Gesellschaft Voraussetzung sei. Interessanterweise bilden die biologische und die kulturelle Evolution für E.G.C. keine Gegensätze, sondern münden in die Entstehung sozialer Organisationen des Lebens von einzelligen

385 Huxley 1941, S. 266–267.
386 Conklin, Edwin G.: Brief von Conklin and Huxley vom 20. April 1917, zitiert nach JSH Papers, General Correspondence, Box 5, 1917.

über mehrzellige Organismen zu komplexen Tieren und schließlich hin bis zu Tieren in Gruppen und Gemeinschaften von immer höherem Komplexitäts- und Integrationsgrad. Diese biologisch-kulturelle Entwicklungslinie stellte für E.G.C. Fortschritt schlechthin dar[387]:

> Kein Zweifel, dass die Evolution der menschlichen Gesellschaft in dieser Richtung verlaufen ist, und die gesamte Geschichte der Lebewesen deutet darauf hin, dass der weitere Fortschritt der Gesellschaft dieser Linie folgen muss.....Und alle diese Linien des sozialen Fortschritts korrelieren mit einer Zunahme an Demokratie.

Da die erforderliche Spezialisierung (durch Arbeitsteilung) nur durch intensive Kooperation erreicht werden könne, sei ein gelungener Ausgleich zwischen individualistischem egoistischen und gemeinschaftlichem kollektivistischen Verhalten von außerordentlich großer Bedeutung[388]: *„Fanatischer Individualismus oder Sozialismus finden keine Grundlage oder kein Ebenbild in der Biologie, denn das Leben und all seine Aktivitäten bestehen aus Kompromissen, Balance, dem Austarieren gegensätzlicher Prinzipien."* Damit gibt es für E.G.C. eine „biologische Grundlage der Demokratie" im Sinne eines demokratischen Systems, *„.....das zumindest im Idealfall versucht, die Freiheiten und Pflichten eines Individuums in einer Gesellschaft auszugleichen."* Sollte dieses „biologische Naturgesetz" in einer demokratischen Ordnung nicht berücksichtigt werden, würde der integrierte wohlwachsende und gesunde Organismus im Chaos untergehen wie auseinanderfallende, zunächst unkontrolliert wachsende, dann funktionslos gewordene sterbende Krebszellen. Auch das Gesetz des unveräußerlichen Erbes („the law of entail") entspricht nach E.G.C. nicht einem biologischen Prinzip, denn die Mendelschen Gesetze der Vererbung seien grundsätzlich „demokratisch" mit der den statistischen Regeln entsprechenden Neuverteilung der Gene in jeder Generation, während das Erbrecht (der westlichen Klassengesellschaften) aristokratisch verfahre mit der typischerweise vollständigen Weitergabe des Erbes von den Eltern auf die Kinder unabhängig von deren Taten, die damit zu einem unverdienten (Selektions-)Vorteil gelangen würden. Biologische Eigenschaften, gute wie schlechte, würden also auf alle Klassen „gerecht" verteilt, während die soziale Verteilung von Erbgütern in der Klassengesellschaft nicht dem demokratischen Vererbungsprinzip der Biologie entspräche und damit als ungerecht zu brandmarken sei. Aus diesen Überlegungen zog E.G.C. die Konsequenzen für die Zukunft der Menschheit[389]:

---

387 Conklin, Edwin G.: *The direction of human evolution.* Charles Scribner's Sons: New York 1922, S. 89 und 97.

388 Conklin 1922, S. 98–99.

389 Tabery, James / Sarkar Sahotra: "R. A. Fisher, Lancelot Hogben, and the 'competition' for the chair of social biology at the London School of economics in 1930: Correcting the legend". *Notes Rec. R. Soc. London* 69, 2015, S. 437–446.

> Die vergangene Evolution des Menschen ist fast ganz ohne bewußte menschliche Lenkung vonstatten gegangen; mit dem Entstehen des Intellekts und der Fähigkeit, aus Erfahrungen zu lernen, wurde dem Menschen eine neue und große Möglichkeit und Verantwortung gegeben, seine zukünftige Evolution rational und ethisch zu lenken.

Die Bedeutung der Biologie für die Entwicklung der Demokratie liegt somit nach E.G.C. vor allem in der Tatsache, dass enormes Wissen erforderlich sei, um über die natürliche und menschliche Außen-/Umwelt jenes Ausmaß an Kontrolle zu gewinnen, welches für die weitere fruchtbare soziale Evolution unabdingbare Voraussetzung darstelle[390]:

> Niemand, der die Kraft und den Impetus der großen Evolutionsdoktrin erlebt hat, kann bezweifeln, dass der physischen, intellektuellen und sozialen Evolution des Menschen biologische Prinzipien zugrunde liegen – dass die Biologie Fackelträgerin ist, nicht nur in den dunklen Hintergründen der menschlichen Geschichte, sondern auch in den sogar noch düsteren Regionen der zukünftigen Entwicklung des Menschengeschlechts.

7.2 Anlage und Umwelt

In der zweiten Hälte des 20. Jahrhunderts haben John B. Watson und Burrhus F. Skinner mit der psychologischen Theorie des „Behaviourismus" eine extreme Variante der Außen-/Umwelttheorie aufgestellt[391]. Danach werde der Mensch nicht nur in seiner körperlichen, sondern auch in der seelisch-geistigen Entwicklung und Prägung durch seine spezifische Außen-/Umwelt entscheidend geprägt oder gar determiniert. Im Gegensatz hierzu betont die Vererbungstheorie, dass der Mensch mit all seinen psycho-physischen Eigenschaften von Geburt an (im wesentlichen) festgelegt sei. Der zeitweise leidenschaftlich geführte Streit zwischen diesen beiden Theorien hat durch die moderne Biologie, insbesondere durch die molekulare Genetik, Neurophysiologie und moderne Gentechnologie, eine wissenschaftliche Grundlage von deutlich erhöhter Sachlichkeit und Rationalität erhalten[392]. Wenn das Anlage-Umwelt-Problem beim Menschen auch längst noch nicht in all seiner Komplexität völlig geklärt werden konnte, so ist doch auf jeden Fall eines sicher: Kein Lebewesen, also auch nicht der Mensch, ist einzig und allein das Spiegelbild seiner Umwelt, aber auch nicht ausschließlich ein Produkt seiner Gene, sondern beide Kraftfelder, Vererbung und Umwelt, zusammen bringen das hervor, was den Menschen als Individuum oder als Gemeinschaftswesen in seiner spezifischen körperlichen und geistig-seelischen Ausstattung ausmacht.

---

390 Conklin 1922, S. 104.

391 Skinner, Burrhus F.: *Was ist Behaviorismus?* (Dt. Fassung von *About Behaviorism*). Rowohlt: Reinbek bei Hamburg 1982.

392 Walter, Hubert: *Grundriss der Anthropologie.* BLV: München 1970.

Auch im Zusammenhang mit Zivilisationskrankheiten stellt die biologische und kulturelle Vererbung von körperlichen und seelisch-geistigen Merkmalen die entscheidende Problemstellung für eine moderne natur- und geisteswissenschaftliche Forschung dar. Denn zunehmend setzt sich bei führenden biomedizinischen Wissenschaftlern die Auffassung durch, dass Zivilisationskrankheiten, wie Altersdiabetes, nicht nur durch Defekte in der „Körpermaschine", sondern auch durch solche im „Gehirncomputer" verursacht werden können, wobei die Wechselwirkung zwischen den peripheren und zentralen Störungen eine herausragende Rolle zu spielen scheint[393]. Um hierüber Erkenntnisse zu gewinnen, bedient sich die Humangenetik neben der statistischen Untersuchung großer Populationen auch der Familienanalyse und Zwillingsforschung. Darüberhinaus werden Veränderungen (Aberrationen, Mutationen und Polymorphismen) in den Chromosomen und in der DNS von Patienten mit dem Ziel des Auffindens einer Korrelation zwischen einem mit der (Zivilisations-)Krankheit verknüpften relevanten genetischen Merkmal und dem spezifischen Phänotyp. Dabei liegt die Hauptschwierigkeit für die Beantwortung der Frage, ob Zivilisationskrankheiten – überwiegend – durch genetische Defekte hervorgerufen werden darin, dass die meisten damit assoziierten pathologischen Merkmale auf dem Zusammenwirken von vielen Genen mit vielen Faktoren der spezifischen und variablen Außen-/Umwelt beruhen, d.h. polygen und multifaktoriell bedingt sind.

Diese Komplexität erhält weiter Nahrung durch die Tatsache, dass die genetische Information des Menschen nicht nur für die Ausbildung der körperlichen, sondern auch der geistig-seelischen Merkmale und Eigenschaften mit verantwortlich ist, die ja in ihrer spezifischen Kombination und Wechselwirkung die Manifestation einer jeglichen Zivilisationskrankheit determinieren. Trotz detaillierter Kenntnis von Aufbau, Struktur und Funktion der DNS bereitet die Analyse möglicher Assoziationen mit seelisch-geistigen Fähigkeiten und Eigenschaften große Schwierigkeiten. Zwar ist die Zahl der menschlichen Gene (mit einem „definierten" Genprodukt) nicht einmal besonders groß (20000–30000), aber ihre Produkte arbeiten während der Expression seelisch-geistiger Merkmale auf besonders komplexe Weise zusammen. Darüberhinaus ist es ein außerordentlich schwieriges methodisches Problem, einzelne psychische Vorgänge aus dem seelisch-geistigen Gesamtkomplex qualitativ herauszulösen und quantitativ zu bestimmen. Kann also das, was genetisch erfasst und determiniert werden soll, überhaupt eindeutig definiert werden? Das bereitet selbst bei Zivilisationskrankheiten wie Altersdiabetes mit ihrem scheinbar „einfachen" und eindeutigen Phänotyp (wenigstens nach der vollständigen Manifestation) formidable Schwierigkeiten. So müssen die Diabetologen zunehmend erkennen, dass die bloße Messung des Blutzuckers oder glykierten Hämoglobins weder für die Prädiktion, Diagnose und Prognose noch für die Bewertung des Schweregrades und der Variabilität der klinischen Folgen von Altersdiabetes ausreichend ist. Dieses Problem der Definierbarkeit und damit einhergehend der Messbarkeit trifft in einem

393 Müller 2016, S. 103–106.

weit größerem Umfang für „wirklich" komplexe Eigenschaften und Phänotypen zu, etwa Grundbefindlichkeiten wie Motivation und Stressbewältigung. Moderne Humangenetiker gehen heute davon aus, dass für jedes Individuum eine genetisch fixierte Reaktionsbreite für die seelisch-geistige Aktions- und Reaktionsfähigkeit besteht. Was jedoch im Laufe der individuellen Lebensgeschichte tatsächlich entwickelt und realisiert wird, hängt von der spezifischen Außen-/Umwelt ab.

Unter Außen-/Umwelt verstehen wir alle Einflüsse, denen ein Individuum während seiner Lebensgeschichte (einschließlich der intrauterinen Umgebung) ausgesetzt ist. Die Summe dieser Einflüsse könnte man in natur- und in kulturbedingte separieren. Zur natürlichen Umwelt oder zu den natürlichen Lebensbedingungen zählen die Landschaft und das Klima, ebenso die Ernährungsbedingungen (also die zur Verfügung stehenden Lebensmittel). Zur kulturellen Umwelt gehören soziale, politische und zivilisatorische Einflüsse, die den Menschen zu „seiner Zeit" prägen. So erfährt jeder Mensch eine entscheidende Bestimmung durch die konkrete politische Situation, in die er hineingeboren wird und die er miterlebt und eventuell auch mitgestaltet. Am deutlichsten wird die Prägung in Kriegs- und Katastrophenzeiten. Aber auch in Friedenszeiten bedeutet politische Ordnung eine ganz konkrete die Menschen bestimmende Macht in vielen Bereichen, so in der Wirtschaft wie im Sozialbereich, im Rechtswesen wie im Bildungswesen. Ob man im Deutschland der Weimarer Republik, des dritten Reiches, der BRD oder DDR oder des 21. Jahrhunderts lebt, zu jeder Zeit ist an jedem Ort die jeweilige politische Situation ein den Menschen entscheidend beeinflussender Faktor.

Der Mensch wird nicht nur in eine politische Situation, sondern auch in eine konkrete kulturelle Tradition hineingeboren. Das bedeutet nicht nur, dass bestimmte Kulturgüter übernommen und anerkannt werden, sondern sagt zugleich etwas aus über geistige Haltungen, etwa Wissenschafts- und Werteinstellungen. Eine Beeinflussung durch politische Situationen braucht nicht immer nachhaltig zu sein, zumal sich diese relativ schnell ändern können. Die Prägung durch kulturelle Traditionen ist jedoch einschneidend und über viele Jahrhunderte wirksam, wie das Beispiel der Weltreligionen immer wieder vor Augen führt. Dabei gilt, dass politische Gegenwart und kulturelle Vergangenheit immer zusammen wirksam sind, wie das Beispiel Familie als Bestandteil jeder Sozialpolitik und ihre zugleich starke Prägung von der kulturellen Tradition lehrt. Auch dürfte weitgehende Einigkeit darüber bestehen, dass die Beeinflussung durch die Zugehörigkeit zu einem bestimmten Kulturkreis groß ist. Schwierig bleibt jedoch der Versuch, bei den verschiedenen kulturellen Entwicklungsstadien der Völker eine kulturelle Standortbestimmung für die Gegenwart vorzunehmen. Die Problematik beginnt bereits bei der Definition des Begriffs ‚Kultur'. Sodann wird sich kaum vermeiden lassen, dass sich jede Kultur zum „Maßstab aller Dinge" macht und ihre Messlatte bei allen anderen Kulturen anlegt.

Biologische und kulturelle Umwelt lassen sich oftmals nicht scharf voneinander trennen, so etwa bei der Beeinflussung durch die Familie. Für die seelisch-geistige Entwicklung sind im Normalfall die elterlichen und schulischen Einflüsse von großer Bedeutung. Untersuchungen an eineiigen Zwillingen (EZ) haben ergeben, dass der in ungünstigeren Umweltverhältnissen aufgewachsene EZ-Paarling ein höheres Risiko besitzt, in späteren Jahren an Altersdiabetes zu erkranken als der umweltbevorteilte. Vor allem für die Ausbildung intellektueller und seelischer Eigenschaften, wie sie etwa für die Wahl und konsequente Verfolgung eines gesunden Lebensstils Voraussetzung sind, scheinen günstige Umweltverhältnisse unersetzbar zu sein. Zur Realisierung der genetisch möglichen Leistungsfähigkeit müssen schlichtweg optimale Entfaltungs- und Ausbildungsmöglichkeiten für junge Menschen gegeben sein.

Nicht nur im individuellen, auch im sozialen Bereich ist die Wirkung von verschiedenen Umweltgegebenheiten untersucht worden. Deutliche, statistisch signifikante Unterschiede im Erkrankungsrisiko für und in der Häufigkeit von Altersdiabetes sind zwischen Stadt- und Landbevölkerung, zwischen Kindern von höheren und niederen Sozialschichten, zwischen schwarzen und weißen Bevölkerungsteilen der USA festgestellt worden[394]. Alle diese Studien kamen voneinander unabhängig zum Schluss, dass es die Anlagen und die Umwelt sind, die den Menschen in seiner spezifischen körperlichen und geistig-seelischen Struktur prägen, wobei es jedoch grundsätzlich sehr schwierig zu sein scheint, ihre jeweilige Wirksamkeit und Bedeutung scharf voneinander abzugrenzen. Solange eine Einigung über zuverlässige Kriterien für diese Abgrenzung nicht erreicht ist, wird sich der Streit über das Ausmaß von Umwelt- und Erbeinflüssen in Natur- und Geisteswissenschaften weiter fortsetzen.

Diese Abhängigkeit der „Natur-*vs.*-Kultur-Debatte“ von den angewandten Bewertungskriterien lässt sich in vergleichbarer Schärfe auch auf dem Gebiet der Ästhetik nachweisen, also bei der Frage, inwieweit unser ästhetisches Empfinden angeboren ist oder durch das kulturelle Umfeld geprägt wird. Diese Frage gilt auch für die Wahrnehmung von Konsonanzen und Dissonanzen in der Musik: Bewerten wir konsonante Intervalle als angenehmer, weil dies in unseren Genen liegt oder spielt die Gewohnheit vielleicht auch eine Rolle, in anderen Worten – ist die Vorliebe für musikalische Harmonien angeboren oder anerzogen? Gemäß einer mit drei Bevölkerungsgruppen aus Bolivien durchgeführten Studie des Kognitionswissenschaftlers Josh McDermott sind Präferenzen für Harmonien nicht angeboren, sondern entstehen im Laufe der Individualentwicklung unter dem Einfluss von Erziehung und Kultur[395]. Damit könnten das Erkennen oder Fühlen von Harmonien in der Musik in deutlicher Diskrepanz zu anderen auf Emotionen basierenden Geräuschen des Menschen, wie Lachen, Weinen oder Seufzen, nicht einfach im Sinne einer alle Menschen intrinsischen und kulturübergreifenden Eigenschaft interpretiert werden. Damit wäre grundsätzlich die Ausbildung von völlig anderen Tonskalen als die im westlichen Kulturkreis etablierten (temperierten) Tonskalen vorstellbar.

Kann damit die scheinbar endlose Diskussion um Natur oder *Gene vs.* Erziehung oder Außen-/Umwelt wenigstens in der Musik für die Wahrnehmung von Intervallen, Harmonien und Tonsystemen endgültig für beendet erklärt werden? Vor

394 Müller 2016, S. 80–88.

395 McDermott, Josh / Schultz, Alan / Undurraga, Eduardo / Godoy, Ricardo: “Indifference to dissonance in native Amazonians reveals cultural variation in music perception”. *Nature* 535, 2016, S. 547–550.

dieser Annahme warnt der Musikwissenschaftler und Kognitionsforscher Robert Zatorre nachdrücklich[396]. Da in der Musikkultur der untersuchten Bevölkerungsgruppen nicht in Gemeinschaft musiziert werde, seien sich die musizierenden Menschen des wohltuenden Zusammenklangs von mehreren gleichzeitig hervorgebrachten Tönen nicht bewusst und würden diesen deshalb indifferent bewerten. Und bemerkenswerter kämen in diesen Bevölkerungsgruppen durchaus die für die westliche Musikkultur so typischen musikalischen Intervalle der reinen Quart, kleinen Terz und großen Sekunde zur Anwendung, die eindeutig auf harmonische Relationen in horizontalen Tonreihen, wenn auch nicht in vertikalen Tonclustern, wie etwa Dreiklängen hinweisen würden. Damit unterliege das Kriterium für einen harmonischen Zusammenklang in der westeuropäischen und bolivianischen Musik jedoch ihrer jeweiligen – horizontalen oder vertikalen – Textur und Struktur und bei anderen Musikkulturen möglicherweise wiederum anderen Parametern. Das Bewertungskriterium im Sinne der simultan oder suzessiv erzeugten Tonfolge führe also zu unterschiedlichen Interpretationen hinsichtlich des genetischen oder kulturell bedingten Wohlklangs. Diese apparente Relativität der „Nature-Nurture-Debatte" hinsichtlich des ästhetischen Empfindens lässt sich in analoger Weise auf die Ausprägung von körperlichen oder geistigen Merkmalen im Allgemeinen und die Pathogenese von Zivilisationskrankheiten im Besonderen anwenden.

7.3 Genetische Ungleichheit als Grundlage für soziale Chancengleichheit

Der *Transhumanismus* oder *wissenschaftliche Humanismus* von J.S.H. als Gesamtschau aus Wissenschaft, Philosophie und Politik konzipiert wurde von den experimentell forschenden Biologen John B.S. Haldane (J.B.S.H.) und Lancelot Hogben (L.H.) geteilt, die zusammen als die drei „Hs" in die englische Wissenschaftsgeschichte der 20er- und 30er-Jahre des 20. Jahrhunderts eingingen. So schrieb L.H. über ihre gemeinsamen Zukunftsperspektiven angesichts gemeinsamer Gegner und bedrohlicher politischer Entwicklungen[397]:

> Wenn ich gebeten worden wäre, meiner Überzeugung einen Namen zu geben, als ich meinen Beruf als wissenschaftlicher Arbeiter begann, hätte ich es Sozialismus genannt. Heute ziehe ich es vor, es wissenschaftlichen Humanismus zu nennen. Wissenschaftlicher Humanismus ist die Überzeugung, zu der ich mich bekenne, und der Beruf, den ich auszuüben versuche.....Was dies bedeutet ist, dass ich, als ich jünger war,.....noch nicht begriffen hatte, wie das wissenschaftliche Streben mit den Verantwortungen eines Bürgers verbunden ist in einer Gesellschaft, die sich durch wissenschaftliches Wissen gewandelt hat.

---

396 Zatorre, Robert: „Human perception. Amazon music". *Nature* 535, 2016, S. 496–497.
397 Hogben, Lancelot: *Dangerous thoughts.* Allen and Unwin: London 1939, S. 13.

In der Auffassung der drei „Hs" ermöglicht die Wissenschaft und vor allem die evolutionäre Biologie ein besseres Verständnis der Vergangenheit, welches nötig ist, um die künftige menschliche Evolution so zu gestalten, dass jeder Mensch gemäß seinen Fähigkeiten und Wünschen die gleichen Möglichkeiten für seine persönliche Entwicklung und die Realisierung des von ihm präferierten Lebensstils erhält. Interessanterweise richtet sich diese Forderung nach einer verbesserten und gerechteren Demokratie sowohl gegen die englische Klassengesellschaft mit ihren zur Schau gestellten Laissez-faire-Ideologien, wie auch gegen jegliche totalitären Systeme, die auf den nach Meinung der drei „Hs" antiquierten und wissenschaftlich längst überholten Theorien des Kommunismus und Faschismus beruhen. Überraschenderweise ist für die drei „Hs" die offensichtliche Verschiedenheit der Menschen das entscheidende wissenschaftliche Argument für ihren ökonomischen und politischen Anspruch auf Chancengleichheit und Gleichberechtigung. Ganz analog zu den individuellen Unterschieden, d.h. Mutationen, zwischen entsprechenden Genen, ohne die biologische Evolution nicht stattfinden könne, setze die kulturelle Evolution, welche die Entwicklung zur Demokratie und Gleichberechtigung mit einschließen würde, die genetische und kulturelle Variation voraus[398]:

> Ich glaube nicht, dass die Anerkennung der Tatsache, dass die Menschen nicht gleich sind, einen Rückschlag für die Demokratie (oder eher für die repräsentative Regierung, die auf universellen Wahlrechten aufbaut) bedeuten würde.....Die Anerkennung angeborener Unterschiede sollte nicht zu weniger, sondern zu mehr Chancengleichheit führen.

Die drei „Hs" prophezeiten also politischen Systemen, die ihre Mitglieder zur Homogenität verleiten oder sogar zwingen, wie es im Kommunismus oder – in abgeschwächter Form – auch in bürgerlichen Klassengesellschaften der Fall sei, entscheidende Defizite hinsichtlich ihrer Möglichkeiten zu einer fortschrittlichen ökonomischen und politischen Entwicklung und zwar nicht aus subjektiv-persönlichen oder politischen Einstellungen heraus, sondern vielmehr aus objektiven naturwissenschaftlichen Gesetzmäßigkeiten. Es sei deshalb wissenschaftlich unsinnig, einen bestimmten Menschentyp durch politische Dressur und Gehirnwäsche hervorbringen zu wollen.

Auch aus „methodischen" Gründen mache dieses Ansinnen einer kontrollierten Verbesserung des Menschen zu einem einzig gültigen und (von totalitären Herrschern oder bürgerlichen Eugenikern) gewollten Zweck keinen Sinn. Die komplexen menschlichen Eigenschaften, wie Intelligenz und Persönlichkeit, werden im fundamentalen Unterschied zu einfachen körperlichen Merkmalen, wie fehlende Blutgerinnung oder Muskelschwäche, nicht nach den Mendelschen Regeln vererbt. Wie bereits diskutiert, spielen bei ihrer Ausprägung neben (vielen) Genen multiple Faktoren der Außen-/Umwelt eine ganz entscheidende Rolle. Mit der Ansicht, den Einfluss der intrinisischen Gene und der extrinsischen Außen-/Umwelt

398 Haldane, John B.S.: "The inequality of man". In: *The inequality of man and other essays.* Penguin: Harmondsworth 1932, S. 34–35.

nicht voneinander separieren zu können, befanden sich die drei „Hs" auf der Höhe der damaligen „Nature-Nurture-Diskussion". Die Gene übermitteln eben nur eine prinzipielle Funktion. Ob diese Funktion realisiert wird, hängt von Faktoren der Außen-/Umwelt ab, und zwar für jedes Gen, jede Genkombination und jede von diesen gesteuerte Funktion in unterschiedlicher Ausprägung. J.S.H. zog daraus den Schluss, dass die sozialen Umstände und ökonomischen Ressourcen so fair und ausbalanciert gestaltet werden müssen, damit jedem Individuum der hinsichtlich seiner genetischen Ausstattung am besten geeignete Platz in der Gesellschaft und die besten Entwicklungsmöglichkeiten gewährt werden können. In einer so gestalteten idealen Gesellschaft mit vollständiger Chancengleichheit würde sich die genetische Variabilität in einer maximalen Diversifikation der entsprechenden Merkmale und ihrer optimalen Funktionsweise manifestieren. Wichtig ist dabei zu erkennen, dass in einer gegebenen Gesellschaft zu einem gegebenen Zeitpunkt durchaus eine Selektion der – vermeintlich – für die Gesellschaft guten und nützlichen Merkmale und Funktionen erfolgt und gemäß den Gesellschaftsmitgliedern auch zu erfolgen hat, wie J.B.S.H. mit scharfer Zunge bemerkte[399]:

> Viele der „Untauglichen" (the unfit) sind ungeeignet für die Gesellschaft, wie sie heute ist. Dies ist jedoch oft ein Fehler der Gesellschaft. Der Versuch, sie von der Fortpflanzung abzuhalten, ist mit der erschreckenden Annahme verbunden, die Gesellschaft, wie sie jetzt ist, sei perfekt und unsere einzige Aufgabe bestünde darin, die Menschen ihr anzupassen. Das ist der Grund, weshalb Eugeniker für gewöhnlich eine konservative Einstellung haben.

Die drei „Hs" gingen davon aus oder zumindest hofften sie, dass genetische Unterschiede unter gleichen und fairen sozialen Verhältnissen zur feingliedrigen Differenzierung in tätigkeits- und fähigkeitsbezogene Gruppierungen, aber eben nicht zu Klassengesellschaften führen, die dann genealogisch weitervererbt werden[400]. Eine solche Differenzierung stünde auch allen Versuchen einer Wertung der Nützlichkeit der verschiedenen Gruppen entgegen, wie sie in rassistischen Theorien unter dem Begriff des idealen Rassentyps typischerweise erfolgt. Es sei unmöglich, aufgrund einer auf Tätigkeit und Fähigkeit basierenden Differenzierung die Menschen in definierte Gruppen, seien es Klassenschichten oder Rassen, einzuteilen.

Die drei „Hs" waren der festen Überzeugung, dass „wirkliche" Wissenschaft unmittelbar für das Wohl der Gesellschaft beizutragen habe und damit konsequenterweise die Stärkung der Demokratie unterstütze, aber umgekehrt auch von der Demokratie abhängig sei.

---

399 Haldane, John B.S.: *Possibilities of human evolution.* Penguin: Harmondsworth 1934, S. 91.

400 Hogben, Lancelot: *Science for the citizen: A self-educator based on the social background of scientific discovery.* Allen and Unwin: London 1939, S. 1073.

7.4 Demokratie und Biologie

In der *transhumanistischen* Interpretation der drei „Hs" muss in Analogie zum biologischen Organismus, in dem ein Gleichgewicht zwischen dem egoistischen Wachstum der einzelnen Zellen und der funktionalen Kooperation zwischen verschiedenen Zellen eines Gewebes oder innerhalb eines Organismus herrscht, auch die Demokratie zu einer „natürlichen" Balance zwischen dem Individuum und der Gemeinschaft oder dem Staat, zwischen Pflichten und Rechten, zwischen zentralisierter Planung und lokaler flexibler Organisation, zwischen Laien und Experten, zwischen Sicherheit und Freiheit finden. Fehlt diese Balance, komme es unausweichlich zu politischem Fanatismus und wissenschaftlichem Dogmatismus mit der Folge einer persönlich-geistigen (totalitäre Systeme) und biologischen (bürgerliche Eugenik) Uniformität und Eindimensionalität. Nur über den natürlichen Prozess der fairen Balance zwischen den verschiedenen – nur oberflächlich gesehen gegensätzlichen – Ansprüchen sei die Beibehaltung jener Variabilität garantiert, die sowohl für die kulturell-soziale wie auch die biologische Evolution die entscheidende Voraussetzung bilde. Die gesellschaftliche Akzeptanz dieses Versuchs der biologischen Begründung von Demokratie und Chancengleichheit in England und Amerika war trotz oder gerade wegen der Katastrophe des 2. Weltkriegs groß und die diesbezüglichen Rezensionen fielen optimistisch bis euphorisch aus[401]:

> Man liest das Buch mit dem Gefühl zu Ende, dass wir trotz Krieg, Hunger, Ungerechtigkeiten und all den anderen Problemen unserer Welt immer noch vorwärtsschreiten, und, wenn wir unsere Intelligenz nutzen, kaum scheitern können, weiter voranzuschreiten, denn die Natur arbeitet mit uns und nicht gegen uns, und wir arbeiten mit der Natur.

Dabei waren sich die Kommentatoren durchaus einig, dass keine der damals praktizierten politischen Systeme, einschließlich der westlichen Demokratien, auch nur annähernd an die Vorgaben der drei „Hs" für „wahren" *Transhumanismus* heranreichten.

7.5 Vom Sein zum Sollen?

Die Möglichkeit des Übergangs von wissenschaftlich-deskriptiven oder sog. „Seins-Sätzen" auf philosophisch-ethische oder sog. „Sollens-Sätze" wird von Natur- und Geisteswissenschaftlern und Wissenschaftstheoretikern seit der Antike bis in die Gegenwart kontrovers diskutiert. Einflussreiche sprachphilosophische Strömungen im 20. Jahrhundert vor allem im angelsächsischen Raum (z.B. Sprechakttheorie) bestreiten dies vehement, sehen allenfalls umgekehrt eine Möglichkeit des Übergangs

401 Stull, Christopher: "Essays of a great scientist". In: San Francisco Chronicle (25. Mai 1941, zitiert nach JSH Papers, Series XI: Clippings, biographical materials and reviews 1940–1959, Box 137.

vom „Sollen zum Sein“. Die menschlichen Moralvorstellungen hätten zwar nur eine relative Gültigkeit, seien aber dennoch nicht beliebig, da intrinsisch und unlösbar mit der (von der jeweiligen Gemeinschaft) akzeptierten Lebensform verknüpft. Die Lebensform liefere die Begründung, nicht jedoch die naturwissenschaftlichen Erkenntnisse. Diese könnten zwar – zur *quasi* psychologischen Untermauerung – als Plausibilitätsgründe für die Rechtfertigung und Unterstützung der von allen in der Gemeinschaft geteilten moralischen Ziele dienen, stellten aber keine logische Ableitung aus objektiven Naturtatsachen dar. Deren nur scheinbare objektive Deskription hinge häufig von der Motivation und sozialen Situation des beschreibenden Forschers ab. Wissenschaft stelle eine typische Handlung des Menschen unter vielen anderen dar und eigne sich nicht als „Fundament“ zur rationalen Begründung von Moral im Sinne einer Kausalkette.

Damit scheint eine vollständige Trennung von „Sein-Sollen“ weder möglich noch sinnvoll zu sein. Oftmals wird schon in die „objektive“ Beobachtung eine moralische Komponente durch den Beobachter eingebaut. Mit anderen Worten, was der Wille am Anfang in das „Sein“ hineinsteckt, kommt am Ende als „Sollen“ heraus. Diese Auffassung, dass dem Willen eine entscheidende Bedeutung bei allen menschlichen Handlungen zukommt, mag im Hinblick auf wissenschaftliche Beobachtungen und objektive Tatsachenbeschreibungen zunächst etwas übertrieben und einseitig erscheinen. Dennoch sollte man sich dieser Abhängigkeit und Verknüpfung bei der Ableitung von moralischen Handlungsanweisungen aus naturwissenschaftlichen Sätzen bewusst sein. Solche Ableitungen sind zwar nicht im naturwissenschaftlichen Sinn zu rechtfertigen oder gar zu beweisen, mögen also nach wissenschaftlich-positivistischen Kriterien sprachlichen Unsinn darstellen. Sie können aber dennoch „psychologischen“ oder „moralischen“ Sinn besitzen, indem sie ein ethisches oder ästhetisches Gefühl widerspiegeln, und dabei eher der Ebene der Kunst als der der Wissenschaft zuzurechnen sind. Der *Transhumanismus* mit seinen Ableitungen aus der Naturwissenschaft, v.a. aus der biologischen Evolutionslehre und Genetik, ist also wissenschaftlich nicht begründbar (wenngleich wissenschaftliche Argumente seine praktische Umsetzung und gesellschaftliche Akzeptanz unterstützen können). Der *Transhumanismus* ist als eine ethische Auffassung oder Einstellung zur Gestaltung der menschlichen Zukunft zu begreifen, die mit einer bestimmten Lebensform, nämlich der einer demokratischen und fortschrittsgläubigen Gemeinschaft, intrinsisch verankert ist und genau hieraus seine Rechtfertigung und Nützlichkeit erfährt.

J.S.H. versuchte hingegen, eine soziale und demokratische Gesellschaft durch objektive wissenschaftliche Gründe zu rechtfertigen und nicht, weil die (meisten) Menschen diese wollen, weil sie diese im Diskurs akzeptiert haben oder weil diese ihrer Lebensform „entspricht“, weil sie durch ihre Lebensform verankert ist. In umgekehrter Weise trachtete J.B.S.H. nach einer wissenschaftlichen Übertragung der marxistischen Gesellschaftstheorie auf die biologische Evolutionstheorie, ein Versuch, der selbst den russischen Biologen, Genetiker und Anhänger der Darwinschen Evolutionstheorie Nikolai Iwanowitsch Wawilow, den späteren überzeugten

Gegenspieler des Genetikers und Anhängers der Lamarckschen Vererbungstheorie und Stalin-Vertrauten Trofim Denissowitsch Lyssenko, durchaus überzeugte[402]:

> Neulich erschien ein Buch von Haldane. Er ist eine faszinierende Erscheinung, Mitglied der englischen kommunistischen Partei, ein hervorragender Genetiker, Biochemiker und Philosoph. Er schrieb ein interessantes Buch, das den Titel trägt ‚Marxismus und Naturwissenschaften'. Natürlich wurde sein Buch in der bürgerlichen Presse heruntergemacht, aber er ist so begabt, dass er sogar noch von seinen Kritikern bewundert wird.....Er sagte, dass der Marxismus zweckmäßigerweise auf die Evolution und auf die Geschichte angewandt werden könne.....dass er in diesen Gebieten viel vorhersehen kann, genauso wie Engels vor fünfzig Jahren viele unserer Entdeckungen vorhergesehen hat.

Demgegenüber sah Trofim D. Lyssenko die Verflechtung zwischen Naturwissenschaften und Marxismus noch unauflösbarer, indem er letzteren als die Basis- oder Metawissenschaft schlechthin auffasste[403]:

> Der Marxismus ist die einzige Wissenschaft. Der Darwinismus ist nur ein Teil davon. Die einzig wahre Erkenntnistheorie wurde uns von Marx, Lenin und Engels geschenkt. Und wenn ich eine Diskussion über den Darwinismus höre, ohne dass der Marxismus erwähnt wird, so mag es einerseits so aussehen, als sei alles in Ordnung, aber man muss auch die Kehrseite der Medaille beachten.

Darüberhinaus unterliegt der *Transhumanismus* der drei „Hs" intrinsisch neben dem eben erwähnten szientistischen auch einem elitären Dogmatismus. Mit ihm wird die weltweite Evolution der Demokratie auf gesellschaftlicher Ebene in den USA und England im Allgemeinen begründet, auf individueller Ebene von herausragenden Wissenschaftlern wie den drei „Hs" selbst. Und obwohl sich diese vehement gegen den ideologischen Missbrauch der Biologie wehrten, führten sie eine Biologie der Demokratie ein, die im weiteren Sinn auch eine Ideologie darstellt, aber gemäß der Argumentation der drei „Hs" immerhin eine durch die Biologie begründbare. In seiner relativistischen Auslegung der Wissenschaftsgeschichte war der *wissenschaftliche Humanismus* oder *Transhumanismus* in seinen theoretischen Inhalten und praktischen Anwendungen in der Tat demokratisch, vor allem weil er eben auf der Basis der demokratischen Gesellschaftsordnung entwickelt worden ist.

---

402 Medwedjew, Shores A.: *Der Fall Lyssenko – Eine Wissenschaft kapituliert.* Deutscher Taschenbuch Verlag: München 1974, S. 78–79.

403 Lyssenko, Trofim D.: „Die Lage in der biologischen Wissenschaft". *Tagung der Lenin-Akademie der landwirtschaftlichen Wissenschaften der UdSSR (31. Juli – 7. August 1948). Stenographischer Bericht des gleichnamigen Referats.* Verlag für fremdsprachige Literatur: Moskau 1949, S. 9–59.

Der Zusammenhang zwischen einem demokratischen System, einer ethischen Wissenschaft und einer naturwissenschaftlich guten Wissenschaft ist aber eben sehr viel komplexer als die drei „Hs“ ursprünglich annahmen, wie u.a. Studien zum Gesundheitswesen und zur Krebsforschung unter dem Nationalsozialismus nachdrücklich zeigen konnten[404]. Auch hat sich der gewaltige Zuwachs an genetischem und evolutionsbiologischem Wissen während der vergangenen 50 Jahre nicht einfach in einen adäquaten Fortschritt in der Biologie der Demokratie und der Demokratie der Biologie transformiert.

---

404 Proctor, Robert: *The Nazi war on cancer*. Princeton University Press: Princeton 1999.

„Die theoretische Arbeit bewegt mehr Zustände in der Welt als die praktische. Ist erst das Reich der Vorstellung revolutioniert, so hält die Wirklichkeit nicht stand."

Georg Wilhelm Friedrich Hegel (Brief an Niethammer am 28.10.1808)[405]

„Aber die Wirklichkeit hält viel aus."

Camilo Restrepo Torres[406]

8. Vom fairen Umgang II – Das „Grundgut" Gesundheit des John Rawls

Die Begründung der Idee von der Menschenwürde, erstmals formuliert während der Aufklärung, betonte zunächst die überragende Bedeutung der Freiheits- und anderer Rechte zur Abwehr von Unterdrückung jeglicher physischer und psychischer Art. Während der Arbeiterbewegungen im 19. Jahrhundert verfestigte sich dann allmählich die Einsicht, dass auch andere soziale Rechte, wie der Anspruch auf Subsistenzmittel, menschenwürdige Arbeits- und Lebensbedingungen, sowie Gesundheitsversorgung zur „Effektivierung" des Rechts auf Menschenwürde unabdingbar und unveräußerlich erforderlich ist. Damit zählen als Verletzung der Menschenwürde nicht mehr nur Folter, Verfolgung und fehlende rechtsstaatliche Möglichkeiten wie Meinungsfreiheit, sondern auch nicht vorhandener Zugang zu fundamentalen Lebensgrundlagen, wie sauberem Wasser und minimaler Hygiene, sowie zu einer zumindest elementaren Gesundheitsversorgung. Damit konnte die Auffassung Bedeutung erlangen, dass die individuelle Realisierung von Freiheitsrechten ein Mindestmaß an sozialen Rechten und sozialer Gerechtigkeit voraussetzt, das garantiert, dass jedem Gesellschaftsmitglied wenigstens ein Minimum an Ressourcen zur Verfügung gestellt wird, damit er die ihm theoretisch zugestandenen Freiheitsrechte auch praktisch nutzen kann.

8.1 Von Freiheitsrechten zu sozialer Gerechtigkeit

Unglücklicherweise aber nicht unerwartet gibt es bis heute keine verbindliche, eindeutige und von der Mehrheit der Gesellschaftsmitglieder geteilte Definition für soziale Gerechtigkeit, bzw. soziale Rechte, die zur Beurteilung der Realisierungskriterien und -wahrscheinlichkeiten für die individuellen Lebenspläne und –chancen herangezogen werden könnte. Erschwerend kommt hinzu, dass für den Begriff der

405 Hegel, Georg Wilhelm Friedrich: „Brief an Niethammer vom 28.10.1808". In: *Solgers nachgelassene Schriften und Briefwechsel* 1828.

406 Torres, Camilo Restrepo: *Revolution als Aufgabe des Christen.* Matthias-Grünewald: Mainz 1969.

sozialen Gerechtigkeit oft verschiedene und einander ausschließende Bezugspunkte gewählt werden. Was hat es zu bedeuten, anstelle von der sozialen Gerechtigkeit eines Systems der Gesundheitsversorgung von der sozialen Gerechtigkeit oder gar Gleichheit des Gesundheitsstatus und seiner Verteilung zwischen den Gesellschaftsmitgliedern zu sprechen? Mit letzterem Bezug werden also die Begriffe der sozialen Gerechtigkeit und Gleichheit nicht auf Handlungen, Regeln und Verfahren, sondern vielmehr auf die Ergebnisse von deren Umsetzung (*outcomes*) bezogen. Dass diese Unklarheit überhaupt entstehen kann, liegt an der kategorialen Mehrdeutigkeit der Begriffe „soziale Gerechtigkeit und Gleichheit". „Gerecht" und „gleich" sollen demnach nicht nur die Verfahren und Regeln sein, die die Organisation des Gesundheitssystems festlegen. „Gerecht" und „gleich" sollen auch die Ergebnisse sein, die aus der Befolgung der Regeln und Verfahren resultieren. Eine generelle Anwendung der Begriffe „soziale Gerechtigkeit und Gleichheit" nicht nur auf Regeln, Institutionen und Handlungen, sondern auch auf deren Ergebnisse führt zu keiner eindeutigen und uneingeschränkten Lösung, da damit zu rechnen ist, dass beide Begriffe kontextabhängig voneinander differieren können. Ungerechtigkeiten und Ungleichheiten der Ergebnisse werden zwar häufig als ein Indiz für Ungerechtigkeiten und Ungleichheiten des Systems interpretiert, stellen aber sicherlich keinen schlüssigen Beweis hierfür dar. Auch ein perfekt gerechtes, gleich wichtendes und funktionierendes System kann ausgeprägte ungleiche oder als ungerecht empfundene Ergebnisse hervorbringen. Dies wird vor allem bei solchen Gütern der Fall sein, deren Verteilung nur partiell von gesellschaftlich bedingten Faktoren bestimmt wird, wie bei Lebensglück und Gesundheit. In der Folge werden deshalb häufig alle möglichen sozialen Ungleichheiten und Ungerechtigkeiten im Gesundheitssystem, in seinen Regeln und Verfahren und in den daraus hervorgehenden Resultaten als diskriminierend oder sogar als sozial ungerecht charakterisiert, falls die eigene Person von diesen betroffen.

Der bekannteste Sozialphilosoph des 20. Jahrhunderts, John Rawls, hat versucht, die Beliebigkeit der Interpretation von sozialer Gerechtigkeit durch die westlichen Industriegesellschaften des 19. und 20. Jahrhunderts, die offenbar bis in die Gegenwart anhält, in seinem Buch *Eine Theorie der Gerechtigkeit* (engl. 1971/dt. 1975) mit rationalen Argumenten *ad absurdum* zu führen oder wenigstens zu begrenzen[407]. Rawls geht davon aus, dass der Utilitarismus, der in der angelsächsischen Moral- und Sozialphilosophie des 18. bis angehenden 20. Jahrhunderts eine breite Zustimmung erfahren hatte und immer noch findet, keine ausreichende und rationale Grundlage für die Rechtfertigung der Existenz liberaler Demokratien bietet. Er stelle nämlich den allgemeinen Nutzen, d.h. die Wohlfahrt, über die Gerechtigkeit und Gleichheit und ignoriere somit den Vorrang des (Ge-)Rechten vor dem „nur" Guten. Um eine bessere Basis für die Bestimmung der unverzichtbaren Freiheitsrechte und der diese ermöglichenden sozialen Gerechtigkeit und Gleichheit zu erhalten, schlägt Rawls – anstelle eines Utilitarismus – eine neuartige soziale Kontrakt-/Vertragstheorie vor.

407 Rawls, John: *Eine Theorie der Gerechtigkeit*. Suhrkamp: Frankfurt a.M. 1975.

Aufs Ganze gesehen, versteht John Rawls seine auf einen Sozialkontrakt zurückgreifende Theorie der Gerechtigkeit als eine *Beschreibung unseres Gerechtigkeitssinnes*[408], d.h. unseres „natürlichen" und „intuitiven" Empfindens der Rechte auf Freiheit und soziale Gleichheit.

8.2 Gerechtigkeit als Fairness – Die Vertragssituation

Das zentrale Thema der Gerechtigkeitstheorie von John Rawls ist die moralische Bewertung der Institutionen und Strukturen der Gesellschaft und nicht die der Handlungen von Individuen. Damit stellt für Rawls Gerechtigkeit die wichtigste Tugend sozialer Institutionen dar[409]. Voraussetzung hierfür sei die Etablierung einer sinnvoll strukturierten Gesellschaft, welche die Gerechtigkeitsgrundsätze, wie sie sich in den festgelegten Pflichten und Rechten der Gesellschaftsmitglieder, sowie in der beschlossenen Verteilung der Güter innerhalb der Gesellschaft manifestierten, allgemein akzeptiert. Diese Einigung auf die Gerechtigkeitsgrundsätze habe für alle Gesellschaftsmitglieder unter fairen Ausgangsbedingungen zu erfolgen, weshalb Rawls seine Theorie unter das Motto *Gerechtigkeit als Fairness* gestellt hat.

Ausgangspunkt hierfür ist die Vorstellung eines Zustands, in dem es noch keine sozialen Institutionen gibt und die Menschen alle – biologisch und sozial – gleich sind. In diesem „Urzustand", der zunächst ein reines Gedankenexperiment oder eine theoretische Fiktion darstellt, kennen die Menschen all die Umstände und Tatsachen nicht, die ihre soziale und individuelle Position in der Gesellschaft zukünftig bestimmen werden. Sie kennen weder ihr Geschlecht noch ihre Religion oder Klassenzugehörigkeit, auch nicht ihre Talente und Fähigkeiten. All dies liegt für die Menschen hinter einem „*Schleier des Nichtwissens*" verborgen. Selbst das, was für sie im Leben wertvoll ist und ihren intendierten Lebensplan kennen sie nicht. Der Zweck, den dieses Gedankenexperiment erfüllt, liegt für John Rawls darin herauszuarbeiten, wie die Grundlage einer unparteiischen Entscheidung aussehen müsste, auf der eine Gesellschaft von Grund auf neu – im Sinne von gerecht – zu gestalten wäre. Die methodische Eliminierung bzw. Abstraktion von allen persönlichen Interessen und Positionen, Wünschen, Intentionen und Begabungen soll verhindern, dass eine rationale Entscheidung über die grundlegenden gesellschaftlichen Prinzipien dadurch beeinflusst wird, dass die Menschen sich für Prinzipien entscheiden, die eine für sie besonders vorteilhafte Lage garantieren. Da die Menschen in dieser Situation ihre Interessen nicht kennen, können diese für ihre Entscheidung auch nicht maßgebend sein.

Hinsichtlich der eigentlichen hypothetischen Vertragssituation wird also versucht, die Idee der Unparteilichkeit über einen „Urzustand" zu realisieren, in dem sich alle Gesellschaftsmitglieder unter einem *Schleier des Nichtwissens* aufhalten, der diese über die mögliche *quasi* moralisch willkürliche Verteilung von natürlichen

408 Rawls 1975, S. 66.
409 Rawls 1975, S. 19.

Gütern, wie psychische und physische Stärke, Intelligenz, Phantasie und Gesundheit, durch die *„Lotterie des Lebens“* im Unklaren lässt und damit neutralisiert. Selbstverständlich ist die Verteilung der natürlichen Güter weder gerecht noch ungerecht und nur mittelbar von der gesellschaftlichen Grundstruktur beeinflussbar und damit moralisch willkürlich. Gesellschaftliche Institutionen würden dagegen nach Rawls mit dieser natürlichen Verteilung gerecht oder ungerecht umgehen. Allein Institutionen könnten die Willkür des Schicksals erfolgreich kompensieren oder neutralisieren und seien (nur) dann als fair und gerecht zu bezeichnen[410].

8.3 Der Vertrag – Bedingungen, Grundsätze, hierarchische Struktur und „Grundgüter“

Folgende Ausgangsbedingungen kennzeichnen die Rawlssche Vertragssituation: (i) Als anthropologische Grundannahme besitzen alle Mitglieder der Gesellschaft normale geistige und körperliche, also psycho-physische Fähigkeiten und sind über die gesamte Lebenszeit in die Arbeitswelt voll einbezogen[411]. (ii) Hinsichtlich ihrer moralischen Fähigkeiten wird von ihnen ein Gerechtigkeitssinn erwartet, der sich in der Akzeptanz und in der Befolgung der vereinbarten Gerechtigkeitsgrundsätze manifestiert, sowie eine Vorstellung vom moralisch „Guten“, die es umzusetzen und nach Bedarf auch zu revidieren gilt[412]. (iii) Die Gesellschaft, deren Grundstruktur sich auf der Basis der ausgewählten Gerechtigkeitsgrundsätze und der darauf gegründeten Institutionen ausbildet, regelt dann die Verteilung bestimmter sozialer Grundgüter, deren Besitz für jedes Gesellschaftsmitglied ungeachtet von Verdienst, Herkommen und anderen persönlichen Eigenschaften und unabhängig von seinem jeweiligen (vernünftigen) Lebensplan von Vorteil ist, nämlich der klassischen Grundfreiheiten. Dazu zählen Religions- und Versammlungsfreiheit, Entwicklungschancen, Einkommen, Vermögen und die sozialen Grundlagen der Selbstachtung, zumindest soweit die Möglichkeit, sich selbst zu achten, von sozialen Faktoren beeinflusst wird. (iv) Die Verteilung dieser Güter hat strikt gleichmäßig und universell zu erfolgen mit der einzig zulässigen Ausnahme einer ungleichen Verteilung verbunden mit Vorteilen für alle Gesellschaftsmitglieder. Somit sind die *„moralisch willkürliche Lotterie des Lebens“* und die daraus hervorgehenden sozialen und natürlichen Zufälle nur dann zu akzeptieren, d.h. sie bleiben nur dann unkompensiert, falls alle Mitglieder der Gesellschaft von der Ungleichheit profitieren würden.

Die Gesellschaftsmitglieder würden sich demnach im „Urzustand“ auf folgende zwei Gerechtigkeitsgrundsätze einigen: (i) Jedermann hat gleiches Recht auf das umfangreichste Gesamtsystem gleicher Grundgüter, das für alle möglich ist. (ii) Ungleichheiten wirtschaftlicher und sozialer Art müssen unter der Einschränkung

410 Rawls 1975, S. 123.

411 Rawls, John: *Die Idee des politischen Liberalismus. Aufsätze 1978–1989.* Suhrkamp: Frankfurt a.M. 1994, S. 368.

412 Rawls 1994, S. 93.

des gerechten Spargrundsatzes mit dem größtmöglichen Vorteil für den am schlechtesten Gestellten, sowie für alle gemäß fairer Chancengleichheit mit Ämtern und Positionen verbunden sein.

John Rawls versuchte also klassisch-liberale und moderne soziale Inhalte in eine neuartige Auffassung von sozialer Gerechtigkeit mit Hilfe einer abgestuften Hierarchie von Grundsätzen zu integrieren. Auf der ersten und zweiten Stufe herrschen strikte Gleichheit bzw. Chancengleichheit. So sollen etwa die Chancen auf ein öffentliches Amt für jeden gleich sein. Damit ist bereits auf dieser Stufe soziale Gerechtigkeit nicht identisch mit Resultatgleichheit. Chancengleichheit erfordert nach Rawls lediglich, dass für jeden vergleichbare Möglichkeiten bestehen, sich für öffentliche Ämter zu qualifizieren. Aspekte der Verteilungsgerechtigkeit werden für Rawls erst auf der dritten Stufe relevant, nämlich einerseits bezüglich des Einkommens, andererseits aufgrund der sozialen Bedingtheit von Ungleichheiten. Die Verteilung der Einkommen wird also nur dann als gerecht empfunden, sofern etwaige in der Gesellschaft vorliegende Ungleichheiten in der Entlohnung langfristig zu einer Besserstellung der Geringstverdiener führen.

John Rawls hat damit im Rahmen einer allgemeinen Gerechtigkeitsvorstellung mit Hilfe der rein hypothetischen Verteilungssituation einer unbedingten biologischen Gleichheit die Ableitung eines Maßstabs geschaffen, der die kritische Beurteilung von veränderten (ungleichen) Verteilungssituationen ermöglicht[413]. Als eine Art Verrechnungseinheit für die Messung der Verteilung der sozialen Güter benutzt Rawls vereinfachend das soziale Grundgut Einkommen. Soziale Gerechtigkeit setzt für Rawls aber nicht nur eine Egalisierung der Einkommen voraus, sondern erfordert auch eine Kompensation der durch biologische und soziale Faktoren verursachten Ungleichheiten in den Lebenschancen und –perspektiven, zumindest falls diese nicht durch das Individuum selbst zu verantworten sind. Solche Ungleichheiten in den biologischen und sozialen Rahmenbedingungen, wie körperliche und geistige Leistungsfähigkeit einerseits und Bildung, Erziehung und soziales Milieu andererseits, die wohl in Kombination in allen westlichen Gesellschaften von eminenter Bedeutung für die individuellen Lebenschancen sind, sollten so gut wie möglich, d.h. nur limitiert durch die Leistungsfähigkeit der Gesellschaft nivelliert werden. Damit herrscht auf der dritten Stufe der Rawlsschen Sozialtheorie im Gegensatz zur ersten und zweiten eine deutlich egalitaristische Tendenz. Die tendenzielle Aufhebung oder zumindest Angleichung von Unterschieden in den biologischen und sozialen Lebensbedingungen wird gefordert, um dadurch die Egalisierung der Lebenschancen aller Gesellschaftsmitglieder zu erreichen.

Diese Gerechtigkeitsgrundsätze richtet John Rawls nicht nur auf weiter entfernte und heute weniger aktuelle Themen wie Sklaverei und allgemeines Wahlrecht aus, sondern auch auf Fragen der gegenwärtigen Moral- und Sozialphilosophie, wie die nach Gerechtigkeit zwischen den Generationen oder zivilem Ungehorsam und möglicherweise auch die nach der Notwendigkeit einer öffentlichen

---

413 Rawls 1975, S. 83f.

Gesundheitsversorgung. Nach Rawls gibt es in einer pluralistischen Gesellschaft, wie sie charakteristisch für den westlichen Kulturkreis ist, nur geringe Chancen, eine umfassende Einigkeit in ethischen Fragen dieser Art zu erreichen. Die Menschen könnten demnach allenfalls auf einen Satz allgemein geteilter Werte hoffen und hätten hierfür eine Wertegemeinschaft zu bilden oder sich bereits *a priori* in ihr aufzuhalten. Das aber auch nur dann, wenn die Menschen im Rückgriff auf den *„Schleier des Nichtwissens“*, im permanenten Überdenken und „In-sich-hineinfühlen“ und vor allem im (öffentlichen) Diskurs über moralische Urteile ihren Sinn für Gerechtigkeit immer wieder aufs Neue zu schärfen wüßten und so einen „overlapping consensus“ zu erreichen suchten.

8.4 Gesundheit als Gegenstand der Rawls‘schen Gerechtigkeitstheorie

Die 1971 in *Theory of Justice* dargestellte Gerechtigkeitstheorie von John Rawls fand 1985 mit dem Buch *Just Health Care* von Norman Daniels[414] Eingang in die Ethik der Gesundheitsversorgung. Diese spezifische Anwendung führte letztlich zum Nachweis, dass gemäß Daniels eine öffentliche Gesundheitsversorgung ein Gebot der sozialen Gerechtigkeit darstelle. Die folgenden Ausführungen sollen klären, ob das Fundament für das vermeintliche soziale Grundgut Gesundheit bereits durch John Rawls angelegt worden ist, obwohl von diesem kaum explizite Aussagen zum Thema Gesundheit bekannt sind.

Tatsächlich erwähnte John Rawls in seiner *Theory of Justice* die Begriffe Gesundheit oder Gesundheitsversorgung nur an drei Stellen, nämlich (i) im Zusammenhang der sozialen Grundgüter[415], (ii) in der Diskussion über Gesundheitsdienste (Impfprogramme) und Wirtschaftssysteme, die er zusammengehörig als öffentliche Güter im ökonomischen Sinn verstand[416] und schließlich (iii) im Kontext seines Vorschlags einer „negativen Einkommenssteuer“, die den schlechter Gestellten in einer gerechten Gesellschaft im Falle eines Lohnausfalls durch Krankheit zu einem Minimum an finanzieller und sozialer Sicherheit verhelfen soll[417]. Dieses scheinbar geringe Interesse von Rawls an Fragen der Gesundheit verwundert nicht auf Basis seiner (i) Klassifizierung von Gesundheit als natürliches Gut und (ii) anthropologischen Grundannahme einer Teilnahme von ausschließlich gesunden und aktiven Vertragspartnern unter gleichzeitiger Einbeziehung des Einkommens als alleiniger Verteilungsmaßstab. In der Tat lassen diese beiden Vorbedingungen die Anwendung der Gerechtigkeitstheorie im Bereich Gesundheitsversorgung wenig erfolgsversprechend erscheinen.

---

414 Daniels, Norman: *Just health. Meeting health needs fairly.* Cambridge University Press: New York 2008.

415 Rawls 1975, S. 83.

416 Rawls 1975, S. 301 und 303.

417 Rawls 1975, S. 309.

Wohl deshalb betrachtete John Rawls den Aspekt einer gerechten Gesundheitsversorgung in einer gerechten Gesellschaft schlichtweg als – sich automatisch einstellende – Unterfunktion einer gerechten Einkommensverteilung. Damit wäre eine gerechte Gesundheitsversorgung direkt gekoppelt an und abhängig von einer gerechten Einkommensverteilung oder umgekehrt eine gerechte Einkommensverteilung würde zwangsläufig zu einer gerechten Gesundheitsversorgung führen. Rawls Vorschlag der Zahlung einer negativen Einkommenssteuer deutet in diese Richtung. Allerdings führt eine solche starke Gewichtung einer gerechten Einkommensverteilung bei gleichzeitiger Einforderung des Prinzips der fairen Chancengleichheit zu einer Begrenzung der fairen Kompetition um Arbeitsplätze, Karrieren und öffentliche Ämter auf die aktiven und gesunden Vertragspartner. Dagegen werden und bleiben diejenigen, die aus Alters- oder Krankheitsgründen dauerhaft oder zumindest zeitweise nicht mehr am Erwerbsleben teilnehmen können, von der Chancengleichheit ausgeschlossen. Tatsächlich bleibt unklar, wie diejenigen Gesellschaftsmitglieder, die nicht mehr um Arbeit, d.h. um Einkommen mit den anderen konkurrieren können, in die Rawlssche Gerechtigkeitstheorie integriert werden könnten.

8.5 Stufen der Gerechtigkeit und der Gesundheitsversorgung

Trotz dieser Einschränkungen könnte die Rawlssche Gerechtigkeitstheorie möglicherweise als vernünftige Grundlage für die Transformation des Begriffs der sozialen Gerechtigkeit in den Bereich der Gesundheitsversorgung dienen. Denn das zentrale Charakteristikum seiner Theorie, ihre formale hierarchische Strukturierung in drei Stufen, lässt sich auch auf eine Grundstruktur der sozialen Gerechtigkeit in der Gesundheitsversorgung sinnvoll anwenden. Tatsächlich scheinen die Normen, die soziale Gerechtigkeit definieren, in der Gesundheitsversorgung in dieselben drei Kategorien zu fallen wie in der Rawls'schen Grundstruktur der Gesellschaft, nämlich in (i) universale und für jedermann gleiche und geltende Normen, (ii) Normen der Chancengleichheit für jedermann und (iii) Normen des sozialen Lastenausgleichs für die „Opfer" der *„Lotterie des Lebens"*. Auf der ersten Stufe der sozialen Gerechtigkeit könnten als universale und strikt gleiche Normen im Hinblick auf das System der Gesundheitsversorgung diejenigen der Freiheitswahrung und der elementaren Gesundheitsversorgung gelten. Die Patientenselbstbestimmung und die Ablehnung von übertriebenem medizinischen Paternalismus stellen unabhängig von der Schwere der Krankheit ein zentrales Freiheitsrecht dar. Eine medizinische Zwangsbehandlung dürfte nur dann zur Anwendung kommen, wenn die Fähigkeit des Patienten zur Selbstbestimmung zeitweilig oder dauerhaft vermindert ist oder wenn durch die Behandlung schwerwiegende Fremdinteressen abgewehrt werden könnten. Auch im Hinblick auf Prävention dürfte eine verpflichtende Anwendung, etwa in Form des Zwangs zur Impfung oder Vorsorgeuntersuchung bei Kindern, nur in seltensten Fällen in die Praxis umgesetzt werden. Es dürfe eben keine Pflicht, kein „Muss" zur Gesunderhaltung der eigenen Person geben. Dagegen seien staatliche oder gesellschaftliche Bemühungen der „moral suasion" im Hinblick auf Hinwendung der Gesellschaftsmitglieder zu einer gesünderen Lebensführung, wie auch hinsichtlich der Einführung von Anreizsystemen zur Vermeidung der übergebührlichen Beanspruchung des Gesundheitssystems durch einzelne Gesellschaftsmitglieder mit dem Freiheitsrecht vereinbar. Dabei gelte stets, dass es keine Verpflichtung des Staates auf Neutralität gegenüber allen möglichen Lebensformen, vor allem gegenüber besonders ungesunden geben sollte. Ebenso habe jedes Gesellschaftsmitglied – wie in Deutschland seit der Bismarckschen Ära realisiert – das Recht auf eine elementare Gesundheitsversorgung.

Die zweite Rawls'sche Stufe der sozialen Gerechtigkeit korreliert im Gesundheitswesen mit dem Grundsatz des gleichen Zugangs zu Gesundheitsversorgungsleistungen innerhalb der elementaren Grundversorgung, die nicht von der Zahlungsfähigkeit, vom sozialen Status und von der Machtposition des Individuums abhängig sein darf. Auf dieser Ebene gehe es um Chancengleichheit, nicht um Egalitarismus. Jedes Gesellschaftsmitglied habe dasselbe Recht auf Inanspruchnahme von elementaren Gesundheitsversorgungsleistungen. Die Gesellschaft sei lediglich zur Bereitstellung dieses Angebots verpflichtet, dessen Annahme in der Verantwortung des einzelnen Gesellschaftsmitglieds bleibe. Der Grundsatz des gleichen Zugangs bilde den Kern der sozialen Gerechtigkeit vor allem in Gesellschaften mit einer steilen Hierarchie hinsichtlich der miteinander eng korrelierten variablen Faktoren Einkommen, Bildungsstatus und Machtposition. Der Anspruch auf dieses Recht müsse jedoch innerhalb der Gesundheitsversorgung unabhängig von diesen hierarchischen Gradienten geltend gemacht werden können als essenzielle Voraussetzung für sozialen Zusammenhalt und effektive Abwehrmaßnahme gegen soziale Auseinandersetzungen. Somit könnte das Feld der Gesundheitsversorgung gewissermaßen als „Gegenwelt" zur inegalitären Berufswelt mit ihrem ausgeprägten hierarchischen Entlohnungssystem aufgefasst und entsprechend instrumentalisiert werden. Das westliche Gesundheitssystem wäre demnach, um mit den Worten Peter Singers zu sprechen[418], *„Balsam für die vom kapitalistischen Konkurrenzsystem geschlagenen Wunden"*. Jedes einzelne Gesellschaftsmitglied sollte im Hinblick auf seine Gesundheit und sein Leben sagen können, dass es der Gesellschaft ebenso viel wert ist wie alle anderen.

Auf der ersten und zweiten Stufe der sozialen Gerechtigkeit würden somit gleiche Rechte herrschen. Dagegen könnte die dritte Stufe eine Differenzierung der Ansprüche beinhalten, die ihre Berechtigung von der jeweiligen Ausgangssituation ableitet. Auch sie wäre wie die zweite Stufe durch das Solidaritätsprinzip begründet. Aber zusätzlich zu den geforderten gleichen Chancen für Gesundheitsleistungen verlangt sie im Sinne eines solidarischen Lastenausgleichs eine Bevorzugung der

---

418 Singer, Peter: "Freedoms and utilities in the distribution of health care". In: Veatch R.M. / Branson R. (Hrsg.): *Ethics and health policy.* Cambridge University Press: Cambridge (Mass.) 1976, S. 175–193.

aufgrund biologischer und sozialer Benachteiligungen schlechter Gestellten. Damit wäre soziale Gerechtigkeit partiell auf Bedürfnisgerechtigkeit reduziert, indem sie nicht differenzierend im Hinblick auf die durch sie garantierten Rechtsansprüche verbleibt. Denn nicht nur Gendefekte, angeborene Missbildungen, chronische Krankheit, unfallbedingte Behinderung und Alter stellen Gründe für gesundheitliche Schlechterstellung dar, sondern auch Armut, prekäre Familienverhältnisse und ungünstiges soziales Milieu (siehe unten). Beide „Klassen" von schlechter Gestellten hätten demnach einen Fürsorgeanspruch, der über dem der besser Gestellten liegt und sich eben nicht im Recht auf gleichen Zugang erschöpft.

8.6 Gesundheit als soziales „Grundgut" – Argumente

Die Anwendung der Rawlsschen Gerechtigkeitskonzeption auf den Kontext Gesundheitsversorgung ließe sich möglicherweise durch einen einfachen „Trick" lösen, nämlich die Aufnahme der Gesundheitsversorgung in den Index der Grundgüter. Dies würde die offenbar begrenzte Liste der Rawlsschen Grundgüter ergänzen und damit einhergehend auch zu einer angemessenen Erweiterung der Gerechtigkeitsprinzipien führen.

In der Tat gibt es gute Argumente für die Überzeugung, dass eine Gesundheitsversorgung für die Vertragspartner im Urzustand von größter Bedeutung ist[419]. Man könnte sie sogar für wichtiger als Einkommen halten, vielleicht sogar für so bedeutsam wie die grundlegenden Freiheitsrechte. Aufgrund dieser (vermuteten) Bedeutung der Gesundheitsversorgung wäre es dann auch nicht mehr gerechtfertigt, ihre Verteilung an den Einkommensanteil der einzelnen Vertragspartner zu koppeln und von diesem abhängig zu machen. Als Konsequenz müssten die Vertragspartner im „Urzustand" für die Verteilung von Gesundheitsgütern eigens getrennte Grundsätze vereinbaren. Damit würden die Gerechtigkeitsprinzipien um einen dritten Grundsatz ergänzt, mit welchem allen Vertragspartnern unabhängig von der gesellschaftlichen Position Zugang zur öffentlichen Gesundheitsversorgung im gleichen Umfang ermöglicht und garantiert wird. Der Umfang der garantierten Gesundheitsversorgung müsste im Diskurs aller Vertragspartner vereinbart werden. Dieses Prinzip einer Gesundheitsversorgung wäre konsequenterweise dem Rawlsschen Differenzprinzip, also dem zweiten Gerechtigkeitsgrundsatz lexikalisch vorgeordnet. Spätestens hier stellt sich die Frage, ob das Postulat eines „starken", d.h. direkten und unmittelbaren Rechts auf Gesundheitsversorgung noch mit der Rawlsschen Gerechtigkeitstheorie vereinbar ist.

Tatsächlich schließt John Rawls in seinem Buch *Politischer Liberalismus* die Möglichkeit nicht aus, dass seinem ersten Grundsatz, dem der gleichen Grundrechte und –freiheiten, ein lexikalisch vorgeordnetes Prinzip vorausgehen könnte. Dieses mag

419 Green, Roland M.: "Health care and justice in contract theory perspective". In: Veatch R.M. / Branson R. (Hrsg.): *Ethics and health policy.* Cambridge University Press: Cambridge (Mass.) 1976, S. 111–126.

die Forderung nach Befriedigung von all denjenigen Grundbedürfnissen der Bürger erheben, die für das Verstehen und Ausüben der Grundrechte und -freiheiten unbedingt erforderlich sind[420]. Jener Zusatz von Rawls ist vernünftig, damit einzelne Vertragspartner nicht aufgrund ungenügender (gesundheitlicher) Grundversorgung, wie diese – hinsichtlich ihres quantitativen und qualitativen Umfangs – für die jeweilige Gesellschaft durch ihre Mitglieder festgelegt worden ist, vom Zugang zu ihren Grundrechten und -freiheiten ausgeschlossen werden.

8.7 Gesundheit als soziales „Grundgut" – Gegenargumente

Auf Grundlage der sehr hohen Bewertung der Gesundheitsversorgung durch die Vertragspartner im „Urzustand" könnte erwogen werden, Gesundheitsversorgung zum sozialen Grundgut zu erheben. In der Tat entspricht es nicht der Auffassung von John Rawls, dass sein Index alle wichtigen sozialen Güter beinhaltet. Durch die beabsichtigte und gezielte Vereinfachung des Index auf eine stark limitierte Anzahl von bewusst sehr allgemein gehaltenen und formulierten Gerechtigkeitsgrundsätzen gelang es ihm jedoch, auf Basis der primären sozialen Grundgüter die entscheidenden sozialen Bedürfnisse und Positionen der meisten Mitglieder von – wenigstens typisch westlichen – Gesellschaften auszumachen. Werden nun zur garantierten Befriedigung anderer Grundbedürfnisse, wie z.B. Bedarf an Nahrungsmitteln, Kleidung, Wohnung, weitere Prinzipien hinzugefügt, so würde mit jeder dieser Erweiterungen die Identifizierung der am schlechtesten gestellten Individuen erheblich erschwert oder gar unmöglich gemacht werden. Mögliche Kandidaten für die schlechtest Gestellten könnten unter den ärmsten, den hungrigsten, den kränksten oder – noch komplizierter – unter solchen mit kombinierten ungünstigen Eigenschaften ausgemacht werden. Damit begibt man sich aber unmittelbar auf das schwierige Terrain des interpersonellen Vergleichs von Nutzen und Risiko zwischen Individuen, der mit kaum lösbaren moralischen Problemen verbunden ist. Tatsächlich wurde im Anschluss an John Rawls behauptet, dass es zur Vermeidung eines derartigen „Interessenkonflikts" zwischen Gesellschaftsmitgliedern schlichtweg unumgänglich sei, die unterschiedlichen (sozialen) Grundgüter gegeneinander abzuwägen, woraus zwangsläufig, aber eben auch nur die Notwendigkeit für interpersonelle Vergleiche der sozialen Lebensumstände resultiere[421].

Mit seiner Konzeption wollte John Rawls ursprünglich genau das erreichen, dass nur interpersonelle Vergleiche der sozialen Lebensumstände zugelassen werden, aber eben nicht solche des individuellen Nutzens. Hierfür vermied er die Schwierigkeit des Abwägens einfach durch Einführung des Einkommens als groben Indikator und Parameter, wie die sozialen Grundgüter zwischen den Vertragspartnern

420 Rawls, John: *Politischer Liberalismus.* Suhrkamp: Frankfurt a.M. 1998, S. 76.

421 Arrow, Kenneth J.: "Some ordinalist-utilitarian notes on Rawls's theory of justice". *Journal of Philosophy* 20, 1973, S. 245–263.

innerhalb einer Gesellschaft zu einem bestimmten Zeitpunkt tatsächlich verteilt sind. Rawls vermied grundsätzlich jede Diskussion über eine Abwägung der von ihm aufgeführten Güter. Sicherlich waren ihm die wohl kaum lösbaren Probleme der Gewichtung oder des „Rankings" der sozialen Grundgüter bewusst. Für eine derartige Abwägung wären kompetente Informationen über die Art der Gesellschaft, ihre geschichtlichen und kulturellen Hintergründe, sowie über die individuellen Lebenspläne und -geschichten der Gesellschaftsmitglieder in jedem konkreten Fall erforderlich, aber meistens nicht ausreichend. Die Bedeutung, die zum Beispiel der Eigenverantwortung bei der Gesundheitsvorsorge gegenüber einem hohen und bedingungslosen Grundversorgungsstandard einer Gesellschaft eingeräumt wird, hängt sicherlich entscheidend vom Grad ihrer Individualisierung und von ihrem Autonomiebewusstsein ab, die wiederum von unterschiedlichen Quellen des „Selbst" gespeist werden.

Ein weiteres Problem wird durch die einfache Eingliederung der Gesundheitsversorgung in den Index der sozialen Grundgüter herbeigeführt und resultiert aus dem Rawls'sche Differenzprinzip. Die Befriedigung der (gesundheitlichen) Bedürfnisse von Gesellschaftsmitgliedern, für die eine besonders intensive Gesundheitsfürsorge erforderlich wäre, könnte die (finanziellen) Möglichkeiten und Ressourcen dieser Gesellschaft vollständig aufbrauchen, bis hin zu ihrer Insolvenz[422]. Gebietet die „vollkommene" soziale Gerechtigkeit tatsächlich, eventuell alle ökonomischen und sozialen Ressourcen für die – möglicherweise nur marginale – Verbesserung der Lebenschancen der Kränksten und Belastetsten aufzuwenden? Dies könnte zu ausgeprägten Verschlechterungen der ökonomischen und sozialen Lebensbedingungen aller anderen Gesellschaftsmitglieder führen, einschließlich der – nur – schlechter Gestellten, also der – nur – Kranken, die aber eben nicht zu den schlechtest Gestellten, also den Kränksten zählen. Die Gesundheitsversorgungsleistungen, zu der eine Gesellschaft wirtschaftlich in der Lage und auf Basis allgemeiner Zustimmung bereit ist, müssten sich so in erster Linie an den Schwerstkranken orientieren, damit diese jegliche Leistung erhalten, die ihre Lebensperspektiven und -chancen – möglicherweise nur marginal – verbessern. Diese Forderung wäre auch dann zu erfüllen, wenn als Konsequenz die Gesundheitsversorgungsleistungen für alle anderen radikal gekürzt werden müssten[423]. Damit scheint die Anwendung des Rawlsschen Differenzprinzips und seine Orientierung am Minimum für die Gesundheitsversorgung wenig sinnvoll und praktikabel zu sein.

422 Arrow 1973, S. 251.

423 Rauprich, Oliver: *Gleiche Gesundheit und soziale Gerechtigkeit.* Paderborn 2006, S. 51–87.

8.8 Gesundheit als soziales „Grundgut" – Ein Kompromiss?

Der Grundsatz nach sozialer Gerechtigkeit wird im Vergleich zum Rawls'schen Differenzprinzip, das immer nur die absolut schlechtest Gestellten unter besondere Fürsorge stellt, möglicherweise angemessener und realitätsnäher durch eine an den Gesundheitskontext adaptierte Version des „Prioritismus" in die Praxis moderner Gesundheitswesen umgesetzt. In dieser Hinsicht wird unter „Prioritismus" verstanden, dass relativ schlechter Gestellten ausgeprägtere Ansprüche auf solidarische Gesundheitsleistungen zustehen als anderen und zwar um so ausgeprägter je größer die Differenz zu einem von der jeweiligen Gesellschaft vereinbarten Mindestniveau ist. Dies gilt aber nur solange, als deren Lebenschancen unter diesem Mindestniveau liegen.

John Rawls gesteht in späteren Publikationen ein, dass seine simplifizierende Annahme des Einkommens und Vermögens als brauchbarer Indikator für eine gerechte Verteilung von sozialen Grundgütern das Differenzprinzip selbst, bei dem dieser Indikator gerade herangezogen wird, unter Umständen als unvernünftig oder gar ungerecht erscheinen lässt. Diese Empfindung könnte vor allem bei besonders intensiven medizinischen und gesundheitlichen Bedürfnissen manifest werden[424]. Diese Schwierigkeit geht natürlich auf die anthropologische Grundannahme von Rawls zurück, dass menschliche Gesundheit schlichtweg „gegeben" sei. Als Lösung für den Umgang mit ausgeprägten Gesundheitsbedürfnissen schlug John Rawls die Einführung eines von seinem Index sozialer Grundgüter abweichenden oder eines breiter aufgestellten Begriffs des sozialen Grundguts vor. Hierfür könnte die Auflistung von Grundfähigkeiten oder „capabilities" nach Amartya Sen herangezogen werden[425]. Allerdings gibt es in dessen Konzeption einer Liste der *capabilities* als sinnvolle Ergänzung der Rawls'schen Güterlehre kein Kriterium für die Gewichtung der einzelnen Fähigkeiten untereinander und für die Bewertung bestimmter Kombinationen als gerecht oder gerechter. Dagegen ist bei der Rawlsschen Konzeption wenigstens bekannt, dass die jeweilige faire Verteilung der sozialen Grundgüter auf Basis einer kompetenten Abwägung der jeweiligen konkreten sozialen Situation, einschließlich der gesundheitlichen Bedürfnisse, vorgenommen wird.

Daraus lässt sich der Schluss ziehen, dass das Problem der Anwendung der Rawlsschen Verteilungstheorie auf die Gesundheitsversorgung offenbar nicht (einfach) über eine Erweiterung der Liste der sozialen Grundgüter gelöst werden kann, eben weil es tief gründet, nämlich in der Konstruktion des Rawls'schen „Urzustands", in dem einfach niemand krank ist[426]: *„There is no distributive theory for health care because no one is sick!"*

---

424 Rawls, John: *Collected papers.* Cambridge University Press: Cambridge (Mass.) 1999, S. 368.

425 Sen, Amartya K.: "Equality of what?" In: McMurrin S.M. (Hrsg.): *Tanner lectures on human values* Bd. 1. Cambridge University Press: Cambridge (Mass.) 1980.

426 Daniels 1985.

8.9 Gesundheit als Gut der fairen Chancengleichheit

Nach John Rawls ist Gesundheit nur mittelbar von der gesellschaftlichen Grundstruktur und ihren Institutionen beeinflussbar. Diese offensichtlich konservative Auffassung ist mittlerweile auf heftigen Widerstand gestoßen. Ausgangspunkt für die Kritik bildet das Konzept des Guts der fairen Chancengleichheit (*fair equality of opportunity*), das die biomedizinische Definition der Krankheit als Abweichung vom speziestypischen Funktionieren mit einer Definition des Bedürfnisses als Lebenschancen in der üblichen Bandbreite (*normal opportunity range*) verknüpft. Nach dieser Interpretation werde durch Krankheit das normale Funktionieren eines Menschen vermindert, wodurch als Konsequenz auch seine zukünftigen Möglichkeiten und Chancen, etwa hinsichtlich Lebensplanung eingeschränkt würden. Die Aufgabe von medizinischer Versorgung bestünde nun gerade in der Wiederherstellung des normalen Funktionierens. Damit liefere Gesundheitsversorgung einen essentiellen Beitrag zur Gewährleistung einer fairen Chancengleichheit. Entscheidend sei hierbei, nicht die Gesundheit oder Gesundheitsversorgung als das soziale „Grundgut" zu betrachten, sondern die Lebenschancen. Dieses Prinzip der fairen Chancengleichheit werde letztlich als Gerechtigkeitsprinzip angewandt[427]. Demnach seien die Institutionen der Gesundheitsversorgung als Komponenten der gesellschaftlichen Grundstrukturen aufzufassen, die zu den für Freiheit und Lebenschancen erforderlichen Voraussetzungen beitrügen, mit deren Hilfe das Individuum auf der Basis eines fairen Einkommensanteils seinen Lebensplan und seine Konzeption des Guten verfolgen könne.

Der entscheidende Punkt beim Prinzip der fairen Chancengleichheit besteht somit in den positiven Schritten, um die Chancen der gesundheitlich Benachteiligten in der Gesellschaft zu verbessern, mit anderen Worten im „empowerment". Individuen mit vergleichbaren Fähigkeiten und Talenten sollen vergleichbare Lebenschancen garantiert werden, unabhängig von ihrer ursprünglichen gesundheitlichen Konstitution. Dabei ist von Bedeutung, dass diese Auffassung die ursprüngliche durch *Natur* und *Kultur*, durch Biologie und soziale Umstände vorgegebene Verteilung der natürlichen (angeborenen) und kulturellen (Familien- und Gesellschafts-geschichtlich erworbenen), physischen und psychischen Konstitution als gegeben akzeptiert. Voraussetzung hierfür ist, dass die moralisch irrelevante *„Lotterie der Natur und des Lebens"* im Hinblick auf faire Chancengleichheit neutralisiert wird, dass also in allen Bereichen der Gesellschaft ähnlich Begabte mit ähnlicher physischer und psychischer Konstitution auch ähnliche Aufstiegschancen genießen. Das Prinzip der fairen Chancengleichheit bedeutet also keineswegs, allen Unbegabten die gleichen Chancen für den Zugang zu wichtigen Stellen und Ämtern zu gewähren wie Begabten. Auch wird dadurch nicht gefordert, allen Individuen mit spezifischen physischen Defiziten die Durchführung von Leistungssportarten zu ermöglichen, für die gerade diese körperlichen Eigenschaften unverzichtbar sind

427 Daniels 1985.

und mit denen andere (Leistungssportler) im Übermaß ausgestattet sind. Es geht also nicht um eine Rechtfertigung, um Unbegabte oder körperlich Benachteiligte ausgerechnet in spezifischen und für diese weniger geeigneten Gebieten intensiv und mit hohem Aufwand zu fördern, um den Leistungsstand von Hochbegabten oder Leistungssportlern zu erreichen.

8.10 Die biologische und kulturelle Verteilung des „Guts" Gesundheit

Bei den Grundgütern Nahrungsmittel, Kleidung und Wohnung kann von mehr oder weniger ähnlichen Bedürfnissen ausgegangen und damit für ihre annähernde Gleichverteilung innerhalb der Grundinstitutionen der Gesellschaft gesorgt werden. Dagegen herrschen für Bildungs- und Gesundheitsbedürfnisse andere Ausgangsbedingungen, da diese im Vergleich zu den Grundbedürfnissen zum einen ungleich verteilt sind und zum anderen strategisch von großer Bedeutung sind. Diese Auffassung von der ungleichen Verteilung von Gesundheitsbedürfnissen, vergleichbar der von Erziehungs- und Bildungsbedürfnissen, würde sicherlich von John Rawls geteilt werden. Daraus folgt aber notwendigerweise, dass die elementaren gesellschaftlichen Institutionen die (ungleichen) Verteilungsergebnisse der „*natürlichen Lotterie des Lebens*" hinsichtlich Bildung und Gesundheit kompensieren müssen. Daraus folgt aber nicht, dass alle Unterschiede vollständig zu nivellieren sind. Unterschiede werden durch das Differenzprinzip ja gerechtfertigt[428] [429]. Vielmehr muss das alleinige Ziel sein, allen Vertragspartnern auf der Basis ihrer jeweiligen psychischen und physischen Begabungen und Fähigkeiten eine faire Chancengleichheit zur Realisierung ihrer möglichen Lebenschancen und –pläne zu garantieren. Genau dies ist unter dem Begriff der normalen Bandbreite an Lebenschancen („normal opportunity range") zu verstehen. In diesem Zusammenhang ist es sehr aufschlussreich, empirische Studien heranzuziehen, die belegen, wie sehr die soziale Position und der sozioökonomische Status, etwa die Ausbildung des Menschen seinen Gesundheitsstatus, d.h. sein psychisches und physisches Wohlergehen, etwa das Risiko für Übergewicht und Adipositas bestimmen. Dieser Zusammenhang manifestiert sich auch in einer signifikanten negativen Korrelation zwischen der Höhe des Ausbildungsgrades und dem Anteil von übergewichtigen und adipösen Personen in der deutschen Bevölkerung[430]. Dabei nimmt interessanterweise bei Männern dieser Anteil (in % übergewichtig/adipös) vom Hauptschulabschluss (53/20) über mittlere

---

428 Rawls 1975.

429 Daniels, Norman / Sabin, James: *Setting limits fairly: Can we learn to share medical resources?* Oxford University Press: Oxford 2002.

430 Max-Rubner-Institut für Ernährung und Lebensmittel: „Nationale Verzehrsstudie II, Ergebnisbericht, Teil 2". Homepage des Bundesministeriums für Ernährung, Landwirtschaft und Verbraucherschutz: www.bmel.de/SharedDocs/Downloads/Ernaehrung/NVS_ErgebnisberichtTeil2.pdf?__blob=publicationFile

Reife (44/19) bis hin zum Abitur (43/17) deutlich weniger stark ab als bei Frauen (40/34 > 37/15 > 24/14). Somit ist von einer Beteiligung geschlechtsspezifischer Faktoren auszugehen, die das (größere) Ausmaß der Abhängigkeit zwischen sozioökonomischem Status und Gesundheitsstatus (bei Frauen) determinieren und die in Komponenten der „Körpermaschine", des „Gehirncomputers" und/oder der Um-/Außenwelt materiell oder diskursiv zu verorten sind.

Georg Marckmann fasst die Befunde zusammen[431]: „*Je ungünstiger der soziale Status, desto höher die Sterblichkeit. Dabei sind nicht nur die Mitglieder der untersten sozialen Schichten gegenüber dem Rest der Gesellschaft benachteiligt. Es existiert vielmehr ein sozialer Gradient über alle gesellschaftlichen Schichten hinweg.*" Ein beträchtlicher Teil dieser Ungleichheit in den Gesundheitsniveaus wird sehr wahrscheinlich durch soziale Faktoren außerhalb des Gesundheitssystems verursacht. Da diese Faktoren der Außen-/Umwelt ihrerseits offenbar ungerecht verteilt sind, darf man mit Norman Daniels von einer entsprechend ungerechten Ungleichheit im Gesundheitsstatus sprechen[432]: „*A health inequality is unjust when it derives of an unjust distribution of the socially controllable factors affecting population health and its distribution.*" Somit verschiebt sich das Problem der gerechten Verteilung von Gesundheitsgütern innerhalb einer Gesellschaft auf die Frage, wie in ihr die gesundheitsbestimmenden sozialen Faktoren gerecht verteilt werden können.

Darüber hinaus bleibt unklar, inwieweit soziale Unterschiede als autonome Kausalfaktoren für Erkrankung wirken oder ob sie ihrerseits auf dem Boden der genetischen Variabilität oder Gendefekte für die individuellen physischen und psychischen Konstitution besonders gut „wachsen" oder gar durch ihn induziert werden. Natürlich ist bei einigen Krankheitsfaktoren die soziale Natur eindeutiger auszumachen als bei anderen, wie etwa bei körperlicher Schwerarbeit, Arbeit in übertrieben hierarchisch organisierten Arbeitsverhältnissen oder Arbeitslosigkeit. Aber Individuen, die von Geburt an, d.h. aufgrund einer günstigen Genausstattung, psychisch belastbarer sind als andere, haben günstigere Chancen, auch in schwierigen sozialen Zwangslagen zu bestehen und psychosomatische Konflikte zu bewältigen. So können die von der „*Lotterie des Lebens*" Bevorteilten etwa auch unter widrigen Arbeitsbedingungen beruflich erfolgreich zu sein.

In diesem Zusammenhang sind auch zahlreiche medizinsoziologische Studien von Relevanz, die darauf hindeuten, dass Gesundheit und Krankheit im erheblichen Maß von der Wahl des Lebensstils abhängen, der eher gesundheitsförderlich oder eher –abträglich sein wird und durch sozialpolitische Maßnahmen nur im begrenzten Umfang beeinflusst werden kann. Dies scheint umso mehr der Fall zu sein, als diese Maßnahmen ihrerseits von sozialen Faktoren in ihrer Wirksamkeit und Akzeptanz beeinflusst werden. In diesem Sinn kann etwa Suchtverhalten als

431 Marckmann, Georg: „Präventionsmaßnahmen im Spannungsfeld zwischen individueller Autonomie und allgemeinem Wohl". *Ethik in der Medizin* 22, 2010, S. 207–220.

432 Daniels 2008, S. 27.

Reaktion auf sozial bedingte Konflikte und Zwänge interpretiert werden oder die kürzere Lebenserwartung von Männern gegenüber Frauen in westlichen Ländern auf berufliche Überforderung, stärker ausgeprägte Risikobereitschaft und weniger entwickelte Bereitschaft zur gesundheitlichen Selbstsorge. Diese sozialen, aber außerhalb des Gesundheitssystems liegenden Faktoren könnten zwar grundsätzlich kontrolliert werden. Dies würde allerdings schwerwiegende Rückwirkungen auf andere politische und gesellschaftliche Faktoren, wie Beschäftigungspolitik und wirtschaftliche Organisationsformen mit sich bringen.

Setzt sich eine Gesellschaft das Ziel, die Lage der relativ schlechter Gestellten im Hinblick auf die Versorgung mit „Gesundheitsgütern" zu verbessern, muss diese kausale Verknüpfung in die Gestaltung der entsprechenden Regeln und Institutionen zur Befriedigung der Gesundheitsbedürfnisse einfließen[433]. Aber es folgen noch weitere gesellschaftliche Verpflichtungen aus dem Postulat nach fairer Chancengleichheit, welches ja besagt, dass alle einen fairen, wenn auch nicht gleichen Anteil am *normal opportunity range* haben sollen. Damit werden durch Nivellierung der individuellen Differenzen keine uniformen Individuen geschaffen. Vielmehr werden die unterschiedlichen Komponenten, die durch die verschiedenen psychischen und physischen Begabungen und Fähigkeiten bestimmt werden und die in ihrer Kombination das unverwechselbare Profil des Individuums ausmachen, nach einer Ergebniskorrektur der *„Lotterie des Lebens"* von den Vertragspartnern akzeptiert.

8.11 Konsequenzen für das westliche Gesundheitssystem

Nach dem Prinzip der fairen Chancengleichheit besteht die von allen Gesellschaftsmitgliedern zu akzeptierende Aufgabe der gesellschaftlichen Institutionen der Gesundheitsversorgung darin, Differenzen hinsichtlich des normalen Funktionierens, die aus einer angeborenen *biologischen* oder erworbenen *kulturellen* Erkrankung oder Behinderung resultieren, zwischen den Individuen relativ auszugleichen bzw. zu korrigieren. Ist somit die Anwendung des Gerechtigkeitsprinzips der fairen Chancengleichheit auf die Verteilung der Gesundheitsgüter tatsächlich sinnvoll und für unsere westlichen Gesundheitssysteme von Vorteil?

Bei John Rawls soll in Unkenntnis der natürlichen *„Lotterie des Lebens"*, bewirkt durch einen dichten *Schleier des Nicht-Wissens*, eine gerechte Prinzipienwahl garantiert werden, die einer „Maximin-Strategie" folgt. Notwendigerweise führt dieses Vorgehen auf Basis eines liberalen Konzepts der Gerechtigkeit als Fairness zu Prinzipien mit zunächst ausschließlich formal-prozeduralem Charakter. Auf der Grundlage der Rawls'schen Gerechtigkeitstheorie, die ja eigentlich als Hermeneutik der Hintergrundüberzeugungen westlicher Demokratien aufgefasst werden kann, erscheint der durch das Prinzip der fairen Chancengleichheit gewonnene Grad an

433 Daniels, Norman / Kennedy, Bruce / Kawachi Ichiro: *Is inequality bad for our health?* Boston University Press: Boston (Mass.) 2000.

Abstraktion der Gerechtigkeitsgrundsätze angemessen zu sein. Mit seiner Gerechtigkeitstheorie lieferte Rawls also eine Metatheorie, mit deren Hilfe konkrete Fälle von Gerechtigkeitskonzeptionen, wie etwa Möglichkeiten der gerechten Verteilung von Gesundheitsgütern und die gerechte Befriedigung von Gesundheitsbedürfnissen, überdacht und bewertet werden können.

Dagegen sicherlich nicht erschöpfend ist der Rawls'sche Ansatz und dessen Weiterentwicklung durch Daniels im Hinblick auf die Rechtfertigung, warum Gesundheitsversorgung denn etwas Besonderes darstellt. Bestimmte therapeutische Maßnahmen, wie etwa Schmerzbekämpfung, lassen sich ohne Rückgriff auf faire Chancengleichheit begründen. Auch tragen moralische oder religiöse Gefühle oft zu Solidarität mit den Kranken bei. Diese multiplen Wirkungen und Funktionen, die von der Gesundheitsversorgung ausgehen, werden von Norman Daniels auch nicht bestritten. Er sieht aber in dem Zusammenhang zwischen der hierin begründeten normalen Funktion des Gesundheitsversorgungssystems und ihrer Wirkung auf die faire Chancengleichheit das entscheidende Kriterium für jede Verteilungstheorie. Dabei erscheint auch problematisch, dass es für Daniels um den relativen individuellen Beitrag zur normalen Bandbreite an Lebenschancen geht ganz im Unterschied zu Rawls, der faire Chancengleichheit auf Kompetition um Stellen und Ämter bezieht. Dieser relative Beitrag ist jedoch unvergleichbar schwieriger zu bestimmen, auch deshalb, weil auch das Gut Gesundheit einen vielfältigen Einfluss auf die faire Chancengleichheit ausübt. Möglicherweise ist aber ausreichend, auf der Basis des Grundsatzes der fairen Chancengleichheit sich auf die wichtigsten Parameter zu konzentrieren, über die ausgewählte Institutionen der Gesundheitsversorgung den individuellen Beitrag zur normalen Bandbreite an Lebenschancen beeinflussen.

Es wurde mit Recht darauf hingewiesen, dass der *„Schleier des Nicht-Wissens"* für die erfolgreiche Entscheidungsfindung hinsichtlich Ressourcenzuteilung auf dem Gebiet der Gesundheitsbedürfnisse und –versorgung etwas gelüftet werden müsse[434]. Denn zur gerechten Abwägung der Aufwendungen für gesellschaftliche Institutionen der Gesundheitsversorgung gegenüber anderen Institutionen seien detaillierte Informationen über die jeweilige Gesellschaft erforderlich. So sei etwa zu klären, ob Begrenzungen der gesellschaftlichen Ressourcen gegeben sind und ob und in welchem Ausmaß die gegeneinander abzuwägenden, d.h. miteinander konkurrierenden Institutionen die Produktivität der Gesellschaft oder die Chancen der Gesellschaftsmitglieder erhöhen. Die Beantwortung von Fragen dieser Art im Kontext der Anwendung der Rawls'schen Gerechtigkeitstheorie auf die Verteilung von „Gesundheitsgütern" müsse auf der Ebene der Gesetzgebung erfolgen.

Tatsächlich sind viele „Public-Health-Ethiker" der Gegenwart mittlerweile der Auffassung, dass die Gerechtigkeit von Resultaten gemäß einer egalitaristischen Konzeption von Gerechtigkeit zu interpretieren sei, also im Sinne von Ergebnisgleichheit hinsichtlich der Angleichung der Lebenserwartung und des

434 Daniels 1985, S. 47.

Gesundheitsstatus zwischen den Individuen aller sozioökonomischen Schichten. Dabei muss man allerdings einschränken, dass dieses Kriterium nur dann zulässig erscheint, wenn Gesundheit und Gesunderhaltung bei allen Gesellschaftsmitgliedern die gleiche Priorität besitzt. Zwar kann Gesundheit als *transzendentales* Gut aufgefasst werden, da sie ja die Bedingung für eine Vielzahl weiterer materieller und immaterieller Güter, sowie für die Wahrnehmung von Grundfreiheiten und von Chancen auf die Teilnahme am sozialen Leben darstellt. Doch wird eben diese Präferenz für Gesundheit nicht von allen Gesellschaftsmitgliedern in gleichem Ausmaß geteilt, wie das Beispiel Süchtige (nach Rauschmitteln) mit ihrem im Vergleich zu Nicht-Süchtigen niedrigeren Engagement für den Erhalt der eigenen Gesundheit nachdrücklich beweist. Eine ähnliche Einschränkung würde aber auch aus der Anwendung eines utilitaristischen Kriteriums für die Beurteilung eines Gesundheitsversorgungssystems anstelle des mehr oder weniger egalitaristischen Kriteriums von Daniels und vielen „Public-Health-Ethikern" resultieren.

Zum Abschluss stellt sich die vielleicht entscheidende Frage, ob sozial gerechte Regeln im Gesundheitssystem und damit eine gerechte Verteilung der „Gesundheitsgüter" auch in adäquaten Verbesserungen der Gesundheit für alle Gesellschaftsmitglieder ihren Niederschlag finden. Diese ist auch deshalb schwierig zu beantworten, weil es keinen gesellschaftlichen Konsens gibt hinsichtlich der einer Gesamtbetrachtung zugrunde zu legenden Indikatoren und Kriterien. Darüberhinaus diskutieren Gesundheitspolitiker intensiv über den relativen Beitrag von medizinischtechnischen Möglichkeiten oder von sozial ausgewogeneren Strukturen und Institutionen der Gesundheitsversorgung zu positiven Entwicklungen in der öffentlichen Gesundheit, die sich etwa in einem verbesserten durchschnittlichen Gesundheitsstatus der Gesellschaftsmitglieder manifestieren sollten. Im Unterschied zu Norman Daniels, der versichert, dass „*justice as fairness is good for your health*"[435], sind viele „Public-Health-Ethiker" skeptisch, dass auf Basis des gegenwärtigen Niveaus der Medizin in der westlichen Welt zusätzliche medizinischtechnische Verbesserungen überhaupt noch zu einem positiven Grenznutzen führen werden. Denn man könne zwar davon ausgehen, dass sich die Lebenserwartung in den nächsten Jahrzehnten weiter erhöhen werde, aber die „Public-Health-Ethiker" befürchten, dass die dazugewonnenen Jahre eher durch Multimorbidität und chronische Krankheiten als durch Gesundheit und Lebensfreude charakterisiert sein könnten[436].

Interessanterweise stützen neuere Befunde der „Public-Health-Forschung" die Hypothese, dass es hinsichtlich der Nutzensteigerung, wie auch der Nivellierung des Gesundheitsstatus zwischen den sozioökonomischen Schichten sinnvoll wäre, im Vergleich zur Gegenwart die Anstrengungen in die Primärprävention signifikant zu erhöhen, um die Erkrankungsrisiken im Vorfeld – rechtzeitig – zu erkennen und zu reduzieren, statt wie bisher weiterhin überwiegend in therapeutische Verfahren

---

435 Daniels 2008, S. 23.

436 Huster, Stefan: "Individual responsibility in health law". *Ethik in der Medizin* 22, 2010, S. 289–299.

und die Akutmedizin zu investieren. Dies sei aber eher als Aufgabe der Bildungs- und Sozialpolitik zu begreifen, als über die reine Gesundheitspolitik zu bewirken. Aus der Gesundheitspolitik gibt es hierzu aufschlussreiche Überlegungen, indem öffentliche Anstrengungen für eine Steigerung des Bildungsniveaus der untersten sozioökonomischen Schichten möglicherweise ein wirkungsvolleres Werkzeug für ein effektives und darüber hinaus für ein sozial gerechtes Gesundheitsversorgungssystem sein könnte als die uneingeschränkte Unterstützung der Weiterentwicklung und Transformation der „HiTec-Medicine" in eine „Low-Chance-Medicine" zur Lebensverlängerung bei Schwerstkranken[437]. In diesem Sinne ließe sich die zwar nur geringfügig, aber dennoch signifikant geringere Gesundheit im Alter in Deutschland im Vergleich zu einigen seiner Nachbarländer interpretieren. In Finnland und Dänemark liegen die öffentlichen Ausgaben für das Bildungswesen deutlich über denen für den Gesundheitsbereich, in Deutschland besteht seit Jahrzehnten das umgekehrte Verhältnis[438]. Offenbar besteht eine eindeutige positive Korrelation zwischen Gesundheit im Alter und Bildungsstand.

Eine konsequente Primärprävention würde sich dabei weniger auf die inneren biologischen als vielmehr auf die äußeren sozialen Kausalfaktoren, wie etwa Stressoren konzentrieren. Arbeitsmediziner und Soziologen wissen, dass diese eben schwerwiegende gesundheitliche Konsequenzen besitzen, wie etwa die gegenwärtig sich global ausbreitenden transienten Arbeitsverhältnisse und flexiblen Arbeitszeiten. Primärprävention ist allerdings ein schwieriges Unterfangen, vor allem dann, wenn dafür die *rule of rescue*, das Primat der Lebensrettung, beschnitten werden müsste. Sozialpsychologische Studien[439] zeigen, dass die meisten Menschen nicht bereit sind, einer (begrenzten) Einschränkung des (unbeschränkten) Rechts auf Lebensrettung zuzustimmen und zwar auch dann nicht, wenn eine Verwendung der dadurch freigewordenen (finanziellen) Mittel für die Primärprävention der entsprechenden Notfälle sehr viel mehr Leben retten würde.

Abschließend muss noch auf ein weiteres Problem der „Gesundheitsgerechtigkeit" hingewiesen werden. Selbst wenn man davon ausgeht, dass diese nicht die Gerechtigkeit ihrer Resultate, sondern immer nur die Gerechtigkeit der sozialen Regeln betrifft (siehe oben), sind Zweifel berechtigt, ob „Gesundheitsgerechtigkeit" überhaupt wesentlich von der Gerechtigkeit des Gesundheitsversorgungssystems abhängt. Viele Faktoren entscheiden über die Gesundheit von Individuen innerhalb eines gegebenen Gesundheitsversorgungssystems. Letzteres stellt nur eine von vielen Variablen dar und nach Meinung vieler Medizinsoziologen nicht einmal die wichtigste. Damit wären auch im Falle eines perfekt gerecht gestalteten

437 "Choices in Health Care". *A report by the government committee on choices in health care. The Netherlands.* Rijswijk 1992.

438 Schmidt, Volker H.: „Priorisierung auf der Makroebene. Das Gesundheitswesen im Ensemble sozialpolitischer Leistungsbereiche". *Ethik in der Medizin* 22, 2010, 275–288.

439 Calabresi, Guido: *Reflections on medical experimentation in humans.* New York 1969, S. 178–196.

Gesundheitsversorgungssystems die Chancen relativ gering, dass sich dies in entsprechend gerechter verteilte soziale Gesundheitsfaktoren und damit in einen verbesserten Gesundheitsstatus für alle Gesellschaftsmitglieder transformieren würde. Die Behandlung von Gesundheit als soziales „Grundgut“ (im Sinne von John Rawls) und damit einhergehend als Voraussetzung für soziale Gerechtigkeit eignet sich also nicht immer als gesundheitspolitisches Allheilmittel.

Am See

„Oft, während ich hier sitze, immer öfter wundert es mich, warum wir nicht einfach aufbrechen – wohin?
Es genügte, wenn man den Mut hätte, jene Art von Hoffnung abzuwerfen, die nur Aufschub bedeutet, Ausrede gegenüber jeder Gegenwart, die verfängliche Hoffnung auf den Feierabend und das Wochenende, die lebenslängliche Hoffnung auf das nächste Mal, auf das Jenseits – es genügte, den Hunderttausend versklavter Seelen, die jetzt an ihren Pültchen hocken, diese Art von Hoffnung auszublasen: Groß wäre das Entsetzen, groß und wirklich die Verwandlung."

Max Frisch[440]

9. Vom realistischen Umgang I – Moralische Entwicklungsstufen und praktische Pharmaforschung

Nachfolgend wird anhand eines konkreten moralischen Problems, mit dem die Mitarbeiter eines Pharmaunternehmens konfrontiert waren, aufgezeigt, dass zu dessen – für alle Beteiligten befriedigenden – Lösung die Auseinandersetzung mit philosophischen, ethischen, psychologischen und soziologischen Ansätzen und deren Einbeziehung in Theorie und Praxis sinnvoll sein mag, ja sogar die Voraussetzung darstellen kann.

9.1 Pharmaunternehmen – Die SAVE AG

Die SAVE AG[441] ist ein führendes global agierendes Pharmaunternehmen zur Entdeckung, Entwicklung und Vermarktung von therapeutischen und diagnostischen Lösungen für die Gesundheit von Menschen mit mehr als 110.000 Mitarbeitern in mehr als 100 Ländern. Deutschland ist, nach den USA und dem Heimatmarkt Frankreich, einer der wichtigsten Standorte des Unternehmens. Von den zehn größten Pharmaunternehmen weltweit (gemessen am Börsenwert) ist die SAVE AG das einzige, das hier zu Lande die vollständige Wertschöpfungskette der

440 Frisch, Max: *Tagebuch 1946–1949*. Suhrkamp: Frankfurt a.M. 1950.

441 Dieser Name ist frei erfunden, die erzählte „Geschichte" ist jedoch eng an ein Ereignis angelehnt, das sich in ähnlicher Weise in einem vergleichbaren Pharmaunternehmen zugetragen hat.

Arzneimittelindustrie von der Identifizierung neuer Wirkorte und -mechanismen bis zur Vermarktung der Arzneien abdeckt und in Deutschland in bedeutendem Umfang sowohl forscht wie auch produziert. Insbesondere widmen sich die Mitarbeiter der SAVE AG der Erforschung der Ursachen von Krankheiten und der Suche nach Ansatzpunkten für deren medikamentöse Behandlung ebenso wie der Wirkstoffproduktion, Arzneimittelentwicklung und Arzneimittelfertigung bis hin zur Auslieferung und dem Vertrieb von Fertigarzneimitteln in die ganze Welt. Damit reicht das Leistungsspektrum der SAVE AG von innovativen Arzneimitteln über Medizinprodukte bis hin zu Dienstleistungen für den Patienten. Dabei konzentriert man sich auf die sieben Wachstumsbereiche, nämlich Diabetes, Impfstoffe, innovative Medizin, seltene Erkrankungen, Gesundheitsprodukte, Schwellenländer und Tiergesundheit. Die SAVE Deutschland GmbH mit Sitz in Frankfurt am Main erwirtschaftete im Jahr 2013 einen Umsatz von rund 5,5 Milliarden Euro mit modernen innovativen (patentgeschützten) Arzneimitteln, etablierten Originalpräparaten, nicht verschreibungspflichtigen OTC-Produkten, sowie Generika. Davon entfielen mehr als 900 Millionen € auf das inländische Apotheken- und Krankenhausgeschäft und über 4,6 Milliarden € auf den Export von Wirkstoffen und Fertigarzneimitteln, die in Deutschland hergestellt wurden.

Gemeinsam mit zahlreichen Partnern im Gesundheitswesen auf der ganzen Welt arbeitet die SAVE AG daran, durch eigene intensive angewandte Grundlagenforschung mit neuen Techniken und Verfahren ein besseres Verständnis von Krankheitsursachen zu gewinnen und daraus deutlich verbesserte Behandlungsoptionen abzuleiten. Die positiven Ergebnisse zeigen sich etwa für die Indikation Diabetes in Medizinprodukten, wie den neuen gentechnisch veränderten und gentechnologisch produzierten Insulinvarianten mit besonders langer oder kurzer Wirkdauer, oralen Antidiabetika, deren Wirkung auf der Stimulation der Insulinsekretion der Bauchspeicheldrüse oder Insulinwirkung in peripheren Geweben beruhen, sowie Applikationsgeräten wie den „Insulinpens" und Blutzuckermessgeräten, womit die SAVE AG eine moderne Rundumversorgung für Menschen mit Diabetes anbietet. Neben Zivilisationserkrankungen, wie Diabetes und Krebs, widmet sich die SAVE AG auch der Entdeckung und Entwicklung innovativer Therapien und Dienstleistungen für seltene Erkrankungen, um die Lebensumstände von Patienten mit schweren Erb- oder Infektionskrankheiten zu verbessern. So wird versucht, mit neuen Impfstoffen Krankheiten zu besiegen, gegen die man sich bisher nicht ausreichend schützen konnte. Gleichzeitig gilt es, die Verträglichkeit, Wirksamkeit und Akzeptanz von Impfungen zu verbessern. Neben den rezeptpflichtigen Therapien mit innovativen Medikamenten oder modernen patentfreien Arzneimitteln gewinnt für die SAVE AG auch die Vermarktung von frei verkäuflichen Medizinprodukten der Vertriebsfirmen Chattem, Medley oder Winthrop zunehmend Bedeutung.

9.1.1 Allgemeine Organisation und Aufgabe eines Forschungslabors bei der SAVE AG

An der Erforschung und Entwicklung von neuen Wirkstoffen zur Therapie von typischen Zivilisationskrankheiten, wie etwa Diabetes Mellitus Typ II, der sogenannten Altersdiabetes, sind auch kleinere Laboreinheiten beteiligt, die aus einem(r) Laborleiter(in) der Disziplinen Biologie, Molekularbiologie, Biochemie, Tiermedizin oder Pharmakologie und zwei bis fünf festangestellten technisch-naturwissenschaftlichen Mitarbeiter(inne)n, meistens biologisch-/chemisch-/medizinisch-technische Assistent(inn)en bestehen und durch Praktikant(inn)en (z.B. Bachelor- und Master-Studierende obiger Disziplinen), sowie befristet angestellten Naturwissenschaftler(innen), wie Doktoranden(inn)en oder Postdoktorand(inn)en ergänzt werden können. Aufgrund der Forschungsaufgabe und Größe ist innerhalb der Laboreinheit die hierarchische Struktur typischerweise relativ flach ausgeprägt. Die bereits spezialisierten und erfahrenen Mitarbeiter(innen) der Ebene I planen die Experimente zeitlich und organisatorisch, um sie dann gemeinsam mit den jeweils fest zugeordneten und sich oft noch in Ausbildung oder im Training befindlichen weniger fortgeschrittenen Mitarbeiter(inne)n der Ebene II praktisch auszuführen und auszuwerten. Die Ergebnisse werden von den Mitarbeiter(inne)n der Ebene I an die Laborleiter(innen) berichtet und daraus die Schlussfolgerungen für das weitere experimentelle Vorgehen gezogen. Dabei ist jede(r) Mitarbeiter(in) der Ebene I gegenüber dem/r Laborleiter(in) für ein bestimmtes Subprojekt innerhalb des von der Laboreinheit zu bearbeitenden Gesamtprojekts verantwortlich. Der/Die Laborleiter/in trägt die Verantwortung für die experimentelle Durchführung des Gesamtprojekts und die Kommunikation der Ergebnisse an die Gruppe, in der alle an einem bestimmten Forschungsansatz beteiligten Laboreinheiten zusammengefasst sind. Neben der experimentellen Arbeit an bestimmten Subprojekten hat sich jede(r) Mitarbeiter(in) an der Funktionalität und Aufrechterhaltung der Infrastruktur des Labors und dessen Sicherheit (z.B. Sauberkeit, Bestellungen, Datenbanken, Gefährdungsanalysen) gemäß einer vereinbarten und eindeutigen Zuordnung zu beteiligen.

9.1.2 Die Mitarbeiter des von dem moralischen Problem betroffenen Forschungslabors

Die Laboreinheit bestand aus dem Laborleiter Max S. und den Mitarbeitern der Ebene I, Brigitte H. und Wolfgang Z., sowie der Ebene II, Cristina E. und Chantal M. und hatte die Aufgabe, die von anderen Laboreinheiten der Gruppe synthetisierten potenziellen Wirkstoffe zur Therapie von Altersdiabetes in geeigneten sog. „zell-basierten" Testsystemen auf ihre Wirkstärke und den zugrundeliegenden molekularen Wirkmechanismus hin zu untersuchen.

Altersdiabetes ist eine typische Zivilisationserkrankung, von der gegenwärtig etwa 8% der Bevölkerung der westlichen Welt betroffen ist, die aber wegen der Verbreitung des typischen westlichen Lebensstils (zu hohe Kalorienaufnahme, zu wenig körperliche Anstrengung) jetzt auch in den Schwellenländern (z.B. BRIC) rasant zunimmt und schwerwiegende Folgen für die Gesundheit der Betroffenen und die Gesundheitssysteme ihrer Länder mit sich bringt. Die in dieser Laboreinheit durchzuführenden Experimente mit „zell-basierten" Testsystemen stellen Alternativen zu Tierversuchen dar, in denen die Tiere unmittelbar mit dem Wirkstoff belastet werden. Hierfür werden sog. primäre Fettzellen *in vitro* in einer Kulturschale mit dem Wirkstoff behandelt, also „inkubiert" und dann mit spezifischen und hochempfindlichen Analysemethoden bestimmte und spezifische Veränderungen in der Aktivität von ausgewählten Genen oder Enzymen dieser Zellen gemessen. Die für die Tests geeigneten primären Fettzellen sind bereits vollständig ausdifferenziert, nur für wenige Stunden lebensfähig, lassen sich *in vitro* nicht vermehren und können nur für eine Inkubation eingesetzt werden. Sie werden für jedes Experiment am Testtag aus dem gonadalen Fettgewebe von getötenen Ratten gewonnen. Dabei ermöglichen die aus einer einzigen Ratte isolierten Zellen die Testung einer Vielzahl von potenziellen Wirkstoffen im Replikat, so dass die Zahl der getöteten Tiere im Vergleich zur bisherigen klassischen Testung von Wirkstoffen (ein Tier pro Wirkstoff) stark reduziert werden kann. Im Unterschied zur klassischen Testung im Tierversuch, in dem das Tier mit den durch den Wirkstoff und seinen (erwünschten wie unerwünschten) pharmakologischen Effekten mehr oder weniger stark belastet wird (und in der Regel nach Versuchsende getötet wird), handelt es sich gemäß des deutschen Tierschutzgesetzes bei dieser alternativen Methode um eine lediglich bei der Tierschutzbehörde anzuzeigende Organentnahme (von Fettgewebe zur Gewinnung der primären Fettzellen) und nicht um einen von der Behörde zu genehmigenden Tierversuch (also um eine Behandlung der Tiere selbst). Die Ratten führen vor der Tötung ein „normales" Leben, da sie nicht behandelt werden, wodurch kein – über das Käfigleben hinausgehender – Leidensdruck entsteht.

9.2 Die Entstehung eines moralischen Problems in einem Forschungslabor der SAVE AG

In der betreffenden Laboreinheit wurden im Regelfall alle Tötungen von Ratten und Organentnahmen von Wolfgang Z. durchgeführt. Dieser, wie auch Brigitte H, nicht jedoch Cristina E. und Chantal M., erfüllten aufgrund von Ausbildung und Kenntnisstand die gesetzlichen Voraussetzungen für die Durchführung von Organentnahmen und Tötung von Labortieren. Brigitte H. konnte aber aufgrund einer Tierhaarallergie hierfür nicht eingesetzt werden. Von Wolfgang Z. waren typischerweise pro Woche an zwei bis drei Tagen insgesamt 10–50 Ratten nach Betäubung durch Dekapitation zu töten, um nach Eröffnung der Bauchhöhle das gonadale Fettgewebe frei zu präparieren und herauszulösen. Hierfür betrug der Zeitbedarf pro Woche einschließlich der erforderlichen infrastrukturellen und logistischen Maßnahmen insgesamt vier bis acht Stunden. Bei Abwesenheit, Verhinderung oder Krankheit von Wolfgang Z. musste Max S. (kurzfristig) einspringen, was aufgrund dessen anderweitiger Verpflichtungen häufig zu organisatorischen Problemen führte. Zur Entlastung von Wolfgang Z., der für diese Tätigkeit gemäß seiner Ausbildung eigentlich überqualifiziert war und in der freigewordenen Zeit dann effizienter für die experimentelle Planung eingesetzt werden sollte, sowie zur Verbesserung der Planungs- und Versorgungssicherheit wurde auf nachdrücklichen Wunsch von Max S. vom Abteilungsleiter die Schaffung einer unbefristeten Position der Ebene II genehmigt.

9.2.1 Die Auswahl einer neuen Mitarbeiterin

Zur Besetzung dieser neugeschaffenen Stelle wurde in einschlägigen Fachzeitschriften und einigen überregionalen Tageszeitungen, sowie im internen Online-Stellenportal der SAVE AG die Position unter Angabe des detaillierten Aufgabenprofils einschließlich des Forschungsinhaltes und der technologisch-methodischen Voraussetzungen ausgeschrieben. Darüberhinaus wurde explizit auf die erforderliche und unabdingbare Bereitschaft zur regelmäßigen Durchführung von Organentnahmen aus Nagern nach Tierschutzgesetz im begrenzten Umfang hingewiesen. Nach eingehender Evaluierung, Einladung und persönlicher Vorstellung von fünf grundsätzlich für geeignet gehaltenen Kandidat(inn)en wurde in Abstimmung mit allen Labormitgliedern Marlen G. (24 Jahre) als bestmögliche Besetzung der neuen Stelle ausgewählt. Gründe hierfür waren (i) ihre fachliche Qualifikation hinsichtlich Ausbildung als biologisch-technische Assistentin (gute bis sehr gute Zeugnisse) mit damit verbundener Erfüllung der gesetzlichen Voraussetzungen zur Durchführung von Organentnahmen (und sogar von Tierversuchen), (ii) ihre bisherige praktische Tätigkeit in einem verwandten Forschungsgebiet unter Einsatz vergleichbarer Technologien und Methoden und (iii) ihre alle Labormitglieder überzeugende Persönlichkeit im Hinblick auf Teamfähigkeit, Leistungsbereitschaft und allgemeine Umgangsformen. Laut Arbeitszeugnis war der ehemalige Arbeitgeber (öffentliche Forschungseinrichtung) mit Marlen G. gerade auch hinsichtlich dieser Kriterien sehr zufrieden und bedauerte ausdrücklich, sie aufgrund der gesetzlich nicht möglichen Verlängerung ihres Zeitvertrags nicht weiter beschäftigen zu können. Marlen G hatte während dieses ersten Arbeitsverhältnisses nach ihrer Ausbildung ihren Aussagen zufolge aufgrund der Labororganisation und Aufgabenstellung keinen direkten Umgang mit Versuchstieren. Ihre diesbezügliche Erfahrung beruhte daher allein auf den entsprechenden Ausbildungsinhalten, die naturgemäß eher beschränkten Umfangs sind und unter permanenter Aufsicht stattfinden, deren Absolvierung und erfolgreiche Aneignung jedoch über eine „Prüfungsoperation" mit nachfolgender Tötung des Versuchstiers kontrolliert werden.

In Gesprächen mit Max S. und Wolfgang Z. während des Vorstellungstermins wurde Marlen G. nachdrücklich auf die absolute Notwendigkeit der regelmäßigen Durchführung von Organentnahmen, hauptsächlich von gonadalem Fettgewebe, aus Ratten, aber auch auf deren zeitlich und zahlenmäßig begrenzten Umfang hingewiesen. Dabei wurde insbesondere die Bedeutung der Entlastung von Wolfgang Z., aber auch von Max S. und der Verbesserung der kontinuierlichen und zuverlässigen Versorgung des Labors mit Fettgewebe herausgestellt, da der Beitrag dieses Labors zum Erfolg der gesamten Gruppe entscheidend davon abhinge. In den entsprechenden Diskussionen gelangten Max S. und Wolfgang Z. unabhängig voneinander zur

Auffassung, dass Marlen G. keine grundsätzlichen Bedenken gegen den Umgang mit Tieren zur Organentnahme hatte, dazu – im vorhergesagten Umfang – auch bereit war und die methodischen Fähigkeiten hierfür prinzipiell besaß. Sie signalisierte aber auch durchaus deutlich, dass sie das typische zellbiologisch-biochemische Arbeiten vorzieht, welches laut der ihr vorgelegten Stellenbeschreibung ohnehin mit etwa 80% der Arbeitszeit zu Buche schlagen wird.

Aufgrund der limitierten praktischen Erfahrung von Marlen G. mit Organentnahmen wurde von Max S. der Wunsch nach einer drei-tägigen (unbezahlten) „Schnupperperiode" von Marlen G. im Labor geäußert, in dem sie unter realen Bedingungen alle Arbeitsabläufe bei der Organentnahme erfahren und dann auch eigenhändig durchführen könne. Marlen G. stimmte diesem „Test" bereitwillig zu und nahm hierfür bei ihrem ehemaligen Arbeitgeber Urlaub. Im Lauf dieser „Testtage" führte Marlen G. anfänglich unter Anleitung und Assistenz von Wolfgang Z., nachfolgend selbständig die Tötung von mehreren Ratten durch und präparierte aus diesen das gonadale Fettgewebe. Laut Wolfgang Z. bewies sie hierbei die erforderliche handwerkliche Geschicklichkeit und zeigte weder ein über das normal übliche Maß hinausgehende Abneigung oder erkennbares Unwohlsein, noch einen prinzipiellen Unwillen gegenüber dieser Tätigkeit. Marlen G. zeigte sich mit ihrer Leistung selbst zufrieden und äußerte zwar keine „Begeisterung" für diese Tätigkeit, aber auch keine grundsätzlichen Bedenken oder gar Ekel gegen sie. Sowohl Wolfgang Z. wie auch Marlen G. gingen davon aus, dass die verbliebene (und wie bei allen mit Tiertötung befassten Mitarbeitern mehr oder weniger ausgeprägt vorliegende) Hemmschwelle sich im Laufe der Zeit und mit dem Erwerb von größerer experimenteller Routine weiter verringern würde.

Aufgrund des offenbar positiven Testverlaufs bot Max S. Marlen G. die Stelle an mit der Bitte um endgültige Zu-/Absage innerhalb der nächsten 14 Tage. Währenddessen könne und solle sie bei eventuell noch offenen Punkten alle Labormitglieder kontaktieren, möglicherweise laut Max S. vor allem zur finalen Klärung ihrer persönlichen Einstellung zu den Organentnahmen. Marlen G. zeigte sich über das positive Urteil sehr erfreut und wäre offenbar zur sofortigen Vertragsunterschrift bereit gewesen, beließ es dann aber auf Anraten bei der Zusage, ihre Entscheidung innerhalb der nächsten zwei Wochen mitzuteilen. Nach 10 Tagen ohne weiteren Kontakt zwischen Marlen G. und den Labormitgliedern lag der von ihr unterzeichnete Arbeitsvertrag bei der Personalabteilung vor. In diesem war in beiderseitigem Einvernehmen eine sechsmonatige Probezeit vereinbart worden, während der beide Vertragspartner das Arbeitsverhältnis einseitig und ohne Angabe von Gründen vorzeitig beendigen könnten.

9.2.2 Die Zusammenarbeit mit der neuen Mitarbeiterin

Unmittelbar nach Aufnahme des Arbeitsverhältnisses wurde Marlen G. von den Labormitgliedern in die für sie vorgesehenen Arbeitsprozesse eingearbeitet, insbesondere von Wolfgang Z. in die Methoden der Rattentötung und Fettgewebsentnahme. Nach etwa 8 Wochen hatte Marlen G. das erwünschte und erforderliche

Niveau hinsichtlich der Qualität und Quantität der isolierten Fettzellen erreicht. Deshalb sollte sich Marlen G. nun – wie gemäß der Stellenausschreibung vorgesehen und bei Stellenvergabe vereinbart – die Aufgabe der selbständigen und von Wolfgang Z. unabhängigen Fettzellgewinnung aus Ratten für das gesamte Labor mit Wolfgang Z. etwa paritätisch und unter Berücksichtigung organisatorisch-pragmatischer Kriterien teilen. Für ungefähr 12 Wochen verlief diese Arbeitsteilung in täglicher Absprache mit Wolfgang Z. im Wesentlichen problemlos. Dies führte zu der erwarteten und erwünschten Freistellung von Wolfgang Z. von dieser Routinearbeit zu Gunsten der von ihm als Spezialisten alleinig durchführbaren Analysen. Auch die Planung für von Fettzellen abhängige Versuche der kompletten Laboreinheit im Hinblick auf (krankheits-/urlaubsbedingter) Verhinderung oder Abwesenheit von Wolfgang Z. wurde wesentlich erleichtert.

In den folgenden vier Wochen verringerte sich jedoch ganz allmählich die Zahl und damit einhergehend auch die Qualität der von Marlen G. ausgeführten Präparationen von Fettzellen. In diese Periode fiel das Ende der Probezeit und der Beginn des unbefristeten Arbeitsverhältnisses von Marlen G.. Ein kurzes Gespräch zwischen Max S. und ihr diente zur formalen Bestätigung der Übernahme und wurde von beiden für ein kurzes „Feedback" hinsichtlich Zufriedenheit mit der gegenwärtigen Arbeitsleistung bzw. Arbeitsplatzsituation genutzt. Max S. zeigte sich sehr angetan hinsichtlich der raschen und offenbar erfolgreichen Einarbeitung von Marlen G. in die zellbiologischen Experimente, aber auch vor allem in die Technik der Organentnahme mit der dadurch bewirkten Entlastung von Wolfgang Z.. Auch hinsichtlich der Qualität und Quantität ihrer Arbeit und ihres Engagements fand Max S. keinen Anlass zur Kritik, sondern vielmehr nur lobende Worte. Marlen G. bekundete ihre generelle Freude an der Arbeit vor allem unter Hinweis auf einige von ihr bereits eingeführte Verbesserungen im Umgang mit kultivierten Zellen und nahm die Bestätigung der Übernahme in ein reguläres unbefristetes Arbeitsverhältnis mit Erleichterung zur Kenntnis. Beide Gesprächspartner sprachen die spezifische Aufgabe der Rattentötung und Organentnahme explizit nicht an.

9.2.3 Die Eskalation

Kurze Zeit nach diesem Gespräch nahm die Quantität und Qualität der von Marlen G. präparierten Fettzellen weiter ab und gleichzeitig stieg die Zahl ihrer krankheitsbedingten Fehlzeiten – oftmals unmittelbar vor oder an Terminen für die Fettzellgewinnung – deutlich an. Etwa 10 Wochen nach Beginn der Übernahme von Marlen G. erreichten die Fehlzeiten ein Ausmaß, das Max. S veranlasste, die Gesamtlast der Fettzellgewinnung wieder auf Wolfgang Z. zu übertragen. Unmittelbar vor einem von Max S. einberufenen Treffen mit Marlen G. und Wolfgang Z. zur Klärung und möglichen Lösung dieser – für das Labor mittlerweile unhaltbaren und bereits laborinterne Unruhe verursachenden – Situation ersuchte Marlen G. Max S. um ein „Krisengespräch" unter vier Augen. Bei dieser Gelegenheit bat Marlen G. eindringlich um sofortige Entbindung von den Aufgaben der Rattentötung und Organentnahme aufgrund schwerwiegender moralischer Bedenken und tiefer Abneigung gegen

Tierversuche, die sich in den letzten Wochen der intensiven gedanklichen Auseinandersetzung bei ihr eingestellt hätten. Diese seien ihr zunächst bei Aufnahme dieser Tätigkeit bei der SAVE AG nur unterschwellig bewusst gewesen und von ihr mit dem Argument des potenziellen Nutzens für die Gesundheit der Menschheit verdrängt worden. Im Laufe der tieferen Beschäftigung mit der Pathogenese der Altersdiabetes, die als typische Zivilisationserkrankung zum großen Teil von der – ihrer Meinung nach – selbstverantworteten ungesunden (westlichen) Lebensweise der Menschen ausgelöst werde, zusammen mit der unmittelbaren Erfahrung des Lebens der Tiere im Käfig und ihres gewaltsamen Todes unter ihren eigenen Händen, sei sie zur tiefen Überzeugung gelangt, dass man Tiere unabhängig von ihrer Spezieszugehörigkeit nicht deshalb opfern dürfe, weil sich die Menschen unvernünftig und unverantwortlich verhielten. Sie würde aber gerade deshalb ihre ganze experimentelle Expertise und ihr außerordentlich großes persönliches Engagement in den Einsatz und weiteren Ausbau von alternativen Methoden zur Wirkstoffprüfung mit Begeisterung einbringen wollen, um dadurch die auf isolierten Organen/Zellen und damit letztlich auf Tiertötungen beruhenden Experimente wenn schon nicht völlig überflüssig zu machen, so doch wenigstens deutlich zu reduzieren. Gleichzeitig betonte Marlen G., dass sie sich – abgesehen von der psychischen Belastung und der extremen Stresssituation während der Rattentötungen und Organentnahmen – in der Laboreinheit ausgesprochen wohlfühle und das eigenverantwortliche freie und kreative Arbeiten in sehr angenehmer Atmosphäre mit kompetenten, hilfsbereiten Kolleg(inn)en sehr zu schätzen wisse.

Der Hinweis von Max S., dass – wenn überhaupt – eine derartige Lösung nur außerhalb dieser Laboreinheit realisiert werden könnte und mit einem Wechsel auf eine andere Stelle außerhalb der Gruppe mit anderer Stellenbeschreibung verbunden wäre, und dass diese potenzielle Stellenverschiebung zumindest kurz- bis mittelfristigen zum Verlust dieser eben erst neu und spezifisch auch für Organentnahmen genehmigten Position für seine Laboreinheit führen würde mit entsprechenden negativen Konsequenzen für das Gruppenergebnis, nahm Marlen G. mit Bedauern zur Kenntnis, ohne von ihrem Wunsch nach sofortiger Befreiung von der Durchführung von Organentnahmen jeglicher Art und jeglichen Umfangs Abstand zu nehmen. Max S. gab daraufhin Wolfgang Z. die Anweisung, Marlen G. bis auf weiteres von der Versuchsplanung für die Fettzellisolierung zu streichen und eine für ihn selbst akzeptable und mit den Laborerfordernissen kurzfristig kompatible Kompromisslösung auszuarbeiten. Dadurch sollten die unvermeidlich negativen Konsequenzen für den Beitrag der Laboreinheit zum Gruppenergebnis so gering wie möglich gehalten werden. Ferner versprach Max S. Marlen G., sich so schnell wie möglich in Absprache mit den Labormitgliedern, der Gruppen- und Abteilungsleitung, sowie mit der Personalabteilung, um eine für alle Betroffenen adäquate Lösung zu kümmern, wobei von allen Beteiligten Ergebnisoffenheit als Voraussetzung für diesen Prozess einzufordern sei.

9.2.4 Die Lösung

Max S. informierte sich bei der Personalabteilung und der Rechtsabteilung der SAVE AG über die gesetzliche Situation und die rechtlichen Möglichkeiten, ohne jedoch die genauen Umstände und den Namen von Marlen G. zu erwähnen. Dabei ergab sich, dass formalrechtlich die Tatsache der Nichtausführung einer Tätigkeit, die über die Stellenbeschreibung für eine Position mit dem/der (künftigen) Stelleninhaber/in vereinbart worden war, nach entsprechenden (wiederholten) Hinweisen auf die arbeitsrechtlichen Konsequenzen einschließlich Abmahnungen eine Kündigung des Arbeitsverhältnisses rechtfertigen würde. Gleichzeitig wiesen jedoch beide Abteilungen für diesen speziellen Fall unter Berücksichtigung der öffentlichen Wahrnehmung und Akzeptanz von Tierversuchen – seien es auch „nur" Tiertötungen und Organentnahmen als „kritische" Tätigkeit – auf mögliche für die SAVE AG negative Konsequenzen hinsichtlich ihrer Außendarstellung und öffentlichen Reputation hin. Diese könnten sich durchaus als Folge eines nicht auszuschließenden Rechtsstreites mit Marlen G. vor dem Arbeitsgericht einstellen. Für Max. S blieb unklar, ob die SAVE AG eine Kündigung von Marlen G. im Falle eines Beharrens seinerseits und seiner Abteilung auf Durchführung von Organentnahmen prinzipiell unterstützen und aktiv angehen würde. Die Vorschläge seitens der Personalabteilung gingen jedoch relativ unbestimmt in Richtung alternativer Einsatz von Marlen G. in einer anderen Laboreinheit oder Abteilung oder waren gekoppelt an die Hoffnung auf Einsicht und Kündigung auf freiwilliger Basis seitens Marlen G..

Nach eingehender Diskussion mit allen Labormitgliedern und Rücksprache mit den Gruppenleitern und dem Abteilungsleiter wurde Marlen G. von Max S. über die Entscheidung der SAVE AG hinsichtlich ihrer weiteren Beschäftigung informiert: Marlen G. werde mit sofortiger Wirkung einer anderen Laboreinheit in einer anderen Gruppe innerhalb der gleichen Abteilung zugeordnet, die inhaltlich und methodisch eine Vielzahl von Gemeinsamkeiten mit der von Max S. aufweist, in der aber keine Organentnahmen und Rattentötungen durchgeführt werden. Der Grund für diese abteilungsinterne „Versetzung", wie offiziell im Personalbogen durch die Personalabteilung dokumentiert, sei inhaltlich-organisatorischer Natur und habe deshalb keine Auswirkungen auf die nächste Beurteilungsrunde und Gehaltsregulation. Mit dieser Vorgehensweise werde laut Max S. dem Umstand Rechnung getragen, dass Marlen G. sich während der Probezeit als sehr gewissenhafte und engagierte Mitarbeiterin mit hohen praktischen Fähigkeiten im Bereich „zell-basierter" Experimente und mit großem Interesse für die zugrundeliegenden Fragestellungen und Hintergründe gezeigt habe. Diese Kompetenz von Marlen G. möchte sich die SAVE AG vor allem unter Berücksichtigung ihres zukünftigen Entwicklungspotenzials sichern. Darüberhinaus würde Marlen G. aufgrund ihres bisher gezeigten Auftretens und Verhaltens im Laboralltag, etwa hinsichtlich ihrer Beteiligung an der Organisation der Laborinfrastruktur und den damit verbundenen Aufgaben und Pflichten gut zur Abteilung passen. Abschließend äußerte Max S. sein Bedauern über den Weggang von Marlen G. von seiner Laboreinheit, zeigte aber auch grundsätzliches Verständnis für ihr Verhalten, nicht jedoch ohne gleichzeitig anzumerken, dass die durchaus komplizierte und nachteilige Situation für die Abteilung insgesamt und seine Laboreinheit im Besonderen durch eine frühere Offenlegung der moralischen Bedenken und Gewissensnöte seitens Marlen G. durchaus bedeutend hätte abgemildert werden können. Marlen G. nahm diese Entscheidung mit sichtlicher Erleichterung zur Kenntnis und verabschiedete sich von Max S. ohne weiteren Kommentar.

9.2.5 Die Folgen

Die von Max S. vorgeschlagene Lösung hatte in ihrer Umsetzung zur Folge, dass die spezifisch für die Versorgungssicherheit mit Fettzellen für seine Laboreinheit geschaffene unbefristete Stelle ersatzlos verlorenging. Um nicht erneut in die für die gesamte Gruppe und Abteilung prekäre Situation einer unsicheren Bereitstellung von Fettzellen wie vor der Stellengenehmigung zu geraten, wurde mit den Gruppenleitern der Abteilung einvernehmlich vereinbart, einen mit Tierversuchen vertrauten zuverlässigen Mitarbeiter von einer anderen Laboreinheit der Gruppe spezifisch und ausschließlich für die Organentnahmen und Fettzellpräparationen freizustellen, der Wolfgang Z. bei (terminlichen und mengenmäßigen) Engpässen unterstützen soll. Dieser Kompromiss war mit deutlichen Einschränkungen der Forschungskapazitäten und –flexibilitäten für die beiden beteiligten Laboreinheiten verbunden. Trotzdem kam es dadurch nicht zur Entlastung und Flexibilitätszunahme für die Laboreinheit von Max S. in dem Umfang, wie mit der Stellenschaffung ursprünglich bezweckt werden sollte. Denn Wolfgang Z. hatte nachfolgend in der täglichen Praxis etwa 70% der Fettzellpräparationen durchzuführen. Dabei musste er seine Organentnahmen mit denen der Mitarbeiter der anderen Laboreinheit zeitlich und räumlich koordinieren, was eine relativ zeitaufwändige Organisation und Logistik erforderte.

Die Gruppen- und Laborleiter der betreffenden Abteilung haben im Hinblick auf „lessons learnt" aus diesem speziellen moralischen Problem mit der Personalabteilung vereinbart, diese künftig bei neuen Stellenbesetzungen frühzeitig einzubeziehen, zumal sich dieses Problem wegen der „Natur" der Pharmaforschung durchaus wiederholen könnte. Bereits bei der Vorauswahl der Kandidaten für die Interviews und erst recht vor Beginn einer „Schnupperperiode" oder der Probezeit sollte eine psychologische Begutachtung durch die entsprechend geschulten Fachleute der Personalabteilung veranlasst werden. Weiterhin wurde geraten, die Probezeit der Kandidaten noch intensiver und kritischer als bisher zu nutzen und bei ersten Bedenken oder Zweifeln diese innerhalb der Gruppe oder Abteilung und – falls gewünscht – auch mit der Personalabteilung offen auszutauschen. Einige Gruppenleiter, wie auch die Personalabteilung stellten zur Diskussion, ob bei Positionen für „kritische" Tätigkeiten nicht eine interne Besetzung mit bereits ausreichend „getesteten" und bewährten Mitarbeitern der Vorzug vor externen Zugängen mit fast unvermeidlichen „Restrisiken" zu geben sei. Dies dürfe jedoch keinesfalls zu Abschottung nach Außen und zu „Inzucht" mit der Gefahr einer Innovationsblockade führen.

9.3 Ein Erklärungsversuch des moralischen Problems mit Hilfe einer entwicklungspsychologischen Theorie

Nachfolgend wird versucht, die Entstehung des moralischen Problems der neuen Mitarbeiterin im persönlichen Umgang mit Organentnahmen und Tiertötungen, sowie dessen Interpretation und Bewertung durch ihre Kolleg(Inn)en und Vorgesetzten der SAVE AG unter Rückgriff auf Vorstellungen und Erkenntnisse aus einer der bekanntesten entwicklungspsychologischen Theorien für alle Beteiligten plausibel und adäquat zu erklären.

9.3.1 Das Stufenmodell des moralischen Bewusstseins nach Lawrence Kohlberg

Lawrence Kohlberg verstand sich als interdisziplinär und objektiv forschender experimenteller Psychologe, Erziehungswissenschaftler und Philosoph, der die Grenzen dieser Fächer zu überwinden versucht und dabei auf Basis von empirischen Befunden philosophische Prinzipien aufstellt und umgekehrt philosophische Hypothesen zur Generierung und Interpretation von durch Interviews erhaltenen Daten verwendet[442]:

> Das besondere Merkmal meiner Theorien und Forschung war ihre interdisziplinäre Natur, indem ich empirische, psychologische und anthropologische Daten nutzte, um psychologische, anthropologische und erziehungswissenschaftliche Daten zu erhalten und zu interpretieren.

Lawrence Kohlberg hat das Modell der kognitiven Entwicklung nach Jean Piaget, einschließlich dessen Annahmen über die Ontogenese kognitiver Strukturen, aufgegriffen und um ein Stufenkonzept der Entwicklung der moralischen Urteilsfähigkeit bei Kindern und Erwachsenen erweitert. Die moralische Urteilsfähigkeit wird von Kohlberg als die Fähigkeit definiert[443] *„moralische Entscheidungen und Urteile zu treffen.....und in Übereinstimmung mit diesen Urteilen zu handeln."*

Der Begriff „kognitiv" bezieht sich in diesem Zusammenhang auf das Urteilen über moralische Fragestellungen, das nach Kohlberg die kognitive Entwicklung, also die Fähigkeit zum logischen Denken voraussetzt, bevor moralisches Urteilen und Handeln einsetzen kann. Moral konstituiert sich für Kohlberg zwar aus einer Mischung von Gefühlen, Gedanken und Handlungen, doch diese erhalten erst durch die kognitive Begründung, also das Urteil, das spezifisch Moralische. So kann nicht jedes Angebot von Hilfe *per se* als moralisch motiviert eingestuft werden,

442 Kuchinke, Peter K.: "Lawrence Kohlberg, 1927–1987". In: Palmer J.A. (Hrsg.): *Fifty modern thinkers on education. From Piaget to the Present.* Routledge & Keagan: London 2001, S. 188–193.

443 Kohlberg, Lawrence: *Die Psychologie der Moralentwicklung.* Suhrkamp: Frankfurt a.M. 1996, S. 425.

wenn etwa Freundlichkeit und Respekt nicht als Prinzip zwischenmenschlichen Umgangs gelebt werden, sondern aufgrund eigennützigen Kalküls zweckorientiert und außermoralisch motiviert eingesetzt werden. Nach Lawrence Kohlberg und in Anlehnung an John Crawls muss die entscheidende Motivation für moralisches Urteilen und Handeln im universellen Prinzip einer die Ansprüche und Bedürfnisse aller Betroffenen balancierenden Gerechtigkeit liegen (s.u.). Im Mittelpunkt seiner Moraltheorie steht für Kohlberg die individuelle Entstehung und Weiterentwicklung des prozessgeleiteten Denkens, Argumentierens und Entscheidens zur Regulierung und Lösung von Konflikten zwischen den Ansprüchen und Bedürfnissen verschiedener Personen.

Nicht-kognitive, also affektive Mechanismen scheinen in dieser kognitiven Entwicklungstheorie nicht (ausreichend) berücksichtigt zu werden, weshalb ihr ein kognitiver „Überhang" bescheinigt wurde. Dagegen sind etwa Tugendethiker der Überzeugung, dass das eindeutige Vorhandensein bestimmter Tugenden oder Charaktereigenschaften die moralisch reife Persönlichkeit ausmacht und nicht der Glaube an diese oder die Hoffnung an die Entwicklung dieser gemäß einer abstrakten vorurteilsbehafteten Theorie. Während Tugendethiker moralische Reife als „Habitus" betrachten, interpretiert Kohlberg diese als Eigenschaft des Intellekts. Trotz der lediglich systematischen Erforschung der kognitiven Komponente der Moralentwicklung durch Lawrence Kohlberg war sich dieser des affektiven Einflusses wohl bewusst. So hat er ausdrücklich darauf hingewiesen, dass (demokratische) Gesellschaften nicht nur auf Gerechtigkeit und Fairness als kognitive Prinzipien basieren, sondern auf das Gemeinschaftsgefühl und das Mitgefühl mit und die Fürsorge für die Mitmenschen angewiesen sind. Auch Kohlberg hält demnach Kognition und Affekt für zwei aufs engste miteinander verknüpfte, ja gar nicht separierbare Interpretationen und Blickwinkel des moralischen Verhaltens und nicht für zwei völlig unabhängig operierende, wenn auch miteinander kommunizierende Mechanismen. Konsequenterweise gilt für die optimale Ausprägung des moralischen Verhaltens und Urteilens, dass beide Aspekte, das moralische Denken ebenso wie das moralische Fühlen, nicht angeboren vollendet vorliegen, sondern im Rahmen der Moralerziehung sorgsam entwickelt und gepflegt werden müssen. Diese Förderung der moralkognitiven Entwicklung des Individuums in Theorie und Praxis muss nach Kohlberg daraufhin abzielen, das selbständige Denken und Urteilsvermögen, wie auch das solidarische, eigenverantwortliche und überzeugungsgemäße Handeln im Einklang mit einer sittlichen und politischen Moral in geeigneten Diskussions- und Diskursprozessen herauszubilden und zu stärken.

Die Moralerziehung nach Lawrence Kohlberg vermeidet dabei sowohl die Vorgabe von absoluten Werten, wie auch die Akzeptanz aller möglichen Werte als prinzipiell gleichberechtigt. Seine Stufentheorie zeigt hingegen Möglichkeiten einer nicht-doktrinären und nicht bevormundenden, aber gleichzeitig auch nicht-relativistischen und nicht-beliebigen Werterziehung auf. Durch die formale Einstufung wird keine moralische Bewertung vorgenommen, sondern der Stand des individuellen Moralbewusstseins dokumentiert. Dadurch wird eine Stimulation der weiteren kognitiv-moralischen Entwicklung, vor allem im Hinblick auf einen Zugewinn an kognitiver Komplexität und Bereitschaft zur Übernahme anderer sozialer Perspektiven vom Ich/Individuum über das/die Du/Gruppe zum/zur Wir/Gemeinschaft erwartet. Die nicht-doktrinäre Komponente besteht also im An-/Erkennen des Wertes vieler Perspektiven (anstatt nur der eigenen). Diese *quasi* Didaktik einer freiheitlich-demokratischen Grundauffassung stellt gleichzeitig auch die nicht-relativistische Komponente der Kohlberg'schen Werterziehung dar. Das Individuum kann sich einzig im demokratischen System moralkognitiv erfolgreich entwickeln und umgekehrt erfährt das Individuum während seiner moralkognitiven Entwicklung aktiv und bewusst die ethischen Werte der Demokratie. Damit wird nach Lawrence Kohlberg und in Einklang mit seinem Lehrer John Dewey die Erziehung zur Demokratie intrinsisch und unabdingbar mit der Entwicklung des Moralbewusstseins verknüpft. Durch diese Unveräußerlichkeit des moralischen Werts Demokratie wird allen postmodernen Beliebigkeiten und grenzenlosen Relativismen eine klare Absage erteilt. Das ist auch letztlich der Kernpunkt der Kohlberg'schen Idee der *„Just Community"*. Die Entwicklung von Moral und das Lernen von Demokratie müssen und können nur erfolgen durch moralisches Denken, Urteilen, Entscheiden und Handeln in der Gemeinschaft und durch die Praxis der Demokratie.

Das Menschenbild von Lawrence Kohlberg unterscheidet sich somit fundamental vom damaligen zumindest in Amerika herrschenden Zeitgeist des Behaviorismus, wonach Menschen – ohne intrinsische Denkstrukturen ausgestattet – ausschließlich Produkt der Umstände und jeweiligen Umweltbedingungen sind, also *quasi* wie „neutrale" Maschinen nach physiologisch-biochemischen Gesetzmäßigkeiten auf Reize der Außen-/Umwelt reagieren. Konsequenterweise sind ausschließlich diese Reaktionen und Verhaltensmuster, also die Veränderungen von Einstellungen und Normen unter dem Einfluss der Außen-/Umwelt, aber nicht die ihnen zugrundeliegenden mentalen und kognitiven Prozesse der wissenschaftlichen Analyse zugänglich. Demgegenüber geht Lawrence Kohlberg – in der Nachfolge von Jean Piaget und John Dewey – davon aus, dass Menschen individuelle Entwicklungen ihres Moralbewusstseins durchlaufen und dabei eigenständige Fragen und Antworten nach „gut" und „böse", „richtig" und „falsch" erarbeiten. Diese befinden sich natürlich im Wechselspiel mit Einflüssen der Außen-/Umwelt, aber nie als bloßer Spielball nur passiv leidend und lernend, sondern die Entwicklung des eigenen Denkens, Urteilens und Handeln aktiv genießend und gestaltend.

Dabei entzieht sich die Beziehung zwischen dem moralischen Denken/Urteilen und dem moralischen Handeln aufgrund ihrer Komplexität der systematischen Erforschung. Deshalb sollte sich die Moralerziehung auf das Ziel der Förderung der moralischen Sensibilität, also der Fähigkeit und moralisch motivierten Bereitschaft zur Wahrnehmung, zum Beurteilen und zum Lösen von moralischen Konflikten konzentrieren. Für das Beurteilen setzt dies den Übergang von einer Pflichtenethik („man sollte/müsste") zu einer Verantwortungs- und Zukunftsethik („ich werde/würde") voraus. Allerdings wird laut den Studien von Lawrence Kohlberg die Entscheidung zur Umsetzung des als moralisch richtig Beurteilten in die Tat von vielfältigen Einflüssen der jeweiligen Außen-/Umwelt und Situation, wie auch von der Persönlichkeit, dem „Habitus" und der Tatkraft des Handelnden stark beeinflusst.

Damit lassen sich apparente Diskrepanzen zwischen moralisch relevantem Handeln und dem Stand der Moralentwicklung (gemäß der Einstufung) des Handelnden erklären.

Gleichzeitig ergab sich für Kohlberg mit dem Engagement in der Moralerziehung die Notwendigkeit ihrer „philosophischen“ Begründung. Aus der reinen Tatsache des Durchlaufens von bestimmten Entwicklungsstufen moralischen Bewusstseins lässt sich das Erreichen der finalen Stufe als moralisch wünschenswertes Ziel nicht direkt ableiten, außer man akzeptiert das „Vergehen“ eines naturalistischen oder „Sein-Sollens-Fehlschlusses“. Aus der Tatsache der Existenz einer bestimmten moralischen Entwicklungsstufe in ausgewählten Individuen folgt logisch nicht die Notwendigkeit oder der Wunsch ihrer Realisierung in allen Individuen. Dennoch gelang Lawrence Kohlberg das „Kunststück“, den seit David Hume und nachfolgend Gerald Edward Moore verpönten und verbotenen Übergang vom Sein zum Sollen in einer provokanten Publikation mit dem Titel „*Wie man in der Untersuchung der Moralentwicklung den naturalistischen Fehlschluss begeht und damit durchkommt*“ zu rechtfertigen[444].

Das Stufenmodell von Lawrence Kohlberg beruht auf dem Wunsch nach mit der Individualentwicklung zunehmender Gerechtigkeit im moralischen Urteilen und im Lösen von Konflikten. Für Kohlberg sind „*moralische Konflikte im Kern Konflikte zwischen den Ansprüchen von Personen; Prinzipien der Entscheidung über solche Ansprüche sind Gerechtigkeitsprinzipien, die dazu dienen, jedem das Seine zu geben.*“ Für ihn ist die Endstufe der individuellen Entwicklung dann erreicht, wenn von der Person alle Perspektiven der von dem Konflikt direkt oder indirekt Betroffenen eingenommen werden und dies die Basis für (i) ihr Abwägen zwischen deren Ansprüchen, Rechten, Pflichten und Bedürfnissen und (ii) die daraus resultierende gerechteste Lösung für alle bildet. Diese perfekte Rollenübernahme durch das Individuum zur Erreichung maximaler Gerechtigkeit für alle Betroffenen stellt für Kohlberg in der Handlungspraxis die höchste Stufe der Entwicklung des individuellen Moralbewusstseins dar. Im Einklang mit Crawls ist für ihn Gerechtigkeit der universelle Kern der Moral und damit der zentrale Begriff des Stufenmodells, das er eher zur Analyse der Entwicklung des moralischen Denkens als des moralischen Verhaltens nutzen will. Aber Lawrence Kohlberg erkennt sehr wohl die enge wechselseitige und dynamische Beziehung zwischen moralischem Denken und Verhalten. Letzteres generiert durch Problemlösen in der Gruppe, kooperatives Arbeiten und die Abfassung von Regeln die Voraussetzung zur Perspektivenübernahme und damit zur Höherentwicklung des moralischen Denkens. Umgekehrt fördert dieses die Fähigkeit, gute Gründe für kooperatives Handeln auszumachen. Dabei bemerkte Kohlberg durchaus die Enge (s)eines allein auf Gerechtigkeit abzielenden Moralbegriffs[445]:

---

444 Kohlberg, Lawrence: *Zur kognitiven Entwicklung des Kindes. Drei Aufsätze.* Suhrkamp: Frankfurt a.M. 1982.

445 Kohlberg 1982.

> Die begrenzte Spannbreite des Moralbereichs, die wir schließlich für unsere eigene Theorie und unser Forschungsprogramm definiert haben, impliziert durchaus nicht, dass diese Begrenzungen jeder fruchtbaren moralpsychologischen Forschung zugrunde liegen sollten. Der Bereich der Moral ist weit und vielfältig, und es kann nicht ein einzelner Ansatz.....seine Varianz erschöpfen und erklären.

In der Tat versuchte Lawrence Kohlberg aufgrund andauernder Kritik an der vermeintlich einseitigen Gerechtigkeitsorientierung weitere ethische Prinzipien, v.a. die der Fürsorge und Solidarität in das Hauptprinzip Gerechtigkeit zu integrieren. Dieser Ansatz wurde von Jürgen Habermas in seiner Diskursethik aufgenommen und weiterentwickelt[446].

9.3.2 Die Methode der Bewertung der moralischen Entwicklung

Lawrence Kohlberg entwickelte sein Stufenkonzept der Entwicklung moralischen Urteilens auf der Basis einer Longitudinalstudie, in deren Verlauf Interviews mit 72 Jungen aus Chicagoer Vororten (später noch mit weiteren 24 ergänzt) geführt wurden, die bis 1977 alle vier Jahre wiederholt wurden. Die Befragung umfasste neun hypothetische Dilemmata, ergänzt mit anderen Tests und Einschätzungen von Eltern und Lehrern[447]. Dabei versteht man unter einem moralischen Dilemma einen moralischen Entscheidungskonflikt des Befragten zwischen zwei Werten von gleicher Bedeutung, die der Befragte einzeln betrachtet unter normalen Umständen nicht verletzen würde, die aber in der Gegenüberstellung und Entscheidung für einen der beiden Werte immer zu einer Verletzung des anderen führen. Die in den Interviews eingesetzten Dilemma-Situationen umfassten Werte wie etwa Wahrheit, Autorität, (Bürger)Rechte, Leben, Eigentum, Vertrag, Bindung. Durch die bewusste Verletzung von zwei gleichrangigen Pflichten oder Werten wird der Druck auf eine wohlüberlegte Argumentation verstärkt. Gegensätzliche Entscheidungen und ihre Begründungen konkurrieren miteinander und rufen im Individuum konstruktive Irritation bis hin zu einem kognitiven Konflikt hervor, der nach intrinsischer Balance und finaler Auflösung verlangt. Gerade in der Diskussion von moralischen Dilemmata scheint die Fähigkeit des sich Hineindenkens und sich Hineinfühlens in den anderen, also das Vermögen zur Empathie, schwierig zu realisieren zu sein. Die sich gemäß den konsekutiven Lebensstadien verändernden Perspektiven lassen die eigene Position über diejenigen der anderen dominieren und behindern das sich Hineinversetzen in die Rollen, in das Selbstverständnis und in die Sehweisen der Mitmenschen. Aber Empathie erfordert gerade den Respekt vor aufrichtigen Auffassungen, gegensätzlichen Argumentationen und entfernten Positionen der anderen, sowie die Anerkennung ihrer (zumindest partiellen) Berechtigung und ihre Akzeptanz als potentiell eigene.

---

446 Habermas, Jürgen: *Theorie des Kommunikativen Handelns.* Suhrkamp: Frankfurt a.M. 1982.

447 Garz, Detlev: *Lawrence Kohlberg zur Einführung.* Junius: Hamburg 1996, S. 53ff.

Die Analyse der Antworten auf die in den Interviews präsentierten Dilemmata erfolgte ausschließlich nach strukturellen und nicht nach inhaltlichen Kriterien. Demnach ist nicht der Inhalt oder die moralische Qualität der gewählten Handlungsalternativen, sondern die Struktur des moralischen Urteils, also die Argumentation zur Begründung der jeweiligen Entscheidungsfindung entscheidend. Dies ist ein wesentliches Merkmal von Kohlbergs Theorie, indem sie nicht zwischen moralisch „guten" oder „schlechten" Entscheidungen hinsichtlich der Dilemma-Lösung differenziert. Voraussetzung für eine solche Differenzierung wäre das Wissen um die „gute" und „böse" Moral, welches als solches nicht gegeben sei. Die Zuordnung im Stufenmodell von Lawrence Kohlberg ist also immer ausschließlich eine Einordnung von Positionen und nie von Personen. Letzteres wird bewusst vermieden, da (i) der Proband entweder ausschließlich nach seinem intrinsischen Urteilsvermögen oder durch extrinsische Umstände getrieben antwortet und (ii) gruppenspezifische, etwa geschlechtsspezifische Unterschiede vorliegen können, die eine differentielle Nähe des Probanden zur jeweiligen Dilemma-Struktur mit sich bringen. Die empirischen Daten aus der Analyse der Interviews zeigten, dass die Entwicklung des moralischen Bewusstseins (i) ein lebenslanger Prozess ist, (ii) nicht auf die Kindheit und das Erwachsenwerden beschränkt werden kann, (iii) stufenförmig vom eindimensionalen zum komplexeren Urteilen über Gerechtigkeit abläuft und (iv) sich über sechs (bis sieben) qualitativ unterschiedliche Teilstufen des Denkens und Argumentierens erstreckt (s.u.). Eine wichtige, aber von vielen Kritikern übersehene Annahme von Lawrence Kohlberg besteht nun darin, dass die allgemeine Kognition eine notwendige, aber nicht hinreichende Bedingung für die Weiterentwicklung des Moralbewusstseins darstellt. Hierfür bildet die Fähigkeit und Bereitschaft zur Perspektivenübernahme und damit die nicht-kognitive Eigenschaft der Empathie eine weitere unabdingbare Voraussetzung (s.o.).

Im Laufe von fast drei Jahrzehnten haben Lawrence Kohlberg und seine Gruppe in einem permanenten Austauschprozess mit den Kritikern die Stufentheorie kontinuierlich revidiert und verfeinert und die für die Interviews so entscheidenden Erhebungsinstrumente entscheidend verbessert. Insbesondere wurden von Kohlberg die Auswertungen der Originaldaten mehrmalig modifiziert, optimiert und neu interpretiert. Das endgültige Ergebnis der Longitudinalstudie wurde erst im Jahr 1983 publiziert zusammen mit der allgemein als ausgereift angesehenen „finalen" Version des Stufenkonzepts. Am Ende lagen die einzelnen Moralstufen als ausschließlich strukturelle und von jeglichen Inhalten bereinigte Definitionen vor, deren Standardisierung letztlich durchaus Ähnlichkeiten mit der für psychometrische Verfahren akzeptierten aufweist.

Bei allen Vorteilen einer standardisierten Auswertung darf aber keinesfalls übersehen werden, dass die Strukturen des moralischen Denkens niemals durch ein simples Frage-Antwort-Spiel kausal analysiert und nach ausschließlich naturwissenschaftlichen Regeln erklärt werden können, sondern im Gespräch durch den Interviewer und Probanden gemeinsam hermeneutisch-interpretativ erschlossen werden müssen und dadurch erst ihr Sinn verstanden werden kann[448]. *„Man könnte sagen, dass moralisches Denken im Laufe seiner Entwicklung seine eigenen Daten erzeugt."*

9.3.3 Die moralische Entwicklung

Gemäß der Theorie von Lawrence Kohlberg[449] durchläuft das Moralbewusstsein, also die Entwicklung und die Basis des moralischen Urteilens, konsekutiv drei Reifestadien, die sich wiederum in insgesamt sechs klar definierte Teilstufen untergliedern lassen. Diese Stufen reflektieren unterschiedliche Grade der individuellen kognitiven Entwicklung, auf denen die Menschen moralische Konflikte zu lösen trachten. Da sich die Beurteilungskriterien für die sechs Teilstufen deutlich voneinander unterscheiden, kann eine gegebene Person auf jeder Stufe sehr unterschiedlich darüber urteilen, ob eine Handlung moralisch richtig oder gerecht ist. Darüber hinaus gibt es innerhalb der gleichen Teilstufe große Unterschiede im moralischen Bewusstsein zwischen den Individuen. Generell lässt sich feststellen, dass moralische Urteile auf höheren Teilstufen differenzierter und mit wachsender Berücksichtigung von Gerechtigkeitsaspekten unter steigendem Einfluss von Empathie und gleichzeitiger Zurückdrängung der individuellen Vor-/Nachteilskalkulation getroffen werden. Nach Kohlberg werden die sechs Teilstufen immer in der gleichen Sequenz durchlaufen, wobei einzelne Stufen nicht übersprungen werden können. Die verschiedenen Stufen des Moralbewusstseins korrespondieren dabei mit unterschiedlichen Entwicklungsgraden der kognitiven Prozesse, auf denen ein Mensch das jeweilige moralische Problem zu lösen hat. Der entscheidende Fortschritt während dieser Entwicklung besteht dabei im Erwerb des Vermögens, die Perspektive anderer Menschen anzunehmen und sich in deren Lage hineinzuversetzen.

Weiterhin lassen sich folgende „Gesetzmäßigkeiten" feststellen: (i) Es gibt Zwischen- oder Übergangsstufen (d.h. Zweifel an dem gerade erreichten Grad des Denkens). (ii) Das aktive Erreichen einer neuen Stufe setzt eine intuitive Annäherung und Aufnahmekapazität hinsichtlich der nächsthöheren Stufe voraus. (iii) Der Stufenwechsel impliziert eine tiefgreifende strukturelle Transformation des (moralischen) Denkens. (iv) Keine Stufe kann übersprungen werden, sondern muss Schritt für Schritt erarbeitet werden. (v) Die Entwicklung des Moralbewusstseins sowohl bei Jugendlichen wie Erwachsenen kann aufgrund ungenügender kognitiver Fähigkeiten oder fehlender Möglichkeiten zur aktiven Interaktion mit der sozialen Umwelt auf niedriger Stufe stehen bleiben. (vi) Es handelt sich um eine empirische Beschreibung der Stufen auf der Basis einer Longitudinalstudie von Probanden mit Hilfe von komplexen Interviews (s.o.), die deren komplettes Urteils- und Argumentationsvermögen zu erfassen suchen.

Lawrence Kohlberg hat die sechs Teilstufen nicht mit konkreten Lebensaltersspannen verknüpft, wie etwa sein Lehrer Jean Piaget. Er hat hingegen die

448 Kohlberg 1996.
449 Kohlberg 1996.

Entwicklung des Moralbewusstseins als lebenslangen Prozess mit individuellen Unterschieden interpretiert mit der Folge, dass die Menschen die Teilstufen in verschiedenen Lebensaltern erreichen und auch nicht jeder Mensch die höchsten Teilstufen V und VI erklimmt. Wichtig ist auch, dass eine Person jede von ihr ausgeübte Handlung nicht immer gemäß der höchsten erreichten Teilstufe beurteilt. Trotzdem scheinen nach Kohlberg fast alle Personen gut die Hälfte ihrer moralischen Urteile von einer bestimmten Teilstufe her abzuleiten. Diese wird dann als die ihrem Moralbewusstsein entsprechende gewertet. Die restlichen Urteile erfolgen von den Teilstufen unterhalb und oberhalb dieser[450]. Die nächsthöhere Stufe kann nur erreicht werden, falls in der Folge der Entwicklung von den Individuen drei Kriterien erfüllt werden, nämlich (i) eine Erweiterung ihrer sozialen Perspektive von der ausschließlich egozentrischen Sichtweise hin zur Wahrnehmung und Akzeptanz der Ansprüche anderer Personen in der Gemeinschaft, (ii) eine Verbesserung ihrer moralischen Selbstbestimmung durch kritisches Hinterfragen tradierter moralischer Grundsätze und rationales Begründen eigener von diesen abweichender Moralauffassungen und (iii) eine weitere Vertiefung der Begründbarkeit der Regeln für individuelles moralisches Handeln, die schrittweise von der ausschließlich egozentrisch-hedonistischen Argumentation nach dem konkreten Lust/Unlust-Prinzip über die abstrakte postkonventionelle zu einer transzendentalen Normbegründung hinausweist[451].

Kohlbergs Stufenmodell galt als radikal, weil es impliziert, dass Moral uns nicht in der Kindheit anerzogen wird und auch nichts mit dem Wunsch zu tun hat, ungute Gefühle zu vermeiden. Hingegen war Kohlberg der Auffassung, dass Kinder durch die Interaktion, Kommunikation und Diskussion mit anderen, kurz durch Praxis und Handeln über die bewusste Wahrnehmung von Respekt, Empathie und Liebe einen moralischen Code entwickeln. Insgesamt lässt sich dieser Prozess mit der Begründung moralischer Normen in der von Jürgen Habermas in den 80er- und 90er-Jahren entwickelten Ethik des kommunikativen Handelns, der sog. Diskursethik vergleichen. Dabei hat Habermas in Anlehnung an Lawrence Kohlberg versucht, die Entwicklung des Moralbewusstseins ebenfalls in drei Reifestadien nachzuzeichnen[452].

9.3.4 Die Stufen des Moralbewusstseins

Für Lawrence Kohlberg vollzieht sich die moralische Entwicklung in sechs Teilstufen, die drei Reifestadien entsprechen, dem präkonventionellen, dem konventionellen und dem postkonventionellen. Das erste präkonventionelle (egozentrische) Reifestadium wird üblicherweise bis zum Ende des neunten Lebensjahres erreicht. Diesem ging eine bis etwa zum vierten Lebensjahr währende prämoralische Phase voraus,

450 Kohlberg 1996, S. 160ff.

451 Kohlberg 1982.

452 Habermas, Jürgen: „Gerechtigkeit und Solidarität". In: Nunner-Winkler G. (Hrsg.): *Weibliche Moral.* Campus: Frankfurt a.M. 1991.

für welche Standpunkte aus der Vergegenwärtigung von Sollens-Vorstellungen heraus typisch ist, die allerdings aufgrund der bei Kindern nachgewiesenen moralischen Sensibilität umstritten bleibt[453]. Das präkonventionelle Reifestadium gilt als charakteristisch für Individuen mit begrenzter Perspektive, die nur ihre eigenen Interessen und solche von isolierten Personen (an)erkennen und akzeptieren. Es kann offenbar von einem geringen Teil der Jugendlichen, aber einem größeren der jugendlichen und erwachsenen Straftäter nicht mehr verlassen werden. In diesem Reifestadium erleben die Menschen zwar zum ersten Mal, dass es neben der eigenen auch noch andere Perspektiven geben kann. Allerdings werden als „moralische" Vorbilder weiterhin ausschließlich Autoritätspersonen akzeptiert. Damit wird das eigene moralische Urteilen entscheidend von Strafe, Belohnung und Gegenseitigkeit bestimmt. Man urteilt auf der Basis von Kategorisierungen und kulturellen Regeln mit den Begriffen „gut" und „schlecht", „richtig" und falsch", die dabei im Sinne von eigennützigen und materiellen Vorteilen interpretiert werden. Die Regeln haben dabei umso mehr Gewicht, je mächtiger derjenige ist, auf den die Regel zurückgeht und werden dann konsequenterweise als absolut betrachtet[454]. Auf Teilstufe I der heteronomen Moralität (Gehorsam und Bestrafung) beurteilen die Menschen den moralischen Wert einer Handlung danach, ob sie bestraft werden oder nicht, also vor allem nach wahrgenommenen Machtpotenzialen zur Vermeidung von Strafe. Auf Teilstufe II des Individualismus, Zielbewusstseins und Austausches erkennen die Menschen erstmalig die Gegenseitigkeit menschlichen Verhaltens. im Wesentlichen besteht moralisch richtiges Handeln darin, die eigenen Bedürfnisse und manchmal auch die von anderen als Mittel – durchaus instrumentell – zu befriedigen. Belohnungen sind ausschlaggebend für die Unterscheidung zwischen richtig und falsch. Zwar sind den Menschen die Wünsche und Bedürfnisse anderer wichtig und werden anerkannt, aber nur im Sinne von „eine Hand wäscht die andere", „ich gebe, damit du gibst", „tit for tat", „wie du mir, so ich dir". Die Menschen verstehen damit menschliche Beziehungen in Analogie zu Austauschbeziehungen innerhalb der kapitalistischen Marktwirtschaft. An dieser Gegenseitigkeit erfolgt die Orientierung des menschlichen Verhaltens, reagieren die Menschen auf kooperatives Verhalten also kooperativ und umgekehrt üben Rache für ihnen zugefügtes Leid.

Im zweiten konventionellen (soziozentrischen) Reifestadium der moralischen Vernunft, welches zwischen Adoleszenz und frühem Erwachsenenalter erreicht und von einem Großteil der Erwachsenen nicht mehr verlassen wird, betrachtet man sich als Mitglieder der Gesellschaft und ordnet seine Interessen prinzipiell denen der Gemeinschaft unter. Die Menschen beginnen darauf zu achten, was sich hinter bestimmten Verhaltensweisen verbirgt und ob diese mit dem übereinstimmen, was andere für richtig halten. Auf Teilstufe III des „Guter-Junge/nettes-Mädchen-Verhaltens" werden

453 Keller, Monika / Edelstein, Wolfgang: „Die Entwicklung eines moralischen Selbst von der Kindheit zur Adoleszenz". In: Edelstein W. / Nunner-Winkler G. / Noam G. (Hrsg.): *Moral und Person.* Suhrkamp: Frankfurt a.M. 1993, S. 307–334.

454 Kohlberg 1996, S. 51.

die moralischen Erwartungen anderer Personen erkannt und moralisches Verhalten danach bewertet, ob es anderen hilft und bei ihnen auf Zustimmung stößt. Die Menschen möchten den Erwartungen der Bezugspersonen und Autoritäten entsprechen und zwar nicht nur aus Angst vor Strafe. Soziale Anerkennung ist das Ziel. Regeln werden also deshalb befolgt, um den Erwartungen anderer Personen zu genügen. Die Menschen empfinden Enttäuschung und Schuldgefühle, wenn sie den Erwartungen nicht gerecht werden. Umgekehrt werden auch moralische Erwartungen an das Verhalten anderer gerichtet, über das häufig aufgrund der zugehörigen Intention im Sinne von „er hat es doch nur gut gemeint" argumentiert wird. Auf Teilstufe IV des Rechts, Gesetzes und der Ordnung erkennen die Menschen die Bedeutung moralischer Normen für das Funktionieren der Gemeinschaft (an), orientieren sich also an Autoritäten und halten sich an Gesetze und gesellschaftliche Regeln, weil sie ihnen für das gesellschaftliche Zusammenleben notwendig erscheinen. Darüberhinaus werden auch die nicht von unmittelbaren Bezugspersonen ausgesprochenen Erwartungen als allgemeine moralische Regeln der Gemeinschaft akzeptiert. Die Menschen befolgen diese zur Aufrechterhaltung der sozialen Ordnung und nicht wegen Eigeninteresses oder Angst vor Bestrafung. Auf dieser Basis kann eine Orientierung an abstrakten Gesetzen erfolgen, die nicht mit unmittelbaren Konsequenzen bei Nichtbefolgung verbunden sind.

Mit der Übergangs- oder Zwischenstufe IV/V soll ein Kontinuum zwischen dem konventionellen und dem postkonventionellen Reifestadium geschaffen werden. Bei der Analyse einer Longitudinalstudie mit High-School-Absolventen in den USA fiel auf, dass die Jugendlichen ihre moralischen Urteile nicht gemäß der ihnen angemessenen Teilstufe IV fällten, sondern überraschenderweise entsprechend der Teilstufe II. Als Reaktion führte Lawrence Kohlberg die Übergangsstufe IV/V nachträglich in seine Stufentheorie ein. Damit verfolgte er konsequent das Ziel der Integration dieser intermediären Personengruppe, die sich in der Übergangsphase von der Jugendzeit zur Adoleszenz befindet. In dieser Periode sei es von großer Bedeutung, moralische Normen zu hinterfragen und sich dem blinden Gehorsam gegenüber Autoritäten zu verwehren. Aber in dieser Übergangsphase gelingt es noch nicht, moralische Normen auf eigenständige Weise rational und intersubjektiv zu fundieren. Die Menschen bleiben moralisch auf dieser Stufe ohne rationale Orientierung auf Basis extrinsischer oder intrinsischer Faktoren. In der Folge urteilen und handeln sie nach ihren persönlichen Auffassungen und Emotionen. Die Ausbildung von moralischen Urteilen ist dabei durchaus dem Zufall unterworfen und wird von den Menschen selbst eher als relativistisch verstanden. Damit hängt was „moralisch richtig" oder „unsere Pflicht" ist von den gesellschaftlichen „Rahmenbedingungen", etwa dem Zeitgeist ab und lässt sich nicht absolut und unabhängig von den betroffenen Personen und relevanten Gemeinschaften definieren. Ausgehend von dieser Zwischenstufe kann im günstigen Fall die Weiterentwicklung zur Teilstufe V innerhalb des postkonventionellen Reifestadiums gelingen. Man kann aber auch in Zwischenstufe IV/V gefangen bleiben oder im ungünstigen Fall sogar auf Teilstufe IV des konventionellen Reifestadiums zurückgeworfen werden. Aufgrund einer Neigung zum Infragestellen und Kritisieren des durch die Tradition und die Gemeinschaft fundierten moralischen Urteilens wird die Übergangsstufe IV/V eher dem postkonventionellen als dem konventionellen Reifestadium zugeordnet. Nichtsdestotrotz werden auf dieser Stufe die menschlichen Urteile noch nicht nach eigenverantwortlich und rational begründeten Prinzipien ausgerichtet.

Die Einführung der Übergangsstufe IV/V und damit strenggenommen die Revision des ursprünglichen Stufenmodells durch Lawrence Kohlberg selbst stieß auf heftige Kritik. Es wurde ihm vor allem der Versuch vorgeworfen, die apparenten und durch seine eigenen Studien belegten Inkonsistenzen zwischen den ermittelten empirischen Daten und seiner Theorie durch Veränderung der benutzten Auswertemethoden oder der zugrunde gelegten Arbeitshypothese, etwa über deren nachträgliche Erweiterung um eine Übergangsstufe, aufzulösen.

Das dritte postkonventionelle (universalistische) Reifestadium, in dem sich die Menschen prinzipiengeleitet über schlichte Konformitätsregeln hinwegsetzen und sich eher am eigenen Gewissen und an universellen moralischen Prinzipien als an gesellschaftlichen Normen und Konventionen orientieren, erreichen nach Kohlberg nur 10–25% der Menschen und dann überwiegend erst nach dem 20. Lebensjahr. Dabei wird ein für jede moralisch denkende und handelnde Person nachvollziehbarer individueller Standpunkt eingenommen, der den Maßstäben einer gerechten und guten Gesellschaft entspricht. Auf Teilstufe V des Gesellschafts-/Sozialvertrags, der individuellen (Menschen)Rechte und der gesellschaftlichen Nützlichkeit werden Autoritäten noch respektiert und als verbindlich angesehen, wenn dies gut begründet sind. Die Menschen werden sich darüber klar, dass bestimmte absolute Werte, wie das Leben und die Freiheit, unantastbar sind und einen Wert „an sich" darstellen und das unabhängig von der Verfolgung hedonistischer Ziele für das Individuum oder die Gesellschaft. Gleichzeitig werden destruktive oder restriktive Gesetze zu Gunsten von übergeordneten Prinzipien oder individuellen Rechten, die zu einer gerechteren oder für alle nützlicheren Gesellschaft führen könnten, modifiziert oder aufgegeben. Die Menschen orientieren sich also an der Idee des Sozial- und Gesellschaftsvertrags. Auf Teilstufe VI, die nur noch von weniger als 5% der Menschen erreicht wird, werden unklare und weiche Begründungen der Normen der Teilstufe V zurückgelassen. Für moralisches Urteilen rücken die Menschen jetzt die vielfältigen Interaktionen zwischen den Gesellschaftsmitgliedern in den Mittelpunkt und damit ebenso das Prinzip der zwischenmenschlichen Achtung als Vernunftstandpunkt der Moral. Dabei handeln und urteilen die Menschen autonom nach universellen ethischen Prinzipien, z.B. Gerechtigkeit und Menschenwürde, die auf Universalität und Widerspruchslosigkeit basieren. Um diese Prinzipien, bei denen es sich also um abstrakte Prinzipien, wie etwa dem kategorischen Imperativ und nicht mehr um konkrete moralische Regeln handelt, zu verteidigen, wird auch einmal ziviler Ungehorsam gezeigt oder eine Verpflichtung zur Missachtung von ungerechten Gesetzen gefühlt. Gesellschaftliche Konventionen werden dann befolgt, wenn sie auf den von der Gesellschaft gewählten und allgemein akzeptierten Prinzipien gegründet sind. Konsequenterweise werden im Idealfall Konflikte durch rationale Argumentation unter (zumindest gedanklicher) Berücksichtigung von allen Betroffenen gelöst. Im Grunde basiert auf Teilstufe VI das moralisches Urteilen des Menschen auf dem eigenen Gewissen als letzte Instanz.

Eine zusätzliche Teilstufe VII innerhalb des postkonventionellen Reifestadiums hat Lawrence Kohlberg später zur transzendentalen Begründung moralischer Urteile, wie sie möglicherweise nur von Ausnahmeerscheinungen wie Mahatma Gandhi vollzogen werden kann, vorgeschlagen, aber nicht mehr systematisch in sein Stufenmodell eingearbeitet. Damit blieb es in der offiziell gültigen letzten Version bei der Beschreibung aller bisher beschriebener Begründungen des moralischen Urteilens und letztlich bei der Entwicklung des moralischen Bewusstseins über die komplette Lebenszeit des Menschen in drei Reifestadien mit insgesamt sechs Teilstufen.

9.3.5 Die Kritik

Die entwicklungspsychologische Theorie des moralischen Denkens nach Lawrence Kohlberg hat in den zurückliegenden vier Jahrzehnten durchaus positive Rezeption, große Anerkennung und konstruktive Einarbeitung in moderne Konzeptionen erfahren, war aber auch intensiver Kritik ausgesetzt.

9.3.5.1 Postkonventioneller Fokus

Aus gegenwärtiger Sehweise mag Lawrence Kohlberg das prinzipiengeleitete moralische Denken zu sehr auf die postkonventionellen Stadien begrenzt haben. Andeutungen und noch unvollständige Ausprägungen, die Vorhersagen über das individuelle autonome Potenzial zu moralischem Handeln ermöglichen, lassen sich in westlichen Kulturen nämlich schon in der frühen Adoleszenz in entsprechenden Strukturen des Denkens nachweisen[455]. Menschen anderer (nicht-westlicher) Kulturen wird Kohlberg mit seiner Annahme und dem Urteil einer grundsätzlichen Überlegenheit der postkonventionellen gegenüber der konventionellen Moral möglicherweise nicht gerecht. Damit setzt er sich dem Vorwurf der kulturellen Voreingenommenheit aus. Tatsächlich ist das abendländisch-westliche Denken aufgrund seiner Wertschätzung des Individualismus, der Autonomie und des „Selbst" prädestiniert für das Erreichen des postkonventionellen Reifestadiums und wird damit selbst als höchstes moralisches Bewusstsein „kulturell und sozial gesetzt".

9.3.5.2 Variabilität

Die Variabilität des moralischen Urteils, etwa über Dilemma-Strukturen, kulturelle Standards und zwischenmenschliche Konflikte scheint Lawrence Kohlberg unterschätzt und – damit einhergehend – die Einheitlichkeit der Struktur von moralischen Urteilen überschätzt zu haben. Diese intraindividuelle Variabilität trägt aber entscheidend zur kognitiven Durchdringung von Konflikten innerhalb des Individuums bei und fördert dadurch zusammen mit interindividuellen Unterschieden in der Interpretation von gesellschaftlichen Normen die Entwicklung des moralischen

455 Gilligan, Carol: *Die andere Stimme*. Piper: München 1984.

Bewusstseins[456]. Variabilität darf also nicht nur – wie möglicherweise von Kohlberg – als Störfaktor geringgeschätzt, sondern muss vielmehr als Triebkraft für die Entwicklung moralischer Begründungen begriffen werden.

9.3.5.3 Universalität

Nach Lawrence Kohlberg durchläuft jeder Mensch zu jedem Zeitpunkt und an jedem Ort die moralische Entwicklung entlang der von ihm definierten Stufen. Gegen diese Universalität wurde früh die Kritik geäußert, dass bestimmte Teilstufen in verschiedenen Kulturen und Gesellschaften eine unterschiedliche Bedeutsamkeit besitzen. Wohl hat John Snarey nachgewiesen, dass selbst unter unterschiedlichsten Umweltbedingungen die Entwicklung der frühen Stadien des moralischen Bewusstseins tatsächlich in der von Kohlberg beschriebenen Weise abläuft[457]. Aber es wurde für möglich gehalten, dass das postkonventionelle Reifestadium nur in westlichen Gesellschaften erreicht werden kann (s.o.). In der Tat verläuft jenseits der Teilstufe IV die Entwicklung nicht mehr so uniform, sondern wird stark von den Besonderheiten der jeweiligen Kultur beeinflusst. Nachfolgend durchgeführte Studien in verschiedensten Teilen der Welt zeigten jedoch, dass die Menschen auf die moralischen Dilemmata der Testinterviews mit vergleichbaren Antworten reagieren, so dass tatsächlich von einer universellen Gültigkeit des Stufenmodells unabhängig von der jeweiligen Kultur und Gesellschaft gesprochen werden kann.

Dagegen bleibt die Universalität hinsichtlich des Geschlechts umstritten. Interessanterweise waren die Interviewpartner in Kohlbergs Longitudinalstudie ausschließlich männlichen Geschlechts. In vergleichenden Studien lagen die moralischen Einstufungen von weiblichen Probanden überraschenderweise signifikant unter denen der männlichen, nämlich überwiegend auf Teilstufe III, während die Begründungen für moralische Entscheidungen von Männern oft auf Teilstufe IV erfolgten. Eine Reihe von Gründen lassen sich für diesen apparenten geschlechtsspezifischen Unterschied in der moralischen Entwicklung anführen, nämlich (i) die besondere Bedeutung von sozialen Netzwerken und zwischenmenschlichen Beziehungen für Frauen, die deshalb moralische Beziehungen eher auf Teilstufe III begründen, (ii) die ausschließliche Konzentration auf Fragen der Gerechtigkeit und Vernachlässigung anderer moralischer Konzepte, wie etwa der Fürsorge und (iii) die Annahme von isoliert handelnden Personen, die lediglich am kontrollierten und gerechten Austausch mit ebenso isolierten Personen interessiert sind. Würde man nach Carol Gilligan[458] die Gerechtigkeitsmoral ersetzen durch eine Moral der Fürsorge für Personen, die in komplexer Beziehung zu anderen Menschen stehen und die drei Reifestadien entsprechend neu definieren als (1.) Orientierung am individuellen

---

456 Keller, Monika: *Moralische Sensibilität.* PVU: Weinheim 1996.

457 Snarey, John: "The relationship of social-moral development with cognitive and ego development: A cross-cultural study". *Cross-Cultural Research* 20, 1986, S. 132–146.

458 Gilligan 1984.

Überleben, (2.) Orientierung an Konventionen und (3.) Praxis der „Gewaltlosigkeit", würde sich die moralische Einstufung zwischen Frauen und Männern wahrscheinlich umdrehen. Die Festsetzung von Gerechtigkeit als das objektiv einzig richtige Ziel mit höchster Priorität für die Moralerziehung ist auch nach Uhl[459] schlichtweg willkürlich und könnte durch Gilligans Moral der Fürsorge, aber auch durch andere Moralsysteme ersetzt werden. Darüberhinaus hat Lawrence Kohlberg seine Theorie in einer Gesellschaft und Epoche entworfen, die sehr hohen Wert auf den Individualismus und die autonome Entwicklung des „Ich" und des „Selbst" legte (s.o.).

9.3.5.4 Konflikt zwischen moralischem Urteilen und Handeln

Ursprünglich nahm Lawrence Kohlberg an, dass ein bereits vor der Handlung vorliegendes moralisches Urteil diese Handlung in ihrer Ausführung wesentlich beeinflusst. Jedoch legen die Praxis des Alltags und die ethische Theorie des moralischen Intuitionismus nahe, dass eine moralische Begründung oft erst nach der vollzogenen Handlung über diese zu ihrer Rechtfertigung „gestülpt" wird. Ferner kann eine moralische Handlung grundsätzlich auch wegen außermoralischer Gründe, etwa einer Belohnung vollzogen werden. Dies relativiert die Bedeutung von moralischem Urteilen für moralisches Handeln, die Kohlberg eben anfänglich als sehr hoch bewertete. In den siebziger Jahren des vergangenen Jahrhunderts ging er jedoch zunehmend von einem gleichberechtigten, d.h. in den meisten Fällen schwierig zu bestimmenden und nicht weiter zu differenzierenden kausalen Zusammenhang zwischen Urteilen und Handeln aus. Trotz der unklaren Kausalität zwischen Urteilen und Handeln leitete Kohlberg aus den empirischen Daten seiner Studien die These ab, *„dass Personen auf einer höheren Stufe (der moralischen Entwicklung) mit größerer Wahrscheinlichkeit eine moralische Handlung ausführen"*[460]. Seine Kritiker verweisen jedoch immer wieder auf die „gefühlte Praxis", dass *„das Wissen um das moralisch Gesollte und das Tun des Gesollten nur schwach korrelieren."*[461] Und in der Tat besteht in der kognitiven Entwicklungspsychologie der Gegenwart Einigkeit darüber, dass Kohlbergs Stufenmodell zwar zur Charakterisierung der kognitiven Entwicklung des moralischen Urteilens einer Person – mit Einschränkungen – herangezogen werden kann, aber eindeutig keine Aussage über sein zukünftiges Handeln gemäß seiner moralischen Einstufung erlaubt. Das Erreichen einer höheren Stufe bringt im Wesentlichen aber den Vorteil mit sich, dass auf ihr die Lösung schwieriger moralischer Probleme und Dilemmata leichter fällt und als zufriedenstellender wahrgenommen wird.

---

459 Uhl, Siegfried: „Kohlbergs Theorie des moralischen Urteilens als Grundlage der Moralerziehung? Kritische Einwände aus erziehungswissenschaftlicher Sicht". *Die Realschule* 99(2), 1991, S. 70–71.

460 Garz 1996, S. 101.

461 Uhl 1991.

9.3.6 Versuch einer Bewertung des moralischen Problems gemäß der Stufentheorie nach Lawrence Kohlberg

Es wird nun versucht, den Entwicklungsgrad des moralischen Bewusstseins von Marlen G. aufgrund ihres während des moralischen Dilemmas gezeigten Verhaltens im Sinne des Stufenmodells nach Lawrence Kohlberg zu interpretieren und zu bewerten. Dabei spielen die zwischen Marlen G. und Max. S. und den anderen Labormitgliedern, vor allem Wolfgang Z. stattgefundenen Gespräche und die von Marlen G. gezeigte Verhaltensweise im Laboralltag eine herausragende Rolle. Diese sollen und müssen in diesem Fall die nach Kohlberg zwingend vorgeschriebenen und von ihm und seinen Mitarbeitern festgelegten Dilemma-Strukturen als Basis für die Interviews zur Bewertung des Moralbewusstseins (s.o.) ersetzen. Andererseits wird dadurch „aus der Not eine Tugend gemacht", indem im Verzicht auf standardisierte Testinterviews und in der ausschließlichen Berücksichtigung der Handlungspraxis von Marlen G. ein nicht unerheblicher Vorteil liegen könnte. Denn im Unterschied zu Marlen G. denken und urteilen Kohlbergs Testpersonen über ihre Handlungsweisen und deren Bewertungen und Begründungen nur theoretisch unter künstlichen Testbedingungen. Die Handlungspraxis unter den Bedingungen des realen Alltags kann dann ganz anders aussehen.

Im Lauf ihres Kontaktes zur SAVE AG beginnend mit der Bewerbung und dem Einstellungsgespräch über ihre „Schnupperperiode" und praktische Tätigkeit bis hin zum „Krisengespräch" lassen sich für Marlen G. wenigstens drei verschiedene Dilemma-Strukturen und -situationen ausmachen. Über deren relative Bedeutung und Ausprägung für Marlen G. können die Labormitglieder retrospektiv nur Vermutungen anstellen. Das Verhalten von Marlen G. während jeder dieser Dilemma-Situationen wird auf der Basis der Interpretation von Max S. und der Rückkopplung zu seinen Mitarbeiter(inne)n jeweils einer (oder mehreren) Entwicklungsstufe(n) des moralischen Bewusstseins zugeordnet.

9.3.6.1 Bewerbungsphase und „Schnupperperiode"

Während der Bewerbungsphase einschließlich der „Schnupperperiode" entzündete sich für Marlen G. der Konflikt zwischen der Notwendigkeit, eine der Ausbildung adäquate Stelle kurzfristig zu bekommen (z.B. aufgrund finanzieller Verpflichtungen oder einer ungünstigen Situation auf dem Arbeitsmarkt) und der Überzeugung vom Wert dieser Tätigkeit für das Wohl der Menschheit (Medikamentenentwicklung, Pharmaforschung) einerseits und der Abneigung gegen gewisse Tätigkeiten, die mit dieser Stelle verbunden sind (Tötung von Ratten) andererseits. Diese Abneigung kann „psychologischer" (z.B. Angst vor Ratten, Ekel vor Blut) oder ethischer Natur (z.B. geringer Nutzen für die Medikamentenentwicklung, Profitgier der Pharmaindustrie) sein. Die Annahme der Stelle durch Marlen G. kann entweder mit (i) Dominanz des Eigeninteresses entsprechend der Teilstufe II der Entwicklung des moralischen Bewusstseins oder (ii) Dominanz der Einschätzung der Bedeutung der Stelle für das Allgemeinwohl entsprechend der Teilstufe III bis IV der Entwicklung des moralischen Bewusstseins erklärt werden. Beide Möglichkeiten können überlagert und verstärkt werden durch eine gewisse Unter-/Geringschätzung der „psychologischen" oder „moralischen" Abneigung zu diesem Zeitpunkt.

9.3.6.2 Probezeit

Während der Probezeit entstand für Marlen G. der Konflikt zwischen dem adäquaten Ausüben aller mit der Stelle – gemäß der Stellenbeschreibung – verbundener Tätigkeiten, einschließlich der Tötung von Ratten, um in ein unbefristetes Arbeitsverhältnis übernommen zu werden oder zwischen der – berechtigten – Annahme, dass ein kurzfristiger Ausfall der Fettzellpräparation das Labor, die Gruppe und die Abteilung in große organisatorische Schwierigkeiten stürzen würde einerseits und der Abneigung gegen das Töten von Ratten andererseits. Die Durchführung der Rattentötungen unter Erfüllung der qualitativen und quantitativen Erfordernisse für die Fettzellpräparation kann mit der Dominanz des Eigeninteresses entsprechend der Teilstufe II der Entwicklung des moralischen Bewusstseins oder der Dominanz der Anerkennung der Interessen anderer unmittelbar Betroffener entsprechend der Teilstufe III bis IV der Entwicklung des moralischen Bewusstseins erklärt werden.

9.3.6.3 Unbefristetes Arbeitsverhältnis und „Krisengespräch"

Unmittelbar nach Beginn des unbefristeten Arbeitsverhältnisses entwickelte sich für Marlen G. bis zum „Krisengespräch" ein Konflikt zwischen partieller bis kompletter Aufgabe der Rattentötungen, der damit verbundenen Verbesserung des persönlichen Wohlergehens (aufgrund Wegfalls der „psychologischen" oder „moralischen" Abneigung), dem Wohl der Tiere und der Möglichkeit des Stellenverlusts einerseits und der Geringschätzung der Interessen anderer unmittelbar Betroffener (aufgrund der Mehrbelastung der Labormitglieder) und der Nichtberücksichtigung des Allgemeinwohls (aufgrund der Behinderung der Medikamentenentwicklung) andererseits. Die Verweigerung von Rattentötungen durch Marlen G. kann erklärt werden mit entweder (i) Dominanz des Eigeninteresses bei Annahme der Nicht-Auflösung des Arbeitsverhältnisses entsprechend der Teilstufe II der Entwicklung des moralischen Bewusstseins oder (ii) Dominanz von bestimmten unantastbaren Werten „an sich" unabhängig von individuellen hedonistischen oder gesellschaftlichen Zielen bei Annahme der Auflösung des Arbeitsverhältnisses entsprechend der Teilstufe V der Entwicklung des moralischen Bewusstseins.

9.3.6.4 Eine „moralische" Interpretation

Die Verhaltensweisen von Marlen G. im Laufe ihres etwa 8-monatigen Arbeitsverhältnisses mit der SAVE AG lassen sich möglicherweise am besten mit einer ausgeprägten Entwicklung ihres moralischen Bewusstseins während dieser Periode erklären. Anfänglich während der Bewerbungsphase mögen die Befriedigung der eigenen Bedürfnisse, das Erreichen individueller Ziele, sowie Austauschbeziehungen und gegenseitig kooperatives Verhalten zwischen den unmittelbar Betroffenen dominiert haben. Demnach hätte sie, um die Stelle zu erhalten, bewusst die ihr unangenehme Tätigkeit der Rattentötung billigend in Kauf genommen, eventuell auch begünstigt durch eine Unterschätzung des persönlichen Leidensdrucks bei dieser Tätigkeit. Damit würde die Entwicklung des moralischen Bewusstseins von Marlen G. zunächst der Teilstufe II entsprechen.

Während der nachfolgenden Probezeit wurde Marlen G. zum einen bewusst, in welchem Ausmaß sie die Rattentötung psychisch und moralisch belastet. Zum anderen wurde ihr durch ihre tägliche theoretische Berührung mit der Thematik und ihre praktische Beschäftigung mit der Medikamentenentwicklung für Diabetes die Bedeutung und – zum gegenwärtigen Zeitpunkt – die Unersetzbarkeit der Methode der Fettzellpräparation aus getöteten Ratten durch alternative „zell-basierte" Technologien vor Augen geführt. Dieser Prozess der eigenen Meinungsbildung wurde erst durch den intensiven Kontakt mit den Labormitgliedern und anderen Mitarbeitern der SAVE AG ermöglicht oder zumindest entscheidend stimuliert. Die vollständige Erfüllung des von ihr erwarteten Leistungsprofils trotz wahrscheinlich immer stärker in ihr schwelender Kämpfe gegen Unwohlsein und moralische Bedenken war vermutlich dem Streben von Marlen G. nach sozialer Anerkennung über das Befolgen allgemein akzeptierter Regeln (adäquate Beteiligung an der Rattentötung) und das Erfüllen der Erwartung von Bezugs- und Autoritätspersonen und der Gesellschaft (Anerkennung des Nutzens industrieller Pharmaforschung und Höherschätzung des Werts der menschlichen Gesundheit über das Wohl und die Unversehrtheit von Tieren) geschuldet. Da dieses am Funktionieren der Gemeinschaft (Labor und Gesundheitswesen) und an der Anerkennung von Autoritäten, Gesetzen und moralischen Regeln orientierte Verhalten nicht auf Eigeninteresse oder Angst vor Bestrafung fundiert, lässt sich für Marlen G. in dieser Phase ein moralisches Bewusstsein auf Teilstufe III bis IV konstatieren.

Mit zunehmend tieferem theoretischen und praktischen Eindringen in die Diabetes-Forschung parallel zur Übernahme in ein unbefristetes Arbeitsverhältnis mögen bei Marlen G. schwerwiegende Zweifel an der Sinnhaftigkeit und ethischen Rechtfertigung der industriellen Pharmaforschung entstanden sein. So ist erfahrungsgemäß die Erfolgswahrscheinlichkeit für neue Medikamente mit innovativem Wirkprinzip sehr gering. Weiterhin kann hinterfragt werden, ob ein prinzipiell uneingeschränktes Recht des Menschen besteht, Tiere zu töten, nur weil dieser sich mit seiner (westlichen) Lebensweise unvernünftig und ungesund verhält und seine Gesunderhaltung und sein Überleben ohne jede Beschränkung seines Lebensstils über die Unversehrtheit von Tieren stellt. Die Bereitschaft von Marlen G. zu Rattentötungen und ihr Engagement für die industrielle Art der Wirkstofffindung verringerten sich während der Prozesse des Hinterfragens und der Bildung einer autonomen Meinung möglicherweise drastisch. Die potenziellen aus ihrem Verweigerungsverhalten unmittelbar für sie resultierenden unangenehmen Konsequenzen, mit denen sie – einschließlich des Verlustes ihres Arbeitsplatzes – rechnen musste, nahm Marlen G. offenbar in Kauf. Damit setzte sich Marlen G. – geleitet vom eigenen Gewissen und übergeordneten universellen moralischen Prinzipien – über schlichte Konformitätsregeln, gesellschaftliche Normen und Konventionen hinweg. Sie signalisierte vielmehr, dass sie nach übergeordneten Prinzipien und Werten „an sich“ – die individuellen oder gesellschaftlichen hedonistischen Ziele hinter sich lassend – urteile und auch handele, um ihren Beitrag zu einer gerechteren Gesellschaft für alle (einschließlich für Tiere) zu leisten. Dieser Entwicklungsstand des moralische Bewusstseins von Marlen G. ist kompatibel mit Teilstufe V innerhalb des nur von einer Minderheit der erwachsenen Menschen erreichten dritten postkonventionellen Reifestadiums.

Überraschenderweise argumentierte Marlen G. nun im „Krisengespräch“ nicht auf der dem moralischen Bewusstsein ihrer vorhergehenden Verhaltensweisen angemessenen Teilstufe V. Sie setzte zwar die Hinterfragung des Wertes des westlichen Gesundheitsverständnisses im Allgemeinen und der industriellen Pharmaforschung im Besonderen fort, ohne jedoch für sich persönliche Konsequenzen zu ziehen und den freiwilligen Verzicht auf ihre Stelle vorzuschlagen. Man darf hier wohl noch Elemente von Eigeninteresse entsprechend Teilstufe II vermuten. Möglicherweise war sie auch der Meinung, dass mit einem Austausch von Personen den von ihr verfolgten Zielen einer in ihrem Sinn positiven Veränderung der industriellen Pharmaforschung nicht gedient sei, dieser möglicherweise sogar zum Schaden gereiche, falls „unkritische“ (auf Teilstufe II handelnde) Personen zum Zuge kämen. Dieses Verhaltensschema lässt sich gut in die Zwischenstufe IV/V zwischen dem konventionellen und dem postkonventionellen Reifestadium einordnen. Auf dieser werden zwar allgemein akzeptierte moralische Normen der betreffenden Gemeinschaft hinterfragt und dem blinden Gehorsam gegenüber Autoritäten Widerstand entgegengesetzt, aber eine eigenständig rationale, intersubjektive und konsequente Fundierung einer alternativen moralischen Orientierung erfolgt noch nicht oder nicht mehr. In der Folge urteilte und handelte Marlen G. nach persönlichen und offenbar überwiegend auf Emotionen beruhenden Auffassungen, wodurch ihr moralisches Urteil eher augenblicklichen und zufälligen Gefühlslagen geschuldet als auf eigenen rational begründeten Prinzipien gegründet war und somit einen durchaus relativistischen Charakter annahm.

Alternativ zur Annahme einer Entwicklung des moralischen Bewusstseins von Teilstufe II über III bis IV bis hin zu V und dann wieder zurück auf IV/V innerhalb des relativ kurzen Zeitraums von 8 Monaten hätte Marlen G. auch relativ stabil auf Teilstufe III bis IV verortet werden können. Von dieser wäre sie dann als Resultat der Interaktion von gesellschaftlich-beruflichen Faktoren und ihrer Persönlichkeitsstruktur zeitweise entweder auf Teilstufe II zurückgefallen oder bis zur Stufe V hinaufgestiegen. Das Urteilen und Handeln in der unmittelbaren „Nachbarschaft“ zur schon stabil erreichten Teilstufe für einen begrenzten Zeitraum ist mit der (revidierten) Theorie von Lawrence Kohlberg vereinbar. Unabhängig von der (spekulativen) Annahme eines stetigen Voranschreitens zu höheren Teilstufen oder eines Vor- und Rückwärts-Tastens um eine bereits erreichte höhere Stufe des moralischen Urteilens hat Max S. den von allen Labormitgliedern und dem Abteilungsleiter unterstützten Lösungsvorschlag ausgearbeitet. Dieser wurde offenbar vielmehr von der Hoffnung getragen, die bisherige vielversprechende Entwicklung des moralischen

Bewusstseins von Marlen G. zu sichern und das Erreichen und stabile Verbleiben auf Teilstufe V zu fördern.

An der positiven Beurteilung von Marlen G. wurde auch festgehalten, nachdem über ihr näheres privates Umfeld (durch Indiskretion) bekannt geworden war, dass diese aufgrund von hohen finanziellen Belastungen und persönlichen Problemen (gescheiterte Beziehung) auf ein eigenes Einkommen unbedingt angewiesen war, dass sie in der Hoffnung auf ein neues Arbeitsverhältnis bereits einige Bewerbungsverfahren – erfolglos – absolviert hatte und dass sie die Information besaß, wonach die SAVE AG die meisten Verfahren bei Arbeitsgerichten bisher verloren habe.

9.3.7 Grenzen der theoretischen entwicklungspsychologischen Perspektive

Das hier dargestellte moralische Problem ist von den Beteiligten ohne Zuhilfenahme des Stufenmodells nach Lawrence Kohlberg gelöst worden. Eine entsprechende retrospektive Einstufung des moralischen Bewusstseins von Marlen G. hätte die Entscheidung wahrscheinlich nicht entscheidend beeinflusst, sie aber theoretisch entwicklungspsychologisch fundiert, wissenschaftlich abgesichert und dadurch „gefühlsmäßig" erleichtert. Ein solche Bewertung des moralischen Entwicklungsstandes erfordert jedoch im Sinne von Kohlberg die professionelle Durchführung von wissenschaftlich gestützten Interviews durch spezifisch ausgebildete Experten anhand standardisierter und durchdachter Dilemma-Strukturen. Eine retrospektive Verhaltensinterpretation, wie sie für dieses spezielle moralische Problem mit dem Versuch der intuitiven Zuordnung der Kohlberg-Stufen nach bestem Wissen und Gewissen durch den „gebildeten" Laien ausschließlich praktiziert worden ist, muss letztlich mehr oder weniger der Spekulation verhaftet bleiben und ist damit natürlich wissenschaftlich unbefriedigend oder gar obsolet. In jedem Fall sind für die Zuordnung möglichst viele relevante Informationen zu den Verhaltensweisen und zu deren Hintergründen erforderlich und in die Analyse einzubeziehen. Aber selbst dann kann die Einstufung immer noch zu mehrdeutigen Resultaten führen, wie das dargestellte moralische Problem trefflich demonstriert hat. Nichtsdestotrotz kann die von „Laien" versuchte Zuordnung zu moralischen Entwicklungsstufen nach Kohlberg – eine überlegte und behutsame Vorgehensweise vorausgesetzt – den Verantwortlichen für Personal- und Entwicklungsfragen zu einer breiteren und besser gesicherten Basis für ihr Urteil und ihre Entscheidung verhelfen.

Auf Basis der mit diesem konkreten Problem aus der Arbeitswelt gewonnenen theoretischen und praktischen Erfahrungen lässt sich darüber spekulieren, ob eine Beurteilung des Entwicklungsstandes des moralischen Bewusstseins nach Lawrence Kohlberg für Bewerbungs- und Einstellungsverfahren – zumindest bei bestimmten Positionen – sinnvoll wäre und die oftmals bisher eingesetzten traditionellen psychologischen Tests, wie etwa auf Intelligenz oder Charaktereigenschaften, ergänzen oder gar ersetzen könnte.

Gleichzeitig stellt sich anhand dieses konkreten Problems auf einer allgemeineren – philosophischen – Ebene die Frage, ob das Erreichen der Teilstufen V und

VI des postkonventionellen Reifestadiums als das höchste Ziel der Erziehung des moralischen Bewusstseins uneingeschränkt für alle Menschen zu gelten hat. Mit welchen Konsequenzen hätte die Gesellschaft zu rechnen, wenn die Mehrheit ihrer Mitglieder es präferieren würde, nach individuellen autonomen Moralprinzipien zu urteilen und zu handeln, um gleichzeitig die von der Gemeinschaft im Diskurs erarbeiteten und akzeptierten Regeln und Gesetze zu missachten? Oder – transformiert auf das hier dargestellte moralische Problem – könnte eine Wirkstofffindung für neue Medikamente überhaupt stattfinden und wenn ja, wie erfolgreich wäre sie, wenn alle Mitarbeiter der industriellen Pharmaforschung wie Marlen G. auf dem postkonventionellen Reifestadium moralisch urteilen und handeln würden?

„Man sollte nicht danach forschen, ob eine Idee richtig oder wahr ist. Man sollte eine ganz andere Idee suchen, anderswo, in einem anderen Bereich, so dass zwischen beiden etwas geschieht, was weder in diesem noch in jenem steckt."

Gilles Deleuze / Claire Parnet[462]

10. Vom realistischen Umgang II – Zivilisationskrankheit und Wissenszivilisation

Die Biomedizin folgt bis in die Gegenwart konsequent dem Newtonschen Paradigma einer dualistischen Trennung zwischen Objekt und Subjekt, Beobachter und Beobachtem, Körper und Geist, „Körpermaschine" und „Gehirncomputer". Wissenschaftler finden immer mehr Merkmale, die Personen auf der Ebene der verschiedenen Organe und Moleküle mit Hilfe der unterschiedlichen „Omics-Technologien" voneinander differenzieren. Diese „Patterns" der „Körpermaschine" bzw. des „Gehirncomputers" reagieren dann – in typisch dualistischer Interpretation – auf negative Umwelteinflüsse, die über die Lebensgeschichte „summiert" in Inter-Aktion (also von Natur und Kultur) kausal-mechanistisch zur Krankheit führen. Demnach führt die immer bessere Beschreibung/Differenzierung der „Körpermaschine" und des „Gehirncomputers", sowie der Umwelteinflüsse hinsichtlich krankheitsrelevanter Faktoren „automatisch" zu einer immer genaueren Prädiktion, d.h. Bestimmung der Erkrankungswahrscheinlichkeit bei gegebenen Umweltfaktoren und bekannter Lebensgeschichte, wie auch Stratifizierung der molekularen Ursache (hinsichtlich Gewebe und Organ sowie kausalem Mechanismus) und des „Outcome's" der Krankheit. Damit einhergehen sollte eine optimierte Möglichkeit der individuellen Prädiktion (welcher Subtyp einer Krankheit wird sich bei diesem Patienten einstellen) und Therapie (welches Medikament hilft bei diesem Patienten)

10.1 „Precision" / „Personalized" *vs.* „Evidence-based Medicine"

In den letzten beiden Jahrzehnten wurden zur Beschreibung/Bewerbung dieser biomedizinischer Aktivitäten in immer kürzeren Zeitabständen neue Begrifflichkeiten eingeführt: „Molecular Medicine", „Evidence-based Medicine", „Personalized Medicine[463],

462 Deleuze, Gilles / Parnet, Claire: *Dialoge.* Suhrkamp: Frankfurt a.M. 1980.
463 Lu, Yi-Fan / Goldstein, David B. / Angrist, Misha / Cavalleri, Gianpiero: "Personalized medicine and human genetic diversity". *Cold Spring Harb. Perspect. Med.* 4, 2014, a008581.

„Big Data", „Translatierbarkeit", „Precision Medicine"[464] [465]. Diese werden einerseits immer vollmundiger und mit größeren Versprechungen angekündigt, andererseits von den Spezialisten oftmals schon „in weiser Voraussicht" angezweifelt und als „Schlagworte" (vor)verurteilt.

10.1.1 President Barak Obama January 2015: *Precision Medicine Initiative*

> I want the country that eliminated polio and mapped the human genome to lead a new era of medicine – one that delivers the right treatment at the right time. In some patients with cystic fibrosis, this approach has reversed a disease once thought unstoppable. Tonight, I'm launching a new Precision Medicine Initiative (PMI) to bring us closer to curing diseases like cancer and diabetes – and to give all of us access to the personalized information we need to keep ourselves and our families healthier[466].

Wer wollte gegen diese Vision des Präsidenten der USA im Januar 2015 argumentieren? Jeder will die richtige Behandlung für die richtige Person zum richtigen Zeitpunkt und natürlich soll unsere Gesundheitsversorgung präzise und auf die individuelle Person ausgerichtet sein. Zusammenfassend stellt sich als ehrgeiziges Ziel der PMI die Verbesserung der Gesundheit dar durch ein Zurechtschneiden oder maßgenaues Abstimmen der Prävention und Behandlung hinsichtlich einer bestimmten (Zivilisations-)Krankheit auf die durch Gene, Umwelteinflüsse und den Lebensstil bedingten Unterschiede zwischen den Individuen. Aufgrund der enormen Fortschritte in der Sequenzierung des kompletten Genoms von Krebszellen und damit in der Identifizierung von Mutationen als Initiatoren und Kausalfaktoren für Bösartigkeit wird sich die PMI zunächst auf die Krebstherapie fokussieren. Nichtsdestotrotz besteht die Hoffnung, dass sie später auch wesentlich zur Entwicklung neuer Ansätze für die signifikante Verbesserung vieler und v.a. zivilisatorisch bedingter Krankheiten beiträgt. An diesem Ausgangspunkt der PMI scheint es deshalb mehr als angemessen zu sein, an die entscheidenden Beiträge von Archibald E. Garrod zu erinnern, der als erster die Einzigartigkeit, ubiquitäre Verbreitung und Bedeutung der individuellen Variabilität oder „chemischen Individualität" des Menschen sowohl im gesunden als auch im kranken Zustand (an)erkannt hat und deshalb wohl mit Fug und Recht als intellektueller Vater der „Precision Medicine" bezeichnet werden kann, ja muss.

---

464 Genetic Home Reference: "Help me understand genetics Precision Medicine" (November 1, 2016) https://ghr.nlm.nih.gov/.

465 Wang, Zheng-Guo / Zhang, Liang / Zhao, Wen-Jun: "Definition and application of precision medicine". *Chin. J. Traumatol.* 19, 2016, S. 249–250.

466 Collins, Francis S. / Varmus, Harold: "A new initiative on precision medicine". *New Engl. J. Med.* 372, 2015, S. 793–795.

10.1.2 Archibald E. Garrod 1909: *Inborn Errors of Metabolism*

Archibald E. Garrod ist am besten über sein Buch *Inborn Errors of Metabolism* aus dem Jahr 1909 bekannt geworden, in dem er argumentierte, dass die vier Krankheiten Alkaptonurie, Albinismus, Cystinurie und Pentosurie genetisch bedingte Erkrankungen mit autosomal rezessivem Erbgang sind[467]. Diese epochale Erkenntnis öffnete den Weg für die Analyse von Erbkrankheiten und begründete den Ruf von Garrod als Begründer der medizinischen, biochemischen und molekularen Genetik. Aber die Interessen, Anstrengungen, Ziele und Leistungen von Garrod gingen weit über die Untersuchung von angeborenen Defekten des Stoffwechsels hinaus und umfassten etwa seine äußerst bemerkenswerten Einsichten hinsichtlich der Bedeutung der individuellen Unterschiede und Variabilität. So publizierte er bereits im Jahr 1902 unter dem Titel *The Incidence of Alkaptonuria: A Study in Chemical Individuality*[468] eine Untersuchung, die als Grundlage für *Inborn Errors of Metabolism* und für das im Jahr 1931 nachfolgende Buch *The Inborn Factors in Disease*[469] diente. In dieser Publikation argumentierte Garrod *„alkaptonuria is not the manifestation of a disease but is rather of the nature of an alternative course of metabolism.“* Diese Interpretation mag zunächst durchaus fragwürdig erscheinen, da doch die Anhäufung von Homogentisinsäure und ihrer Metabolite in Geweben und Organen bei den an Alkaptonurie leidenden Individuen häufig zu früh einsetzender Osteoarthritis führt und auch andere schwerwiegende Gesundheitsprobleme verursachen kann. Dennoch kam Garrod offenbar entlang dieser Auffassung zu der folgenden entscheidenden und weitreichenden Erkenntnis[470]:

> The thought naturally presents itself that these [Alkaptonurie, Albinismus und Cystinurie] are merely extreme examples of variations of chemical behaviour which are probably everywhere present in minor degrees and that just as no two individuals of a species are absolutely identical in bodily structure neither are their chemical processes carried out on exactly the same lines.

Archibald Garrod entwickelte seine Vorstellung von der chemischen Individualität in *The inborn factors in disease* konsequent weiter, wobei Anfang des 19. Jahrhunderts der Ausdruck „factor“ im Allgemeinen als Begrifflichkeit für das „Gen“ benutzt wurde. Hierfür diskutierte er die chemische Individualität im Zusammenhang mit Darwins auf der natürlichen Selektion beruhenden Evolutionstheorie und begriff Krankheit als „agent of evolution“[471]. Nachdem er auf einige ausgewählte chemische

---

467 Garrod, Archibald E.: *Inborn errors of metabolism.* Henry Frowde and Holder & Stoughton: London 1909.

468 Garrod, Archibald E.: "The incidence of alkaptonuria: a study in chemical individuality". Lancet ii, 1902, S. 1616–1620.

469 Garrod, Archibald E.: *The inborn factors in disease: An essay.* Oxford University Press: Oxford 1931.

470 Garrod 1902.

471 Garrod 1931, S. 53.

Unterschiede innerhalb einer Art aufmerksam gemacht wurde und diese mit großem Interesse analysiert hatte, schrieb er „*There is room for immense variety and for differences not only between species and genera, but also between individuals of a species.*“[472] Somit lieferte für ihn das Konzept der chemischen Individualität die Grundlage für das, was historisch mit Veranlagung – also der Disposition oder Prädisposition des Individuums für eine bestimmte Erkrankung oder eine Klasse von Krankheiten – bezeichnet worden ist[473]. So legte für Garrod die Naturgeschichte von Rheuma oder der entzündlichen Arthritis die Annahme nahe, dass die Veranlagung zunächst als verborgen wahrgenommen wird, aber sie ihr Wirken früher oder später durch Manifestationen offenlegt, die sie von Zeit zu Zeit veranlasst oder hervorbringt[474]. Obwohl Archibald Garrod persönlich an der Identifikation von „inborn factors“ interessiert war, welche die Menschen für eine bestimmte Krankheit empfänglich machen, also die Erkrankungswahrscheinlichkeit erhöhen, erkannte er sehr wohl die Bedeutung von Umweltbedingungen für die Manifestation von Erbkrankheiten des Stoffwechsels. In den Begrifflichkeiten der genetischen Epidemiologie, der Sozialmedizin und des öffentlichen Gesundheitswesens werden die genetischen und umweltbedingten Faktoren, die zum Phänotyp einer Krankheit entscheidend beitragen, als Risikofaktoren verstanden. Dadurch wird zum Ausdruck gebracht, dass diese die Wahrscheinlichkeit für eine Erkrankung mehr oder weniger deutlich beeinflussen, aber niemals alleine über deren Manifestation in einem bestimmten Individuum entscheiden. Garrod benutzte hierfür eine hinreißende Metapher: *“Individual cases of any particular disease.....are not exactly alike.....; they resemble rather the drawings made from the same model by individual members of a drawing class.”*[475] Weiterhin bestand Garrod für ein Verstehen der Ursachen der individuellen Variabilität von Krankheit auf der Notwendigkeit der Einbeziehung von Erklärungen auf der Ebene der humanen Evolution und für die Interpretation der individuellen Manifestation von Krankheit auf das Wirken und die Interaktion von evolutionärem Selektionsdruck und der Fähigkeit zur Anpassung und zum Überleben: *“As to what constitutes fitness to survive, man and Nature do not see eye-to-eye.....The whole aim of medical art, whether therapeutic or preventive, has been to counteract the laws of Nature.”*[476]

Archibald E. Garrod praktizierte bereits vor über 100 Jahren, was in Begrifflichkeiten der Gegenwart als Wissenschaftlerarzt oder ärztlicher Wissenschaftler bezeichnet werden würde. Als solcher war er aktiv in Laboruntersuchungen seiner Patienten involviert. Er verstand schnell, dass viele individuelle Unterschiede und Variationen keine „nach außen“, d.h. gegen die Um-/Außenwelt gerichtete Wirkungen hervorrufen und ausschließlich mit Hilfe ausgefeilter chemischer Analyse entdeckt werden können. Nichtsdestotrotz betonte Garrod immer wieder

472 Garrod 1931, S. 41.
473 Garrod 1931, S. 10.
474 Garrod 1931, S. 12.
475 Garrod 1931, S. 31.
476 Garrod 1931, S. 53.

den Wert der klinischen Chemie und Labormedizin mit ihrer Bestimmung von diversen Serumparametern, deren Relation zur individuellen Überlebensfähigkeit sich nicht unmittelbar und ohne weitere Zusatzannahme(n) erschließt. In dieser Hinsicht schrieb er: *"It is in the ward rather than in the laboratory that the importance of inborn factors is to be appreciated."*[477] Als Arzt betonte er die Notwendigkeit eines detaillierten und umfassenden Verstehens des indivdiuellen Patienten, da gemäß seiner Auffassung die Konstitution des Menschen die Summe aller seiner Qualitäten darstellt, einschließlich seiner körperlichen Gestalt, der Struktur seiner Gewebe, seiner Pigmentierung, seiner Größe, seines Gewichts, seines Blutdrucks und seiner Körpertemperatur und.....einschließlich – und von genauso großer Bedeutung – seiner Gesten, Handlungen, charakterlichen Eigenschaften und persönlichen Einstellungen. In allen oder wenigstens in einigen dieser Merkmale werde sich das einzelne Individuum von allen seinen Mitmenschen unterscheiden, denn schließlich seien nicht einmal eineiige Zwillinge phänotypisch völlig identisch[478]. Und möglicherweise noch aufschlussreicher ist seine Bemerkung, dass der Arzt sich zu vergegenwärtigen hat, dass jeder Patient ein Individuum darstellt und nicht bloß ein beliebiges Mitglied der menschlichen Rasse. Die Aufgabe des praktizierenden Arztes gehe weit über die reine Anwendung der Kenntnisse hinaus, die ihm von den Laboratorien zur Verfügung gestellt werden würden. Er berufe sich dabei auf sein Erfahrung, die ihn anleite, wie einem bestimmten Patienten am besten zu helfen sei, damit dieser seine Krankheit mit dem geringst möglichen Schaden überwinden könne[479]. Dabei gelte diese Anleitung – zunächst – nur für diesen Patienten unter diesen Umständen zu diesem Zeitpunkt. Diese Auffassung kann als das erste eindeutige, unmissverständliche und höchst anspruchsvolle Bekenntnis zur „Precision Medicine“ angesehen werden.

Archibald E. Garrod war ein außerordentlich anerkannter und hoch dekorierter Arzt seiner Zeit. Er wurde zum Mitglied der „Royal Society of Science“ gewählt und geadelt. Im Jahr 1920 folgte er William Osler als „Regius Professor“ für Medizin an der Universität Oxford. Zieht man seine herausragende Stellung in der medizinischen Gemeinschaft in Betracht, mag es zunächst möglicherweise verwundern, dass seine Auffassungen von chemischer Individualität nicht schneller aufgenommen und weiter verbreitet worden sind. Die Gründe für diese langwährende Nichtberücksichtigung seiner Studien und der daraus abgeleiteten Erkenntnisse mögen von vielfältiger Natur sein, einschließlich der – aus heutigem Blickwinkel verwunderlichen – Tatsache, dass die zeitgenössische Medizin immer noch im Bann des Paradigmas von den Keimen als allgemeine Ursache für Krankheit stand. Als Konsequenz war das Interesse der Ärzte viel stärker auf exogene als auf angeborene Faktoren als Ursache für Krankheit gerichtet. Und in der Tat, bevor Garrod den Nachweis führen konnte, dass die Veranlagung zur Alkaptonurie vererbt wird,

477 Garrod 1931, S. 23.
478 Garrod 1931, S. 147.
479 Garrod 1931, S. 24.

diese damit – vereinfachend ausgedrückt – eine Erbkrankheit ist, war die in der medizinisch-wissenschaftlichen Gemeinschaft vorherrschende Theorie, dass sich Alkaptonurie als Ergebnis einer gastrointestinalen Infektion manifestiere.

Seit dem Wirken von Archibald Garrod haben unzählige Untersuchungen zu enzymatischen, biochemischen und metabolischen Unterschieden von – peptidischen und nicht-peptidischen – Faktoren in Körperflüssigkeiten und Geweben[480], elektrophoretische Analysen von Proteinpolymorphismen[481] und in jüngster Zeit die Sequenzierungen von ausgewählten Genen oder des kompletten Genoms[482] mittlerweile die allumfassende individuelle Unterschiedlichkeit und Variabilität sogar unter gesunden Personen und deren klinische Relevanz – auch für Gesunde – überzeugend nachgewiesen und damit der PMI die Bühne bereitet.

10.2 Begrifflichkeiten

National Research Council web glossary[483]:

> Personalized Medicine refers to the tailoring of medical treatment to the individual characteristics of each patient. It does not literally mean the creation of drugs or medical devices that are unique to a patient, but rather the ability to classify individuals into subpopulations that differ in their susceptibility to a particular disease or their response to a specific treatment. Preventive or therapeutic interventions can then be concentrated on those who will benefit, sparing expense and side effects for those who will not. This term is now widely used, including in advertisements for commercial products, and it is sometimes misinterpreted as implying that unique treatments can be designed for each individual.

National Academies of Science report[484]:

> Precision Medicine refers to the tailoring of medical treatment to the individual characteristics of each patient. It does not literally mean the creation of drugs or medical devices that are unique to a patient, but rather the ability to classify individuals into subpopulations that differ in their susceptibility to a particular disease, in the biology and/or prognosis of those diseases they may develop, or in their response to a specific treatment. Preventive or therapeutic interventions can then be concentrated on those who will benefit, sparing expense and side effects for those who will not. Although

480 Williams, Roger J.: *Biochemical individuality.* John Wiley & Sons: New York 1963.

481 Harris, Harry / Hopkinson D.A.: "Average heterozygosity per locus in man: an estimate based on the incidence of enzyme polymorphisms". *Ann. Hum. Genet.* 36, 1972, S. 9–20.

482 Childs, Barton: *Genetic medicine: A logic of disease.* Johns Hopkins University Press: Baltimore 1999.

483 National Research Council Web Glossary 2011 report "Toward precision medicine: Building a knowledge network for biomedical research and a new taxonomy of disease". Webpage.

484 National Academies of Science report "precision medicine". Webpage.

the term 'personalized medicine' is also used to convey this meaning, that term is sometimes misinterpreted as implying that unique treatments can be designed for each individual. For this reason, the Committee thinks that the term 'precision medicine' is preferable to 'personalized medicine' to convey the meaning intended in this report (It should be emphasized that in 'precision medicine' the word 'precision' is being used in a colloquial sense, to mean both 'accurate' and 'precise' (in the scientific method, the accuracy of a measurement system is the degree of closeness of measurements of a quantity to that quantity's actual (true) value whereas the "precision" of a measurement system, also called reproducibility, is the degree to which repeated measurements under unchanged conditions show the same results).

Ist jetzt alles klar? Der Hauptunterschied erscheint nun in retrospektiver Analyse darin zu liegen, dass die Idee, tatsächlich personalisierte Therapien zu entwickeln, niemals ein Gegenstand der personalisierten Medizin war. Dies ist durchaus bedeutend für jene, die bisher dachten, personalisierte Therapien wären das Hauptziel der personalisierten Medizin und nun über die Aufgabe dieses Zieles enttäuscht sind.

10.3 Daten

Tatsächlich mag man argumentieren, dass aufgrund der geringen Erfolgswahrscheinlichkeit der „eigentlichen" personalisierten Medizin/Therapie in Anwendung auf ein weites Spektrum der Gesundheitsversorgung die Alarmglocken läuten müssten. So wurden 2010 ernste Zweifel geäußert (und publiziert), ob vollständig individualisierte Therapie aufgrund der Komplexität und Kosten überhaupt durchführbar ist. Dagegen erschien eine Daten-getriebene Patientensegregation, um die gegenwärtigen diagnostischen Kriterien auf Basis quantitativ zu unterscheidender Patientensubgruppen zu ersetzen, eine deutlich höhere Erfolgswahrscheinlichkeit zu besitzen. Der Schlüssel hierfür liegt im Typ der Daten, die erzeugt werden müssen und in der Art, wie diese Daten eingesetzt werden, um diese Patientensubgruppen zu definieren.

Diese Probleme und der Unterschied zwischen „Personalized Medicine" und „Precision Medicine" entspringen der Tatsache, dass diese Begriffe/Aufgabenstellungen typischerweise so dargestellt werden, als wären sie „natürlich" aus der Überschneidung von „Omics-Technologien", „Small Data" mechanistischen Befunden der molekularen Biomedizin (z.B. funktional-kausale Studien mit KO-Mäusen) und „Big Data" Algorithmen der „Evidence-based Medicine" (z.B. statistische GWAS und klinische Studien) entstanden. Der Anspruch der „Personalized Medicine" entstammt ursprünglich der Fähigkeit, das komplette menschliche Genom zu sequenzieren und der Annahme, es sei technisch und wirtschaftlich möglich, die Genome von verschiedenen Populationen und letztlich von allen Menschen zu bestimmen und diese Information mit großen Datenbanken zur Demographie, Krankengeschichte und Reaktion auf existierende Therapieformen zu verknüpfen. Gemäß der ursprünglichen Annahme sollte damit herausgefunden werden, welche Therapieform für welchen individuellen Patienten am besten geeignet ist. Nun wurde also „Precision

Medicine“ angekündigt, da mittlerweile akzeptiert ist, dass das Genom von vielen (aber nicht allen) Menschen sequenziert werden kann und die Metadaten von vielen (aber nicht allen) Krankengeschichten über viele (aber nicht alle) existierende(n) Therapieformen aufgenommen werden können und dass somit die Analyse von präzise definierten Patientensubgruppen einen erfolgversprechenderen Weg darstellt. Aber dass es sich beim Übergang von der klassischen „Molekularen Medizin“ über „Personalized Medicine“ zu „Precision Medicine“ überhaupt um eine fundamentale Änderung in unserem Denken über Gesundheitsversorgung handelt, wird bezweifelt.

So wird von führenden Wissenschaftlern aus den Bereichen der Medizin, Pharmakologie, Genetik und medizinischen Epidemiologie, wie Yoram Vodovotz (University of Pittsburgh School of Medicine) und Gary An (Computation Institute of the University of Chicago) behauptet[485], dass „Personalized Medicine“ nicht geliefert hat und „Precision Medicine“ – wie gegenwärtig voller Zuversicht von verschiedensten Seiten propagiert – ebenfalls gemäß ihres vollmundigen Versprechens nicht liefern wird, da ihre Förderer ein fundamentales wissenschaftliches Prinzip nicht berücksichtigen würden: Korrelation (d.h. die Erzeugung von „Big Data“) impliziere keineswegs Kausalität (d.h. die Formulierung einer mechanistischen Hypothese). Ein Schnappschuss – auch im Weitwinkelformat – (etwa ein Ballwurf) könne eine sich bedingende Sequenz von Ereignissen nicht einfangen (wer den Ball geworfen hat). Je weiter der Winkel/Abstand zwischen (nur) zwei Schnappschüssen sei, umso größer sei die Zahl der möglichen Erklärungen und Interpretationen, durch welche Ereignisse der Übergang zwischen diesen, d.h. den beobachteten Daten, bewirkt worden sein könne. Tatsächlich behindert die Breite von „Big Data“-Ansätzen die Fähigkeit, defintive (kausal-mechanistische) Schlüsse zu ziehen. In diesem Sinne sind die Ansprüche und Ziele der „Evidence-based Medicine“ und der „Personalized/Precision Medicine“ grundsätzlich unvereinbar. Deshalb müsse die Anwendung des Ansatzes der „Omics-Technologien“/„Big Data“ auf die „Personalized“/„Precision Medicine“ zwangsläufig scheitern. Zumal jegliche statistische Signifikanz für eine gegebene Patientenstratifizierung und die „ideale Individualisierung“ notwendigerweise mit der Verminderung der Populationsgröße – *reducto ad absurdum* bis auf 1 – abnehmen bzw. unsinnig werden würde und damit einhergehend alle Forderungen (nach) einer „Evidence-based Medicine“. Erschwerend käme hinzu, dass Individuen trotz ihrer Genome und Metadaten nicht zu allen Zeitpunkten die gleichen sind, sondern dass ihr Gesundheitszustand abhängig von der Außen-/Umwelt und der Zeit einer dynamischen Veränderung unterliegt. Somit könne der „richtige“ Zeitpunkt für die optimale Schlagkraft der „Precision Medicine“ nicht prospektiv durch

485 Mi, Q. / Li, N.Y. / Ghuma, A. / Mikheev, M. / Squires, R. / Okonkwo, D.O. / Verdolini-Abbott, K. / Constantine, G. / An, G. / Vodovotz, Y.: “Translational systems biology of inflammation: potential applications to *personalized medicine*”. Personalized Medicine 7, 2010, S. 549–559.

„(Small oder Big) Data“ ermittelt werden, da diese bereits – definitionsgemäß – gesammelt vorliegen müssen. Dieses Problem habe gemäß Vinay Prasad (Knight Cancer Institute, Portland, Oregon) ins besondere für den Bereich der Krebstherapie zur sog. „Precision-Oncology-Illusion“ geführt[486]:

> Most people with cancer do not benefit from the precision strategy, nor has this approach been shown to improve outcomes in controlled studies. Precision oncology remains a hypothesis in need for verification.....I estimate that precision oncology will benefit around 1.5% of patients with relapsed and refractory solid tumors.... When considered objectively, the prospects and potential of precision oncology are sobering. At best, we may expect short-lived responses in a tiny fraction of patients of patients, with the inevitable toxicity of targeted therapies and inflated cost that this approach guarantees.....Precision oncology is inspirational. What doctor or patient would not want to harness genetics to tailor a therapy to an individual? But travelling back in a time machine is also inspirational. Who would not want to wind back the clock to remove their cancer before it spreads? In both cases, however, as of 2016, the proposal is neither feasible, cost-effective nor assured of future success. Yet in only one of these cases does the rhetoric so far outpace the reality that we risk fooling even ourselves.

10.3.1 Wissenschaftssoziologie

Für John Dewey besteht das Ziel des (natur)wissenschaftlichen Erkennens nicht in der Enthüllung der Welt, sondern wissenschaftliche Erkenntnis *„verschafft uns die Mittel, um durch unsere Entscheidungen beim Errichten einer Zukunft durch vorsichtiges und vorbereitetes Handeln klug und bewusst vorgehen zu können*[487]*.“* Als Konsequenz hieraus begreift der Wissenschaftssoziologe Arno Bammé das hierzu erforderliche relationale Wissen über die jeweiligen (kausalen) Zusammenhänge oder auch über die bloßen Assoziationen zwischen Beobachtungen als ein und oftmals als das entscheidende „Werkzeug“ für wissenschaftliche wie auch alltägliche Tätigkeiten[488]. Umgekehrt generieren für ihn solche Tätigkeiten auch qualitativ neue Fakten und Gegebenheiten, die für den – unbewusst „tätigen“ – Forscher oder Beobachter zusätzliche Ebenen der Kategorisierung und Sinnhaftigkeit darstellen können. Die historische Nichtberücksichtigung dieses wechselseitigen Be- und Durchdringens von Erkennen und Handeln manifestiert sich auf tiefgreifende Weise in der Konstruktion von weiteren Dualismen wie Geist und Körper, Beobachtung und Beschreibung, Theorie und Praxis, Zweck und Mittel, Daten und Begrifflichkeit. Nach Bammé sind alle diese Dualismen auf Basis der „Ausgangstrennung“ Erkennen-Handeln problematisch und künstlich, weil diese *„auf dem Festhalten an*

486 Prasad, Vinay: “The precision – oncology illusion”. *Nature* 537, 2016, S 63.
487 Dewey, John: *Erfahrung, Erkenntnis und Wert.* Suhrkamp: Frankfurt a.M. 2004.
488 Bammé, Arno: Erkenntnis durch Handeln: John Deweys Erneuerung der Philosophie. In: Lengersdorf D. / Wieser M. (Hrsg.): *Schlüsselwerke der Science & Technology Studies.* Springer VS: Wiesbaden 2014, S. 50.

Prämissen beruht, die in einer früheren Periode der Geschichte gebildet worden sind und heute jegliche Relevanz verloren haben.“[489]

Sind solche Dualismen zwischen Daten und Begrifflichkeiten, also zwischen realistischer Messung und (sozial-)konstruktivistischer Interpretation, unvermeidbar und ev. sogar – durch „kreative“ Kompetition zwischen den verschiedenen Praxen oder Theorien – für den Erkenntnisprozess hilfreich oder stören sie den wissenschaftlichen Prozess – durch falsche Versprechungen mit damit verbundener Frustration der Patienten und Geldgeber, durch Verlust des Vertrauens in wissenschaftlichen Fortschritt, aber auch aufgrund „falsche Spurensuche“ mittels ungeeigneter Methodologie) und wären sie vermeidbar zugunsten einer „Ethico-epistemo-ontologischen Biomedizin“, die nicht nur zu einer aufrichtigeren und realistischeren, sondern auch einer völlig neuartigen Herangehensweise an biomedizinische Probleme führen könnte. Diese wird nicht mehr wie die bisherige auf der Newtonschen Sichtweise beruhen, sondern durch die Quantenmechanik inspirierte Erkenntnisse der *„Science and Technology Studies“ (STS)* mit einzubeziehen haben[490], die bisher (und im Gegensatz zur Physik) kaum Eingang in biomedizinisches Denken und Handeln gefunden haben. Diese Möglichkeit soll mit einem Forschungsprojekt am Helmholtz-Zentrum München, Deutsches Forschungszentrum für Gesundheit und München, am Beispiel der Zivilisationskrankheit Altersdiabetes geklärt werden, wobei unter Benutzung der Methodik der sog. „Laboratory Studies“[491] „die Welt als Diabetes-Labor“ behandelt oder der Weg „Vom Zuschauer zum Wirkmächtigen“ nachgezeichnet werden wird.

10.3.2 Das Programm der „Diabetes Laboratory Studies“

Die Zielsetzung und das Programm der „Diabetes Laboratory Studies“ können folgendermaßen zusammenfasst werden: In der biomedizinischen Forschung werden in immer kürzer werdenden Abständen und mit immer größerer Medienwirksamkeit neue Aufgabenstellungen, Vorgehensweisen und Zielvorgaben und damit einhergehend neue Begrifflichkeiten generiert. Beispiele hierfür sind „Big Data“, „Translatierbarkeit“, „Evidenz-basierte Medizin“, „personalisierte Medizin“ und jüngst die von Präsident Obama unterstützte Initiative der „Precision Medicine“. Man könnte die damit (scheinbar) einhergehenden Paradigmenwechsel und geschürten Hoffnungen als unvermeidbare „Aktionismen“ oder aber als unabdingbare Voraussetzung für jeglichen Fortschritt in der Biomedizin akzeptieren. Allerdings lässt sich seit längerem in (auch durchaus einflussreichen Teilen) der Öffentlichkeit ein zunehmender

489 Bammé 2014, S. 50.

490 Lengersdorf, Diana / Wieser, Matthias (Hrsg.): *Schlüsselwerke der Science & Technology Studies.* Springer VS: Wiesbaden 2014.

491 Beck, Stefan / Niewöhner, Jörg / Sorensen, Estrid (Hrsg.): *Science and technology studies – Eine sozialanthropologische Einführung.* transcript: Bielefeld 2012.

Skeptizismus gegenüber dem naturwissenschaftlichen Fortschrittsdenken[492] [493] bis hin zu einer offenen Wissenschaftfeindlichkeit ausmachen[494] [495]. Damit einhergehend besteht die Gefahr einer Schwächung des konstruktiven Diskurses und eines Vertrauensverlustes zwischen den biomedizinischen Forschern einerseits und der Bevölkerung und den Politikern andererseits zum Schaden für alle Beteiligten, nämlich Frustration und weiter eingeschränkte (finanzielle) Möglichkeiten für erstere, enttäuschte Erwartungen und postmoderne Beliebigkeit bei letzteren und suboptimale Nutzung des Potenzials der Biomedizin für alle. Damit stellt sich die grundlegende Frage, welche Akteure in der biomedizinischen Forschung zu welchem Zeitpunkt und zu welchem Zweck „Setzungen", „Bedeutungszuweisungen" und „Verschränkungen" hinsichtlich der Forschungssubjekte und -objekte und ihrer Intra- und Interaktionen vornehmen. Eine auf der Basis von wissenschaftssoziologischen *STS* durchgeführte „Laboratory Study" soll erstmalig für die biomedizinische Forschung klären, ob – bereits – das Bewusstmachen der sogenannten „Agential Cuts" gemäß des Konzepts des „Agentiellen Realismus" nach Karen Barad[496] oder – erst – deren Veränderung durch das Netzwerk aus allen Akteuren gemäß der „Akteur-Netzwerk-Theorie" nach Bruno Latour[497] [498] zu einer konstruktiv-realistischen, aber nicht unkritischen Haltung gegenüber der biomedizinischen Forschung führt mit entsprechenden Vorteilen für alle Akteure[499].

Die Biomedizin folgt bis in die Gegenwart konsequent dem Newtonschen Paradigma einer dualistischen Trennung zwischen Objekt und Subjekt, Beobachter

492 Achenbach, Joel: "Why do many reasonable people doubt science?" *National Geographic Magazine* March 2015.

493 Gauchat, Gordon: "Politicization of science in the public sphere: A study of public trust in the United States, 1974–2010". *Am. Sociol. Rev.* 77, 2012, S. 167–187.

494 European Commission and European Parliament Eurobarometer 73.1: The European Parliament, Biotechnology, and Science and Technology January-February 2010, Cologne, Germany: GESIS/Ann Arbor (MI): Inter-university Consortium for Political and Social Research. ICPSR31483-v1, 2014.

495 Pew Research Center: Public and scientists views on science and society. http://www.pewinternet.org/2015/01/29/public-and-scientists-views-on-science/ 2015. Pew Research Center: Public's knowledge of science and technology. http://www.people-press.org./2013/04/22/publics-knowledge-of-science-and-technology/ 2013.

496 Barad, Karen: *Agentieller Realismus. Über die Bedeutung materiell-diskursiver Praktiken.* Suhrkamp: Frankfurt a.M. 2012.

497 Latour, Bruno: *Wir sind nie modern gewesen – Versuch einer symmetrischen Anthropologie.* Suhrkamp: Frankfurt a.M. 2008.

498 Latour, Bruno: *Reassembling the social. An introduction to actor-network-theory.* Oxford University Press: Oxford 2005.

499 Callon, Michel / Latour, Bruno: „Die große Demontage des großen Leviathans. Wie Akteure die Makrostruktur der Realität bestimmen und Soziologen ihnen dabei helfen". In: Bellinger A. / Krieger D.J. (Hrsg.) *ANThology. Ein einführendes Handbuch zur Akteur-Netzwerk Theorie.* transcript: Bielefeld 2006, S. 75–101.

und Beobachtem, Körper und Geist, „Körpermaschine" und „Gehirncomputer"[500]. Diese anachronistische „doppelte Zuschauertheorie" der Naturwissenschaften mit ihrer Forderung einer widerspruchsfreien Abbildung der Tatsachen der Welt durch neutrale Forscher für die außenstehende Öffentlichkeit ist schädlich für die Akzeptanz der Biomedizin. Ein alternativer Zugang für alle beteiligten Akteure, also für diejenigen, die biomedizinisches Wissen produzieren und diejenigen, die davon einen Vorteil haben (sollen), soll auf Basis der in den letzten 30 Jahren v.a. in den angelsächsischen Ländern entwickelten und auf die (Quanten-)Physik angewandten wissenschaftsgeschichtlichen und -soziologischen *STS*[501] [502] [503]erarbeitet werden. Hierfür sollen durch klar definierte international vernetzte sog. „Laboratory Studies"[504] [505] [506] in Laboratorien der Diabetesforschung unterschiedlicher methodischer Herangehensweise (z.B. molekularbiologisch, pharmakologisch) und personeller Zusammensetzung (z.B. Geschlecht, Alter) die Intra- und Interaktionen mit menschlichen und nicht-menschlichen „Agenten" auf Basis folgender Fragen untersucht werden:

500 Müller 2016.

501 Hess, David: *Science studies. An advanced introduction.* New York University Press: New York 1997.

502 Pickering, Andrew: "From science as knowledge to science as practice". In: Pickering A. (Hrsg.) *Science as practise and culture.* University of Chicago Press: Chicago 1995, S. 1–26.

503 Rabinow, Paul: „Artifizialität und Aufklärung. Von der Soziobiologie zur Biosozialität". In: Rabinow P. (Hrsg.) *Anthropologie der Vernunft. Studien zu Wissenschaft und Lebensführung.* Suhrkamp: Frankfurt a.M. 2004, S. 129–152.

504 Knorr-Cetina, Karin: *Wissenskulturen. Ein Vergleich naturwissenschaftlicher Wissensformen.* Suhrkamp: Frankfurt a.M. 2002.

505 Latour, Bruno / Woolgar, Stephen: *Laboratory life: The construction of scientific facts.* Princeton University Press: Princeton 1979.

506 Lynch, Michael: *Art and artifact in laboratory science. A study of the shop work and shop talk in a research laboratory.* Routledge & Paul Keagan: London 1985.

(i) Durch welche (materiell-experimentellen und diskursiven) Praktiken im und zwischen biomedizinischen Labor(en), sowie zwischen Labor und Außenwelt kommt es zur Entscheidung „Precision"/„Personalized"/„Evidence-based Medicine" und damit zur Konstruktion der einen oder anderen möglichen „wissenschaftlichen Tatsache" in Bezug auf die Begrifflichkeiten Diabetes-Gen *vs.* -Netzwerk von Polymorphismen, Diabetes-Molekül *vs.* -Milieu, lineare Kausalität von einem Diabetes-Gen/Molekül *vs.* verzweigte Konstellation der Unschärfe von vielen Diabetes-Genen/Molekülen, einzelner primärer Defekt mit sekundären Folgen entlang eines eindeutigen Mechanismus *vs.* ‚Aufschaukeln' kleinster Abweichungen in einem nicht-auflösbaren Netzwerk verschiedener Mechanismen bei prinzipieller Nicht-Klärbarkeit von Ursache, diabetogenes Gewebe/Organ *vs.* Multi-Organ/systemische Entgleisung, Bestimmung/Beeinflussung der (Subklassen-spezifischen) Hauptmechanismen *vs.* der individuellen Ätiologie (durch Omics) für die Prädiktion/Therapie?
(ii) Gibt es hierbei Unterschiede zwischen Laboren an Universitären, der Pharmaindustrie und an öffentlichen Forschungseinrichtungen?
(iii) Gibt es hierbei Unterschiede zwischen Laboren bedingt durch die Geschlechterverteilung?
(iv) Gibt es Unterschiede zwischen molekularen, pharmakologischen und klinischen Laboren?

Ein Erfolg des Projekts führt zur

(i) Bestimmung der „agential cuts" für die „diabetologischen Extrempositionen" und der Gründe für diese Setzung durch Agenten, also was wird warum durch wen ein-/ausgeschlossen
(ii) Bestimmung der Konsequenzen aus dieser Setzung auf
– das experimentelle Vorgehen in der Diabetesforschung
– die Einbeziehung von exogenen („Exposom" der Außen-/Umwelt) und endogenen Faktoren („Gestalten/Signaturen" als physiologische Korrelate der Intentionalität, Wille, Intuition, Gefühle)
– die Effizienz der „Translation", also der Übertragung von (molekularen und biochemischen) Labordaten auf die klinische Anwendung (z.B. für die Prädiktion, Prävention, Therapie) von Patienten (Diabetes)
– die (öffentliche und industrielle) Finanzierung von Projekten der Diabetesforschung
– die Akzeptanz in der „scientific community" und Öffentlichkeit

(iii) Auffindung von alternativen Setzungen der „agential cuts“ mit Klärung der Konsequenzen (s. ii)

(iv) Klärung, ob in der biomedizinischen (Diabetes-)Forschung nur Korrelation, also ‚Realismus‘ von Bedeutung – wie von der Evidenz-basierten Medizin angenommen, dagegen kausal-mechanistisches Wissen, also „(Sozial-) Konstruktivismus“ – wie von der „Personalized“/„Precision Medicine“ vorausgesetzt, nicht erforderlich oder gar hinderlich ist.

Das „Design“ für die „Diabetes Laboratory Study“ ist zunächst gemäß der *STS*-Variante des „Agentiellen Realismus“ nach der amerikanischen Quantenphysikerin, Erkenntistheoretikerin und feministischen Philosophin Karen Barad[507] angelegt. Es können aber auch alternative *STS*-Analysen, etwa von dem deutschen Biochemiker und Wissenschaftsphilosophen Hans-Jörg Rheinberger[508] oder der österreichischen Wissenschaftstheoretikerin und Sozialanthropologin Karin Knorr-Cetina[509] [510] sinnvoll sein.

10.4 Geschlechtsspezifische Stoffwechselforschung?

Die folgenden Gedankengänge zur Möglichkeit einer geschlechtsspezifischen Forschung – im Sinne einer Abhängigkeit von wissenschaftlichen „Fakten“ vom Geschlecht der sie erzeugenden ForscherInnen – über Zivilisationskrankheiten im Allgemeinen und Stoffwechselkrankheiten im Besonderen wurden durch die epochalen Studien zu „Neurofeminismus“ und „feministische Neurowissenschaften“ der Biologin, Soziologin und Kulturanthropologin Sigrid J. Schmitz[511] entscheidend angeregt und geprägt. Dabei wurde versucht, ihr auf die Neurowissenschaften bezogenes Konzept der „*Neurocultures*“ auf die Erforschung von Zivilisationskrankheiten, etwa des Stoffwechsels wie Diabetes Mellitus Typ II, auszudehnen mit dem Ziel der Klärung der Frage, ob auch die Forschung und deren Ergebnisse über scheinbar „neutrale“ und „objektive“ physiologische und pathologische Prozesse, wie die Regulation des Stoffwechsels und über die damit involvierten Organe, wie Muskel, Leber, Fettgewebe und Pankreas (s. Müller 2016[512]), durch geschlechtsspezifische

507 Barad 2012.

508 Rheinberger, Hans-Jörg: *Historische Epistemologie zur Einführung*. Junius: Hamburg 2007.

509 Knorr-Cetina, Karin: *Die Fabrikation von Erkenntnis. Zur Anthropologie der Naturwissenschaft*. Suhrkamp: Frankfurt a.M. 1981.

510 Knorr-Cetina, Karin: “Laboratory studies. The cultural approach in the study of sciences”. In: Jasanoff S. et al. (Hrsg.) *Handbook of the science and technology studies*. Sage: London 1995, S. 140–166.

511 Schmitz, Sigrid J. / Höppner, Grit: “Neurofeminism and feminist neurosciences: a critical review of contemporary brain research. *Frontiers in Human Neurosciences* 8, 2014, S. 1–10.

512 Müller 2016, S. 71–73.

Unterschiede zwischen den Forscher/innen beeinflusst sein können. Zunächst würde „Mann/Frau“ davon ausgehen, dass eine positive Antwort im Falle des scheinbar überwiegend die „Körpermaschine“ betreffenden Stoffwechsels im Vergleich zu den scheinbar ausschließlich durch den „Gehirncomputer“ gesteuerten Leistungen des Verstandes doch recht unwahrscheinlich oder doch zumindest überraschend sei.

10.4.1 „Knock-out-Experimente“

Zur Erforschung der Prozesse des Stoffwechsels und der beteiligten zellulären Komponenten, darunter vor allem Eiweiße und Enzyme, werden seit über zwei Jahrzehnten in großem Umfang weltweit sogenannte „gene knock-out- oder KO-Experimente“ durchgeführt. Diese außerordentlich wichtige Technologie der Inaktivierung von Genen in jeder Zelle eines Organismus (vorzugsweise der Maus, die damit zur KO-Maus mutiert) vom Beginn seiner Entwicklung an oder nur in bestimmten Geweben zu einem späteren Zeitpunkt seiner Entwicklung wird oft für den scheinbar definitiven Nachweis der (kausalen) Beteiligung dieses Gens an einem bestimmten physiologischen Vorgang (z.B. an der Regulation des Glukose- und Lipidstoffwechsels) oder an einer pathogenetischen Störung (z.B. Diabetes Mellitus Typ II) eingesetzt. Bis heute interpretieren Lebenswissenschaftler/innen und Biomediziner/innen und – mindestens ebenso euphorisch – Journalist(inn) en der populären Wissenschaftszeitschriften die Ergebnisse von KO-Studien im Hinblick auf kausale molekulare Mechanismen, die in der „Körpermaschine“ und im „Gehirncomputer“ zur Erfüllung ihrer Funktionen „natürlicherweise“ ablaufen. Von besonderem Interesse – vor allem für die Öffentlichkeit – erscheint dabei die Vorhersagbarkeit von „natürlichen“ Abläufen als physiologische oder pathologische Individualentwicklungen über die Möglichkeit der Bestimmung des Aktivitätszustandes des entsprechenden Gens. Beim Menschen soll damit die Prädiktion von individuellen Erkrankungswahrscheinlichkeiten ermöglicht werden, vor allem für Krankheiten, die von vielen verschiedenen Genen ausgelöst werden können, etwa für Zivilisationskrankheiten wie Altersdiabetes (s. Müller 2016[513]). Dabei werden beim Design dieser empirischen Studien meistens die inhärenten und wirkmächtigen Vorannahmen für diese Technologie nicht (hinreichend) reflektiert.

Das exakte Vermessen von ausgewählten definierten physiologischen Leistungen in „normalen“ Tieren „natürlicherweise“ ausgestattet mit den aktiven Genen und in den „KO-Tieren“ mit den „artifiziell“ inaktivierten Genen führt dabei meistens im direkten analytischen Vergleich zu offenbar „eindeutigen“ Ergebnissen, die als unmittelbare empirische Evidenz für die intrinsische Rolle dieses Gens oder dieser Gene im (patho)physiologischen Prozess, etwa der Diabetesentwicklung, interpretiert werden. Die damit gewonnenen Daten dienen dabei als ein metaphorisches Konzept für die Biomedizin, welche für sich die Entdeckung und Repräsentation der „Natur, so wie sie wirklich ist“, in Anspruch nimmt. Obwohl eine Vielzahl von

513 Müller 2016, S. 74–92.

kritischen Auseinandersetzungen über das Design von „KO-Maus-Konstruktionen" bisher veröffentlicht wurden, sind sich Biomediziner/innen der konstruktiven Natur von Daten, die sie mit Hilfe von KO-Mäusen grundsätzlich erhalten, sowie der damit akzeptierten Voranahmen und Einschränkungen häufig nicht bewusst. Daten aus KO-Studien repräsentieren keinesfalls unmittelbare Abbildungen der inneren (patho)physiologischen Prozesse in kompletten Organismen bzw. in bestimmten Geweben oder Zellen dieser Organismen. Solche Transformationen von „körperlichen" Leistungen in „nicht-körperliche" Daten und deren Rückverwandlung in eine Vorstellung von der Struktur und Funktion eines bestimmten Körperteils oder -gewebes oder eines bestimmten Zelltyps ist sicherlich nicht beispiellos[514].

So lassen sich im Hinblick auf die sogenannten „Laboratory Studies" innerhalb der Domäne der „*STS*" vor allem die sogenannten „*inscriptions*"[515] sehr wohl in Einklang mit den konstruktiven Prozessen bringen, die beim Design und der Interpretation von KO-Studien typischerweise wirksam sind. Demnach hängt die praktische Produktion von physiologischen Messungen immer entscheidend von dem Kontext und den Entscheidungen ab, in deren Folge die Messungen theoretisch konstruiert werden. Solche Entscheidungen werden von einer Vielzahl von – intervenierenden und interferierenden – Faktoren bestimmt, so etwa vom theoretischen Ansatz dieser Analyse, von den angewandten experimentellen Methoden, von Vereinbarungen innerhalb und außerhalb des Labors, von den Forschungszielen oder von den bewussten oder unbewussten Überzeugungen und Vermutungen der Forscher und der „scientific community"[516]. Doch ist damit nicht gemeint, dass das Wissen über (patho)physiologische Vorgänge, so etwa diejenigen des Stoffwechsels, welches über die KO-Technologie gewonnen werden kann, zufällig oder willkürlich oder nicht anwendbar sei. Ganz im Gegenteil sind im besonderen Fall der Biomedizin gerade die Art und Weise der Konstruktion und Produktion von Wissen mit Hilfe von hochspezialisierten Verfahren und Methoden besonders nützlich für die Prädiktion, Diagnose, Therapie und Prognose von Zivilisationskrankheiten, etwa von Diabetes Mellitus Typ II. Nichtsdestotrotz darf dabei nicht übersehen werden, dass Experimente mit KO-Organismen Konstruktionen mit bestimmten Zielen zu bestimmten Zwecken darstellen, welche ein bestimmtes Gewebe oder ein bestimmtes Organ oder einen bestimmten physiologischen Prozess oder einen bestimmten molekularen Mechanismus oder eine bestimmte zelluläre oder molekulare Struktur in das Zentrum des Interesses des Forschers oder der „scientific community" rücken

514 Schmitz, Sigrid J.: „Neue Körper, neue Normen? Der veränderte Blick durch biomedizinische Körperbilder". In: Weber J. / Bath C. (Hrsg.): *Turbulente Körper und soziale Maschinen: Feministische Studien zur Technowissenschaftskultur. Studien interdisziplinäre Geschlechterforschung 7.* Leske und Budrich: Opladen 2003, S. 217–237.

515 Latour, Bruno / Woolgar, Steven: *Laboratory Life: The Construction of Scientific Facts.* Princeton University Press: Princeton 1979.

516 Beaulieu, Anne: "Voxels in the brain: neuroscience, informatics and changing notions of objectivity". *Soc. Stud. Sci.* 31, 2001, S. 635–680.

und dabei von den Aktivitäten und Funktionen anderer molekularer Komponenten und zellulärer Strukturen ablenken. Damit eröffnet sich die außerordentlich interessante Möglichkeit für Untersuchungen einer „kritischen Stoffwechselforschung", die nachweisen, dass die Reflexion über das Design von Experimenten und die Konstruktion von Messapparaturen hinsichtlich der Analyse des Stoffwechsels auch zur geschlechtsspezifischen Produktion und Interpretation von Daten aus KO-Studien beitragen könnte. So haben neuere Analysen ergeben, dass die Auswahl der Algorithmen und Bewertungs- und Berechnungsvorgänge für das Vorliegen oder die Abwesenheit von geschlechtsspezifischen Merkmalen zu quantitativen und qualitativen Unterschieden zwischen KO- und normalen Organismen aus derselben experimentellen Konfiguration führen kann.

Da Messungen von Stoffwechselleistungen bei KO-Organismen, deren Ergebnisse in wissenschaftlichen Zeitschriften veröffentlicht werden sollen, auf kritischen Entscheidungen der entsprechenden Forscher und Forschergruppen über deren Auswahl, Methodik der Durchführung und Interpretation basieren und diese damit beinhalten, sollten in derartigen Untersuchungen aus Gründen der Transparenz und reflexiven Nachvollziehbarkeit die getroffenen Entscheidungen auf allen Ebenen, einschließlich der der Datenprozessierung und -analyse, offengelegt werden. Damit kann sich der Einsatz von KO-Organismen durchaus als problematisch herausstellen, falls die hiermit erhobenen Daten aus dem Kontext heraus präsentiert und interpretiert werden. Gerade durch diese „Isolation" wird oftmals versucht, zu übergreifenden und damit besonders bedeutsamen generalisierenden Aussagen über bestimmte und zuvor festgelegte Organismen- oder Personengruppen zu gelangen, die durch gewisse allgemeine Merkmale oder Kategorien, wie Geschlecht, körperliche Konstitution oder Alter, definiert sind. Und diese Problematik erfährt noch eine Steigerung, wenn die Ergebnisse aus KO-Experimenten und deren Interpretation in populärwissenschaftlichen Zeitschriften und Büchern benutzt werden, um damit (stark) vereinfachende oder polarisierende Feststellungen über Unterschiede – etwa in Stoffwechselleistungen – zwischen bestimmten Organismen- oder Personengruppen zu treffen oder gar Vorhersagen zur weiteren Entwicklung dieses Unterschieds in einer scheinbar homogenen Organismen- oder Personengruppe zu machen.

Daten aus KO-Experimenten – etwa über spezifische Stoffwechselleistungen – stellen „Schnappschüsse" eines bestimmten Augenblicks der individuellen physikalischen Materialität dar, welche immer mit der Entwicklung, dem Lebensstil und dem Lebenslauf des individuellen Organismus untrennbar verbunden ist. Sie können gerade deshalb keine Informationen über den „biographischen Hintergrund" liefern, der für die Ausprägung und Realisierung des „Schnappschusses" kausal verantwortlich ist, sei dieser nun „natürlichen" oder „kulturellen" Ursprungs. Trotz dieser offensichtlichen Kritik an der Nichtberücksichtigung der Dynamik und Plastizität des Stoffwechsels wird der sogenannte „Schnappschuss-Ansatz"[517] weiterhin und

517 Schmitz, Sigrid J.: "Sex, gender and the brain: biological determinism versus sociocultural constructivism". In: Klinge I. / Wiesemann C. (Hrsg.): *Turbulente Körper*

fast ausschließlich für die Interpretation von Daten zum Stoffwechsel aus KO-Organismen eingesetzt. Dies gilt auch für Studien zu geschlechtsspezifischen Unterschieden im Stoffwechsel beim Menschen, so etwa im Hinblick auf die molekularen Mechanismen des Substratumsatzes, auf Stoffwechselerkrankungen wie Insulinsensitivität und -resistenz, metabolisches Syndrom und Altersdiabetes mit den damit verbundenen klinischen Spätschäden, auf die materielle Zusammensetzung des Körpers und dessen Energiebilanz und -verbrauch, auf die femogluteale *vs.* abdominale Fettverteilung bei adipösen Frauen im Vergleich zu adipösen Männern, sowie auf das geringere Geburtsgewicht von Mädchen gegenüber Jungen[518] [519] [520] [521].

10.4.2 „Stoffwechselkulturen" oder „Metabolocultures"

In dieser Hinsicht ist es nicht mit einer bloßen Umkehrung der Ursache-Wirkungsbeziehung getan, damit die Stoffwechselforscher/innen körperliche Materialität jenseits eines essenzialistischen Determinismus oder ontologischer Wesenheiten begreifen. Die Produktionsweise von Stoffwechsel-Wissen und das wissenschaftliche Rahmenwerk, das sich im Umfeld der Stoffwechselforschung über Jahrzehnte herausgebildet hat, können dabei durchaus als Referenzpunkte für eine Vielfalt von anderen wissenschaftlichen Disziplinen und gegenwärtigen akademischen Diskursen herangezogen werden. Nicht nur die Biomedizin, Lebenswissenschaften, Psychologie und die Naturwissenschaften im Allgemeinen, sondern auch die Pädagogik, Wirtschaftswissenschaften, Soziologie, Philosophie und die Geisteswissenschaften im Allgemeinen beziehen sich häufig – bewusst oder unbewusst – auf Daten und Ergebnisse der Stoffwechselforschung, um ihre Konzepte betreffend das Mit- und Gegeneinander von Organismen und Menschen auf ontogenetischer oder phylogenetischer Ebene zu erklären. Alle diese verschiedenen Disziplinen behandeln den individuellen Organismus oder den Menschen als „Stoff-wechselnde" Subjekte und erkennen darin – ähnlich wie Hans Jonas (s. **Kapitel 4**) – das eigentliche biozentrische und anthropologische Symbol für das Lebendige, im Allgemeinen bzw. für

und soziale Maschinen: Feministische Studien zur Technowissenschaftskultur, Studien interdisziplinäre Geschlechterforschung 7. Universitätsverlag Göttingen: Göttingen 2010, S. 57–76.

518 Lundsgaard, Anne-Marie: „Gender differences in skeletal muscle substrate metabolism – molecular mechanisms and insulin sensitivity". *Frontiers in Endocrinology* 5, 2014, S. 1–16.

519 Kautzky-Willer, Alexandra / Handisurya, Ammon: "Metabolic diseases and associated complications: sex and gender matter!" *Eur. J. Clin. Invest.* 39, 2009, S. 631–648.

520 Geer, Eliza B. / Shen, Wei: "Gender differences in insulin resistance, body composition, and energy balance". *Gend. Med.* 6(Suppl. 1), 2009, S. 60–75.

521 Wilkin, Terence J. / Murphy, Michael J.: "The gender insulin hypothesis: why girls are born lighter than boys, and the implications for insulin resistance". *Int. J. Obesity* 30, 2006, S. 1056–1061.

den Menschen, im Besonderen. Sie stehen damit – bewusst oder unbewusst – der Auffassung vom Menschen als „zerebrales Subjekt", wonach das Gehirn das „Selbst" konstituiert[522], mehr oder weniger kritisch gegenüber. Stoffwechselforschung der Zukunft sollte Konzeptionen umfassen, wie sich Denken, Handeln, Subjektivität und Identität des individuellen Wissenschaftlers und der „scientific community" auf die Physiologie und Pathologie des Stoffwechsels bezieht und diese „inter- und intra-agieren". Zweifellos wird damit ein hoher Anspruch erhoben, indem diese „Kultur des Stoffwechsels" ein gänzlich neues Paradigma sowohl für die wissenschaftliche Forschung wie auch für den öffentlich-sozialen Diskurs hierüber einfordert.

Auf der Grundlage einer *„ethic of knowing"*[523] verweist Karen Barad auf die Verpflichtung zum Nachdenken über die eigenen Forschungsprozesse und -strategien, da *„our constructed knowledges have real material consequences"*. In Übertragung auf die Stoffwechselforschung sollten reflektierende Ansätze demnach sowohl die Situiertheit der jeweiligen Analysen und Messungen berücksichtigen, wie auch die spezifische Fragestellung aufnehmen, in welchem Umfang die jeweilige wissenschaftliche Disziplin der Forscher/innen, ihre Herkunft aus und Ausbildung innerhalb der „scientific community", ihre Nationalität/Rasse, ihr Geschlecht, kurzum ihre Biographie und Lebensumstände im weitesten Sinne die Planung, Durchführung, Messung und Interpretation ihrer wissenschaftlichen Untersuchungen beeinflussen können oder werden. Damit verbunden ist unvermeidlich die Frage, inwieweit Forscher/innen in der Lage sind, diejenigen wirkmächtigen Verschränkungen zwischen „Körpermaschine", „Gehirncomputer" und Außen-/Umwelt zu identifizieren, die die Stoffwechselleistungen von (nicht-)menschlichen Organismen in ihren Vorstellungen, Hypothesen und Theorien ko-konstituieren und damit deren Forschungstätigkeit beeinflussen.

Schließlich soll und muss der Diskurs um eine geschlechtsspezifisch angemessene Erforschung des physiologischen und pathologischen Stoffwechsels nicht nur die Problematik der Produktion des Wissens umfassen, sondern auch die Transformation der aus der Stoffwechselforschung erzeugten „Fakten" über populärwissenschaftliche Medien und pädagogische Aktivitäten in die Öffentlichkeit. Im Sinne von Sigrid J. Schmitz und Grit Höppner und dem von ihnen eingeführten Begriff *„neurocultures"*[524] könnte man von „Stoffwechselkulturen" oder „metabolocultures" sprechen, die aber keineswegs das ausschließliche Produkt von für sich getrennt operierenden – männlichen oder weiblichen – Akteuren darstellen, sondern als Ergebnis und Konsequenz von Verschränkungen – aber nicht Dichotomien oder Dualismen – zwischen einer Vielzahl von Diskursen, Normen, Praktiken, Materialitäten, Körperlichkeiten und Strukturen, die sich wechselseitig konstituieren, zu

522 Ortega, Francisco / Vidal, Fernando: "Mapping the cerebral subject in contemporary culture". *RECHS-Electron. J. Stat. Commun. Inf. Innov. Health* 1, 2007, S. 255–259.

523 Barad 1996, S. 183.

524 Schmitz / Höppner 2014.

begreifen sind. Es ist die Überzeugung des Autors, dass eine Stoffwechselforschung des 21. Jahrhunderts mit dem Anspruch auf „state-of-the-future-art" diese Aspekte und Perspektiven auf umfassende und detaillierte Weise miteinbeziehen muss.

10.5 Forschungs-Intentionalität und Translation in den Lebenswissenschaften

Für den amerikanischen Philosophen und Pädagogen John Dewey besteht das Ziel des (natur)wissenschaftlichen Erkennens nicht in der Enthüllung der Welt, sondern wissenschaftliche Erkenntnis *„verschafft uns die Mittel, um durch unsere Entscheidungen beim Errichten einer Zukunft durch vorsichtiges und vorbereitetes Handeln klug und bewusst vorgehen zu können"*[525]. Damit begreift dieser prominente Vetreter des Pragmatismus und Instrumenalismus – ähnlich wie nach ihm der Wissenschaftstheoretiker und -anarchist Paul K. Feyerabend[526] (natur-)wissenschaftliches Forschen als Symbiose zwischen Erkennen und Handeln und bewertet es „lediglich" als eine typische soziale und intentionale Tätigkeit des Menschen neben vielen anderen alltäglichen, unter einer bestimmten Absicht durchgeführten oder auf einen bestimmten Zweck hin ausgerichteten Praktiken. In konsequenter Fortführung dieser Argumentation erkennt der Wissenschaftssoziologe Arno Bammé im für die Forschungs-Tätigkeit erforderlichen relationalen Wissen über die jeweiligen – kausalen – Zusammenhänge oder – bloßen – Assoziationen zwischen (sequenziellen) Phänomenen und Beobachtungen ein und oftmals das entscheidende „Werkzeug"[527]. Umgekehrt generiert für ihn der Einsatz dieses Werkzeugs „automatisch" – bewusst oder unbewusst – qualitativ neue Fakten und Gegebenheiten, die für den – tätigen und praktizierenden – Forscher oder Beobachter als zusätzliche Ebenen der Kategorisierung, Ordnung und Sinnhaftigkeit wirken und genutzt werden können.

10.5.1 Der Hintergrund – Erkennen und Handeln

Das wechselseitige Be- und Durchdringen von Erkennen und Handeln wird spätestens seit der Aufklärung in den (Natur-)Wissenschaften im Allgemeinen und in den Lebenswissenschaften im Besonderen oftmals nicht mehr ausreichend oder gar systematisch berücksichtigt oder unbewusst übergangen. Gleichzeitig geht dies häufig mit einer Stilisierung bestimmter zentraler Paradigmen und Praktiken zu „kulturellen Ikonen" einher[528]. Die Soziologin Barbara Prainsack betont, dass es

525 Dewey, John: *Die Suche nach Gewissheit. Eine Untersuchung des Verhältnisses von Erkenntnis und Handeln.* Suhrkamp: Frankfurt a.M. 2001.

526 Feyerabend, Paul K.: *Wider den Methodenzwang.* Suhrkamp: Frankfurt a.M. 1986.

527 Bammé, Arno: „Erkenntnis durch Handeln: John Deweys Erneuerung der Philosophie". In: Lengersdorf D. / Wieser M. (Hrsg.): *Schlüsselwerke der Science & Technology Studies.* Springer VS: Wiesbaden 2014, S. 50.

528 Nelkin, Dorothy / Lindee, Susan M.: *The DNA mystique. The gene as a cultural icon.* Freeman: New York 1995.

gerade in den Lebenswissenschaften die jeweils aktuellen Annahmen der einflussreichsten Akteure (intrinsische molekulare Komponenten, wie Zellen oder Gene oder Mechanismen, wie Zellteilung oder epigenetische Vererbung oder extrinsische Faktoren der Außen-/Umwelt, wie Ernährung oder toxische Substanzen), sowie die jeweils aktuellen Hypothesen über die dominierenden Abhängigkeiten und Kausalitäten zwischen den Akteuren in einem biologischen System seien, welche die Meinungsbildung und das Aufkommen von Paradigmen über scheinbar „ausschließlich" lebenswissenschaftliche Probleme in der Gesellschaft eindeutig mitprägen, wenn nicht sogar determinieren[529]. Dabei kann gar nicht häufig genug darauf hingewiesen werden, dass die offiziellen – veröffentlichten – Erklärungs- und Deutungsmuster für lebenswissenschaftliche Phänomene nie im „luftleeren", von gesellschaftlichen Einflüssen befreiten Raum sich autonom präsentieren, sondern nur in und zusammen mit der eine Vielzahl von spezifischen sozialen Werten praktizierenden Lebenswelt hervorgebracht, also *quasi* ko-produziert werden[530].

Die Separation von Erkennen und Handeln, Lebenswissen und Lebenswelt manifestiert sich auf tiefgreifende Weise in der Konstruktion von weiteren Dualismen auf den Ebenen der Praxis und Methode, wie Beobachtung und Beschreibung, Theorie und Praxis, Zweck und Mittel, Daten und Begrifflichkeiten, Wissenschaft und Technik, wie auch der Theorie und des Inhalts, wie Geist und Körper (und das nicht nur in den Neurowissenschaften), Natur und Kultur, human und nicht-human, lebendig und tod. Dabei ist die Abgrenzung der Pole dieser Dualismen, wie etwa von „natürlichen" biologischen, lebendigen und „kulturellen" nicht-biologischen, toten Komponenten und Eigenschaften alles andere als einfach und evident, sondern – wie der deutsche Soziologe Thomas Lemke treffend ausführte – *abhängig von vorherrschenden Deutungsmustern und Erklärungsmodellen*[531]. Deshalb können „Wahrheiten", ob diese nun durch Erkennen oder Handeln, Theorie oder Praxis, Daten oder Begrifflichkeiten, Wissenschaft oder Technik, Humanes oder Nichthumanes, Lebendiges oder Totes hervorgebracht worden sind, nicht den Anspruch auf Absolutheit und Unveräußerlichkeit erheben. Dies gilt nach Thomas Lemke und Peter Wehling auch und gerade für die Begrifflichkeit „Krankheit" und die kausal-mechanistischen Erklärungsversuche ihrer Pathogenese und Interventionsstrategien für ihre Therapie[532]. Alle diese Dualismen sind offenbar durch die

---

529 Prainsack, Barbara: „Rote" Biowissenschaften, Biotechnologie und Biomedizin". In: Weiß M. (Hrsg.): *Bios und Zoe. Die menschliche Natur im Zeitalter ihrer technischen Reproduzierbarkeit.* Suhrkamp: Frankfurt a.M. 2009, S. 331–340.

530 Jasanoff, Sheila: „The idiom of co-production". In: Jasanoff S. (Hrsg.): *States of knowledge: The co-production of science and social order.* Routledge: London 2004, S. 1–12.

531 Lemke, Thomas: „Jenseits von Soziobiologie und Genetifizierung. Das Konzept der Biosozialität". In: Lengersdorf D. / Wieser M. (Hrsg.): *Schlüsselwerke der Science & Technology Studies.* Springer VS: Wiesbaden 2014, S. 183.

532 Lemke, Thomas / Wehling, Peter: „Bürgerrechte durch Biologie? Kritische Anmerkungen zur Konjunktur des Begriffs der Biosozialität". In: Weiß M. (Hrsg.): *Bios*

„Ausgangstrennung“ Erkennen-Handeln fundiert, die vor allem deshalb als problematisch und künstlich zu bewerten ist, weil sie *„auf dem Festhalten an Prämissen beruht, die in einer früheren Periode der Geschichte gebildet worden sind und heute jegliche Relevanz verloren haben“*[533].

10.5.1.1 Die Forschungs-Intentionalität – ein „dualistisches“ Problem mit Folgen

Ein weiterer in der Dichotomie „Erkennen-Handeln“ wurzelnder Dualismus manifestiert sich in der Intentionalität, die der Forschungs-Tätigkeit von den Forscher/innen, auch etwa in den Lebenswissenschaften unterlegt wird. Der eine Pol der Forschungs-Intentionalität wird repräsentiert durch den „unbedingten Drang zum Auffinden der Wahrheit über die Natur“, den kaum „bezähmbaren Willen, der Natur ein Geheimnis zu entreissen“, wobei unter „Natur“ im Fall der Lebenswissenschaften die beobachtbaren Phänomene in lebendigen Organismen einschließlich der Prozesse ihrer Auslösung, Steuerung und Kontrolle zu verstehen sind. Dieser „zuschauende Forschertyp“ interessiert sich im Wesentlichen für die Identifikation und Aufklärung der zugrundeliegenden molekularen Komponenten und Mechanismen und erfreut sich an der „natürlichen Perfektion“ der kausal-mechanistischen Abläufe in der entsprechenden „Körpermaschine“ oder im „Gehirncomputer“. Ohne Relevanz ist für ihn – zumindest während der Selektion des Forschungsthemas und der initialen Forschungsphase – die Möglichkeit einer Translation des durch ihn produzierten molekularen, mechanistischen und theoretischen Wissens in eine konkrete Handlungsanweisung und Praxis, etwa zur Prädiktion, Diagnose, Prognose oder Therapie einer Krankheit.

Bei „echter“, also prinzipiell „wertneutraler“, moralisch „guter“, da „unpolitischer“ und „nicht-kommerzieller“ Grundlagenforschung sei die praktische Anwendbarkeit ihrer wahren Ergebnisse und der daraus möglicherweise resultierende (individuelle oder gesellschaftliche) Nutzen nicht vorhersehbar und planbar, da von vielen kaum beherrschbaren, auch sozialen und politischen Faktoren abhängig und deshalb nicht im primären Verantwortungsbereich der Forscher/innen zu verorten. Eine erfolgreiche Translation der Grundlagenforschung zum Nutzen für Mensch und Gesellschaft sei zwar grundsätzlich erfreulich, aber eben nicht von Menschen im Allgemeinen und Forscher/innen im Besonderen plan- und steuerbar und könne deshalb nicht zum intentionalen Kriterium für lebenswissenschaftliches Forschen und zu dessen alleinigem Zweck erhoben werden. Offenbar vertreten die meisten Anhänger dieser „zuschauenden“ Forschungs-Intentionalität implizit einen

und Zoe. Die menschliche Natur im Zeitalter ihrer technischen Reproduzierbarkeit. Suhrkamp: Frankfurt a.M. 2009, S. 72–107.

533 Bammé 2014, S. 50.

sogenannten technologischen Determinismus, der gemäß Timmermans und Berg[534] von der Vorstellung ausgeht, dass Wissenschaft und Technologie im Wesentlichen bestimmte Dinge selbst *„in die Hand nehmen"* und gewisse Abläufe von praktischer und anwendungsbezogener Relevanz ohne jegliches menschliches Zutun generieren. Demnach entwickele sich wissenschaftlich-technologischer Fortschritt in vollständiger Abschottung von gesellschaftlichen und politischen Einflüssen. Aber er würde damit umgekehrt die Gefahr der – auch verdeckten – Einflussnahme auf die Gesellschaft ohne Kontrollmöglichkeit durch deren Mitglieder einschließlich durch ihre Forscher/innen bergen.

Der andere Pol der „wirkmächtigen" Forschungs-Intentionalität ist gerade durch seinen Anspruch auf einen Beitrag zum Wohle für gewisse Personen, für ausgewählte Personengruppen, für bestimmte Gesellschaften oder gar für die gesamte Menschheit, die Natur oder den Kosmos charakterisiert. So sei jegliche lebenswissenschaftliche Forschung – gerade auch über molekulare Komponenten und Mechanismen – nur über ihr unveräußerliches Ziel der nachweisbaren Verbesserung der individuellen oder globalen Gesundheit zu rechtfertigen, nicht jedoch aufgrund eines bloßen Strebens nach wahrer Erkenntnis über die Natur oder eines hedonistischen Ergötzens an ihrer funktionellen Perfektion und strukturellen Schönheit. Konsequenterweise vertreten die meisten Anhänger der „wirkmächtigen" Forschungs-Intentionalität einen dem technologischen Determinismus diametral entgegengesetzten sogenannten sozialen Essenzialismus, der nach Timmermans und Berg[535] Wissenschaften und Technologie hauptsächlich als Mittel zum Zweck für die Manifestation oder wenigstens für die Verlängerung von sozialen, gesellschaftlichen und politischen Praktiken, Ansprüchen oder Wünschen interpretiert. Deren konkrete Ausübung, Befriedigung oder Erfüllung, wie etwa der Wunsch nach Prädiktion, Diagnose, Prognose und Therapie einer bestimmten Krankheit, wird damit „hierarchisch" und Werte-mäßig über den reinen Prozess der Identifizierung von molekularen Komponenten und Mechanismen gestellt, die in dieser bestimmten pathologischen Entwicklung involviert sind. Nichtsdestotrotz ist das Wissen um letztere durchaus in der Lage, die gesellschaftspolitischen Vorstellungen und Forderungen auf dem Gebiet der – privaten und öffentlichen – Gesundheitsversorgung entscheidend und nachhaltig zu modifizieren.

Unabhängig von welchem der beiden Pole der Forschungs-Intentionalität die Forscher/innen geprägt (worden) sind, übersehen diese meistens den Einfluss der jeweiligen Machtverhältnisse im wissenschaftlichen wie auch im gesellschaftlichen System auf die Ausbildung ihrer persönlichen Intentionalität. Sie negieren deshalb die Notwendigkeit einer Identifikation solcher „außerwissenschaftlichen" und „unreinen" Faktoren (bezogen auf die „scientific community") im Sinne der

534 Timmermans, Stefan / Berg, Marc: "The practice of medical technology". *Sociology of Health and Illness* 25, 2003, S. 97–114.

535 Timmermans / Berg 2003.

Foucaultschen Analyse der Biomacht[536]. Kommt es denn überhaupt zu einem Diskurs über Forschungs-Intentionalität, dann wird dieser meistens auf eine ethische und moralische Argumentation beschränkt und vermeidet eine Konfrontation mit und Kritik an spezifischen Varianten der Ausgrenzung, Manipulation und Unterdrückung von bestimmten wissenschaftlichen Theorien und Praktiken. Diese Position der hermetisch nach außen „abgedichteten" Forschungs-Intentionalität kann wahrscheinlich nur mit Hilfe einer tiefgehenden und systematischen Analyse der Herrschafts- und Machtansprüche, die von den Strukturen und Mitgliedern der Gesellschaft einschließlich der „scientific community" auf die Forschungs-Intentionalität ihrer Forscher/innen ausgeübt werden, widerlegt werden.

Obgleich Forscherinnen und Forschern in der Regel nicht bewusst oder gemäß ihrer Meinung nicht relevant, stellen die beiden Pole der „zuschauenden" und „wirkmächtigen" Forschungs-Intentionalität eine Verlängerung der Dualismen Ontologie-Epistemologie, Realismus-(Sozial)Konstruktivismus und Materie-Diskurs dar. Sind solche Dualismen unvermeidbar und möglicherweise sogar – durch „kreative" Kompetition oder „dialektisches" Fortschreiten – für den Forschungsprozess hilfreich? Oder vermindern sie dessen Effizienz, etwa durch falsche Versprechungen, Frustration von Patienten, Geldgebern und Gesellschaft, Verlust des öffentlichen Vertrauens in den wissenschaftlichen Fortschritt, „anwendungsferne" Praktiken, „weltfremde" Theorien? Wären diese unangenehmen bis gefährlichen Folgen bereits allein durch adäquate Reflexion der Forscher über die ihre Tätigkeit fundierenden Dualismen einschließlich ihrer Forschungs-Intentionalität vermeidbar oder erfordert dies die Ausbildung einer „hybriden" Forschungs-Intentionalität? Könnte durch Forscher/innen mit „hybrider" Forschungs-Intentionalität ein neues lebenswissenschaftliches Wissen als *quasi* „goldener Mittelweg" zwischen dualistischen Paradigmen auf Basis einer postdisziplinären Ordnung produziert werden, das der Entstehung von strikten Separationen, wie etwa von Natur und Kultur, entgegenwirkt und dabei eine neue Beziehung zu den Lebensprozessen aufzubauen hilft mit weitreichenden Konsequenzen für die damit assoziierten oder von ihnen verursachten sozialen und ethischen Praktiken.

10.5.1.2 Die potenziellen „anti-dualistischen" Lösungen

Der Kulturanthropologe Paul Rabinow hat für die intime „hybride" Verknüpfung und Verschränkung (hier „Translation") von Lebensprozessen (hier „molekularen pathologischen Komponenten und Mechanismen") und Gesellschaftlichkeit (hier „Prädiktion, Diagnose, Prognose und Therapie von Krankheit") den Begriff „Biosozialität" geprägt[537] und damit nach Lemke ein *„Neuarrangement des Verhältnisses von*

---

536 Foucault, Michel: *Der Wille zum Wissen. Sexualität und Wahrheit 1.* Suhrkamp: Frankfurt a.M. 1977, S. 116.

537 Rabinow, Paul: „Artifizialität und Aufklärung. Von der Soziobiologie zur Biosozialität". In: Rabinow, P. (Hrsg.): *Anthropologie der Vernunft. Studien zu Wissenschaft und Lebensführung.* Suhrkamp: Frankfurt a.M. 2004, S. 129–152.

Natur und Kultur, das durch das Verschwinden einer eindeutigen und klaren Grenzziehung zwischen beiden Bereichen (hier der „zuschauenden" und „wirkmächtigen" Forschungs-Intentionalität) *gekennzeichnet ist*", zum Ausdruck gebracht[538].

Thomas Lemke hat die komplexe Beziehung zwischen Wissensproduktion und nicht-staatlicher „Governance" und Biopolitik erstmalig und überzeugend untersucht[539] [540]. In Fortführung seiner eleganten Argumentation stellt sich die Frage, ob die Einbeziehung und Berücksichtigung möglicher dezentralisierter nicht-staatlicher politischer Einflussnahme (z.B. durch NGO's) anstelle der Beschränkung auf autoritative und institutionell fundierte Machtansprüche und Produktion von Rechtsansprüchen (wie etwa bei Jasanoff[541], Lynch und Mitarbeitern[542]) helfen würden, bei der Entscheidungsfindung für die Forschungs-Intentionalität die Polarisierung zu vermeiden und stattdessen eine neuartige „hybride" Forschungs-Intentionalität hervorzurufen?

Verschiedene Strömungen der *STS* wie der *Agentielle Realismus* von Karen Barad[543] und die *Actor-Network Theory* (*ANT*) von Bruno Latour[544], die beide letztlich die Tradition der *Theory in Practice* fortsetzen, diese aber dabei entscheidend ergänzen[545], sollten sehr wohl in der Lage sein, einen entscheidenden Beitrag zum wünschenswerten „Lückenschluss" und zur „Symbiose" zu leisten. Wie diese der Wissenschaft und Technik, also den *technosciences* eine performative Kraft in Form von Handlungsfähigkeit und Wirkmächtigkeit, also *agency*, zuweisen, so wäre auch die Forschungs-Intentionalität als nicht-menschliche(r) Akteur/in mit *agency* ausgestattet zu begreifen. Und ähnlich wie wissenschaftlich-technische Hervorbringungen und Konstruktionen ihre *agency* niemals „aus eigenen Stücken" mit Hilfe einer intrinsischen Kraft ausüben können, so manifestiert sich die *agency* der „hybriden" Forschungs-Intentionalität nur über ihre Verschränkung mit den entsprechenden lebensweltlichen, gesellschaftlichen und ökonomischen Werten, Praktiken und Narrativen.

Für die amerikanische transdiziplinäre Wissenschaftlerin (Zoologie, Philosophie, Literatur) und Feministin Donna Haraway sind die alten organischen und hierarchischen Dualismen von Natur-Kultur, Geist-Körper, Tier-Mensch, Öffentlichkeit-Privatheit, Mann-Frau, Organismus-Maschine, *Technoscience*-Kultur, Diskurs-Materie,

538 Lemke 2014, S. 183

539 Lemke, Thomas: *Eine Kritik der politischen Vernunft – Foucaults Analyse der modernen Gouvernementalität.* Argument: Hamburg 1997.

540 Lemke, Thomas: *Gouvernementalität und Biopolitik.* Verlag für Sozialwissenschaften: Wiesbaden 2007.

541 Jasanoff 2004.

542 Lynch, Michael / Cole, Simon A. / McNally, Ruth / Jordan, Kathleen: *The contentious history of DNA fingerprints.* University of Chicago Press: Chicago 2008.

543 Barad, Karen: *Agentieller Realismus.* Suhrkamp: Berlin 2012.

544 Latour, Bruno: *Wir sind nie modern gewesen. Versuch einer symmetrischen Anthropologie.* Akademie: Berlin 1995.

545 Timmermans / Berg 2003.

(Sozial-)Konstruktivismus-Realismus schon seit langem „*technologisch verdaut*" und durch eine „*Übersetzung der gesamten Welt in ein Problem der* Kodierung" ersetzt worden[546]. Bei diesem Vorgang einer Translation würden – wie die deutsche Technikforscherin und Mediensoziologin Jutta Weber herausstellt – alle Komponenten des kombinierten Systems zu einer „*Blackbox*", da deren endogene Eigenschaften, Strukturen und Funktionen nicht mehr von Bedeutung seien, sondern lediglich ihre Veränderbarkeit, Modifizierbarkeit und Translatierbarkeit[547]. Vielmehr seien „*flexibilisierte, (neo-)kybernetische Denk- und Wissensformen*" von Interesse, deren Aufgabe nicht die Hervorbringung von Grundlagenwissen, das Erkennen von Naturgesetzen darstelle, sondern die „*Umformung von Materialien und Prozessen für die Industrie*"[548], also die Konstruktion und Produktion von innovativen und auch kommerziell attraktiven Artefakten[549]. Dazu ist auch die Translation von Erkenntnis über molekulare Komponenten und Mechanismen pathogenetischer Prozesse in diagnostisches, prognostisches und therapeutisches Handeln zu zählen. Somit werden *technosciences* nicht mehr nur als mehr oder weniger komplexe Werkzeuge, wertvolles Know-How oder notwendige Hilfsmittel aufgefasst, sondern vielmehr als „*Medium, dass nicht nur Artefakte, sondern auch Bedeutungen hervorbringt*"[550] und somit auch medizinisch-therapeutischen Sinn.

Das Konzept des *Agentiellen Realismus*, welches von der amerikanischen Quantenphysikerin, Erkenntistheoretikerin und feministischen Philosophin Karen Barad[551] auf der Grundlage der Erkenntnistheorie von Niels Bohr und des *Cyborg-Manifesto* von Donna Haraway entwickelt worden ist, scheint für die Anwendung auf lebenswissenschaftliche Forschung und hierbei vor allem im Hinblick auf Zivilisationskrankheiten besonders fruchtbar zu sein. Denn gemäß der Biologin und Soziologin Sigrid Schmitz ist es gerade das Ziel des *Agentiellen Realismus*, „*adäquates und objektives Wissen über* – biosoziale und soziobiologische – *Phänomene zu erlangen*"[552]. Zwar seien die Phänomene der Welt nicht als statisch und unveränderlich gegebene, sondern vielmehr – unter dem Einfluss von „Intra-Aktionen" – ausschließlich als dynamisch sich konstituierende zu begreifen. Aber für Schmitz

546 Haraway, Donna J.: „Ein Manifest für Cyborgs. Feminismus im Streit mit den Technowissenschaften". In: Haraway D.J. (Hrsg.): *Die Neuerfindung der Natur. Primaten, Cyborgs und Frauen.* Campus: Frankfurt a.M. 1985, S. 51.

547 Weber, Jutta: „Donna Haraway: Technoscience, New World Order und Trickster-Geschichten für lebbare Welten". In: Lengersdorf D. / Wieser M. (Hrsg.): *Schlüsselwerke der Science & Technology Studies.* Springer VS: Wiesbaden 2014, S. 162.

548 Haraway 1985, S. 53.

549 Weber, Jutta: *Umkämpfte Bedeutungen. Naturkonzepte im Zeitalter der Technoscience.* Campus: Frankfurt a.M. 2003.

550 Weber 2014, S. 162.

551 Barad 2012.

552 Schmitz, Sigrid: „Karen Barad: Agentieller Realismus als Rahmenwerk für die Science & Technology Studies". In: Lengersdorf D. / Wieser M. (Hrsg.): *Schlüsselwerke der Science & Technology Studies.* Springer VS: Wiesbaden 2014, S. 281.

„besteht Karen Barad auf der Möglichkeit, durch die genaue Beschreibung der je spezifischen Grenzsetzungen und ‚agential cuts‘, die mit jeder – instrumentellen – ‚Messung‘ gesetzt werden, kontextualisierte Ausschnitte des Phänomens zugänglich zu machen“[553]. Genau für diesen Prozess der Kontextualisierung würden „agential cuts“ konstruiert werden, welche die Phänomene über „intra-actions“ generieren und ihnen entsprechenden Sinn verleihen würden. Trotzdem oder gerade deshalb seien diese Phänomene nur unter der stringenten Bedingung nachvollzieh- und wiederholbar, dass alle Voraussetzungen für ihr Zustandekommen bekannt und zugänglich gemacht werden. Dazu zählten wesentlich die Offenlegung der (Hinter-)Gründe und Motivation für die Wahl des entsprechenden Forschungsansatzes und für die Auslegung und Sinngebung – also für die adäquate Interpretation – der Daten und insbesondere für die Kommunikation und den Diskurs über die *„Apparate der spezifischen Inklusion der Praxen der Forschenden“*[554]. Konsequenterweise bildet für Karen Barad die Reproduzierbarkeit und Kommunizierbarkeit von Phänomenen die unabdingbare Voraussetzung für (natur)wissenschaftlliche Objektivität. Diese könne aber nur erfüllt werden, wenn die Wissenschaftler/innen die von ihnen benutzten Handlungen und Technologien, also die relevanten „agential cuts“ und „apparatuses of knowledge production“, auf Basis ihrer eigenen Erfahrungen oder derjenigen der entsprechenden „scientific community“ ausgewählt haben und deren – von ihnen reproduzierbaren und reproduzierten – Qualitäten adäquat kommunizieren[555]. Könnte die Aufgabe der „dualistischen“ Forschungs-Intentionalität zugunsten einer „ethico-epistemo-ontologischen“ und „materiell-diskursiven“ im Sinne des *Agentiellen Realismus* zu einer völlig neuartigen Herangehensweise an lebenswissenschaftliche Fragestellungen und deren Lösung führen?

10.5.2 Ein Forschungsprojekt – Lebenswissenschaftler/innen als „*Cyborgs* der Intentionalität“

Es ist beabsichtigt, mit einem Forschungsprojekt am Helmholtz-Zentrum München, Deutsches Forschungszentrum für Gesundheit und Umwelt, die Hypothesen zu untersuchen, dass (i) in den Lebenswissenschaften die herrschende („dualistische“) Forschungs-Intentionalität einen nicht zu unterschätzenden Einfluss auf deren Anspruch auf Produktion von translatierbarem Wissen ausübt (s. 10.5.2.1 und 10.5.2.2) und (ii) die Reflexion über die jeweiligen Grenzsetzungen zu einer alternativen „Hybrid“- oder „*Cyborg*“-Forschungs-Intentionalität führt, einhergehend mit einer (engeren) Verschränkung der Produktion und Translation von molekular-mechanistischem Wissen (s. 10.5.2.3). Das Helmholtz-Zentrum München mit dem Helmholtz Diabetes Center (HDC) und Institut für Diabetes und Obesity (IDO) sind hierfür

553 Schmitz 2014, S. 288.

554 Schmitz 2014, S. 288.

555 Barad, Karen: *Meeting the universe halfway: Quantum physics and the entanglement of matter and meaning*. Duke University Press: Durham / London 2007.

besonders geeignet, zum einen aufgrund der Funktion der Helmholtz-Gemeinschaft (der größten öffentlichen Forschungsorganisation in Deutschland) als Schnittstelle zwischen Grundlagen- und angewandter Forschung, zum anderen wegen der Verpflichtung des HDC/IDO, nicht nur exzeptionelle Beiträge zum Verständnis der Ursachen und molekularen Pathogenese der Zivilisationskrankheit Diabetes zu leisten, sondern auch mit konkreten Entitäten, wie Molekülen, Messinstrumenten, klinischen Daten, Patenten, Konzepten oder Strategien, die Prädiktion, Diagnose, Prognose und Therapie von Diabetes entscheidend zu verbessern. Unabhängig davon kann und soll die vorgeschlagene empirische Untersuchung auch auf andere Forschungseinrichtungen in Deutschland ausgedehnt werden.

10.5.2.1 Erfassung und Bewertung der „dualistischen" Forschungs-Intentionalität

Im ersten Teil des Projekts wird die „Forschungs-Intentionalität" von ausgewählten Forscher/innen (mit Hilfe von mündlichen oder schriftlichen Interviews) empirisch erfasst und dabei geklärt, ob in der lebenswissenschaftlichen Laborforschung – ausschließlich – die oben skizzierten Pole der Forschungs-Intentionalität oder auch „hybride" Formen realisiert sind. Forschungsobjekte stellen Forscher/innen vom Helmholtz-Zentrum München (z.B. HDC/IDO) dar mit unterschiedlicher Nationalität und beiderlei Geschlechts auf unterschiedlicher Ausbildungsstufe und hierarchischer Ebene (Student, Bachelor, Master, PhD, MD, PostDoc, Gruppenleiter, Junior Professor, Assistant Professor, Associate Professor, Full Professor, Institutsleiter) mit unterschiedlicher (molekularer, pharmakologischer, klinischer) Forschungsstrategie aus verschiedenen Bereichen der Lebenswissenschaften (Epigenetik, Genomanalyse, Stammzellforschung, Diabetesforschung mit Schwerpunkt auf Pathogenese, Prädiktion oder Therapie), die im Laufe der Studien noch von Forscher/innen von universitären (z.B. Ludwig-Maximilians-Universität München – Department Biologie/Genetik; Technische Universität München – Institut für Ernährungsforschung) und industriellen (z.B. Sanofi Pharma Frankfurt) Forschungseinrichtungen ergänzt werden können.

Die Intention der Forscher/innen wird mit Hilfe von Interviews auf Basis der qualitativen Methode der interpretativen phänomenologischen Analyse (*IPA*; s. Müller 2016 für eine kurze Einführung[556]) zu Beginn und am Ende einer Forschungsperiode (6 Monate bis 5 Jahre) in der Art von Laboratory Studies[557] (als ein spezifischer Ansatz innerhalb der *Science and Technology Studies STS*[558] mit dem Ziel der Klärung, wie „wissenschaftliches" Wissen produziert wird und der bisher – im Gegensatz zur

556 Müller 2016, S. 204–219.

557 Beck, Stefan / Niewöhner, Jörg / Sorensen, Estrid (Hrsg.): *Science and technology studies – Eine sozialanthropologische Einführung*. transcript: Bielefeld 2012.

558 Lengersdorf, Diana / Wieser, Matthias (Hrsg.): *Schlüsselwerke der Science & Technology Studies*. Springer VS: Wiesbaden 2014.

Physik – kaum Eingang in lebenswissenschaftliches Denken und Handeln gefunden hat) erfasst und auf Grundlage der folgenden Fragen charakterisiert werden:

(i) *Was will die Forscherin / der Forscher mit ihrer/seiner (gegenwärtigen und zukünftigen) lebenswissenschaftlichen Forschung bewirken?*
(ii) *Was soll lebenswissenschaftliche Forschung „in der Gesamtheit" nach Meinung der Forscherin / des Forschers bewirken?*
(iii) *Worin liegen nach Meinung der Forscherin / des Forschers die Gründe für die Ausbildung ihrer/seiner Forschungs-Intentionalität (z.B. „Vorbilder", persönliche Interessen, Ausbildung, privates Umfeld, Lebensplanung, Karrieremöglichkeit, soziales Prestige)?*

Die „Forschungs-Produkte" dieser Forscher/innen zu Beginn und am Ende einer ausgewählten Forschungsperiode werden analysiert werden hinsichtlich

(i) *Zahl und Niveau der (primären) Veröffentlichungen und Patente*
(ii) *Vernetzung in der „scientific community"* (z.B. reviews, invited speaker) *und Gesellschaft/Politik* (z.B. Medienpräsenz, öffentliche Diskussionen)
(iii) *Karriereentwicklung und „Eigenwerbung/darstellung"*
(iv) *Präsentation der zugrundeliegenden Intention, v.a. Narrative über Wahl der Thematik und Methodik, hinsichtlich* (i-iii) (z.B. in der Einleitung/Diskussion von Veröffentlichungen und Patenten).

Die Interviews werden auf Grundlage der folgenden Fragen analysiert und bewertet werden:

(i) *Lassen sich Assoziationen zwischen der Forschungs-Intentionalität und dem „Typ" des/der Forschers/in ausmachen* (Gruppengröße, Geschlecht, Nationalität, Zahl und Niveau der Veröffentlichungen, Forschungseinrichtung, Forschungsbereich)?
(ii) *Ist Forschungs-Intentionalität eher als statisches Merkmal oder als dynamischer Prozess zu begreifen?*
(iii) *Beeinflusst die Forschungs-Intentionalität, welche – materiellen und diskursiven – Praktiken im Labor und welche Interaktionen zwischen Labor und Um-/Außenwelt* (z.B. anderen Laboren, der „scientific community", gesellschaftlichen Entwicklungen und Vorgaben, staatlicher, autoritativer, und institutionell untermauerter oder nicht-staatlicher, steuernder und dezentralisierter Politik) *für zentrale „dualistische" Entscheidungen herangezogen werden* (z.B. „Personalized/Precision Medicine" *vs.* „Evidence-based Medicine", Krankheits-Gen *vs.* -Netzwerk von Polymorphismen, Krankheits-Molekül *vs.* -Milieu, lineare Kausalität von einem Krankheits-Gen/Molekül/Netzwerk *vs.* verzweigte Konstellation der Unschärfe von vielen Krankheits-Genen/Molekülen/Netzwerken, einzelner primärer Defekt mit sekundären Folgen entlang eines eindeutigen linearen Mechanismus' *vs.* „Aufschaukeln" kleinster Abweichungen in einem nicht-auflösbaren nicht-linearen Netzwerk verschiedener Mechanismen bei prinzipieller Nicht-Klärbarkeit der Ursache, pathogenes Gewebe/Organ *vs.* Multi-Organ/systemische Entgleisung, Aufklärung und Beeinflussung von pathogenen Hauptmechanismen durch

„KO-Technologien“ *vs.* differentielle Charakterisierung der individuellen Ätiologie durch „Omics-Technologien“ für die personalisierte Prädiktion/Therapie)?

10.5.2.2 Die Analyse der Intentionalitäts-bedingten „Agential cuts“ und ihrer Konsequenzen

„Agential cuts“ sind ein Mittel zur kritisch-reflexiven Auseinandersetzung mit der Konstituierung von – wissenschaftlichen und gesellschaftlichen – Phänomenen. Wie Sigrid Schmitz betont, bringt das Setzen von „agential cuts“ schwerwiegende Folgen mit sich[559]. Denn die „apparatuses of observation“, seien es Messinstrumente oder Beschreibungen und die daraus abgeleiteten Theorien oder Vorstellungen, könnten Unterscheidungen von großer Wirkmächtigkeit zwischen dem von den Apparaten Eingeschlossenen und Ausgegrenzten erzeugen. Dabei interpretiert Schmitz den posthumanistischen Einschluss der Beobachter/innen in die praktischen Apparate-vermittelten Abläufe und die dadurch hervorgerufene unlösbare Verschränkung von Ontologie und Epistemologie, Praxis und Theorie, Materialität und Diskursivität, Lebewesen und Gegenstand, Sein und Sollen, Objekt und Subjekt im Sinne einer Auflösung dualistischer Phänomene durch Re-Konfiguration innerhalb von „intra-actions“. Diese Verschränkungen führen unweigerlich zu „intra-actions“ von Subjektivität und Objektivität und damit zur Auflösung der Begrenzungen zwischen diesen. Diese „subjektive Objektivität“ oder „objektive Subjektivität“ bezeichnet Karen Barad als „verantwortliche Objektivität“ um der Untrennbarkeit von Objektivität und Verantwortlichkeit Nachdruck zu verleihen[560]:

> „Verantwortliche Objektivität“ betont die Notwendigkeit einer kritischen Reflexion der Herstellung, Stabilisierung und Destabilisierung von Bedeutungen und Grenzen und damit verbunden der Verantwortung, welches [– lebenswissenschaftliche –] Wissen und welches [– gesunde oder kranke –] Sein dabei eingeschlossen und möglich oder ausgeschlossen und unmöglich gemacht wird.

Diese „verantwortliche Objektivität“ soll für die Forschungs-Intentionalität der Forscher/innen herausgearbeitet und hierfür die Konsequenzen der „Grenz-Setzungen“ ermittelt werden hinsichtlich

(i) (Extremer) Positionen im Verständnis von (Wirk-)Mechanismen (z.B. der Diabetes-Pathogenese)
(ii) „Apparatuses of bodily production”, d.h. der Wahl der Strategie für die physische Wissensproduktion und -darstellung (z.B. der experimentellen Ansätze und Veröffentlichungspolitik in der Diabetesforschung)
(iii) „Agencies of observation“, d.h. der Wahl der Messinstrumente, von quantitativen und qualitativen Datentypen wie Zahlen, „Gestalten“ und Signaturen

559 Schmitz 2014, S. 289.
560 Schmitz 2014, S. 289.

als physiologische Korrelate für physische und psychische Prozesse wie Stoffwechsel, Intentionalität, Wille, Intuition, Gefühle)

(iv) „Agential separability", d.h. der Wahl zwischen korrelativer und kausal-mechanistischer Verknüpfung, „Evidence-based Medicine" und „Personalized/Precision Medicine", exogenen (z.B. Exposom der Außen-/Umwelt) und endogenen (z.B. genetischen und epigenetischen) Faktoren

10.5.2.3 Diskursive Translation in eine „Cyborg"*-Forschungs-Intentionalität*

Für die empirische Untersuchung, ob die Reflexion und der Diskurs über „Agential cuts" und „verantwortliche Objektivität" zu einer Translation der „dualistischen" in eine „*Cyborg*"-Forschungs-Intentionalität führen könnte, wird den – nach Kriterien der Repräsentativität ausgewählten – Forschern/Forscherinnen (d.h. etwa der Hälfte der anfänglich in das Interview eingeschlossenen; die andere Hälfte dient als „Kontrolle") die Ergebnisse der Interviews präsentiert und mit ihnen ein offenes (und vertrauliches) Gespräch über alternative Setzungen der „Agential cuts" unter Berücksichtigung der Konsequenzen geführt. Anschließend, d.h. am Ende der Forschungsperiode, wird ihre Forschungs-Intentionalität auf Grundlage der folgenden Fragen erneut erfasst:

(i) *Führt die Reflexion über „agential cuts" „apparatuses of bodily production", „agencies of observation", „agential separability" zu deren Verschiebungen und Neubestimmungen?*

(ii) *Wenn ja, führen diese Verschiebungen und Neubestimmungen zu einer (stärkeren) Verschränkung der Pole der „zuschauenden" und „wirkmächtigen" Forschungs-Intentionalität, des Erkennens (von „diskursiven" diabetogenen Komponenten und Mechanismen) und Handelns* (mit „materiellen" Diabetes-relevanten Entitäten vom Blutzuckermessgerät und Cholesterinmolekülen über antidiabetische Pillen und Injektionskanülen zu diabetischem Fuß und Diätplänen)?

(iii) *Wenn ja, führen diese Verschiebungen und Neubestimmungen zu einer (stärkeren) Verschränkung von natur- und geisteswissenschafter Einstellung hin zu Forschern/Forscherinnen mit einer neuartigen „Hybrid"- oder „Cyborg"-Intentionalität für eine gesamtwissenschaftliche transdisziplinäre Lebenswissenschaft?*

10.5.3 Ausblick – „*Cyborg*-Forschungs-Intentionalität" für die erfolgreiche Translation?

Mit diesem Projekt soll ein Beitrag zu einer der wesentlichen „inhaltlichen Herausforderungen" für die Helmholtz-Gemeinschaft gemäß der AGENDA 2016–2020 ihres Präsidenten (Stand Oktober 2016), die „Translation für eine individualisierte und Daten-basierte Medizin", geliefert werden.

Es ist die Überzeugung des Autors, dass die bisher mit der Translation apparent verbundenen Schwierigkeiten – zum Teil – auf der Ineffizienz bis Unmöglichkeit des meistens – und oftmals unbewusst – als unabdingbar unterstellten sequenziellen und linearen Durchlaufens des Stadiums der Beobachtung und „diskursiven" Konstruktion von molekularen und kausalen pathogenen Wirkmechanismen bis zum Stadium der „Materialisierung" der „objektiven" Daten für die Prädiktion, Diagnose, Prognose und Therapie von Krankheit, etwa in Form von diagnostischen Kits und Medikamenten, beruhen. Demnach sollten für eine erfolgreiche Translation die strikte Separation von Erkennen und Handeln und die dualistische Annahme einer entweder „zuschauenden" oder „wirkmächtigen" Forschungs-Intentionalität überwunden und durch einen integrierenden „ethico-epistemo-ontologischen" Prozess ersetzt werden. Dieser hat alle an der Translation beteiligten, scheinbar dualistischen – humanen und nicht-humanen, weiblichen und männlichen, öffentlichen und privaten, natur- und geisteswissenschaftlichen, materiellen und diskursiven, natürlichen und kulturell, sozialen und politischen, organischen und maschinellen, praktischen und theoretischen – Komponenten, wie Forscher/innen, Forschungsobjekte, Patienten, Messapparaturen, Datenauswertungen, -interpretationen und -veröffentlichungen, Patente, Medikamente, Heilpläne etc., zu erfassen.

Dabei lotet er gleichzeitig aus, inwieweit das Einschließen oder Ausgrenzen von bestimmten Komponenten – unerwartet – zu neuen produktiven Relationen innerhalb der Translation mit positiven Auswirkungen für alle beteiligten Komponenten führt. Denn nur durch diese „Intra-actions", aber nicht durch bloße „Inter-actions" zwischen separat und außerhalb der Translation agierenden Agenten/Agentinnen wird sich deren Erfolgswahrscheinlichkeit erhöhen lassen. Tatsächlich soll durch das Projekt im finalen und entscheidenden Teil ein sinnvoller Einsatz des Baradschen *Agentiellen Realismus* – theoretisch und praktisch – in Laborstudien (hier als Interviews mit Laborforschern und Analysen der „Laborprodukte") erst aufgezeigt werden. Dabei lautet die Arbeitshypothese, dass in Folge von Reflexion über und Diskurs der „Agential cuts" und „verantwortlichen Objektivität" eine „Hybrid"- oder „*Cyborg*"-Forschungs-Intentionalität bei den Forscher/innen entstehen könnte, die zu einer verbesserten Translation in den Lebenswissenschaften führt.

Den Aspekten „Gender" und „Medien" wird dabei in diesem Projekt eine herausragende Bedeutung zukommen. Zum einen werden mögliche geschlechtsspezifische Unterschiede in der Forschungs-Intentionalität und in der Translation zu einer „*Cyborg*"-Intentionalität offengelegt. Zum anderen spielen die – alten und neuen – Medien in Form von (populär)wissenschaftlichen Publikationen und der Medienpräsenz (z.B. Internetauftritte) als Forschungsprodukte, in denen sich die Intentionalität der Forscher/innen manifestiert, eine entscheidende Rolle, die ebenfalls adäquat analysiert werden soll. Dabei wird die klassische Strategie der Linearisierung von Erzählungen und der „narrativen Überwindung" in den Lebenswissenschaften einer substantiellen Kritik unterzogen werden. Mit dieser Strategie soll typischerweise ein kontinuierlicher und sequentieller Wissensfortschritt unterstellt und im traditionellen passiven und rhetorisch geglätteten Erzählstil, der sicherlich seine Effizienz in der täglichen Auseinandersetzung zwischen wissenschaftlichen Theorien längst bewiesen hat, der Eindruck von Objektivität und Neutralität in den Lebenswissenschaften hervorgerufen werden. Wie Jutta Weber treffend herausgestellt, sollten sich *STS* verweigern, „*widersprüchliche und wackelige Argumente zu entfernen, um die eigene Theorie zu stärken, sondern sie lieber zur Diskussion stellen*"[561]. Denn es sei ein wesentliches Merkmal, *„leidenschaftlicher, situierter Theoriebildung*", sich dem Angriff und der Kritik auszusetzen. Konsequenterweise setzen Donna Haraway und andere feministische *STS*-Forscherinnen auf den *„diskreten Charme der Ironie*" und vermeiden dadurch den traditionellen *„autoritätsheischenden Wissenschaftston*". Nur dadurch gelingt die Offenlegung und kritische Reflexion von Widersprüchen, wobei – *quasi* als „Nebenprodukt" die konkrete politische Situiertheit der Lebenswissenschaftler/innen zu Tage tritt. Und so geht es in den Worten von Jutta Weber[562]

> .....nicht darum, die LeserInnen vermeintlich objektiv über die Wahrheit aufzuklären, sondern reflektierte und gleichzeitig lustvolle Wissenschaftsgeschichten zu (er)finden, die Heils- und Untergangsgeschichten vermeiden und Verantwortung für die eigene Position und die damit verbundenen Perspektiven, Utopien und Sehnsüchte von Welt übernehmen.

Für Donna Haraway sind solche *„verkörperten Darstellungen von Wahrheit*" mit großer Überzeugungskraft versehen, denn anstelle der Präsentation von endgültigem Wissen liegt deren Intention in der „Katalyse" von autonomem Denken, auch und gerade über Interventionsmöglichkeiten und in der Ermutigung zum Unterlaufen von *„Rhetoriken absoluter Repräsentation*"[563]. Solche kritischen Wissenschafts-Narrative würden durch die Repetition von traditionellen autoritären und entkörperten Sprachspielen verhindert. Jutta Weber stellt hierzu süffisant fest[564]:

> Die besseren Geschichten sind diejenigen, die gegen die Grenzen der Sprache und die schlechten narrativen Gewohnheiten eines auf Überredung getrimmten Wissenschaftsbetriebs anrennen, ohne sich von den damit verbundenen Schwierigkeiten entmutigen zu lassen. Humorvoller sind diese Geschichten auf jeden Fall.

Nach Meinung des Autors würde sich nicht nur die Helmholtz-Gemeinschaft im Allgemeinen und das HDC/IDO im Besonderen, sondern auch die globale Gemeinschaft der Lebenswissenschaftler/innen durch den „ethico-epistemo-ontologischen" Prozess und – nicht zuletzt – aufgrund der damit einhergehenden Schaffung von gedanklicher, sprachlicher und argumentativer Klarheit einen deutlichen Vorteil gegenüber einerseits positivistisch-szientistischen und andererseits wissenschaftsfeindlich-lebensphilosophischen Heilsversprechen verschaffen, zumal das generelle Bemühen der „scientific community" um einen „Lückenschluss" zwischen „zuschauender" und „wirkmächtiger" Forschungs-Intentionalität die angemessene Konsequenz und Stringenz bisher vermissen lässt.

561 Weber 2014, S. 165.

562 Weber 2014, S. 165.

563 Haraway, Donna J.: „Situiertes Wissen. Die Wissenschaftsfrage im Feminismus und das Privileg einer partialen Perspektive". In: Hammer C. / Stieß I. (Hrsg.): *Die Neuerfindung der Natur. Primaten, Cyborgs und Frauen*. Suhrkamp: Frankfurt a.M. 1995, S. 73–97.

564 Weber 2014, S. 166.

„Ich schlief und träumte,
das Leben wäre Freude.
Ich erwachte, und siehe,
das Leben war Pflicht.
Ich handelte, und siehe,
die Pflicht war Freude.“

Rabindranath Tagore[565]

11. Schlussbetrachtungen – Die Rangfolge Biomedizin, Biophilosophie und Bioethik

Mit der Entstehung des wissenschaftlich-technischen Zeitalters seit 1500 n.Chr., das sich seit Ende des 18. Jahrhunderts bis heute in breiter Entfaltung befindet, beginnt nicht nur die wirklich universale, planetarische und globale Geschichte der Menschheit. Vielmehr führen Wissenschaft und Technik im Allgemeinen, die Biomedizin im Besonderen die Menschheit vielleicht auch in eine ferne und für die Menschen – zumindest gegenwärtig noch – unsichtbare *transhumanistische* Periode. Das schlechthin Neue und völlig Eigenständige von Wissenschaft und Technik besteht darin, dass sie (i) ihrem Geist nach universal sind, (ii) grundsätzlich unfertig sind, (iii) nicht gleichgültig sind, sondern alles für wissenswert halten, (iv) dem einzelnen zugewandt sind, (v) allseitige Zusammenhänge suchen, (vi) radikal und grenzenlos im Fragen sind („alles ist da, um überwunden zu werden“), (vii) sich an bestimmte Kategorien (z.B. Kausalität, Substanz) halten, (viii) auf exakter Rationalität beruhen und (ix) dem Menschen Macht verleihen, denn sie beruhen auf Können, stellen Können dar und dieses Können ist Machen und Verfügen.

Wissenschaft und Technik im Allgemeinen und Biomedizin im Besonderen rufen weltweite politische und geistige Folgen hervor, denn sie führen schließlich zur Auflösung überlieferter Vorstellungen und Werte. An die Stelle alter Werte und Glaubensüberzeugungen treten das Denken in Ideologien (hier zu verstehen als einseitiges und dadurch begrenztes und verzerrendes Denksystem im Sinne von metaphysischer Weltanschauung oder physikalistischem Weltbild) und die Vereinfachung durch Schlagworte und fragwürdige Universaltheorien[566]. *„Der Mensch wird entwurzelt.....Die Erdoberfläche wird zusehends eine Maschinenlandschaft. Das Leben des Menschen gewinnt einen ungemein verengten Horizont in Bezug auf Vergangenheit und Zukunft.“* Und so stößt die Menschheit mit der weltweit sich ausdehnenden wissenschaftlich-technischen Kultur auf Probleme, die fast unlösbar erscheinen. Sie führen zu Überlegungen, wie sie auch in dem kulturphilosophischen Werk des

565 *Tagore, Rabindranath: Collected Poems and Plays. Macmillan Publishing: London 1952.*
566 Jaspers, Karl: *Vom Ursprung und Ziel der Geschichte.* Piper: München 1949, S. 145.

Engländers Arnold J. Toynbee anzutreffen sind[567]. Demnach seien Kulturen nicht isoliert, wie es noch Oswald Spengler gesehen hatte, sondern würden sich durch mannigfache Verbindungen auszeichnen, so dass man von einem Mutter-Tochter-Verhältnis sprechen könne. Obwohl schon viele Kulturen gemäß ihres – von ihm postulierten – vier-phasigen Lebensrhythmus' (Entstehung, Wachstum, Niedergang und Zerfall) untergegangen seien, hielt Toynbee den zyklischen Verlauf für die moderne westliche, d.h. christlich-abendländische Kultur nicht für naturbedingt und gesetzmäßig, sondern glaubte an eine Freiheit der Wahl.

11.1 Die menschliche Willensfreiheit

Wenn der bekannte, aber umstrittene österreichische Ethologe Konrad Lorenz schreibt, dass die Annahme eines freien menschlichen Willens in Frage gestellt werden müsse, da das menschliche Tun und Lassen wie alles Geschehen auf dieser Erde dem Gesetze natürlicher Verursachung, also der Kausalität unterliege, scheint er auf den ersten Blick recht zu haben. Tatsächlich gibt es keinen Menschen, der in seinen Entscheidungen nicht abhängig wäre von seinen Erbanlagen, seiner mit der Geburt überantworteten physiologischen Konstitution und den Einflüssen seiner Außen-/Umwelt. Doch stellte auch Lorenz die uneingeschränkte Gültigkeit natürlicher Verursachung des menschlichen Handelns in Frage, wenn er beim Menschen ein Handeln in Verantwortung für möglich hält und eine Moral als „Kompensationsmechanismus" fordert. Verantwortung übernehmen oder eine bestimmte Moral befolgen kann nur ein Wesen, das in der Lage ist, Entscheidungen unabhängig von irgendeiner Fremdbestimmung so zu treffen, dass die selbstgewählten oder übernommenen Aufgaben bzw. Prinzipien erfüllt werden. Mit der Tatsache der Verantwortung eng verwandt ist das Problem der Zurechnung. Wird eine Person für zurechnungsfähig gehalten, so traut man ihr zu, sich nach bestimmten Normen oder Regeln verhalten zu können. Auch wenn Verantwortung und Zurechnung sicherlich keine exakten Beweise für die Existenz menschlicher Willensfreiheit darstellen, so weisen sie doch darauf hin. Und so bedeutet menschliche Willensfreiheit ein Dreifaches: (i) Der Mensch ist frei von äußerem Zwang und uneingeschränkter natürlicher Verursachung. (ii) Der Mensch ist frei für Selbstbestimmung und Wertverwirklichung. (iii) Die Größe der Verantwortung, die übernommen werden kann und das Maß an Selbstbestimmung und Wertverwirklichung ist bei jedem Menschen abhängig von seinen Erbanlagen, seiner Konstitution und seiner Außen-/Umwelt, aus und in denen er sich entwickelt.

567 Toynbee, Arnold J.: *Der Gang der Weltgeschichte. Bd. 1 Aufstieg und Verfall der Kulturen.* DTV: München 1986.

11.2 Die psychophysische Existenz des Menschen

Mit der Feststellung, dass der Mensch ein psychophysisches Wesen ist, d.h. aus Körper und Geist besteht, stellt sich für den biomedizinischen wie für den geisteswissenschaftlichen Forscher die Frage nach dem Wesen des Geistes und nach den Beziehungen zwischen Körper und Geist. Wenn der Biomediziner den Menschen als ein psychophysisches Wesen näher betrachtet, vermeidet er typischerweise bei der Beschreibung der menschlichen Psyche den Begriff Geist. Dafür werden in biomedizinischen Werken der Aufbau und die Funktionsweise des menschlichen Gehirns aufs genaueste dargestellt, und die besondere Fähigkeit des Gehirns wird unter dem Begriff Bewusstsein oder Intelligenz erläutert. Nach dem amerikanischen Philosophen Gilbert Ryle muss in der Biomedizin und in den Neurowissenschaften der Begriff Geist verworfen werden, da er nicht eindeutig zu definieren und häufig mit Kategorienfehlern verbunden sei[568]. Hier zeigt sich schon bei der Begriffsbildung eine Kluft, die zwischen modernen Naturwissenschaften und Geisteswissenschaften besteht und früh zu Verständigungsschwierigkeiten führen kann.

im Allgemeinen wird unter Intelligenz die Fähigkeit des Begreifens und Urteilens bei der Lösung neuer Aufgaben verstanden. Intelligenz kann man als Bedingung dessen ansehen, was in der abendländischen Philosophie seit der griechischen Antike mit dem Begriff Geist bezeichnet wird. Die philosophische Interpretation dieses Begriffs ist extrem umfangreich – allein im *Historischen Wörterbuch der Philosophie* steht hierzu ein Beitrag mit einer Länge von über 100 Spalten[569]. Einer sachlichen Diskussion des Begriffes Geist stehen auch heute noch zwei Auffassungen und ein weltanschaulicher Grundsatzstreit entgegen. Die erste Auffassung ist eine sogenannte „positive" Theorie des Geistes. Sie führt von der Antike über die jüdisch-christliche Religiosität bis zu Hegel und besagt, dass Geist nicht nur das Wesen des Menschen, der Welt und Gottes sei, Geist sei auch Kraft und Tätigkeit. Der gütige und allmächtige Gott sei eben durch seinen Geist auch allmächtig. Einerseits ist gemäß der positiven Theorie des Geistes Geist weder Macht noch Kraft, hat er keinerlei ursprüngliche Eigenenergie. Zur Verlebendigung oder Realisierung des Geistes sind aber Energien notwendig. Andererseits ist Geist auch nicht verdrängte Lebensenergie. Lebensenergien ermöglichen nur die Realisierung des Geistes, sie bilden die biologische Grundlage, aber nicht die Ursache oder Bedingung des Geistes. Dieser „positiven" steht eine „negative" Theorie gegenüber. Geist, also all das, was wir an logischen, moralischen oder ästhetischen Akten damit bezeichnen wollen, entstehe aus einem „Nein" zur Wirklichkeit. Er sei so etwas wie verdrängte oder sublimierte Triebenergie. Solch eine Anschauung lässt sich in Buddhas

568 Ryle, Gilbert: *Der Begriff des Geistes*. Reclam: Stuttgart 1969.
569 Historisches Wörterbuch der Philosophie. Band 3: G-H. WBG: Darmstadt 1974.

Erlösungslehre über Schopenhauers Lehre von der *Selbstnegation des Willens zum Leben*[570] bis zu Freuds *Trieb- und Affektenverdrängung*[571] finden.

Der immer wieder aufflammende weltanschauliche Grundsatzstreit um den Begriff Geist spielt sich zwischen sogenannten Idealisten und Materialisten ab. Materialisten verneinen eine selbständige Wirklichkeit des Geistes. Geist ist für sie bestenfalls eine Sonderform der Materie. Idealisten dagegen stellen ihn als die „höhere" Seinsform über die Materie, also über die „nur" reale oder körperliche Welt.

Die weltanschauliche Problematik ist durch Nicolai Hartmanns Theorie der realen Welt[572], die gleichzeitig eine kritische Theorie des Geistes umfasst[573], überzeugend gelöst worden. Idealismus und Materialismus seien demnach klar erkennbare, aber grobe Vereinfachungen der Welt, die einer kritischen Prüfung nicht standhalten würden. Für Hartmann ist dagegen Geist eine besondere Seinsweise des Menschen, also eine konkrete Realität des Menschseins, die auf den Fähigkeiten des Denkens und Sprechens basiert und in drei Formen gegliedert werden kann: (i) *„Der personale Geist"* (d.h. der Geist des Einzelnen) als das Selbst-Bewusstsein des Einzelmenschen, als das Subjekt des Erkenntnisverhältnisses und als Person ist nach Nicolai Hartmann[574]

> .....in die Aktualität des Lebenszusammenhangs einbezogen, handelt und leidet, erwartet und fürchtet, sorgt sich und hofft, schafft und ringt. Und in der Mannigfaltigkeit dieser Akte und Beziehungen ist er gleichwohl einer, mit sich selbst identisch und selbst über den eigenen Wandel hinweg noch ein sich mit sich selbst identifizierbarer.

ii) *„Der objektive Geist"* (d.h. der Gemeingeist) als geistige Inhalte, die es nicht nur im individuellen Selbstbewusstsein und in den Akten und Beziehungen der Person gibt, ist nach Hartmann – wenn die geistigen Inhalte im Ausdruck Objekt geworden sind – von der Person ablösbar, kann weitergegeben werden von Person zu Person. Diese von den Einzelpersonen abgelösten geistigen Inhalte sind im Recht, in der Moral und Sitte, in der Sprache, im Glauben, im Wissen, in der Kunst gegeben. Sie sind objektiver Geist. (iii) *„Der objektivierte Geist"* (d.h. die Gesamtheit der abgeschlossenen geistigen Schöpfungen) stellt eine Objektivierung des personalen oder objektiven Geistes dar, der damit in Werken des Schrifttums, der Kunst und in Kulturgütern jeglicher Art fixiert wird. Solche Werke überdauern als Objektivationen oder eben als *„objektivierter Geist"* den lebenden *„personalen und objektiven Geist"*,

570 Schopenhauer, Arthur: *Die Welt als Wille und Vorstellung*. Diogenes: Zürich 1977.

571 Freud, Sigmund: *Über Psychoanalyse. Fünf Vorlesungen gehalten zur 20-jährigen Gründungsfeier der Clark University in Worcester (Mass.) September 1909*. Franz Deuticke: Leipzig / Wien 1924.

572 Hartmann 1940.

573 Hartmann, Nicolai: *Das Problem des geistigen Seins. Untersuchungen zur Grundlegung der Geschichtsphilosophie und der Geisteswissenschaften*. Walter de Gruyter: Berlin 1949.

574 Hartmann 1949, S. 124.

dessen Schöpfung und Eigentum sie waren[575]. *„Der lebende Geist, ob persönlich, ob Gemeingeist, unterliegt dem Gesetz alles Lebendigen: er verfällt dem Tode."*

11.3 Die Beziehungen zwischen Körper und Geist

Dass der Mensch trotz theoretischer Zweiteilung in Körper und Geist eine reale Einheit darstellt, wird wohl von niemanden mehr ernsthaft bestritten. Eine weitere Übereinstimmung dürfte hinsichtlich der mannigfachen Beziehungen und Wechselwirkungen bestehen, die zwischen Körper und Geist offenbar existieren und operieren und mit deren (gestörten) Funktionen sich die medizinische Psychologie und psychosomatische Medizin beschäftigen. Und doch ist man von der Lösung des „Körper-Geist-" oder „Leib-Seele-Problems" aus einer Vielzahl von Gründen noch weit entfernt. So gibt es zwischen den zuständigen Wissenschaften einfach zu wenig Gemeinsamkeiten und die fortschreitende und nicht aufzuhaltende Spezialisierung trennt eher als dass sie verbindet. Der Streit beginnt bereits bei der Begriffswahl und der Bestimmung von Begriffsinhalten, wie für den Begriff Geist bereits festgestellt worden ist. So ist es nicht überraschend, wenn übergreifende und integrierende Darstellungen des Gesamtkomplexes Körper-Geist oder Leib-Seele immer seltener in Angriff genommen werden. Bestimmt man nach Nicolai Hartmanns Definition des Geistes das Verhältnis Körper-Geist, werden zwei Perspektiven erkennbar: (i) Wenn der Geist als *„Subjekt des Erkenntnisverhältnisses"* im Zentrum von Denkprozessen agiert, so ist er vom Körper unabhängig und autonom, wenngleich er an diesen als Träger gebunden bleibt. (ii) Definiert man Geist als Person, die sich in der *„Aktualität des Lebenszusammenhangs"* befindet, handelt und leidet, liegen die intensiven Beziehungen zwischen Körper und Geist auf der Hand. So begegnet man in Nicolai Hartmanns Anthropologie Kategorien, die für seine Realontologie von entscheidender Bedeutung sind, nämlich Autonomie und Dependenz.

Der fragende und um Erkenntnis bemühte menschliche Verstand, ob nun sein „körperlicher Träger" oder sein „geistiges Zentrum von Denkprozessen" begnügt sich nicht mit der – naturwissenschaftlichen – Feststellung, dass etwas ist und wie etwas ist. Er möchte auch – im geisteswissenschaftlichen Sinn – wissen, warum und wozu etwas ist. Solche Fragen nach dem Lebenssinn mögen – im positivistischen Sinn – nutzlos erscheinen, weil sie mit (natur-)wissenschaftlichen Mitteln nicht zu beantworten sind. Aber wie der Mensch sich auch verhält und welche Antwort er sich geben mag, die Frage nach dem Sinn seines persönlichen Lebens, ja nach dem Sinn des Lebens überhaupt, wird er nicht los. Wozu existiert er? Wozu existiert man?

575 Hartmann 1949, S. 409.

11.4 Die biomedizinische Zweckmäßigkeit – Mechanismus *vs.* Vitalismus

Mit der Wozu-Frage darf in der Biomedizin und in den Lebenswissenschaften nicht der Eindruck entstehen, als ob es teleologische Aspekte in der Natur gäbe. Teleologie ist die Lehre von der Zielstrebigkeit oder Finalität im Universum insgesamt oder in seinen Teilbereichen, insbesondere innerhalb der Welt der Organismen. Wenn in den Lebenswissenschaften Funktionen von arterhaltendem Wert festgestellt werden, so sind diese „zweckmäßigen" Einrichtungen im Dienste der Arterhaltung noch kein Beweis für teleologische Vorgänge. Die Frage nach dem Arterhaltungswert wird von Konrad Lorenz[576] und Franz Wuketits[577] eine teleonomische genannt, um der Verwechslung mit vitalistisch-teleologischen Vorstellungen aus dem Wege zu gehen.

Der wissenschaftliche und philosophische Streit zwischen Mechanismus und Vitalismus begann bereits in der Antike. Die Vorstellung vom Mechanismus geht auf den antiken Atomismus eines Leukipp und Demokrit zurück. Diese lehrten, dass alle Dinge aus selbständigen Elementen, den Atomen bestehen. Alles Geschehen beruhe demnach auf der Tatsache, dass sich die Zusammensetzungen der Elemente ständig änderten. In der Neuzeit wurde dann durch Philosophen wie Rene Descartes und Thomas Hobbes der Atomismus um die Mechanik ergänzt. Diese nimmt die Bewegungen und Wirkungen anorganischer Körper zum Modell für die Erklärung der gesamten – physikalischen – Wirklichkeit. Im 19. Jahrhundert vertritt der naturwissenschaftliche Materialismus durch Ludwig Büchner und Carl Vogt eine extreme Form des Mechanismus. Danach gibt es eine konstante Materie mit unveränderlichen Eigenschaften. Alle Naturerscheinungen würden auf Bewegungen der Materie beruhen und Lebensvorgänge ebenso kausal-mechanisch verlaufen wie leblose Naturvorgänge. Zwischen lebloser Materie und lebenden Organismen bestünde somit kein Unterschied, sie unterlägen alle einer uneingeschränkt kausal-mechanistischen Gesetzlichkeit.

Schon Aristoteles war der Meinung, dass zur Erklärung von Lebensvorgängen kausal-mechanisches Denken nicht ausreiche. Bei Lebewesen müsse das Prinzip der Zweckmäßigkeit oder Entelechie zugrunde gelegt werden. So trat die teleologische Erklärung von Lebensvorgängen neben die kausal-mechanische. Im 17. und 18. Jahrhundert entwickelte sich in Gegnerschaft zur mechanistischen Auffassung des organischen Lebens der sog. Vitalismus. Vertreter dieser Lehre sind der Meinung, dass Lebenserscheinungen vom Wirken einer besonderen „Lebenskraft" abhängig seien. Auf die extreme Form des Mechanismus im 19. Jahrhundert bildete sich dann zur Jahrhundertwende der Neovitalismus. Ernst von Hartmann, Hans Driesch und

576 Lorenz, Konrad: *Das sogenannte Böse – zur Naturgeschichte der Aggression.* Dr. G. Borotha-Schoeler: Wien 1963.

577 Wuketits, Franz M.: *Wissenschaftstheoretische Probleme der modernen Biologie.* Dunker & Humblot: Berlin 1978.

Jakob von Uexküll betonten vor allem die Ganzheit und Zweckmäßigkeit der organischen gegenüber der anorganischen Natur. Bei Driesch begegnet man erneut dem aristotelischen Ausdruck der Entelechie. Er verstand darunter einen nicht physikalischen, nicht räumlichen, teleologisch wirkenden Faktor, ohne den das Leben nicht erklärbar sei.

Wie sieht nun dieser Streit zwischen Mechanismus und Vitalismus heute aus? Tatsächlich erscheint der „Jahrtausendstreit" zwischen Mechanismus und Vitalismus heute als überholter Prinzipienstreit, als ein Scheinproblem. Hierfür lassen sich aus biomedizinischer Sicht folgende Gründe anführen: (i) Leben ist das Zusammenwirken von an sich leblosen Komponenten in einem System. Die Systemtheorie und mit ihr die systemtheoretisch orientierte Biologie können überzeugend nachweisen, dass Leben eine konkrete Systemerscheinung ist. An sich leblose Substanzen ermöglichen durch ihr Zusammenwirken die Realität Leben. (ii) Menschliches Leben ist eine umfassende und bislang die komplexeste Erscheinungsform des Lebens. Auf der einen Seite ist es ohne anorganische Natur und physikalische Mechanismen nicht möglich, auf der anderen Seite umfasst es die Realitäten von Psyche und Geist. So sind für eine hinreichende Definition des menschlichen Lebens Erkenntnisse von Natur- und Geisteswissenschaften zu berücksichtigen. Wenn man sich um Erkenntnisse von beiden bemüht, so führt kein Weg an der Tatsache vorbei, dass die Erklärung menschlichen Lebens ohne teleologische Vorstellungen nicht möglich ist. Menschliches Leben ist ohne zielorientiertes Handeln – im privaten wie im beruflichen Leben – gar nicht mehr denkbar. Die Menschen können nicht nur, sie müssen zielorientiert handeln und dabei versuchen, ihrem Leben einen Sinn zu geben. (iii) Auch der *Schichtenbau der realen Welt* entlarvt den Streit Mechanismus – Vitalismus (oder Materialismus – Idealismus) als Scheinproblem. Nicolai Hartmann[578] und Rupert Riedl[579] interpretieren die „menschliche Welt" als eine reale Einheit, die sich in aufeinander bezogene Schichten gliedern lässt. Der Zusammenhang der Schichten schließt Selbständigkeit oder Eigengesetzlichkeit einzelner Schichten nicht aus. Evolutionsforschung und Entwicklungsbiologie stützen sich auf chemische und physikalische Grundlagen. Verhaltensforschung und Human-Ethologie erstrecken sich weit in die Sozialgeschichte des Menschen hinein. Die Übergänge sind fließend. Es ist hier unangebracht und abwegig, von der Vorherrschaft eines Prinzips zu sprechen. In einer Schicht mögen mechanistische Vorstellungen als Erklärungsprinzip ausreichen, in einer anderen geht es nicht ohne „Zweckmäßigkeit". Im Bereich der menschlichen Kulturgeschichte können und dürfen teleologische Vorstellungen ebenso wenig fehlen wie bei der Erklärung des individuellen menschlichen Lebens.

578 Hartmann 1949.
579 Riedl, Rupert: *Biologie der Erkenntnis. Die stammesgeschichtlichen Grundlagen der Vernunft.* Parey: Berlin / Hamburg 1980.

11.5 Wechselbeziehungen zwischen Biomedizin, (Natur-)Philosophie und Ethik

Wechselbeziehungen zwischen Biomedizin und (Natur-)Philosophie stellen sich unvermeidbar und ausgeprägt in drei Bereichen ein, nämlich (i) in der Anthropologie mit Hinblick auf ethische Fragen, die Stellungnahmen zur Willensfreiheit, Verantwortung und Fairness, sowie zur psychophysischen Existenz des Menschen und zum menschlichen Geist voraussetzen und nur unter Berücksichtigung von natur- und geisteswissenschaftlichen Erkenntnissen einigermaßen zufriedenstellend beantwortet werden können, (ii) in der Erkenntnis- und Wissenschaftstheorie[580] und (iii) in einer Theorie von der *realen Welt.* Was Nicolai Hartmann als eine permanente und kontinuierliche Aufgabe ansah, die Herausarbeitung von angemessenen Prinzipien oder Kategorien für die vier Seinsbereiche seines Schemas und Schichten-Modells vom *„Aufbau der realen Welt“*, mag von Biomedizinern akzeptiert werden, wurde von Philosophen jedoch sehr bald kritisiert. Der Mensch sei nicht nur ein Teil dieser Welt, er stehe auch der Welt gegenüber als Erkennender, Wertender und Handelnder. Als Erkennender entwerfe er ein Bild von der Welt. Dabei trete er als erkennendes Subjekt der Welt als dem zu erkennenden Objekt gegenüber und sei so keinesfalls nur Objekt der Welt. Gerade dieser doppelte Aspekt wird von der von Rupert Riedl[581] und Konrad Lorenz[582] ausgearbeiteten evolutionären Erkenntnistheorie nicht anerkannt.

Dagegen haben sowohl Biologen wie auch Philosophen in der ersten Hälfte des 20. Jahrhunderts die Interpretation der Welt als persönliche Lebenserfahrung und als eine Grundbefindlichkeit des Menschen eingefordert. Der Pionier der theoretischen Biologie, Kybernetik und des radikalen Konstruktivismus, Jakob von Uexküll, hat in seinem 1909 veröffentlichten Werk über die *„Umwelt und Innenwelt der Tiere“* ausgeführt[583], wie je nach Art der vorhandenen Sinnesorgane ein Lebewesen nur einen bestimmten Ausschnitt der Außen-/Umwelt wahrnimmt. Ein Insekt mit seinen fein differenzierenden Geruchsorganen lebt in einer „Riechwelt“, ein Vogel mit seinen scharfen Augen in einer „Sehwelt“. An diese und andere Untersuchungen wird man beim Begriff der Lebenswelt erinnert, der vom Begründer der Phänomenologie Edmund Husserl eingeführt wurde[584] und die Welt als Summe der persönlichen Lebenserfahrungen begreift. Stark vereinfachend lassen sich seine Einsichten folgendermaßen zusammenfassen: (i) Im bewussten Leben des Menschen ist sein Denken und Handeln stets auf Einzelnes (z.B. konkrete Gegenstände, einzelne Personen) oder Allgemeines (z.B. Stadt, Auto) gerichtet, nicht jedoch auf „die Welt“

580 Müller 2016, S. 113–167.
581 Riedl, Rupert: *Evolution und Erkenntnis.* Piper: München 1982.
582 Lorenz, Konrad: *Die acht Todsünden der zivilisierten Menschheit.* Piper: München 1973.
583 Von Uexküll, Jakob: *Umwelt und Innenwelt der Tiere.* Springer: Berlin 1909.
584 Husserl, Edmund: *Arbeit an den Phänomenen. Ausgewählte Schriften.* S. Fischer: Frankfurt a.M. 1993, S. 150–223.

als Ganzes. (ii) Die „Welt“ ist also nicht Gegenstand des Bewusstseins, sondern der Horizont aller wirklichen und möglichen erfahrbaren Dinge. (iii) Jeder Mensch hat „seine Welt“ und zwar nicht nur als den Bereich des für ihn Wahrnehmbaren, sondern als Inbegriff all dessen, was für ihn den Rahmen seiner persönlichen Lebenserfahrung ausmacht. Der Begründer der Existenzialphilosophie Martin Heidegger sah in Fortführung der Phänomenologie das *„In-der-Welt-Sein“* eine Grundbefindlichkeit des Menschen. Heidegger geht es in seinem Hauptwerk *Sein und Zeit* um die besonderen Merkmale des menschlichen Seins[585]. Die Seinsart des Menschen ist „Dasein“. *„Dasein ist die Seinsverfassung des Seienden, das existiert.“* Bei der Analyse des menschlichen „Daseins“ sieht das Verhältnis Mensch-Welt nach Martin Heidegger folgendermaßen aus: Eine Vorstellung oder ein Bewusstsein von der Welt zu haben, setzt ein *„In-der-Welt-Sein“* voraus. Dieses bedeutet, ständig bedroht zu sein. Die Bedrohung liegt nicht in bestimmten Ereignissen oder Gefahren, sondern in der Freiheit, sich in jeglicher Situation so oder anders, versagend oder sich bewährend zu entscheiden. Freiheit ist also ein *„Sich-schon-immer-vorweg-Sein“* im Entwurf der Möglichkeiten dessen, was man sein und demgemäß tun kann. Die Existenz des Menschen ist im Kern ein *„Außer-sich-Sein“*, ein auf die *„Zukunft-Angelegtes“*, für die Zukunft *„Sich-Bestimmendes“*. Das *„Außer-sich-Sein“*, *„Sich-vorweg-Sein“* bezeichnete Heidegger als die Transzendenz des „Daseins“. Wohin transzendiert es? Zur Welt! Welt ist also nicht ein System von Relationen des Seienden gemäß Nicolai Hartmann, auch nicht die Summe wirklicher und möglicher Lebenserfahrungen gemäß Edmund Husserl, sondern als Grundbefindlichkeit des *„In-der-Welt-Seins“* ein Wesensmerkmal des Menschen. Welt ist das, „worin“ sich der Mensch in seinem „Dasein“ schon immer befindet.

11.5.1 Die (natur-)philosophische Fundierung der Biomedizin

Immer dann, wenn etwas als „letzter Grund“ bezeichnet wird, nimmt man eine Grundhaltung ein und bekennt sich zu einem „Grund“. Dass dieser „letzte Grund“ als „philosophisch“ bezeichnet wird, ist traditionsbedingt. Das griechische Wort Philosoph (= Freund der Weisheit) ist ursprünglich nichts anderes als eine allgemeine Bezeichnung für einen forschenden Menschen, der nach der letzten zugrundeliegenden Wahrheit und klarer Erkenntnis strebt. Die nach der Überlieferung ersten Philosophen der Antike waren die ionischen Naturphilosophen. Diese stellten vier Grundelemente fest (Feuer, Wasser, Erde und Luft), erforschten den Stoff und seine materielle Struktur, sowie das Verhältnis von Stoff und Kraft. Bereits in der Antike wurden mit neuen naturwissenschaftlichen Erkenntnissen neue naturphilosophische Theorien entwickelt, wie Atomismus, Mechanismus und Vitalismus. Diese erfuhren im Übergang des 19. auf das 20. Jahrhundert im naturwissenschaftlichen Materialismus, im Neo-Vitalismus und in der Lebensphilosophie ihre Renaissance. Aus den Erkenntnissen des französischen Naturforschers Jean-Baptiste de Lamarck

585 Heidegger, Martin: *Sein und Zeit*. Niemeyer: Tübingen 2006.

entwickelte sich der „Lamarckismus", der ebenso wie der Darwinismus (als Neo-Darwinismus) im Neo-Lamarckismus seine Weiterbildung erfährt. Nachfolgend wurden Ergebnisse aus der Evolutionsforschung und -theorie in eine evolutionäre Erkenntnis- und Wissenschaftstheorie eingearbeitet.

Der allgemeinste und umfassendste Ausdruck für die philosophische Fundierung der Biomedizin ist der Begriff „Naturalismus". Der philosophische Naturalismus betrachtet die Natur als die letzte und einzige Wirklichkeit. Alle Dinge der dem Menschen zugänglichen Welt, also auch der menschliche Geist und alle geistigen und kulturellen Schöpfungen, sind Bestandteile der einzigen Wirklichkeit Natur. Wenn die Natur auch verschieden interpretiert wird – kausal-mechanistisch, teleologisch, materialistisch, lebensphilosophisch oder evolutionistisch –, der letzte Grund ist immer die Natur. So werden vom Naturalismus alle transzendenten Vorstellungen abgelehnt, die „über die Natur hinaus" nach „allerletzten Gründen" fragen und suchen. Schon Immanuel Kant verstand unter Naturalismus die Ableitung alles Geschehens aus Naturtatsachen.

11.5.2 Die (natur-)philosophische Fundierung der Ethik

Aus der Sicht des Ethologen Konrad Lorenz richtet sich das soziale Verhalten des Menschen keineswegs nur nach dem Verstand und nach der kulturellen Tradition[586], denn es gehorcht *„immer noch allen jenen Gesetzlichkeiten, die in allem phylogenetisch entstandenen instinktiven Verhalten obwalten"*. Am bedenklichsten dabei ist das Ausmaß des Aggressionstriebes und die während der Jahrhunderte entwickelten und verfeinerten technischen Möglichkeiten, um diesem freien Lauf zu lassen. Lorenz hält deshalb eine verantwortliche Moral für unerlässlich, der es gelingt, die evolutionär bedingte Ausstattung des Menschen mit Instinkten an die Forderungen des Kulturlebens anzupassen, so dass sie mit ihnen eine funktionelle Systemganzheit bildet. Aus der Sicht des Kulturphilosophen Arnold J. Toynbee ist die Menschheitsgeschichte in drei Kulturgenerationen einzuteilen, wobei die Kulturen der zweiten und dritten Generation durch die großen Weltreligionen mit einander verbunden seien, z.B. die Antike und das Abendland durch das Christentum[587]. Townbee machte auf die große Bedeutung der Religionen im Leben der Völker und Kulturen aufmerksam. Religionen bestimmten vor allem durch sittliche Gebote das Leben der Menschen. Diese Gebote seien nicht aus der natürlichen Evolution abzuleiten, sie müssten vor dem Hintergrund der Offenbarungen durch die großen Religionsstifter gesehen werden.

Der Hinweis auf diese beiden Möglichkeiten, die Weltgeschichte zu betrachten, auf der einen Seite eine biomedizinisch-naturwissenschaftliche und auf der anderen Seite eine kulturgeschichtlich-philosophische, soll die Notwendigkeit verdeutlichen, die natürliche und die geistig-kulturelle Entwicklung des Menschen gemeinsam zu

586 Lorenz 1973.
587 Toynbee 1986.

sehen. Wollen sich die westlichen Zivilisationen am eigenen Schopf aus dem gegenwärtigen „Krisen-Sumpf" herausziehen, müssen sie sich der zugegeben schwierigen Aufgabe unterziehen, ein in sich stimmiges Gesamtbild des Menschen zu zeichnen. Dabei ist durchaus Skepsis angebracht, denn es bleibt ein gewisses Maß an Irrationalität im Wesen des Menschen, auf das Konrad Lorenz hinwies, wenn er von den der menschlichen Vernunft nur mittelbar zugänglichen Schichten des Unterbewusstseins spricht, in denen *„das Instinktive und das Erlernte eine hochkomplizierte Organisation bilden"*[588].

11.5.3 Gemeinsamkeiten und Grenzen von Biomedizin und (Natur-)Philosophie

Aus obigen Ausführungen lassen sich die folgenden Gemeinsamkeiten von Biomedizin, Philosophie und Ethik zusammenfassen: (i) Die gemeinsame theoretische Grundhaltung, die sich in einem beständigen Fragen und Suchen manifestiert. Nicht auf das womöglich umfangreichste Wissen kommt es in erster Linie an, sondern auf das ständige Sich-Bemühen um bessere und tiefere Einsichten. (ii) Die Berücksichtigung jeder zur Erkenntnisgewinnung nützlichen Methode, denn die Beschränkung auf eine Methode oder eine Ursache muss der Vergangenheit angehören. Sicherlich gibt es für jede Wissenschaft auch heute noch spezifische Methoden und Denkweisen. In allen empirischen Wissenschaften spielt die induktive Methode zwar eine bedeutende Rolle, doch kommt in ihnen auch deduktives, abduktives, analytisches, synthetisches und geschichtliches Denken vor. Der Einsatz einer jeden Methode ist gerechtfertigt, wenn sie zu neuen Einsichten führt. (iii) Das gemeinsame Ziel des „die Wahrheit-Erkennens" oder des „Ihr-so-nahe-wie-möglich-Kommens". Seit den ersten Tagen der abendländischen Philosophie hat sich an diesem Ziel nichts geändert. Die Meinung Sir Karl Poppers, dass die Pflicht für den Wissenschaftler darin bestehe, der Wahrheit zu dienen, denn sie stehe über jeder menschlichen Autorität[589], gilt nicht nur für jede kritische Wissenschaft, sondern auch für jede kritische Philosophie. (iv) Das Bemühen um fächerübergreifende Einsichten und Gesamterkenntnisse, wie es sich etwa bei den Wissenschaftlern Hermann von Helmholtz, Ludwig Fleck, Humberto Maturana, Kurt Ludewig[590] und anderen manifestiert hat, die nicht bei „ihren" Wissenschaften verharren, sondern versuchen, zu fächerübergreifenden Einsichten zu gelangen. Hier sind die Grenzen zwischen fachspezifischen und philosophischen Betrachtungen kaum noch festzulegen. Andererseits sieht man bei Philosophen wie Hans Jonas, Edmund Husserl, Max Scheler, Nicolai Hartmann und anderen, dass es unmöglich geworden ist, ein Gesamtbild vom Menschen oder von der menschlichen Welt zu entwerfen, ohne grundlegende Erkenntnisse

588 Lorenz 1973.

589 Popper, Karl R.: „Die Zielsetzung der Erfahrungswissenschaft". In: Albert H. (Hrsg.): *Theorie und Realität.* Tübingen 1964, S. 85.

590 Müller 2016, S. 123–180.

zuständiger empirischer Wissenschaften hinreichend zu berücksichtigen. (v) Das gemeinsame Bewusstsein, dass die „ganze Wahrheit“ nicht zu erforschen und nicht zu erfahren ist. Nicht nur Wissenschaft und Philosophie, alles menschliche Denken hätte ein Ende gefunden, wenn es jemals gelänge, die ganze oder die letzte Wahrheit zu entdecken.

Bei der fünften Gemeinsamkeit von Biomedizin und Philosophie stößt man auf eine gemeinsame unüberwindliche Grenze für den denkenden Menschen, die in der persönlichen und zeitgeschichtlichen Beschränktheit besteht. Auch wenn man sich immer um „letzte“ und „endgültige“ Wahrheiten bemüht hat, entgeht man nicht der Kritik durch die Außen-, Um- und Nachwelt. Persönliche und zeitbedingte Grenzen werden bald erkannt, und die menschlichen „endgültigen“ Erkenntnisse erhalten ihre relative, also eingeschränkte Gültigkeit. Dies gilt für alle Prognosen. Man messe die Zukunftsbilder großer Denker, wie Friedrich Hegel oder Karl Marx an den Wirklichkeiten, die später eingetreten sind, um sofort zu erkennen, dass selbst hochbegabte Menschen nur bedingte und beschränkte Ausblicke in die nahe Zukunft haben. Die Welt geht stets ihre eigenen Wege, und als genial bezeichnete Menschen haben sich stets erwiesen und werden sich auch in Zukunft als „Kinder ihrer Zeit“ erweisen.

Blickt man Ende des Jahres 2016 in die Zukunft, so ist es bei der rasanten globalen Entwicklung praktisch unmöglich, Vorhersagen für das Jahr 2020 zu treffen. Aus der gegenwärtigen Entwicklung lassen sich für regionale Kriege und weltweite Katastrophen ebenso viele Vermutungen und Rechtfertigungen anstellen wie für friedliche und kontinuierliche Weiterentwicklungen und Verbesserungen. Kein denkender Mensch kann übersehen, dass er trotz aller Wissenschaft und Klugheit ein äußerst beschränktes Wesen ist, das auch unter Einsatz aller Kräfte die persönlichen und zeitgeschichtlichen Grenzen nicht überwinden kann.

11.5.4 Die Rätselhaftigkeit des menschlichen Lebens und Handelns

Die Biomedizin und die Lebenswissenschaften haben es mit den Strukturen und Mechanismen des Lebendigen und den Vorgängen und Funktionen des Lebens zu tun. Als typische Merkmale oder Kennzeichen, die alle Lebewesen miteinander verbinden, nennt sie die chemische Zusammensetzung, den zellulären Bau, den Stoff- und Energiewechsel, die Bewegung, die Reizbarkeit, die Regulationsfähigkeit, die Fortpflanzung, die Vererbung, die ontogenetische und phylogenetische Entwicklung, die Individualität (erster und zweiter Ordnung), überindividuelle Lebenseinheiten und Lebensgemeinschaften, die Beteiligung an der Biosphäre. Leben kann auch in einem hierarchischen Aufbau dargestellt werden, beginnend mit den Elementarteilchen der Materie über Atome, Moleküle, Makromoleküle und Zellorganellen hin zu Zellen, Geweben, Organen, Organsystemen und vielzelligen Organismen, die sich letztlich in lokalen Populationen und Gemeinschaften als „globale Art“ und als „Gesamtorganismus“ der Biosphäre organisieren. Gemäß der Systemtheorie[591] ist Leben nicht die Summe der oben genannten Merkmale, sondern eine Systemerscheinung, die darauf beruht, dass die zugrundeliegenden Komponenten als ein komplexes System die Realität Leben ergeben.

Während die Biomedizin – nur „real“ nachweisbare – Lebensvorgänge, -erscheinungen und -strukturen erklärt, also rational nachvollziehbar und einsichtig zu machen versucht, erfuhr der Begriff Leben in der Philosophie entweder eine metaphysische Bewertung (z.B. in der Lebensphilosophie) oder eine exklusive Erklärung (z.B. Mechanismus *vs.* Vitalismus). Dies zeigt sich etwa in der Erklärung und Bewertung des Lebens durch den französischen Molekularbiologen Jacques Monod. In seinem Werk *Zufall und Notwendigkeit* stellte er die These auf, dass die Evolution des Lebens durch Mutation und Selektion vollständig erklärbar sei, wobei Mutationen als zufällige Störungen des an sich konservativen Erhaltungs- und Fortpflanzungsprozesses aufzufassen seien. Die Entstehung des Lebens sei demnach einem einzigen unwahrscheinlichen Zufall zuzuschreiben[592]. Von der Notwendigkeit eines Vorganges oder eines Prozesses wird gesprochen, wenn dieser durch bekannte Ursachen zwangsläufig hervorgerufen wird. Ist ein Zustand oder Prozess einmalig oder selten und nicht hinreichend erklärbar, wird gerne von Zufall gesprochen. Man kann also mit Jacques Monod von der Notwendigkeit der Lebensentwicklung sprechen, soweit die zugrunde liegenden Ursachen, also Mutation und Selektion, hinreichend bekannt sind. Zufällig sei die Entwicklung, weil man nicht in der Lage ist, den Typ und Zeitpunkt der auftretenden Mutationen kausalgesetzlich zu bestimmen.

Wird der ethische Aspekt des Lebens – weitgehend – auf den Menschen beschränkt, kann Leben als der höchste menschliche Wert gelten. In den sogenannten Grundrechten wird das Recht auf Leben und dessen Unversehrtheit anerkannt. Der Staat unterliegt der sittlichen Pflicht, das Leben seiner Bürger zu schützen. Auch in der Religion bleibt „wirkliches“ Leben weitgehend dem Menschen vorbehalten, wodurch das menschliche Leben seine Transzendierung und „Absolut-Setzung“ erfährt. Nach christlicher Vorstellung hat nur das Lebewesen Mensch eine Seele oder einen Geist und dadurch die Möglichkeit, an einem „ewigen Leben“ im „Jenseits“ teil zu haben. Das ethische und religiöse Verständnis des Lebens macht damit auf die Sonderstellung des menschlichen Lebens aufmerksam. Seine Einmaligkeit besteht darin, dass es ein sich bewusst werdendes und wertvoll zu gestaltendes Leben ist. Es versteht sich nicht von selbst, sondern es muss geistig und sittlich gemeistert werden. Wie auch immer der Begriff geistig definiert werden mag, Geist bedeutet in jedem Falle, ein Bewusstsein von sich und der Welt zu haben. Dieses Bewusstsein vom eigenen Leben ist schon erstaunlich genug[593]:

591 Müller 2016, S. 153–156.

592 Monod, Jacques: *Zufall und Notwendigkeit.* dtv: München 1975.

593 Einstein, Albert: *Mein Weltbild. Reflexionen über die Welt.* Ullstein: Berlin 1955.

> Wie merkwürdig ist die Situation von uns Erdenkindern! Für einen kurzen Besuch ist jeder da. Er weiß nicht wofür, aber manchmal glaubt er, es zu fühlen. Vom Standpunkt des täglichen Lebens ohne tiefere Reflexion weiß man aber: man ist da für die anderen Menschen; zunächst für diejenigen, von deren Lächeln und Wohlsein das eigene Glück völlig abhängig ist, dann aber auch für die vielen Ungekannten, mit deren Schicksal uns ein Band des Mitfühlens verknüpft.

Gerade diese Selbsterkenntnis bringt den Menschen zur Einsicht, dass er zum Handeln gezwungen ist. Menschliches Leben ergibt sich nicht von selbst, es <u>muss</u> gestaltet werden, wenn es seinen besonderen Sinn und Wert erhalten soll. Als handelndes Wesen ist der Mensch ein Kultur- und Naturschöpfer und somit das einzige Lebewesen, das sich selbst und seine Außen-/Umwelt realisieren oder materialisieren muss und zwar unter strikter Berücksichtigung von Verantwortung, Fairness und Gerechtigkeit.

12. Literaturverzeichnis

Achenbach, Joel: "Why do many reasonable people doubt science?" *National Geographic Magazine* March 2015.

Aigner, Ilse: „Ich will den Menschen nicht vorschreiben, was sie essen sollen". Interview in der BILD-Zeitung vom 16.01.2012. Homepage des Bundesministeriums für Ernährung, Landwirtschaft und Verbraucherschutz 2012.

Alber, Katrin / Kliemt, Hartmut / Nagel, Eckhard: „Selbstverantwortung als Kriterium kaum operationalisierbar". *Deutsches Ärzteblatt* 106, 2009, S. A1361-A1363.

Alemanno, Alberto / Carreno, Ignacio: "Fat taxes in the EU between fiscal austerity and the fight against obesity". *European Journal of Risk Regulation* 4, 2011, S. 571–576.

Anders, Günther: *Die Antiquiertheit des Menschen. 1. Über die Seele im Zeitalter der zweiten industriellen Revolution.* C.H. Beck: München 1994.

Anderson, Elizabeth S.: "What is the point of equality?" *Ethics* 109, 1999.

Aprahamian, Francis / Swann, Brends: *J.D. Bernal – A life in science and politics.* Verso: London / New York 1999.

Aristoteles: *Zur Methode der Naturforschung in Aristoteles Hauptwerk.* Kohlhammer: Stuttgart 1934.

Arneson, Richard J.: "Equality and equal opportunity of welfare". *Philosophical Studies* 56, 1989, S. 159–194.

Arrow, Kenneth J.: "Some ordinalist-utilitarian notes on Rawls's theory of justice". *Journal of Philosophy* 20, 1973, S. 245–263.

Bacon, Francis: "The new atlantis". In: Spedding J. / Ellis R.L. / Heath D.D. (Hrsg.): *The worlds of Francis Bacon.* Houghton Mifflin: Boston 1900.

Bacon, Francis: "Magnalia Naturae". In: Spedding J. / Ellis R.L. / Heath D.D. (Hrsg.): *The worlds of Francis Bacon.* Houghton Mifflin: Boston 1900, Vol. 5.

Bambra, Clare / Fox, Debbie / Scott-Samuel, Alex: "Towards a politics of health". *Health Promotion International* 20, 2005, S. 187–193.

Bammé, Arno: Erkenntnis durch Handeln: John Deweys Erneuerung der Philosophie. In: Lengersdorf, D. / Wieser, M. (Hrsg.): *Schlüsselwerke der Science & Technology Studies.* Springer VS: Wiesbaden 2014.

Barad, Karen: *Agentieller Realismus. Über die Bedeutung materiell-diskursiver Praktiken.* Suhrkamp: Frankfurt a.M. 2012.

Barad, Karen: *Meeting the universe halfway – Quantum physics and the entanglement of matter and meaning.* Duke University Press: Durham / London 2007.

Beall, Reed / Kuhn, Randall: "Trends in compulsory licensing of pharmaceuticals since the Doha Declaration: A database analysis". *PloS Medicine* 9, 2012, e1001154.

Beaulieu, Anne: "Voxels in the brain: neuroscience, informatics and changing notions of objectivity. *Soc. Stud. Sci.* 31, 2001, S. 635–680.

Beck, Ulrich: *Risikogesellschaft – Auf dem Weg in eine andere Moderne*. Suhrkamp: Berlin 2015.

Beck, Stefan / Niewöhner, Jörg / Sorensen, Estrid (Hrsg.): *Science and technology studies – Eine sozialanthropologische Einführung*. transcript: Bielefeld 2012.

Benatar, Solly R. / Gill, Stephen / Bakker, Isabelle: "Making progress in global health: The need for new paradigms". *International Affairs* 85, 2009, S. 347–371.

Benjamin, Walter: „Über den Begriff der Geschichte – These IX". In: Tiedemann R. / Schweppenhäuser H. (Hrsg.): *Gesammelte Schriften* (Band I.2: Abhandlungen). Suhrkamp: Frankfurt a.M. 1980.

Bergdolt, Klaus: *Leib und Seele. Eine Kulturgeschichte des gesunden Lebens*. C. H. Beck: München 1999.

Bernal, John Desmond: *The social function of science*. Routledge: London 1939.

Bernal, John Desmond: *The world, the flesh & the devil*. Indiana University Press: Bloomington / London 1929.

Binkert, Franz / Mutter, Michael / Schinzel, Albert: "Impact of prenatal diagnosis on the prevalence of live births with down syndrome in the eastern half of Switzerland 1980–1996". *Swiss Medical Weekly* 132, 2002, S. 478–484.

Birn, Anne-Emanuelle: "Making it politic(al): closing the gap in a generation: health equity through action on the social determinants of health". *Social Medicine* 4, 2009, S. 166–182.

Birnbacher, Dieter: „Wie gerecht ist das deutsche System der Gesundheitsversorgung?" In: Brudermüller G. / Seelmann K. (Hrsg.): *Zweiklassenmedizin?* Königshausen & Neumann: Würzburg 2012.

Bloch, Ernest: *Das Prinzip Hoffnung*. Suhrkamp: Berlin 2013.

Blumenberg, Hans: *Beschreibung des Menschen*. Aus dem Nachlass: Sommer M. (Hrsg.) Suhrkamp: Frankfurt a.M. 2006.

Borck, Cornelius: „Anatomien menschlicher Erkenntnis. Der Aktionsradius der Medizin zwischen Vermittlungskrise und Biopolitik". In: Borck C. (Hrgs.): *Anatomien menschlichen Wissens. Medizin, Macht, Moleküle*. S. Fischer: Frankfurt a. M. 1996.

Borck, Cornelius. *Medizinphilosophie zur Einführung*. Junius: Hamburg 2016.

Bostrom, Nick: "A history of transhumanist thought". *Journal of Evolution and Technology* 14, 2005, S. 1–25.

Bostrom, Nick: "Dignity und Enhancement", In: Human dignity and bioethics: Essays commissioned by the president's council on bioethics. President's Council on Bioethics: Washington DC 2008.

Bostrom, Nick: "Existential risks: Analyzing human extinction scenarios and related hazards". *Journal of Evolution and Technology* 9, 2002, S. 15–22.

Bostrom, Nick: „Human genetic enhancements: A transhumanist perspective". *Journal of Value Inquiry* 37 (4), 2001, S. 493–506.

Bostrom, Nick: "The Transhumanist FAQ. A General Introduction". In: Mercer D. / Maher D.F. (Hrsg.): *Transhumanism and the* body. Springer: Heidelberg / Berlin / New York 2014.

Bostrom, Nick: *Transhumanist values 2001.* Available online: http://www.nick-bostrom.com/tra/values.html

Bostrom, Nick / Roache, Rebecca: *Ethical issues in human enhancement.* Available online: http://www.tinyurl.com/ethenh. 2007.

Böcker, Werner: *Pathologie.* Elsevier, Urban & Fischer: München 2008.

Bradley, E.H. / Elkins, B.R. / Herrin, J. et al.: "Health and social services expenditures: Associations with health outcomes". *British Medical Journal of Qualitative Safety* 20, 2011, S. 826–831.

Brock, Dan W.: "Shaping future children: Parental rights and societal interests". *The Journal of Political Philosophy* 13 (4), 2005, S. 380.

Brown, Andrew: *J.D. Bernal. The sage of science.* Oxford University Press: Oxford 2007.

Brown, Theodore M. / Cueto, Marcus / Fee, Elisabeth: "The World Health Organization and the transition from 'international' to 'global' public health". *American Journal of Public Health* 96, 2006, S. 62–72.

Brunnett, Regina: *Die Hegemonie symbolischer Gesundheit – Eine Studie zum Mehrwert von Gesundheit im Postfordismus.* transcript: Bielefeld 2009.

Buchanan, Allen / Brock, Dan W. / Daniels, Norman / Wikler, Daniel: *From chance to choice: Genetics and justice.* Cambridge University Press: Cambridge 2001.

Buddha: *Reden des Buddha.* Reclam: Stuttgart 1993.

Buyx, Alena M.: „Eigenverantwortung als Verteilungskriterium im Gesundheitswesen: Theoretische Grundlagen und praktische Umsetzung". *Ethik in der Medizin* 17, 2005, S. 269–283.

Buyx, Alena M.: „Personal responsibility for health as a rationing criterion: why we don't like it and why may be we should". *Journal of Medical Ethics* 31, 2008, S. 476–480.

Calabresi, Guido: *Reflections on medical experimentation in humans.* George Braziller: New York 1969.

Callon, Michel / Latour, Bruno: „Die große Demontage des großen Leviathans. Wie Akteure die Makrostruktur der Realität bestimmen und Soziologen ihnen dabei helfen". In: Bellinger A. / Krieger D.J. (Hrsg.) *ANThology. Ein einführendes Handbuch zur Akteur-Netzwerk Theorie.* transcript: Bielefeld 2006.

Campa, Ricardo: *Italian transhumanist manifesto.* Available online: http://ieet.org/index.php/IEET/more/2520.

Canguilhem, Georges: *Das Normale und das Pathologische.* C.H. Beck: München 1974.

Cappelen, Alexander W. / Norheim, Ole F.: "Responsibility, fairness and rationing in health". *Health Policy* 76, 2006, S. 312–319.

Cappelen, Alexander W. / Norheim, Ole F.: "Responsibility in health care: a liberal egalitarian approach". *Journal of Medical Ethics* 31, 2005.

Carrera, C. / Azrack, A. / Begkoyian, G. et al.: "The comparative cost-effectiveness of an equity-focused approach to child survival, health, and nutrition: a modeling approach". *Lancet* 380, 2012.

Chadwick, Ruth: "Therapy, enhancement and improvement". In: Gordijn B. / Chadwick R. (Hrsg.): *Medical enhancement and posthumanity.* Springer: New York 2008.

Charness, Garry / Gneezy, Uri: "Incentives to exercise". *Econometrica* 77, 2009.

Childs, Barton: *Genetic medicine: A logic of disease.* Johns Hopkins University Press: Baltimore 1999.

Clark, Andy: *Natural-born cyborgs: Minds, technologies, and the future of human intelligence.* Oxford University Press: Oxford / New York 2003.

Clark, Andy: *Supersizing the mind.* Oxford University Press: Oxford / New York 2008.

Clark, Andy / Chalmers, David J.: "The extended mind". *Analysis* 58 (1), 1998, S. 7–19.

Clement, R.G.E. / Bugler, K.E. / Oliver, C.W.: „Bionic prosthetic hands: A review of present technology and future aspirations". *The Surgeon* 9 (6), 2011, S. 336–340.

Clynes, Manfred E. / Kline, Nathan S.: „Cyborgs and space". *Astronautics* 5 (9), 1960, S. 26.

Cohen, Gerald A.: "On the currency of egalitarian justice". *Ethics* 99, 1989.

Collins, Francis S. / Varmus, Harold: "A new initiative on precision medicine". *New Engl. J. Med.* 372, 2015.

Conklin, Edwin G.: Brief von Conklin and Huxley vom 20. April 1917, zitiert nach JSH Papers, General Correspondence, Box 5, 1917.

Conklin, Edwin G.: *The direction of human evolution.* Charles Scribner's Sons: New York 1922.

Cordain, Loren / Eaton, Boyd S. / Sebastian, Anthony / Mann, Neil / Lindeberg, Staffan / Watkins, Bruce A. / O'Keefe, James H. / Brand-Miller, Janette: "Origins and evolution of the Western diet: health implications for the 21st century1'2". *Am. J. Clin. Nutr.* 81, 2005, S. 341–354.

Costa-Font, Joan / Gil, Joan: "What lies behind socio-economic inequalities in obesity in Spain? A decomposition approach". *Food Policy* 33, 2008, S. 61–73.

Cutler, David M. / Glaeser, Edward L. / Shapiro, Jesse M.: "Why have American become more obese?" *Journal of Economic Perspectives* 17, 2003, S. 93–118.

Daniels, Norman: *Just health. Meeting health needs fairly.* Cambridge University Press: New York 2008.

Daniels, Norman / Kennedy, Bruce / Kawachi, Ichiro: *Is inequality bad for our health?* Boston University Press: Boston (Mass.) 2000.

Daniels, Norman / Sabin, James: *Setting limits fairly: Can we learn to share medical resources?* Oxford University Press: Oxford 2002.

Dees, Richard H.: "Better brains, better selves? The ethics of neuroenhancements". *Kennedy Institute of Ethics Journal* 17 (4), 2007, S. 377.

De Grey, Aubrey/ Rae, Michael: *Niemals alt!: So lässt sich das Altern umkehren. Fortschritte der Verjüngungsforschung.* transcript: Bielefeld 2010.

Deleuze, Gilles / Parnet, Claire: *Dialoge.* Suhrkamp: Frankfurt a.M. 1980.

De Schutter, Olivier: UN-General Assembly: Report submitted by the special rapporteur on the right to food (A/HRC/19/59) vom 26.12.2011. Homepage 2011.

Dewey, John: *Die Suche nach Gewissheit. Eine Untersuchung des Verhältnisses von Erkenntnis und Handeln.* Suhrkamp: Frankfurt a.M. 2001.

Dewey, John: *Erfahrung, Erkenntnis und Wert.* Suhrkamp: Frankfurt a.M. 2004.

Dias, Pedro R. / Jones, Andrew M.: "Giving equality of opportunity a fair innings". *Health Economics* 16, 2007, S. 109–112.

Diederich, Adele / Jones, Andrew M.: „Zur Akzeptanz von Eigenverantwortung als Posteriorisierungskriterium". *Bundesgesundheitsblatt* 53, 2010, S. 896–902.

Dilthey, Wilhelm: *Die Philosophie des Lebens. Eine Auswahl aus seinen Schriften.* Matrix: Stuttgart 1961.

Driesch, Hans: *Philosophie des Organischen.* Quelle & Meyer: Leipzig 1928.

Dworkin, Ronald: "What is equality? Part 2": Equality of resources: *Philosophy and Public Affairs* 10, 1981, S. 283–345.

Einstein, Albert: *Mein Weltbild. Reflexionen über die Welt.* Ullstein: Berlin 1955.

Einstein, Albert: In: Calaprice A. (Hrsg.): *Einstein sagt. Zitate, Einfälle, Gedanken.* Piper: München 2004.

Engelhardt, Dietrich von: „Der Gesundheitsbegriff im Wandel der Geschichte". *Widerspruch. Münchner Zeitschrift für Philosophie* 42, 2004, S. 25–36.

European Commission and European Parliament Eurobarometer 73.1: The European Parliament, Biotechnology, and Science and Technology January-February 2010, Cologne, Germany: GESIS/Ann Arbor (MI): Inter-university Consortium for Political and Social Research. ICPSR31483-v1, 2014.

Faltermaier, Toni: *Gesundheitsbewusstsein und Gesundheitshandeln. Über den Umgang mit Gesundheit im Alltag.* Beltz: Weinheim 1994, S. 11.

Feiring, Eli: "Lifestyle, responsibility and justice". *Journal of Medical Ethics* 34, 2008, S. 33–36.

Feyerabend, Paul K.: *Wider den Methodenzwang*. Suhrkamp: Frankfurt a.M. 1986.

Finnemore, Martha / Sikkink, Kathyryn: "International norm dynamics and political change". *International Organisations* 52, 1998, S. 887–917.

Fleurbaey, Marc: "Equality and responsibility". *European Economic Review* 39, 1995, S. 683–689.

Foucault, Michel: *Die Geburt der Sozialmedizin*. Suhrkamp: Frankfurt a.M. 2003.

Foucault, Michel: *Die Geburt der Klinik. Eine Archäologie des ärztlichen Blicks*. S. Fischer: München 1973 / 1993.

Foucault, Michel: *Der Wille zum Wissen. Sexualität und Wahrheit 1*. Suhrkamp: Frankfurt a.M. 1977.

Foucault, Michel: *Geschichte der Gouvernementalität 2, Die Geburt der Biopolitik. Vorlesung am Collége de France 1978–1979*. Suhrkamp: Frankfurt a.M. 2004.

Foucault, Michel: „Technologien des Selbst". In: Luther H.M. / Gutman H. / Hutton P.H. (Hrsg.): *Technologien des Selbst*. S. Fischer: Frankfurt a.M. 1993.

Franke, Alexa: *Modelle von Gesundheit und Krankheit*. Hans Huber Hogrefe AG: Bern 2006.

Frenk, Julio / Moon, Sueri: "Governance challenges in global health". *New England Journal of Medicine* 368, 2013, S. 936–942.

Freud, Sigmund: *Über Psychoanalyse. Fünf Vorlesungen gehalten zur 20-jährigen Gründungsfeier der Clark University in Worcester (Mass.) September 1909*. Franz Deuticke: Leipzig / Wien 1924.

Frisch, Max: *Tagebuch 1946–1949*. Suhrkamp: Frankfurt a.M. 1950.

Fuchs, Christoph: „Prioritäten setzen: Gerechte Leistungsverteilung muss offen diskutiert werden". *Deutsches Ärzteblatt* 108, 2011, S. A1356-A1359.

Fukuda-Parr, Sakiko / Hulme, David: *International norm dynamics and the end of poverty: Understanding the Millenium Development Goals (MDGs)*. Brooks World Poverty Institute University Manchester: Manchester 2009.

Garrod, Archibald E.: *Inborn errors of metabolism*. Henry Frowde and Holder & Stoughton: London 1909.

Garrod, Archibald E.: "The incidence of alkaptonuria: a study in chemical individuality". Lancet ii, 1902.

Garrod, Archibald E.: *The inborn factors in disease: An essay*. Oxford University Press: Oxford 1931.

Gaertner, Wulff / Schokkaert, Ernest: *Empirical social choice: Questionaire-experimental studies on distributive justice*. Cambridge University Press: Cambridge (Mass.) 2011.

Garz, Detlev: *Lawrence Kohlberg zur Einführung*. Junius: Hamburg 1996.

Gauchat, Gordon: "Politicization of science in the public sphere: A study of public trust in the United States, 1974–2010." *Am. Sociol. Rev.* 77, 2012, S. 167–187.

Geer, Eliza B. / Shen, Wei: "Gender differences in insulin resistance, body composition, and energy balance". *Gend. Med.* 6(Suppl. 1), 2009, S. 60–75.

Gellner, Ernest: *Words and things, a critical account of linguistic philosophy and a study in ideology.* Beacon: Boston 1959.

Genetic Home Reference: "Help me understand genetics Precision Medicine" (November 1, 2016) https://ghr.nlm.nih.gov/.

Gesang, Bernward: *Die Perfektionierung des Menschen.* de Gruyter: Berlin / New York 2007.

Gestrich, Andreas / Krause, Jens U. / Mitterauer, Michael: *Geschichte der Familie.* Kröner: Stuttgart 2003.

Gilligan, Carol: *Die andere Stimme.* Piper: München 1984.

Glannon, Walter: *Bioethics and the brain.* Oxford University Press: Oxford / New York 2007.

Gonzales, Carmen G.: "Institionalizing inequality: The WTO Agreement on agriculture, food security, and developing countries". *Columbia Journal of Environmental Law* 27, 2002, S. 433–490.

Gonzales, Carmen G.: "The global food system, environmental protection, and human rights". *Natural Resources and Environment* 26, 2012, S. 97–119.

Görres Ida F.: Sohn der Erde: Der Mensch Teilhard De Chardin – Drei Versuche. Josef Knecht: Frankfurt a.M. 1971

Green, Jens-Peter: *Krise und Hoffnung. Der Evolutionshumanismus Julian Huxleys.* Carl Winter: Heidelberg 1980.

Green, Roland M.: "Health care and justice in contract theory perspective". In: Veatch R.M. / Branson R. (Hrsg.): *Ethics and health policy.* Cambridge University Press: Cambridge (Mass.) 1976.

Grossarth, Jan: Fett- und Zuckersteuer: Die süße Verführung". In: FAZ.NET vom 19.03.2012, Homepage der *Frankfurter Allgemeinen Zeitung* 2012.

Habermas, Jürgen: *Die Zukunft der menschlichen Natur. Auf dem Weg zu einer liberalen Eugenik?* Suhrkamp: Frankfurt a.M. 2007.

Habermas, Jürgen: „Gerechtigkeit und Solidarität". In: Nunner-Winkler G. (Hrsg.): *Weibliche Moral.* Campus: Frankfurt a.M. 1991.

Habermas, Jürgen: *Theorie des Kommunikativen Handelns.* Suhrkamp: Frankfurt a. M. 1982.

Hacking, Ian: "Canguilhem amid the cyborgs". *Economy and Society* 27 (2), 1998, S. 202–216.

Haldane, John Burdon Sanderson: *Daedalus or science and the future.* Paul Keegan, Trench, Trubner & Co: London 1924.

Haldane, John B. S.: "The inequality of man". In: *The inequality of man and other essays.* Penguin: Harmondsworth 1932.

Haldane, John B. S.: *Possibilities of human evolution.* Penguin: Harmondsworth 1934.

Haraway, Donna J.: „Ein Manifest für Cyborgs. Feminismus im Streit mit den Technowissenschaften". In: Haraway D.J. (Hrsg.): *Die Neuerfindung der Natur. Primaten, Cyborgs und Frauen.* Campus: Frankfurt a.M. 1985.

Haraway, Donna, J.: „Situiertes Wissen. Die Wissenschaftsfrage im Feminismus und das Privileg einer partialen Perspektive". In: Hammer C. / Stieß I. (Hrsg.): *Die Neuerfindung der Natur. Primaten, Cyborgs und Frauen.* Suhrkamp: Frankfurt a.M. 1995.

Harris, Harry / Hopkinson, D.A.: "Average heterozygosity per locus in man: an estimate based on the incidence of enzyme polymorphisms". *Ann. Hum. Genet.* 36, 1972.

Hartmann, Martin: „Auf einem Meer dunkler Triebe". *Die Zeit, ZeitGeschichte Anders Leben*, Hamburg 2013.

Hartmann, Nicolai: *Das Problem des geistigen Seins. Untersuchungen zur Grundlegung der Geschichtsphilosophie und der Geisteswissenschaften.* Walter de Gruyter: Berlin 1949.

Hartmann, Nicolai: *Der Aufbau der realen Welt – Grundriss der allgemeinen Kategorienlehre.* Walter de Gruyter: Berlin 1940.

Hartmann, Nicolai: *Philosophie der Natur. Abriss der speziellen Kategorienlehre.* Walter de Gruyter: Berlin 1950.

Hauskeller, Michael: „Die moralische Pflicht, nicht zu verbessern". In: Knoepffler N. / Savulescu J. (Hrsg.): *Der neue Mensch? Enhancement und Genetik.* Karl Alber: Freiburg / München 2009.

Hauskeller, Michael: „Forever young? Life extension and the ageing mind". *Ethical Perspectives* 18 (3), 2011, S. 387.

Hegel, Georg Wilhelm Friedrich: „Brief an Niethammer vom 28.10.1808". In: *Solgers nachgelassene Schriften und Briefwechsel* 1828.

Heidegger, Martin: *Sein und Zeit.* Niemeyer: Tübingen 2006.

Heil, Reinhard: „Transhumanismus, Nanotechnologie und der Traum von Unsterblichkeit". In: Ferrari A. / Gammel S. (Hrsg.): *Visionen der Nanotechnologie.* Akademische Verlagsgesellschaft: Heidelberg 2009.

Heilinger, Jan-Christoph: *Anthropologie und Ethik des Enhancement.* De Gruyter: Berlin 2010.

Heisenberg, Werner: *Ordnung der Wirklichkeit.* Piper: München / Zürich 1989.

Herzlich, Claudine: „Soziale Repräsentationen von Gesundheit und Krankheit und ihre Dynamik im sozialen Feld". In: Flick U. (Hrsg.): *Wann fühlen wir uns gesund? Subjektive Vorstellungen von Gesundheit und Krankheit.* Juventa: Weinheim / München 1998.

Hess, David: *Science studies. An advanced introduction.* New York University Press: New York 1997.

Hogan, M.C. / Foreman, K.J. / Naghavi, M. et al.: "Maternal mortality for 181 countries, 1980–2008: A systematic analysis of progress towards Millenium Development Goal 5". *Lancet* 375, 2010, S. 355–356.

Hogben, Lancelot: *Dangerous thoughts.* Allen and Unwin: London 1939.

Hogben, Lancelot: *Science for the citizen: A self-educator based on the social background of scientific discovery.* Allen and Unwin: London 1939.

Hohmann, Karl: *Sollen und Können – Grenzen und Bedingungen der Individualmoral.* Iberia / European University Press: Wien 2014.

Holland, Samantha: „Descartes goes to Hollywood: Mind, body and gender in contemporary cyborg cinema". *Body & Society* 1, 1995, S. 157–174.

Holm, Soren: "Obesity interventions and ethics". *Obesity Reviews* 8 (Suppl. 1), 2007, S. 207–210.

Holt, Ed: "Hungary to introduce broad range of fat taxes". *The Lancet* 378, 2011, S. 755.

Honneth, Axel: „Nachwort". In: *Negative Freiheit. Zur Kritik des neuzeitlichen Individualismus.* Suhrkamp: Frankfurt a.M. 1992.

Hornbergs-Schwetzel, Simone: „Therapie und Enhancement. Der Versuch einer wertvollen Unterscheidung". *Jahrbuch für Wissenschaft und Ethik* 13, 2008, S. 209.

Horton, Richard: "The global financial crisis: An acute threat to health". *Lancet* 373, 2009, S. 355–356.

Hume, David: *An enquiry concerning the principles of morals.* Clarendon Press: Oxford 1777.

Husserl, Edmund: *Arbeit an den Phänomenen. Ausgewählte Schriften.* S. Fischer: Frankfurt a.M. 1993.

Huster, Stefan: "Individual responsibility in health law". *Ethik in der Medizin* 22, 2010, S. 289–299.

Huxley, Julian: *Der evolutionäre Humanismus. Zehn Essays über die Leitgedanken und Probleme.* C. H. Beck: München 1964.

Huxley, Julian: "Message from another age: An imaginary interview between Julian Huxley and Thomas Henry Huxley". In: The Listener (15. Oktober 1942), zitiert nach Huxley J.S. (JSH) Papers 1899–1980, MS 50. Woodson Research Center, Fondren Library, Rice University Series VI: Publications by Julian Huxley, Box 98, 1936–1943, Folder 1942.

Huxley, Julian: *Transhumanism. New bottles for new wine. Essays by Julian Huxley.* Chatto & Windus: London 1957.

Huxley, Julian: *What dare I think?* Chatto & Windus: London 1931.

Hübner, Dietmar: *Die Bilder der Gerechtigkeit: Zur Metaphorik des Verteilens.* Mentis: Paderborn 2009.

Illich, Ivan: *Die Enteignung der Gesundheit, Medical Nemesis.* Rowohlt: Reinbek bei Hamburg 1975.

Jaspers, Karl: *Vom Ursprung und Ziel der Geschichte.* Piper: München 1949.

Jasanoff, Sheila: "The idiom of co-production". In: Jasanoff S. (Hrsg.): *States of knowledge: The co-production of science and social order.* Routledge: London 2004.

Jonas, Hans: *Das Prinzip Leben.* Insel: Frankfurt a.M. 1994. *Organismus und Freiheit – Ansätze zu einer philosophischen Biologie.* Vandenhoek & Ruprecht: Göttingen 1973.

Jonas, Hans: *Das Prinzip Verantwortung. Versuch einer Ethik für die technologische Zivilisation.* Suhrkamp: Frankfurt a.M. 2003.

Jonas, Hans: *Gnosis und spätantiker Geist. Die Botschaft des fremden Gottes. Meditationen über Paulus.* Insel: Frankfurt a.M. 1999.

Jonas, Hans: *Leben, Wissenschaft, Verantwortung – Vom Sinn des Todes. Ausgewählte Texte.* Reclam: Stuttgart 2004.

Jonas, Hans: *Philosophische Untersuchungen und metaphysische Vermutungen.* Insel: Frankfurt a.M. 1992.

Jonas, Hans: *Rede anläßlich einer Preisverleihung in Italien* 1993.

Jonas, Hans: *Wissenschaft als persönliches Erlebnis.* Vandenhoek & Ruprecht: Göttingen 1987.

Jonas, Hans: „Technik, Ethik und biogenetische Kunst – Betrachtungen zur neuen Schöpferrolle des Menschen". In: Hoechst AG (Hrsg.): *Am Beginn des zweiten Jahrhunderts Hoechst Pharma.* Festschrift zum Internationalen Symposium 29./30. Mai 1984 Jahrhunderthalle Hoechst 1984, S. 15–25.

Jonas, Hans: *Technik, Medizin und Ethik. Zur Praxis des Prinzips Verantwortung. Friedenspreis des Deutschen Buchhandels.* Suhrkamp: Frankfurt a.M. 1987.

Jütte, Robert: *Geschichte der alternativen Medizin. Von der Volksmedizin zu den unkonventionellen Therapien von heute.* C. H. Beck: München 1996.

Jütte, Robert: *Lust ohne Last: Geschichte der Empfängnisverhütung.* C.H. Beck: München 2003.

Kant, Immanuel: *Anthropologie in pragmatischer Hinsicht 1798.* Ausgabe der Preußischen Akademie der Wissenschaften AA VII, 199: Berlin 1900f.

Kaplan, Jeffrey R. / Bond, Christopher T. / Merson, Michael H. et al.: "Towards a common definition of global health". *Lancet* 373, 2009, S. 1993–1995.

Karanikolos, K. / Mladovsky, P. / Cylus, J. et al.: "Financial crisis, austerity, and health in Europe". *Lancet* 381, 2013, S. 1323–1331.

Kass, Leon R.: "The wisdom of repugnance". In: Kass L.R. / Wilson J.Q. (Hrsg.): *The ethics of human cloning.* Washington 1998.

Kautzky-Willer, Alexandra / Handisurya, Ammon: "Metabolic diseases and associated complications: sex and gender matter! *Eur. J. Clin. Invest.* 39, 2009, S. 631–648.

Keller, Monika: *Moralische Sensibilität.* PVU: Weinheim 1996.

Keller, Monika / Edelstein, Wolfgang: „Die Entwicklung eines moralischen Selbst von der Kindheit zur Adoleszenz". In: Edelstein W. / Nunner-Winkler G. / Noam G. (Hrsg.): *Moral und Person.* Suhrkamp: Frankfurt a.M. 1993.

Kersting, Wolfgang: „Gerechtigkeitsethische Überlegungen zur Gesundheitsversorgung". In: Schöffski O. / Schulenberg J.M.v.d. (Hrsg.): *Gesundheitsökonomische Evaluationen.* Springer: Berlin / Heidelberg / New York 2008.

Keupp, Heiner: „Gesundheit/Krankheit". In: Farzin S. / Jordan S. (Hrsg.): *Lexikon Soziologie und Sozialtheorie.* Reclam: Stuttgart 2008.

Kickbusch, Ilona: *Die Gesundheitsgesellschaft. Megatrends der Gesundheit und deren Konsequenzen für Politik und Gesellschaft.* Verlag für Gesundheitsförderung: Gamburg 2006.

Kickbusch, Ilona: "Mapping the future of public health: Action on global health". *Canadian Journal of Public Health* 97, 2006, S. 6–8.

Kickbusch, Ilona: "Tackling the political determinants of global health". *British Medical Journal* 331, 2005, S. 246–247.

Kickbusch, Ilona / Cassar Szabo M.M.: "A new governance space for health". *Global Health Action* 7, 2014, 23507 – http://dx.doi.org/10.3402/gha.v7.23507.

Knell, Sebastian / Weber, Marcel: *Menschliches Leben.* de Gruyter: Berlin / New York 2009.

Knoll, Klaus-Peter / Hauner, Hans: „Kosten der Adipositas in der Bundesrepublik Deutschland – Eine aktuelle Krankheitsstudie". *Adipositas* 2, 2008, S. 204–210.

Knorr-Cetina, Karin: *Die Fabrikation von Erkenntnis. Zur Anthropologie der Naturwissenschaft.* Suhrkamp: Frankfurt a.M. 1981.

Knorr-Cetina, Karin: "Laboratory studies. The cultural approach in the study of sciences". In: Jasanoff S. et al. (Hrsg.): *Handbook of the science and technology studies.* Sage: London 1995.

Knorr-Cetina, Karin: *Wissenskulturen. Ein Vergleich naturwissenschaftlicher Wissensformen.* Suhrkamp: Frankfurt a.M. 2002.

Kohlberg, Lawrence: *Die Psychologie der Moralentwicklung.* Suhrkamp: Frankfurt a.M. 1996.

Kohlberg, Lawrence: *Zur kognitiven Entwicklung des Kindes. Drei Aufsätze.* Suhrkamp: Frankfurt a.M. 1982.

Kuchinke, Peter K.: "Lawrence Kohlberg, 1927–1987". In: Palmer, Joy A. (Hrsg.): *Fifty modern thinkers on education. From Piaget to the Present.* Routledge & Keagan: London 2001.

Kurzweil, Ray: *The singularity is near: When humans transcend biology.* Viking: New York 2005.

Kühn, Joseph: „Betriebliche Gesundheitsförderung im neuen Kapitalismus". In: Kühn J. / Göbel E. (Hrsg.): *Gesundheit als Preis der Arbeit? Gesundheitliche und wirtschaftliche Interessen im historischen Wandel.* Mabuse: Frankfurt a.M. 2003.

Labisch, Alfons: *Homo Hygienicus. Gesundheit und Medizin in der Neuzeit.* Suhrkamp / Campus: Frankfurt a.M. / New York 1992.

Labonte, Ronald / Schreker, Ted: "Globalization and social determinants of health: The role of the global marketplace (part 2 of 3)". *Global Health* 3, 2007, S. 6.

Ladurner, Andreas: *Plenary Lecture HDC Seminar.* Monastery Seeon bei München December 2014.

Latour, Bruno: *Reassembling the social. An introduction to actor-network-theory.* Oxford University Press: Oxford 2005.

Latour, Bruno: *Wir sind nie modern gewesen – Versuch einer symmetrischen Anthropologie.* Suhrkamp: Frankfurt a.M. 2008.

Latour, Bruno / Woolgar, Stephen: *Laboratory life: The construction of scientific facts.* Princeton University Press: Princeton 1979.

Lee, Kelley: "How do we move forward on the social determinants of health: The global governance challenges". *Crit. Public Health* 20, 2010, S. 5–14.

Lee, K. / Ingram, A. / Lock, K. et al.: "Bridging health and foreign policy: The role of health impact assessments". *Bulletins of the World Health Organisation* 85, 2007, S. 207–211.

Lemke, Thomas: *Eine Kritik der politischen Vernunft – Foucaults Analyse der modernen Gouvernementalität.* Argument: Hamburg 1997.

Lemke, Thomas: *Gouvernementalität und Biopolitik.* Verlag für Sozialwissenschaften: Wiesbaden 2007.

Lemke, Thomas: „Jenseits von Soziobiologie und Genetifizierung. Das Konzept der Biosozialität". In: Lengersdorf D. / Wieser M. (Hrsg.): *Schlüsselwerke der Science & Technology Studies.* Springer VS: Wiesbaden 2014.

Lemke, Thomas / Wehling, Peter: „Bürgerrechte durch Biologie? Kritische Anmerkungen zur Konjunktur des Begriffs der Biosozialität". In: Weiß, M. (Hrsg.): *Bios und Zoe. Die menschliche Natur im Zeitalter ihrer technischen Reproduzierbarkeit.* Suhrkamp: Frankfurt a.M. 2009.

Lencucha, Raphael / Kothari, Anita / Labonte, Ronald: "The role of non-governmental organisations in global health diplomacy: Negotiating the Framework Convention on Tobacco Control". *Health Policy Plan* 26, 2011, S. 405–412.

Lengersdorf, Diana / Wieser, Matthias (Hrsg.): *Schlüsselwerke der Science & Technology Studies.* Springer VS: Wiesbaden 2014.

Leroi-Gourhan, André: *Hand und Wort. Die Evolution von Technik, Sprache und Kunst.* Suhrkamp: Frankfurt a.M. 2000.

Leval, Pierre N.: "The long arm of international law: Giving victims of human rights abuses their day in court". *Foreign Affairs* 92, 2013, S. 19–21.

Levi-Strauss, Claude: *Das wilde Denken.* Suhrkamp: Frankfurt a. M. 1968.

Levi-Strauss, Claude: *Strukturale Anthropologie.* Suhrkamp: Frankfurt a.M. 1972.

Lorenz, Konrad: *Das sogenannte Böse – zur Naturgeschichte der Aggression.* Dr. G. Borotha-Schoeler: Wien 1963.

Lorenz, Konrad: *Die acht Todsünden der zivilisierten Menschheit.* Piper: München 1973.

Lu, Yi-Fan / Goldstein, David B. / Angrist, Misha / Cavalleri, Gianpiero: "Personalized medicine and human genetic diversity". *Cold Spring Harb. Perspect. Med.* 4, 2014, a008581.

Lukacs, George: *History and class consciousness: Studies in Marxist dialectics.* MIT Press: Cambridge (Mass.) 1971.

Lundsgaard, Anne-Marie: "Gender differences in skeletal muscle substrate metabolism – molecular mechanisms and insulin sensitivity". *Frontiers in Endocrinology* 5, 2014, S. 1–16.

Lynch, Michael: *Art and artifact in laboratory science. A study of the shop work and shop talk in a research laboratory.* Routledge & Paul Keagan: London 1985.

Lynch, Michael / Cole, Simon A. / McNally, Ruth / Jordan, Kathleen: *The contentious history of DNA fingerprints.* University of Chicago Press: Chicago 2008.

Lyssenko Trofim D.: „Die Lage in der biologischen Wissenschaft". *Tagung der Lenin-Akademie der landwirtschaftlichen Wissenschaften der UdSSR (31. Juli – 7. August 1948). Stenographischer Bericht des gleichnamigen Referats.* Verlag für fremdsprachige Literatur: Moskau 1949.

Marckmann, Georg: „Präventionsmaßnahmen im Spannungsfeld zwischen individueller Autonomie und allgemeinem Wohl". *Ethik in der Medizin* 22, 2010, S. 207–220.

Marckmann, Gerd: „Verteilungsgerechtigkeit in der Gesundheitsversorgung". In: Schulz S. / Steigleder K. / Fangerau H. / Paul N. (Hrsg.): *Geschichte, Theorie und Ethik der Medizin. Eine Einführung.* Suhrkamp: Frankfurt a.M. 2006.

Marckmann, Gerd / Siebert, Ullrich: „Prioritäten in der Gesundheitsversorgung: Was können wir aus dem ‚Oregon Health Plan' lernen?" *Deutsche Medizinische Wochenschrift* 127, 2002, S. 1601–1604.

Marcuse, Herbert: *Studies in critical philosophy.* Beacon Press: Boston 1973.

Marmot, M. / Allen, J. / Bell, R. et al.: „WHO European review of social determinants of health and the health divide". *Lancet* 380, 2012, S. 1011–1029.

Martin, Emily: „Flexible Körper. Wissenschaft und Industrie im Zeitalter des flexiblen Kapitalismus“. In: Duden B. / Noeres D. (Hrsg.): *Auf den Spuren des Körpers in einer technogenen Welt.* Leske + Budrich: Opladen 2002.

Martin, Mike W.: “Responsibility for health and blaming victims”. *Journal of Medical Humanities* 22, 2001, S. 95–114.

Marx, Karl: *Grundrisse: Foundations of the critique of political economy.* Vintage Books: New York 1973.

Marx, Karl / Engels, Friedrich / Tucker, Robert C.: *The Marx-Engels reader.* Norton: New York 1978.

Mazdumar, Pravu: „Der Gesundheitsimerpativ“. *Widerspruch. Münchner Zeitschrift für Philosophie* 42, 2004, S. 11–24.

McColl, Karen: “Fat taxes and the financial crisis”. *The Lancet* 373, 2009, S. 797–798.

McCoy, David / Kembhavi, Gayatri / Patel, Jinesh / Luintel, Akish: “The Bill & Melinda Gates foundation's grant-making programme for global health”. *Lancet* 373, 2009, S. 1645–1653.

McDermott, Josh / Schultz, Alan / Undurraga, Eduardo / Godoy, Ricardo: “Indifference to dissonance in native Amazonians reveals cultural variation in music perception”. *Nature* 535, 2016, S. 547–550.

McKeown, Thomas: *Die Bedeutung der Medizin. Traum, Trugbild oder Neesis?* Suhrkamp: Frankfurt a.M. 1982.

Medwedjew, Shores A.: *Der Fall Lyssenko – Eine Wissenschaft kapituliert.* dtv: München 1974.

Meszaros, Istvan: *Marx's theory of alienation.* Merlin Press: London 1970.

Mi, Q. / Li, N.Y. / Ghuma, A. / Mikheev, M. / Squires, R. / Okonkwo, D.O. / Verdolini-Abbott, K. / Constantine, G. / An, G. / Vodovotz, Y.: “Translational systems biology of inflammation: potential applications to personalized medicine”. *Personalized Medicine* 7, 2010, S. 549–559.

Mill, John Stuart: *On Liberty.* Norton: New York / London 1975.

Monod, Jacques: *Zufall und Notwendigkeit.* dtv: München 1975.

Moravec, Hans: *Mind children.* Hoffmann & Campe: Hamburg 1990.

More, Max: *A letter to mother nature.* Available online: http://strategicphilosophy.blogspot.com.au/2009/05its-about-ten-years-since-i-wrote.html.

More, Max: “Technological self-transformation”. *Entropy* 4, 1993, S. 45–59.

More, Max: *The proactionary principle.* Available online: http://www.maxmore.com/proactionary.html

More, Max: “True transhumanism”. *Global Spiral* 9, 2009.

Müller, Günter A.: *Zivilisationskrankheiten – Für eine gesamtwissenschaftliche Prädiktion und Prävention. Molekulare, phänomenologische, systemische und gestalttheoretische Analyse von Altersdiabetes.* PL Academic Research: Frankfurt a.M. 2016.

Münker, Stefan / Roesler, Alexander: *Poststrukturalismus.* Metzler: Stuttgart 2000.

Narula, Smita: "Reclaiming the right to food as a normative response to the global food crisis". *Yale Human Rights Dev. Law Journal* 13, 2010.

National Academies of Science report "precision medicine". webpage.

National Research Council Web Glossary 2011 report "Toward precision medicine: Building a knowledge network for biomedical research and a new taxonomy of disease". webpage.

Nelkin, Dorothy / Lindee, Susan M.: *The DNA mystique. The gene as a cultural icon.* Freeman: New York 1995.

Nida-Rümelin, Julian: *Veritas filia temporis.* Hauptvortrag XXIII. Deutscher Kongress für Philosophie, Münster 2014.

Nono, Luigi: Aus: *Intolleranza,* dt. Übersetzung von Alfred Andersch, Ars Viva: Mainz 1962.

Nordmann, Alfred: "If and then: A critique of speculative nanoethics". *NanoEthics* 1, 2007.

Nordmann, Alfred: „Was ist TechnoWissenschaft? Zum Wandel der Wissenschaftskultur am Beispiel von Nanoforschung und Bionik". In: Rossmann T. / Tropea C. (Hrsg.): *Bionik. Aktuelle Forschungsergebnisse in Natur-, Ingenieur- und Geisteswissenschaft.* Springer: Berlin 2005.

Offray de La Mettrie, Juien: *L'homme machine / Die Maschine* Mensch. Meiner: Hamburg 1748 / 2009.

Olsen, Jan A.: "Concepts of equity and fairness in health and health outcome". In: Glied S. / Smith P.C. (Hrsg.): *The Oxford Handbook of Health Economics.* Oxford University Press: Oxford 2011.

Olsen, Jan A.: *Principles in health economics and policy.* Oxford University Press: Oxford 2009.

Ooms, Gorik / Hammonds, Rachel: "Global governance of health and the requirements of human rights". *Global Policy* 3, 2012.

Ortega, Francisco. / Vidal, Fernando: "Mapping the cerebral subject in contemporary culture". *RECHS-Electron. J. Stat. Commun. Inf. Innov. Health* 1, 2007, S. 255–259.

Ottersen, Ole P. / Dasgupta, Jashodhara / Blouin, Chantal et al.: "The Lancet-University of Oslo Commission on Global Governance for Health". *Lancet* http://dx.doi.org/10.1016/S0140-6736(13)62407-1.

Parens, Erik: "Toward a more fruitful debate about enhancement". In: Savulescu J. / Bostrom N. (Hrsg.): *Human Enhancement.* Oxford University Press: Oxford / New York 2009.

Pew Research Center: Public and scientists views on science and society. http://www.pewinternet.org/2015/01/29/public-and-scientists-views-on-science/ 2015.

Pew Research Center: Public's knowledge of science and technology. http://www.people-press.org./2013/04/22/publics-knowledge-of-science-and-technology/ 2013.

Pfannkuche, Walter: „Prinzipien einer gerechten Rationierung im Gesundheitswesen". In: Dengler K. / Fangerau H. (Hrsg.): *Zuteilungskriterien im Gesundheitswesen: Grenzen und Alternativen.* transcript: Bielefeld 2013.

Pichler, Anita: *Beider Augen Blick. Neun Variationen über das Sehen.* Haymon: Innsbruck 1995.

Pickering, Andrew: "From science as knowledge to science as practice". In: Pickering A. (Hrsg.) *Science as practise and culture.* University of Chicago Press: Chicago 1995.

Plessner, Helmuth: *Die Stufen des Organischen und der Mensch.* de Gruyter: Berlin / New York 1975.

Popper, Karl R.: „Die Zielsetzung der Erfahrungswissenschaft". In: Albert H. (Hrsg.): *Theorie und Realität.* Tübingen 1964.

Prainsack, Barbara: „Rote" Biowissenschaften, Biotechnologie und Biomedizin". In: Weiß M. (Hrsg.): *Bios und Zoe. Die menschliche Natur im Zeitalter ihrer technischen Reproduzierbarkeit.* Suhrkamp: Frankfurt a.M. 2009,

Prasad, Vinay: "The precision – oncology illusion". *Nature* 537, 2016.

Prigogine, Ilya / Stengers, Isabelle: *Dialog mit der Natur. Neue Wege naturwissenschaftlichen Denkens.* Piper: München / Zürich 1993.

Proctor, Robert: *The Nazi war on cancer.* Princeton University Press: Princeton 1999.

Rabinow, Paul: „Artifizialität und Aufklärung. Von der Soziobiologie zur Biosozialität". In: Rabinow P. (Hrsg.): *Anthropologie der Vernunft. Studien zu Wissenschaft und Lebensführung.* Suhrkamp: Frankfurt a.M. 2004.

Ranisch, Robert / Savulescu, Julian.: „Ethik und Enhancement". In: Knoepffler N. / Savulescu J. (Hrsg.): *Der neuen Mensch? Enhancement und Genetik.* Karl Alber: Freiburg / München 2009.

Rauprich, Oliver: *Gleiche Gesundheit und soziale Gerechtigkeit.* Paderborn 2006.

Rawls, John: *Collected papers.* Cambridge University Press: Cambridge (Mass.) 1999.

Rawls, John: *Die Idee des politischen Liberalismus. Aufsätze 1978–1989.* Suhrkamp: Frankfurt a.M. 1994.

Rawls, John: *A theory of justice.* Harvard University Press: Cambridge (Mass.) 1971.

Rawls, John: *Eine Theorie der Gerechtigkeit.* Suhrkamp: Frankfurt a.M. 1975.

Rawls, John: *Politischer Liberalismus.* Suhrkamp: Frankfurt a.M. 1998.

Rheinberger, Hans-Jörg: *Historische Epistemologie zur Einführung.* Junius: Hamburg 2007.

Richter, Matthias / Hurrelmann, Klaus: *Gesundheitliche Ungleichheit. Grundlagen, Probleme, Perspektiven.* Springer: Wiesbaden 2006.

Riedl, Rupert: *Biologie der Erkenntnis. Die stammesgeschichtlichen Grundlagen der Vernunft.* Parey: Berlin / Hamburg 1980.

Riedl, Rupert: *Evolution und Erkenntnis.* Piper: München 1982.

Robert Koch Institut / Statistisches Bundesamt: *Gesundheitsberichterstattung des Bundes. Gesundheit in Deutschland.* Robert Koch Institut: Berlin 2006, S. 129–135.

Rosa, Hartmut: *Identität and kulturelle Praxis. Politische Philosophie nach Charles Taylor.* Suhrkamp: Frankfurt a.M. 1998.

Rosch, Eleanor / Mervis, Catlin: "Family resemblances. Studies in the internal structure of categories". *Cognitive Psychology* 7 (4), 1975, S. 573–605.

Rosenberg, Charles E.: "Framing disease. Illness, society, and history". In: Golden J. (Hrsg.): *Framing Disease. Studies in Cultural History.* New Brunswick (New Jersey) 1992.

Rothschuh, Karl E.: „*Krankheit*". In: Ritter J. / Gründer K. (Hrsg.): *Historisches Wörterbuch der Philosophie.* Schwabe: Basel 1976.

Ruckert, Arne / Labonté, Ronald: "The global financial crisis and health equity: Toward a conceptual framework". *Crit. Public Health* 22, 2012.

Rush, John: *Spiritual tattoo: A cultural history of tattooing, piercing, scarification, branding, and implants.* North Atlantic Books: Berkeley 2005.

Ryle, Gilbert: *Der Begriff des Geistes.* Reclam: Stuttgart 1969.

Sandel, Michael J.: *Plädoyer gegen die Perfektion. Ethik im Zeitalter der genetischen Technik.* Berlin University Press: Berlin 2008.

Sandler, Ronald: "Nanotechnology and Human Flourishing: Toward a Framework for Assessing Radical Human Enhancements". In: Jotterand F. (Hrsg.): *Emerging Conceptual, Ethical and Policy Issues in Bionanotechnology.* Springer: New York 2008.

Sarasin, Philipp: *Reizbare Maschinen. Eine Geschichte des Körpers 1765–1914.* Suhrkamp: Frankfurt a.M. 2001.

Sartre, Jean-Paul: „Ist der Existenzialismus ein Humanismus?" In: *Drei Essays: Ist der Existenzialismus ein Humanismus?, Materialismus und Revolution, Betrachtungen zur Judenfrage.* Ullstein: Berlin 1965.

Sartre, Jean-Paul: *Kritik der dialektischen Vernunft. Band 1, Theorie der gesellschaftlichen Praxis.* Rowohlt: Reinbek bei Hamburg 1976.

Schaefer, Gerhard: „Der Gesundheitsbegriff bei verschiedenen Völkern – Eine internationale Vergleichsstudie". In: Trojan A. / Stumm B. (Hrsg.): *Gesundheit fördern statt kontrollieren. Eine Absage an den Mustermenschen.* S. Fischer: Frankfurt a.M. 1992.

Scheler, Max: *Die Stellung des Menschen im Kosmos.* Bouvier: München 1928.

Schiller, Friedrich: „Brief an Johann Wolfgang von Goethe". In: Viehoff H. (Hrsg.): *Schiller's Gedichte in allen Beziehungen erläutert und auf ihre Quellen zurückgeführt nebst einer vollständigen Nachlese und Variantensammlung zu denselben.* Balz'sche Buchhandlung: Stuttgart 1839.

Schmid, Wilhelm: *Ökologische Lebenskunst.* Suhrkamp: Frankfurt a.M. 2008.

Schmidt, Volker H.: „Priorisierung auf der Makroebene. Das Gesundheitswesen im Ensemble sozialpolitischer Leistungsbereiche". *Ethik in der Medizin* 22, 2010, 275–288.

Schmitz, Sigrid J.: „Agentieller Realismus als Rahmenwerk für die Science & Technology Studies". In: Lengersdorf D. / Wieser M. (Hrsg.) *Schlüsselwerke der Science & Technology Studies.* Springer VS: Wiesbaden 2014.

Schmitz, Sigrid: „Karen Barad: Agentieller Realismus als Rahmenwerk für die Science & Technology Studies". In: Lengersdorf D. / Wieser M. (Hrsg.): *Schlüsselwerke der Science & Technology Studies.* Springer VS: Wiesbaden 2014.

Schmitz, Sigrid J.: „Neue Körper, neue Normen? Der veränderte Blick durch biomedizinische Körperbilder". In: Weber J. / Bath C. (Hrsg.): *Turbulente Körper und soziale Maschinen: Feministische Studien zur Technowissenschaftskultur. Studien interdisziplinäre Geschlechterforschung 7.* Leske und Budrich: Opladen 2003.

Schmitz, Sigrid J.: „Sex, gender and the brain: biological determinism versus sociocultural constructivism". In: Klinge I. / Wiesemann C. (Hrsg.): *Turbulente Körper und soziale Maschinen: Feministische Studien zur Technowissenschaftskultur, Studien interdisziplinäre Geschlechterforschung 7.* Universitätsverlag Göttingen: Göttingen 2010.

Schmitz, Sigrid J. / Höppner, Grit: "Neurofeminism and feminist neurosciences: a critical review of contemporary brain research. *Frontiers in Human Neurosciences* 8, 2014, S. 1–10.

Schokkaert, Erik / Devooght, Kurt: "Responsibility-fair compensation in different cultures". *Social choice and welfare* 21, 2003, S. 207–242.

Schomerus, Georg / Matschinger, Herbert / Angermeyer, Matthias C.: "Preferences of the public regarding cutbacks in expenditure for patient care". *Social Psychiatry and Psychiatric Epidemiology* 41, 2006, S. 369–377.

Schopenhauer, Arthur: *Die Welt als Wille und Vorstellung.* Diogenes: Zürich 1977.

Schramme, Thomas: „Verteilungsgerechtigkeit ohne Verteilungsgleichheit". *Analyse & Kritik* 21, 1999, S. 171–191.

Schulz, Thomas: *Orientierungswandel bei Gesundheit und Krankheit. Prozesse der Selbstkontextuierung im Gesundheitssystem.* Wirtschaftsverlag NW, Verlag für neue Wissenschaften: Bremerhaven 2001.

Schummer, Joachim: „Nano-Erlösung oder Nano-Armageddon? Technikethik im christlichen Fundamentalismus“. In: Nordmann A. / Schummer J. / Schwarz A. (Hrsg.): *Nanotechnologien im Kontext. Philosophische, ethische und gesellschaftliche Perspektiven.* AKA: Berlin 2006.

Schurz, Günter: „Der Wert des menschlichen Lebens“. *Ethica* 4, 1996, S. 23–45.

Sen, Amartya K.: “Equality of what?” In: McMurrin S.M. (Hrsg.): *Tanner lectures on human values* Bd. 1. Cambridge University Press: Cambridge (Mass.) 1980.

Sen, Amartya K.: *Inequality reexamined.* Oxford University Press: Oxford 1992.

Siep, Ludwig: *Konkrete Ethik. Grundlagen der Natur- und Kulturethik.* Suhrkamp: Frankfurt a.M. 2003.

Singer, Peter: “Freedoms and utilities in the distribution of health care”. In: Veatch R.M. / Branson R. (Hrsg.): *Ethics and health policy.* Cambridge University Press: Cambridge (Mass.) 1976.

Sirgy, Joseph: *The psychology of quality of life: Hedonic well-being, life satisfaction, and eudaimonia.* Springer: New York 2012.

Skinner, Burrhus F.: *Was ist Behaviorismus?* (Dt. Fassung von *About Behaviorism*). Rowohlt: Reinbek bei Hamburg 1982.

Snarey, John: “The relationship of social-moral development with cognitive and ego development: A cross-cultural study”. *Cross-Cultural Research* 20, 1986, S. 132–146.

Spengler, Oswald: *Der Untergang des Abendlandes, Bd. 1: Gestalt und Wirklichkeit.* C. H. Beck: München 1918.

Stier, Marco: „Das Handeln in den Zeiten der Neurotechnologie“. In: Müller O. / Clausen J. / Maio G. (Hrsg.): *Das technisierte Gehirn.* Mentis: Paderborn 2009.

Stull, Christopher: “Essays of a great scientist”. In: San Francisco Chronicle (25. Mai 1941), zitiert nach JSH Papers, Series XI: Clippings, biographical materials and reviews 1940–1959, Box 137.

Suber, Peter: “Ensuring open access for publicly funded research”. *British Medical Journal* 345, 2012, e5184.

Swanson, Brett Anthony: „Cochlear implants: The head-on collision between medical technology and the right to be deaf“. *Canadian Medical Association Journal* 157 (7), 1997, S. 929–932.

Tabery, James / Sarkar Sahotra: “R. A. Fisher, Lancelot Hogben, and the ‘competition’ for the chair of social biology at the London School of economics in 1930: Correcting the legend”. *Notes Rec. R. Soc. London* 69, 2015, S. 437–446.

Tagore, Rabindranath: *Collected Poems and Plays.* Macmillan Publishing: London 1952.

Taylor, Charles: *Negative Freiheit. Zur Kritik des neuzeitlichen Individualismus.* Suhrkamp: Frankfurt a.M. 1992.

Tepe, Peter: *Postmoderne, Poststrukturalismus.* Passagen: Wien 1992.

Thakur, Ramesh / Weiss, Thomas G.: *The UN and global governance: An idea and its prospects.* Indiana University Press: Bloomington 2006.

Thaler, Richard H. / Sunstein, Cass R.: "Libertarian paternalism". *The American Economic Review – Papers and Proceedings* 93, 2003, S. 175–179.

t'Hoen, Ellen / Berger, Jonathan / Calmy Alexandra / Moon, Suerie: "Driving a decade of change: HIV/AIDS, patents and access to medicine for all". *Journal of the International AIDS Society* 14, 2011, S. 15.

Thow, Anne M. / Hawkes, Corinna: "The implications of trade liberalization for diet and health: A case study from Central America". *Global Health* 5, 2009, S. 5.

Timmermans, Stefan / Berg, Marc: „The practice of medical technology". *Sociology of Health and Illness* 25, 2003.

Toffler, Alvin: *Der Zukunftsschock.* Scherz: Bern / München / Wien 1970.

Torres, Camilo Restrepo: *Revolution als Aufgabe des Christen.* Matthias-Grünewald: Mainz 1969.

Toynbee, Arnold J.: *Der Gang der Weltgeschichte. Bd. 1 Aufstieg und Verfall der Kulturen.* dtv: München 1986.

Uhl, Siegfried: „Kohlbergs Theorie des moralischen Urteilens als Grundlage der Moralerziehung? Kritische Einwände aus erziehungswissenschaftlicher Sicht". *Die Realschule* 99(2), 1991, S. 70–71.

Unschuld, Paul U.: *Was ist Medizin? Westliche und östliche Wege der Heilkunst.* C. H. Beck: München 2003.

Veghte, Ben: „Dissonanz zwischen psycho-sozialen Bedürfnissen von Versicherten und dem Medizinsystem. Ergebnisse einer quantitativen Befragung." In: Marstedt G. / Milles D. / Müller R. (Hrsg.): *Gesundheitskonzepte im Umbruch. Lebenslaufpolitik der Unfall- und* Krankenkasse. Wirtschaftsverlag NW, Verlag für neue Wissenschaften: Bremerhaven 1999.

Vincent, Nicole A.: "What do you mean I should take responsibility for my own ill health?" *Journal of Applied Ethics and Philosophy* 1, 2009, S. 39–51.

von Engelhardt, Michael: „Gesundheit". In: Korff W. / Beck L. / Mikat P. (Hrsg.): *Lexikon der Bioethik, Band 2.* Gütersloher Verlagshaus: Gütersloh 2000.

von Uexküll, Jakob: *Umwelt und Innenwelt der Tiere.* Springer: Berlin 1909.

Walter, Hubert: *Grundriss der Anthropologie.* BLV: München 1970.

Wang, Zheng-Guo / Zhang, Liang / Zhao, Wen-Jun: "Definition and application of precision medicine". *Clin. J. Traumatol.* 19, 2016.

Weber, Jutta: „Donna Haraway: Technoscience, New World Order und Trickster-Geschichten für lebbare Welten“. In: Lengersdorf, D. / Wieser, M. (Hrsg.): *Schlüsselwerke der Science & Technology Studies.* Springer VS: Wiesbaden 2014.

Weber, Jutta: *Umkämpfte Bedeutungen. Naturkonzepte im Zeitalter der Technoscience.* Campus: Frankfurt a.M. 2003.

Weber, Karsten: „(Alb)Traum und Wirklichkeit: Bilder des Menschen und Technikvisionen des Enhancements“. In: Weber K. / Zoglauer T. (Hrsg.): *Verbesserte Menschen, Ethische und technikwissenschaftliche Überlegungen.* Karl Alber: Freiburg / München 2015.

Wells, Herbert G.: *Anticipations of the reactions of mechanical and scientific progress upon human life and thought.* Dover Publications Inc.: Mineola 1999.

Wetz, Hans Henning: "Zur Geschichte der Armprothetik". In: Rauschmann M.A. / Thomann Kl.-D. / Zichner L. (Hrsg.): *Geschichte operativer Verfahren an den Bewegungsorganen.* Steinkopff: Darmstadt 2000.

Whitehead, Alfred North: *Der Begriff der Natur.* VCH: Weinheim 1990.

Whitehead, Margaret: "The concepts and principles of equity and health". *International Journal of Health Services* 22, 1992, S. 429–445.

Wiener, Norbert: *God & Golem, Inc. A comment on certain points where cybernetics impinges on religion.* MIT Press: Cambridge 1966.

Wikler, Daniel: "Personal and social responsibility for health". In: Anand S. / Peter F. / Sen A.K. (Hrsg.): *Public health, ethics, and equity.* Oxford University Press: Oxford 2004.

Wilkin, Terence J. / Murphy, Michael J.: "The gender insulin hypothesis: why girls are born lighter than boys, and the implications for insulin resistance". *Int. J. Obesity* 30, 2006, S. 1056–1061.

Williams, Roger J.: *Biochemical individuality.* John Wiley & Sons: New York 1963.

Wilson, Robert Rawdon: "Cyber(body)parts: Prosthetic consciousness". *Body & Society* 1 (3–4), 1995, S. 239–259.

Wittgenstein, Ludwig: *Das Blaue Buch.* Suhrkamp: Frankfurt a.M. 1984.

Wittgenstein, Ludwig: *Über Gewissheit.* Suhrkamp: Frankfurt a.M. 1984.

Wolbring, Gregor: „The unenhanced underclass“. In: Miller P. / Wilsdon J. (Hrsg.): *Better humans? The politics of human enhancement and life extension.* Demos: London 2006.

Woyke, Andreas: „Gedanken zur modernen Aporetik instrumenteller Rationalität“. *Zeitschrift für kritische Theorie* 24/25, 2007, S. 85–100.

Wuketits, Franz M.: *Wissenschaftstheoretische Probleme der modernen Biologie.* Dunker & Humblot: Berlin 1978.

Yanez, Leticia / Ortiz, Deogracias / Calderon, Jaqueline et al.: „Overview of human health and chemical mixtures". *Environmental Health Perspectives* 110(suppl. 6), 2002, S. 9.

Zatorre, Robert: „Human perception. Amazon music". *Nature* 535, 2016, S. 496–497.

Zoglauer, Thomas: „Die Technisierung des Gehirns". In: Müller O. / Clausen J. / Maio G. (Hrsg.): *Das technisierte Gehirn.* Mentis: Paderborn 2009.

Zoglauer, Thomas: „Die Verbesserung des Menschen: Wunschtraum oder Albtraum". In: Weber K. / Zoglauer T. (Hrsg.): *Verbesserte Menschen, Ethische und technikwissenschaftliche Überlegungen.* Karl Alber: Freiburg / München 2015.

Zoglauer, Thomas: *Konstruiertes Leben. Ethische Probleme der Humangenetik.* Primus: Darmstadt 2002.

Zoglauer, Thomas: „Zur Ontologie der Artefakte". In: Friesen H. / Lotz Chr. / Meier J. / Wolf M. (Hrsg.): *Ding und Verdinglichung.* Fink: München 2012.

13. Namensverzeichnis

13. Abbildungsverzeichnis

www.ingramcontent.com/pod-product-compliance
Ingram Content Group UK Ltd.
Pitfield, Milton Keynes, MK11 3LW, UK
UKHW021821290926
8980IPUK00004B/203

9 783631 718469